W0269571

# Archives of Gynecology and Obstetrics
Organ of the Deutsche Gesellschaft für Gynäkologie und Geburtshilfe

Founded in 1870 as "Archiv für Gynaekologie". Vols. 1–115 (1870–1922) published by August Hirschwald, Berlin; Vols. 115–175 (1920–1944) published by Springer, Berlin. As of Vol. 176 (1949) published by J. F. Bergmann, Munich. Edited by K. Credé (Vols. 1–41), O. Spiegelberg (Vols. 1–18), A. Gusserow (Vols. 24–77), G. Leopold (Vols. 42–94), E. Bumm (Vols. 78–123), K. Franz (Vols. 124–129), A. Döderlein (Vols. 130–172), H. von Peham (Vols. 130–142), R. Meyer (Vols. 130–167), G. A. Wagner (Vols. 143–175), H. Martius (Vols. 176–201), C. Kaufmann (Vols. 176–229), K. G. Ober (Vols. 190–238), H. A. Hirsch (since Vol. 210), F. E. Loeffler (since Vol. 226), H. Ludwig (since Vol. 230), H. Wulf (since Vol. 230). Since 1922 (Vol. 117) "Archiv für Gynäkologie" has been the organ of the Deutsche Gesellschaft für Gynäkologie und Geburtshilfe. As of Vol. 226 (1978) published under the English title "Archives of Gynecology". As of Vol. 241 (1987) published under the title "Archives of Gynecology and Obstetrics".

Manuscripts and inquiries may be addressed to:

Prof. Dr. H. A. Hirsch
Universitäts-Frauenklinik
Schleichstrasse 4
D-72076 Tübingen
Germany

Dr. F. E. Loeffler, F.R.C.S., F.R.C.O.G.
St. Mary's Hospital
Praed Street
London W2
England

Prof. Dr. H. Ludwig
Wartenbergstrasse 9
CH-4052 Basel
Switzerland

Prof. Dr. K.-H. Wulf
Universitäts-Frauenklinik
Josef-Schneider-Strasse 4
D-97080 Würzburg
Germany

Manuscripts submitted for publication must contain a statement to the effect that all human studies have been reviewed by the appropriate ethics committee and have therefore been performed in accordance with the ethical standards laid down in an appropriate version of the 1964 Declaration of Helsinki. It should also be stated clearly in the text that all persons gave their informed consent prior to their inclusion in the study. Details that might disclose the identity of the subjects under study should be omitted.

Reports of animal experiments must state that the "Principles of laboratory animal care" (NIH publication No. 86-23, revised 1985) were followed, as well as specific national laws (e.g. the current version of the German Law on the Protection of Animals) where applicable.

The managing editors reserve the right to reject manuscripts that do not comply with the above-mentioned requirements. The author will be held responsible for false statements or for failure to fulfil the above-mentioned requirements.



(Continuation on cover page 3)

# Archives of
# Gynecology and Obstetrics

Continuation of Archiv für Gynäkologie, founded in 1870



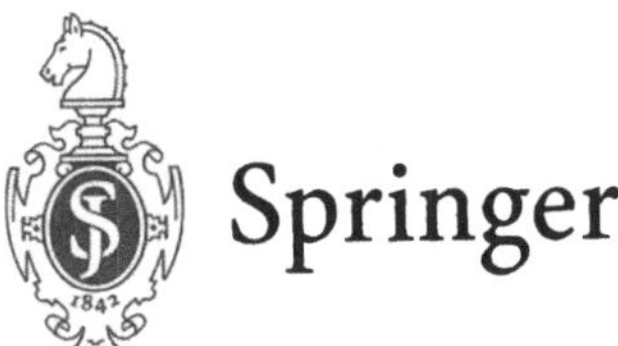

Springer

# Guide for authors



Papers should be submitted in standard grammatical English. The author must take special care to make certain that either American or British usage is followed consistently throughout the manuscript and in inscriptions in illustrations. After acceptance, all manuscripts will be forwarded to a language editor by the publisher, but this in no way diminishes the responsibility of the author to pay meticulous attention to the linguistic accuracy of his paper.

Observations of particular interest, i.e., especially written-up single cases, will be published under the heading **"Case reports"**. Such reports will usually not exceed 4 printed pages, 4 figures, and 1 table, and should be written in English.

**"Review articles"** and annotations reflect the present state of knowledge in special areas or summarize limited themes in which discussion has led to clearly defined conclusions.

Authors are requested to prepare manuscripts in accordance with the journal's accepted practice in such matters as the division of papers, lay-out of tables, etc.

**1. Manuscripts** should be typed in double-line spacing with wide margins (one original manuscript typed on one side of the paper only plus one copy photocopied on both sides to keep postage costs at a minimum). Form and content should be carefully checked to exclude the need for corrections in proof because only misprints should be corrected there. Correction costs exceeding 5% of the composition costs will be charged to the author. In order to reduce mailing costs, rejected manuscripts will not normally be returned, except for original illustrations.

Manuscripts must be accompanied by the **"Copyright Transfer Statement"** (the form is regularly published in this journal).

**2.** The **title page** should comprise: title of paper, first name(s) and surname of author(s), institute, any footnotes referring to the title (indicated by asterisks), address for correspondence, the telephone and FAX numbers and/or E-mail address of the corresponding author, running title (not more than 72 typewriter strokes, including spaces).

**3. Summary.** Each paper should be preceded by a summary of the main points.

**4. Key words.** Immediately following the summary not more than 5 English key words should be supplied for subject indexing. Key words should be taken from the Index Medicus (Medical Subject Headings) or, failing this, composed on the same principles.

**5. Small print.** Historical reviews, materials and methods, histological data, and other secondary matter should be marked for small print. This is not done to save money – it costs more to set up – but to improve presentation.

**6. Footnotes**, other than those referring to the title heading, should be numbered consecutively.

**7.** The **references** should include only works referred to in the text. They should be cited as follows: journal papers – names and initials of all authors, year, full title, journal as abbreviated in Index Medicus, volume number, first and last page numbers. Papers published in volumes where the heading bears 2 dates should be cited with only **one** date, i.e., that given in the so-called source note on the first page of each paper. Books – names of authors, full title, edition, place, publisher, year.

Examples:
Daume E, Chari S, Hopkinson CRN, Sturm G (1979) Inhibition of follicle stimulating hormone binding to granulosa cells in vitro by human follicul in fluid Aroh Gyneco 227: 289–292

Lorento C de (1960) Cerebral cortex: architecture, intracortical connections, motor projections. In: Foltun HF (ed) Physiology of the nervous system, 3rd edn. University Press, New York, p 288

References should be listed at the end of the paper in **alphabetical** order under the first author's name, more than one reference to the same author or team of authors in chronological order.

They should be cited in the text by author and year.

**8. Figures.** Two sets of original illustrations should be submitted with each paper. The number and size of the illustrations must be kept to the minimum required for clarification of the text. Previously published figures cannot be accepted. Explanations of figures furnished as legends should not be repeated in the text. Numerical data given in graphs or tables must not duplicate each other. As a rule, requests for color reproductions cannot be approved unless the authors bear the costs. All figures, whether photographs, graphs, or diagrams, should be numbered consecutively throughout and submitted on separate sheets.

The figures should not extend beyond the print area $122 \times 195$ mm $(43/4 \times 71/2$ inches) including legend texts. Several figures should be grouped into a plate on one page.

**Line drawings.** Please submit good-quality prints. The inscriptions should be clearly legible. Letters 2 mm high are recommended. Computer drawings are acceptable provided they are of comparable quality to line drawings. Computer-drawn curves and lines must be smooth.

**Half-tone illustrations.** Please submit well-contrasted photographic prints, trimmed at right angles and in the desired final size. Inscriptions should be about 3 mm high.

**Color illustrations** will be accepted; however, the authors will be expected to make a contribution towards the costs (approx. DM 1,200.00 for the first and DM 600.00 for each additional page).

**9. Manuscripts on diskettes.** See the special technical instructions for preparing manuscripts on diskettes.

**10. Captions.** Each figure should be briefly and clearly described. Remarks like: "for explanation see text" are not adequate. Captions are a part of the text and should be appended to it.

**11.** Papers which are ready to go to the printers can be published within 4 months of receipt. Offprints may be ordered at cost price when the page proofs are returned. Springer will supply the corresponding author with two free copies of the relevant issue.

# Vorwort

Die Etablierung der Psychosomatik im Entwurf zum neuen Weiterbildungs-Curriculum unserer Fachgesellschaft hat uns bewogen, den diesjährigen Kongreß zusammen mit der Schweizerischen Gesellschaft für Psychosomatische Gynäkologie und Geburtshilfe auszurichten. Damit soll die Bedeutung der psychosomatischen Kompetenz innerhalb unseres Fachbereiches dokumentiert werden. Sie beginnt mit dem Erlernen Zuzuhören, ein korrektes ärztliches Gespräch zu führen und resultiert schließlich in einer vertrauensvollen Arzt/Patientin-Beziehung. Gerade letztere wird in der Frauenheilkunde seit langem, in jüngster Zeit aber verstärkt, durch die Medien aktualisiert und oft auch tendenziell dargestellt. In fast allen Tätigkeitsbereichen innerhalb der Frauenheilkunde spielen psychosoziale Faktoren bei der Entstehung von Krankheiten, bei der Fortdauer der Erkrankungen, bei der diagnostischen Abklärung und der Therapie eine wichtige Rolle. Dies erklärt auch, weshalb die Psychosomatik in fast allen Bereichen des neuen Weiterbildungs-Curriculums Einzug halten wird. Der Herausforderung haben wir uns auch an unserer Jahrestagung gestellt, um uns in zwei Hauptthemen mit verschiedenen Aspekten dieser Thematik kritisch auseinanderzusetzen.

Dabei befaßte sich ein erstes Hauptthema mit der Arzt/Patientin-Beziehung in der Frauenheilkunde. Ausgangslage war die Tatsache, daß Frauenärzte sich mit der von den Medien und von engagierten Patientinnen teils sachlich, teils polemisch vorgetragenen Kritik konfrontiert sehen. Dabei werden sowohl das Kommunikationsverhalten als auch die Einstellung und das ärztliche Handeln in Frage gestellt. Es wurden die verschiedenen Beziehungskonstellationen und Beziehungskonflikte in der Frauenheilkunde dargestellt und Ergebnisse empirischer Untersuchungen zur Geschlechterfrage und zur Interaktion in der Arzt/Patientin-Beziehung zur Diskussion gestellt.

Ein zweites Hauptthema befaßte sich mit den chronischen Unterbauchschmerzen der Frau. Dabei geht es um Kenntnisse, um Wahrnehmungen, Kommunikations- und Interaktionsformen im Rahmen der Konsultation sowie um die Wege der Psychosomatischen Symptombildung bis hin zu Betrachtungen über Persönlichkeitsstruktur oder Bewältigungsformen bei chronischen Schmerzen.

Das Thema der Psychosomatik wurde abgerundet durch die Präsenz und das Gastreferat von Frau Dr. Ingrid Ursing aus Stockholm, Präsidentin der Internationalen Gesellschaft für Psychosomatische Gynäkologie und Geburtshilfe, ferner durch ein Rundtischgespräch zur psychosomatischen und psychosozialen Kompetenz in unserem Fachgebiet.

Weitere Hauptthemen befaßten sich mit der Schwangerschaftsüberwachung im Rahmen des neuen Krankenversicherungsgesetzes (KVG). Hier haben neue Auflagen der Krankenkassen im Rahmen der Schwangerschaftsvorsorge zu zahlreichen Kontroversen und Verunsicherungen geführt. In wirtschaftlich schwierigen Zeiten werden Ausgaben, die durch das Gesundheitswesen verursacht werden, vom Staat, von der Versicherung, von der Spitalverwaltung, vom medizinischen und paramedizinischen Personal und nicht zuletzt von den Patientinnen kompetent und aufmerksam verfolgt. Zum Thema wurden jene Kreise eingeladen, welche einerseits Kosten und Nutzen der Schwangerschaftskontrollen und andererseits insbesondere die Ultraschallüberwachung in der Schwangerschaft untersucht haben.

Damit sollten auch weitere Argumente und Ergebnisse analysiert werden, welche die Notwendigkeit von zwei, besser drei Schwangerschafts-Screening-Untersuchungen belegen.

Schließlich wurde in bereits traditioneller Weise die Jahrestagung durch aktuelle Themen der Geburtshilfe und der Gynäkologie „pro und contra" abgeschlossen. Dabei wurde die Frage „Sectio oder vaginal operative Entbindung" abgehandelt. Hier ging es um die abwägende Risikobeurteilung der vaginalen Frühgeburt aus Beckenendlage bei Erstparität und um die vaginale Gemini-Entwicklung, insbesondere des zweiten Zwillings, eine Herausforderung, welche auch heute noch in voller Aktualität steht und stets auch mit dem Risiko juristischer Einflußnahme verbunden ist.

Die Tagung fand mit einem „Pro und contra"-Streitgespräch „Was bringt das Screening beim Brustkrebs?" ihren Abschluß. Gerade hinter dem, was sich als äußerst sachlich und wissenschaftlich ausgibt, stehen oft überraschend sekundäre gesundheitspolitische Motive oder persönliches Prestige, was den Ton nicht selten gereizt und unsachlich werden läßt. Durch Äußerungen von Epidemiologen werden Kliniker leicht verunsichert, sie sind der Methodik in den Ansätzen ihrer Argumentation oft auch nicht gewachsen. Die Veranstaltung „Pro und contra Brustkrebs-Screening" wurde sehr lebhaft geführt, wobei auch neueste Zahlen aus Skandinavien bekannt wurden, welche zeigen, daß ein Benefit langfristig auch bei Patientinnen unter 50 Jahren wohl zu erwarten ist.

Die insgesamt 148 freien Vorträge und Posterpräsentationen zu den Hauptthemen zeugten von regem Interesse unserer jungen Generation und demonstrierten einmal mehr das ansteigende Qualitätsniveau der durchgeführten experimentellen und klinischen Untersuchungen und der Präsentation der Ergebnisse.

Zürich, im Dezember 1996                  Prof. Dr. U. Haller

# Verhandlungen
# der Schweizerischen Gesellschaft für Gynäkologie
# und Geburtshilfe
# und der Schweizerischen Gesellschaft
# für Psychosomatische Gynäkologie und Geburtshilfe

Jahresversammlung
Interlaken, 26. Juni–29. Juni 1996

# Inhaltsverzeichnis

## 5. Hauptthema
Aktuelle Themen der Geburtshilfe «pro und contra»
Sektio oder vaginal-operative Entbindung

### 5<sup>ème</sup> *Thème principal*
*Thèmes actuels en obstétrique «pour et contre»*
*Césarienne ou accouchement instrumental par voie basse*




Aktuelle Themen der Gynäkologie «pro und contra»
Was bringt das Screening beim Brustkrebs?
*Thèmes actuels en gynécologie «pour et contre»*
*Qu'apporte le dépistage systématique du cancer du sein?*

Archives of

# Gynecology
# and Obstetrics
© Springer-Verlag 1996

## Gastreferat

# The future role of the gynaecologist
# in women's health care

**I. Ursing**

President
International Society of Psychosomatic Obstetrics and Gynaecology

Dept. Gyn./Obst., Söder Hospital, S-11883 Stockholm, Sweden

*Mr. President, Colleagues, Friends, Ladies and Gentlemen,*

I am honoured to be invited to this annual meeting held jointly by the Society of Obstetrics and Gynaecology and the Society of Psychosomatic Obstetrics and Gynaecology. I am impressed, because Switzerland is to my knowledge the first country ever to hold such a joint meeting. I am happy, because medicine without a psychosomatic foundation and awareness remains incomplete.

Hippocrates observed in his second book on diseases in women: "To treat a woman properly one must take into account her age, her colour and her constitution and also the climate, the waters and the winds surrounding her dwelling place." Nowadays we would put this in less poetic terms and say: "You have to see the woman in context to be able to treat her properly and to understand the significance of her symptoms. We also need to take into account her social circumstances."

We live in a rapidly changing world. Gynaecology as a speciality is less than 150 years old. A French historian, Jules Michelet, said at the end of the nineteenth century that every century has its characteristic disease: the 14th century the plaque, the 16th syphilis and the 19th "uterine diseases". Previously women had been treated by GPs and midwives. Gynaecology evolved from surgery. The gynaecologist was originally more of a surgeon, performing operations and interventions on the female reproductive organs. More importantly, he is specialist in treating women and "illnesses peculiar to them".

During the twentieth century we have witnessed an uprecedented technical development in our speciality: in obstetrics CTG, ultrasound and Doppler technique for surveillance of pregnancy and birth, foetoscopy, and intrauterine foetal surgery; in gynaecology ultrasound, laser, endoscopic surgery, hormonal treatment and the numerous reproductive technologies. All this gives us opportunities to do good, to help and to cure, but it also involves risks of medicalization, risks of disturbing natural life processes. This is because that which was intended for use in threatening situations to avoid damage has sometimes become intergrated into routine care. Our task is to be aware of this risk.

This rapid technical and biomedical development is presenting us with new ethical dilemmas. Our speciality has always been ethically aware, working as we are in the first moments of life, not to say, of creation. We must promote continuous ethical discussion among ourselves and perhaps in the media: for example, the difficulties and the various opinions on using high technology to help the extremely premature to survive, often with a severe handicap, and the question of when and how to put an end to efforts to help an infertile couple to conceive.

We ought to be politically more involved in policy making because we have substantial knowledge of women's living conditions. We must protect and promote the status of women. With the entry of women into the labour market we have seen a significant change in society. Although most of the responsibility for children and the family rests upon women, women who also may pursue a profession, women now often have an economic basis of their own and therefore do not out of economic reasons feel trapped in the event of family breakdown. We see a loosening of marriage ties and an increasing number of divorces and of single mothers.

At the same time, we see men in our consulting rooms, prenatal clinics and delivery wards. Looser ties between men and women and the increase in unstable relationships seem to challenge the man's need for fatherhood, bringing him closer to his children. We must meet even him professionally, as someone with his own needs.

Along with the entry of the male partner into our consulting rooms we see a decreasing number of young male medical students wanting to become gynaecologists. Many lay persons appear to prefer a female gynaecologist over a male. Having listened to women who have been handled roughly by gynaecologists, I must quote one of them who said: "If a male gynaecologist treats me badly, it is intolerable, I won't stand for it, but I could think: he is a male, some things he is perhaps unable to understand. But when a female gynaecologist handles me roughly, treats me badly, it hurts deep in my soul, as if she dislikes women, even if not being aware of it". It is important that all of us, both male and female gynaecologists, are aware of how we appreciate the fact that someone is a woman or a man. We need to have a gender perspective, a feminist approach (even for male colleagues) in empowering our patients and making them feel worthy and in supporting their needs. Because of this gynaecologists must study gender-specific psychology and appreciate how the male-dominated culture has long discouraged women from becoming active members of society and looked upon girls and women as "defective males". This was written both by Aristotle and by Freud. The attitude still exists, although it is not often verbalized.

It is important to realize for the future that the traditional physician-patient relationship in many ways is changing. Women are no longer compliant, dependent, passive patients but active, questioning partners in decision making, often seeking a second opinion. Our role is therefore also changing. Whether we like it or not, there will increasingly, be a consumer/provider perspective. We have to become more listening, informing, teaching partners, assisting the woman to make her own choice.

We must also see our limits, be aware of our illusion of omnipotence and cooperate in teams with psychologists, pychiatrists, social workers, physiotherapists and, as always, midwives. Working in such multidisciplinary teams would also make us more forthright in acknowledging what we have long shrugged off: signs of domestic violence and the aftermath of sexual abuse.

Sexual traumatization in early childhood and later in life is so unbelievably common that we must educate ourselves towards understanding the aftermath, to detect the signals when they, more or less consciously, are conveyed to us – but not to overreact, not to overvalue. Life is not necessarily destroyed. So-called "dandelion children" exist.

Sexuality is the root of our speciality. In spite of this gynaecologists have been said to be rather "sex hostile", talking about sex only in situations in which the physician thinks it is time for restrictions, for example, after child birth, a miscarriage, an abortion or a gynaecological operation. We know that there is a lack of opportunities for persons to seek advice when having sexual problems. Women hope to meet a gynaecologist with whom they can openly discuss intimate matters. We need to educate ourselves to be able to listen and respond, to assist in the search for the roots of the evil, knowing that sexual problems can only rarely be cured by surgery. I also believe that we should not respond to requests for so-called "intimate surgery".

We will encounter increasing demands in the future to take part in women's health centres, to act as teachers for lay women and for patients' organizations and to collaborate with other disciplines and specialities in research, education and clinical care.

With most specialities, we share the spectrum of aspirations from palliative to curative to preventive and eventually predictive medicine. Let us not become trapped into looking upon this as a wished – for development. The art of medicine still shows in our diagnostic and curative skills and in our palliative care.

Important in the future will be our way of handling communication with developing countries, how we share our experiences, both good and bad, not least our failures. Also, we must realize that what works well in countries of the Northern Hemisphere is not necessarily advisable in the Southern Hemisphere.

To summarize, our speciality is wide, but in all subspecialities we meet women who seek advice, cure and consolation. We are facing a changing role, one that demands each of us to be a listening, guiding, educating partner, a teamworker and cooperator, ethically conscious men and women active in policy making and promoting the status of women.

*Ingrid Ursing*

Arch Gynecol Obstet (1996) 259 [Suppl]: S 4–S 5

Archives of ___________
## Gynecology and Obstetrics
© Springer-Verlag 1996

# 1. Hauptthema
# Psychosomatik
# Arzt-Patientin-Beziehung in der Frauenheilkunde
*1^{er} Thème principal*
*Psychosomatique*
*Relation médecin-patiente en gynécologie-obstétrique*

## Le changement des relations entre le gynécologue et sa patiente

**H. Bossart**

Clinique Bois-Cerf, Av. d'Ouchy 31, CH-1006 Lausanne, Switzerland

L'essentiel de toute relation humaine, verbale ou non verbale, professionnelle ou personnelle, est l'entretien et la communication entre deux êtres humains. Cette relation est conditionnée d'une part par les problèmes et la personnalité du patient et d'autre part par l'accueil, la disponibilité, la compétence et la patience du médecin. Nous sommes donc devant une équation contenant beaucoup de variables et dont le résultat devrait être toujours le même: guérison et satisfaction du patient, ceci au moindre coût et en peu de temps!

Quels sont donc les facteurs qui ont le plus changé durant les 36 années que je pratique le métier de gynécologue? Il y tout d'abord un problème majeur: il est en effet difficile de comparer ma propre façon de voir les choses en tant que débutant (assistant en 1960) et en tant que «retraité» actif en 1996. Essayons quand même.

Le *patient* est devenu *client*. La tolérance d'être malade, de chercher l'aide du médecin seulement en cas de besoin évident et finalement de *souhaiter* une guérison ou une amélioration sont devenus rares! Cet état de choses était bien utile pour le practicien. A cette époque, c'était déjà impressionnant de voir un médecin jouer un peu «au Bon Dieu» dans sa blouse blanche, avec un stéthoscope bien visible dans une poche. Même un jeune assistant dans une policlinique avait un capital de crédibilité. La «technologie» derrière laquelle on se cache de nos jours était presque absente! Bref, des deux côtés on était content si «ça marchait» et pas trop triste ou agressif si on échouait. Le «destin» avait son mot à dire, destin derrière lequel on cachait facilement l'ignorance…

Le *client-patient* est tout autre chose. Il a acquis une connaissance (incomplète) de la santé et de ce qu'il en attend par tous les canaux publics (TV, presse, etc.). Le *«droit»* d'être soigné est presque devenu le droit d'être guéri. L'obligation d'être assuré donne le *droit* d'être soigné, souvent et n'importe quand, avec tous les moyens. Le patient ne souhaite plus rien, il le veut, il en a le droit. C'est le supermarché de la médecine, le libre choix. Bref, toute la publicité commerciale de nos jours se retrouve quelque part dans notre système médical. La *méfiance* joue un rôle important. Elle a même acquis ses «titres de noblesse» depuis l'introduction du «deuxième avis» associé à un *rabais* de prime d'assurance!! Je ne suis pas contre un deuxième avis médical en soi mais il doit ou devrait être proposé, voire souhaité, par le médecin traitant dès qu'il se trouve devant un problème dépassant ses compétences.

Le médecin devient donc un *commerçant* de soins: le cabinet, vitrine du commerçant – adapté à la clientèle potentielle – est un symbole. La «vitrine» est accueillante avec diplômes et distinctions visibles selon le degré de modestie (ou non) du commerçant. L'achat des soins – ou leur vente par le médecin – est évalué, comparé, soupesé comme une marchandise. La «vente» des moyens médicotechniques rehausse l'importance du client et en même temps les revenus du commerçant.

Je suis convaincu que la proposition du médecin de ne *rien* faire, d'accepter un petit problème de santé, de ne *rien* prescrire mais par contre de bien expliquer *pourquoi* on s'abstient de «faire» de la médecine inutile est beaucoup plus difficile et chronophage. Cela demande plus de connaissances et d'expérience (ce qui est mal payé)! La responsabilité, la peur de l'échec, le spectre du procès, la médecine défensive...

Le médecin doué est, pour moi, un navigateur sur un voilier, sensible aux petits vents, aux petits courants de l'eau, patient, attentif. De nos jours on est sur un bateau de guerre, armé jusqu'à la cheminée. Il y a bien sûr des guerres médicales où le navire puissant est nécessaire; mais pour les petites «vagues» de la santé, il faut naviguer doucement. Les vents, les tempêtes existentielles se répercutent dans les relations entre nos patientes et nous. On veut tout et vite: «time is money»! Pour introduire plus de finesse dans nos relations professionnelles, il faut pouvoir écouter, sortir les antennes de nos connaissances et de notre expérience et se donner le *temps nécessaire*.

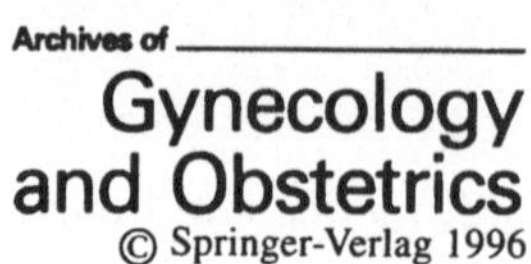

Archives of

**Gynecology
and Obstetrics**
© Springer-Verlag 1996

# Geschlechtsfragen in der Arzt-Patienten-Beziehung

**Greta Noordenbos**

Abteilung für Frauenstudien, Sozialwissenschaftliche Fakultät Universität Leiden,
Medizinische Fakultät Universität Limburg, NL-2300 RB Leiden, The Netherlands

**Zusammenfassung.** Auch wenn der Beruf des Mediziners oft als geschlechts-
neutral dargestellt wird, haben neue Untersuchungen ergeben, daß viele Geschlechtsfragen eine wichtige Rolle spielen. Bei den meisten der männlichen Allgemeinärzte und Spezialisten in der Medizin sind mehr als die Hälfte der Patienten weiblich. Traditionell werden Geschlechtsstereotypen einfach assoziiert mit einem männlichen Arzt als der Person, die die Macht der Kenntnis zur Diagnose besitzt und die Position hat, zu entscheiden, wie der Patient behandelt wird, während
die Patientin sich oft abhängig fühlt und ohne Einflußkraft auf die Entscheidung
des Arzts. In diesem Vortrag werden verschiedene Beispiele für Geschlechtsbefangenheit und Sexstereotypen von Ärzten gegenüber Patientinnen sowohl in der
Kommunikation als auch in der Diagnose und der Behandlung repräsentiert. Geschlechtsfragen sind sowohl in der verbalen als auch in der nichtverbalen Kommunikation sichtbar. Neueste Untersuchungen zeigen, daß sexuelle Erfahrungen
von Ärzten mit ihren Patientinnen nicht unüblich sind, während Ärztinnen häufiger mit sexueller Belästigung durch Patienten konfrontiert werden. Dieser Vortrag
wird mit einer Diskussion über die positiven und negativen Konsequenzen, die aus
der Einberufung von mehr Ärztinnen für Patientinnen entstehen, enden. Wird das
einer Geschlechtsbefangenheit im Arzt-Patienten-Gespräch vorbeugen oder werden neue Geschlechtsfragen in dem Beruf des Mediziners erscheinen?

Obwohl der Beruf des Mediziners oft als ein geschlechtsneutraler präsentiert wird,
haben neue Untersuchungen ergeben, daß viele Geschlechtsfragen eine wichtige
Rolle spielen. In den Niederlanden sind ca. 87% der Allgemeinärzte männlich,
während 62% von ihren Patienten weiblich sind [1]. Dieses Verhältnis findet sich
auch im Bereich der Gynäkologie, wo seit langer Zeit viele Gynäkologen Männer
sind und ihre Patienten weiblich.

Traditionell werden Geschlechtsstereotypen einfach assoziiert mit einem männlichen Arzt als eine Person, die die Macht des Fachwissens zur Diagnose besitzt
und die Position hat, zu entscheiden, wie der Patient behandelt werden soll, während
der weibliche Patient sich oft machtlos und abhängig von der Entscheidung des
Arzts fühlt.

Es gibt in historischen Büchern zahlreiche Bilder, die Ärzte zeigen, die an einem weiblichen Körper praktizieren. In einem Bild von 1880 gibt es 3 männliche Chirurgen, die eine Eierstockuntersuchung bei einer Patientin mit einer großen Zyste durchführen [9]. Laquer schrieb darüber: „Es gibt keine äquivalenten Bilder in welchen die Rollen getauscht sind, wo anstelle eines Mannes eine Frau ein Skalpell in der Hand hat, gebeugt über den liegenden Körper einer Frau oder eines Mannes (noch weniger vorstellbar ist, daß Chirurginnen sich präparieren, einen Mann zu kastrieren" (Laquer [9] S. 176).

Selbst neue Bilder und moderne chirurgische Techniken im Zusammenhang mit In-vitro-Befruchtung sind nur Variationen auf dieses Thema, wobei der Mann als Arzt und die Frau als Patientin gezeigt werden.

Seit Jahrhunderten werden Frauen im medizinischen Vortrag traditionell als die Anderen beschrieben, als die kranke und inkompetente Version des Mannes, der Standard des menschlichen Körpers war, so daß der weibliche Körper als anders, dünner, mangelhaft, schwächer oder weniger entwickelt, unstabil, als die Quelle von Infektionen, unrein, der Überbringer von Geschlechtskrankheiten oder die Quelle psychologischer Schäden bei ihren Kindern gesehen wurde [3, 9, 10].

Der männliche Körper wurde zum Testen von Medizin genutzt und die männliche psychologische Gesundheit wurde als Norm gebraucht, mit der verglichen die Frauen als weniger gesund gesehen werden, obwohl Männer meistens einige Jahre früher sterben als Frauen.

In diesem Beitrag werden verschiedene Beispiele von Geschlechtsvorurteilen und Geschlechtsstereotypen in Diagnose und Behandlung von Patienten und Patientinnen durch Ärzte und Ärztinnen beschrieben. Auch die verschiedenen Beschwerden, welche Ärzte und Ärtztinnen von Patienten und Patientinnen zu hören bekommen, und Geschlechtsfragen im verbalen und nicht-verbalen Gespräch, besonders im Zusammenhang mit Geschlechtsthemen wie Eßstörungen und sexueller Mißbrauch, sollen in diesem Beitrag beschrieben werden.

Dieser Vortrag wird in einer Diskussion im bezug auf die positiven und negativen Konsequenzen von mehr Ärztinnen für Patientinnen enden. Wird das die Geschlechtsgrenze im Arzt-Patienten-Gespräch verkleinern oder werden damit neue Geschlechtsfragen in der Medizinwelt entstehen?


## Unterschiede zwischen Ärzten und Ärztinnen

Im Zusammenhang mit Geschlechtsfragen in der Arzt-Patient-Beziehung können die folgenden Fragen gestellt werden:

Ist es so, daß Ärzte und Ärztinnen:

- Unterschiedliche Patienten haben?
- Für unterschiedliche Beschwerden besucht werden?
- Sich für ihre Patienten unterschiedlich Zeit nehmen?
- Einen unterschiedlichen Behandlungsstil haben?
- Mit Patienten und Patientinnen unterschiedlich kommunizieren oder über unterschiedliche Probleme sprechen?

Diese Fragen wurden von Bensing et al. [1] untersucht.

Um eine Antwort zu bekommen, wurden in den Niederlanden alle Kontakte zwischen 161 allgemeinen Ärzten in 103 Praxen und ihren Patienten dokumentiert. Die Untersucher wollten Ärzte und Ärztinnen vergleichen und aus diesem Grund selektierten sie nur Praxen, in denen Ärzte und Ärztinnen arbeiteten, weil dies die einzige Möglichkeit war, um sich für einen Arzt oder eine Ärztin entscheiden zu können. Die Hauptuntersuchung gibt Information von 21 Praxen mit 23 Ärztinnen und 27 Ärzten.

## Haben Ärztinnen und Ärzte unterschiedliche Patienten?

Bensing et al. [1] fanden heraus, daß mehr Frauen als Männer einen Arzt besuchen und dies gilt sowohl für Ärzte als auch für Ärztinnen. D.h., der mittlere prozentuale Anteil von Patientinnen ist 62%, während der mittlere prozentuale Anteil von Patienten 38% ist. Ärztinnen haben deutlich mehr Patientinnen. Sie haben im Durchschnitt 71% Patientinnen gegenüber 29% Patienten, während Ärzte im Durchschnitt 55% Patientinnen gegenüber 45% Patienten haben. Bensing et al. schließen daraus, daß sich Patientinnen in der Tat für eine Ärztin entscheiden, wenn es möglich ist, zwischen einem Arzt oder einer Ärztin zu wählen.

## Werden Ärzte und Ärztinnen für unterschiedliche Themen besucht?

Für die Beantwortung dieser Fragen wurden alle Themen gemäß der International classification of primary care (ICPC) kodiert. Diese Untersuchung zeigt einen deutlichen Unterschied zwischen männlichen und weiblichen Allgemeinärzten. Neben der erwarteten Überrepräsentation von Konsultationen im Zusammenhang mit Verhütung und anderen typischen Problemen von Frauen hat es die Ärztin mit deutlich mehr endokrinologischen oder metabolen (einschließlich jede Art von Eßstörungen) und mit viel mehr sozialen Problemen zu tun. Sie sieht deutlich weniger Probleme im Zusammenhang mit dem männlichen Genitalsystem, weniger motorische Störungen und weniger Störungen im Zusammenhang mit den Atmungsorganen [1]. Bensing et al. schließen daraus, daß ein Mann nicht mit Ärzten über seine Eßstörungen und nicht mit Ärztinnen über seine genitalen Probleme spricht [1].

## Nehmen Ärztinnen und Ärzte sich unterschiedlich viel Zeit für ihre Patienten?

In der Untersuchung von Bensing et al. sind 3 Resultate bemerkenswert:

- Ärztinnen haben längere Konsultationen als Ärzte
- Patientinnen haben längere Konsultationen als Patienten
- In Teilzeit arbeitende Ärzte haben längere Konsultationen als vollzeitig arbeitende Ärzte [1]

Ein anderer wichtiger Unterschied ist, daß Ärztinnen mit ihren Patienten häufiger eine erneute Konsultationen vereinbaren, welches mehr eine Folge des Wunsches der Ärztin ist.

Ärztinnen fragen häufiger einen Labortest an, lösen mehr Probleme im Gespräch, sie führen weniger medizinisch technische Untersuchungen durch und verschreiben weniger Medikamente [1]. Männliche Allgemeinärzte bedienen sich deutlich mehr der Instrumente; sie benutzen häufiger medizinische Techniken und sie erforschen häufiger unterschiedliche biologische/physische Aspekte.

Gemäß Bensing et al. verwenden Ärztinnen mehr Zeit auf die psychologische und soziale Versorgung, Ärzte mehr Zeit auf die technische Heilung. Eine aktuellere Untersuchung von Rouneau [17] zeigt, daß in dieser internen Untersuchung Patienten und Patientinnen erfahren, daß Ärztinnen nicht nur besser in der Versorgung, sondern auch in der Heilung sind.

Zusammenfassend entscheiden sich Patientinnen für einen weiblichen Arzt, wenn sie einen finden können. Hier sind deutlich Unterschiede zwischen der Konsultation von Arzt und Ärztin zu finden, Unterschiede, welche besonders auffällig in der Interaktion mit Patienten vom selben Geschlecht sind. Das Geschlecht der Ärzte und das Geschlecht der Patienten verstärken den geschlechtlichen Charakter der Arzt-Patienten-Beziehung. Patientinnen haben das Gefühl, daß Ärztinnen sie besser verstehen, weil sie mit denselben kulturellen Erwartungen für Frauen konfrontiert werden, und sie haben oft dieselben physischen, psychologischen und sozialen Erfahrungen mit dem weiblichen Körper. Dies ist natürlich, da alle Frauen in einer Gesellschaft mit großen Unterschieden in Erfahrungen mit Rollen und Positionen von Männern und Frauen leben. Darum sollten Ärztinnen für die Behandlung von Patientinnen besser geeignet sein als Ärzte [14].

## Geschlechtsfragen in einer gynäkologischen Konsultation

Geschlechtsfragen in Gespräch werden besonders gut bei einer Konsultation zwischen Gynäkologen und Patientinnen sichtbar, speziell im Zusammenhang mit Geschlechtsthemen wie Sexualität. Das Resultat von verschiedenen Untersuchungen betont den problematischen Aspekt vom Sprechen über Sexualität im klinischen Vortrag [20]. Eine repräsentative Studie unter niederländischen Gynäkologen zeigt, daß mehr als die Hälfte von ihnen ihre kommunikativen Fertigkeiten als unzureichend betrachten, um über sexuelle Probleme zu sprechen, und ⅓ berichtet, daß sie sich unsicher fühlen, wenn Patienten ihnen Einzelheiten von ihrem Geschlechtsleben erzählen [5].

Eine Studie von einer repräsentativen Selektion von niederländischen Ärzten zeigt, daß 40% von ihnen es schwierig finden, sexuelle Probleme im Detail mit ihren Patienten zu besprechen und 1 von 5 Ärzten berichtet, nicht über die geeigneten Sprachfähigkeiten zu verfügen, um normal über sexuelle Themen sprechen zu können. Die Studie weist auch darauf hin, daß Patienten es oft aufschieben, im Zusammenhang mit sexuellen Problemen um Hilfe zu fragen, und 75% der Ärzte bemerken einen starken Widerstand unter den Patienten, über ihr sexuelles Verhalten und ihre Erfahrungen zu diskutieren [6]. Obwohl das Tabu „Sexualität" bedeutend abgeschwächt ist, ist es noch immer schwierig und unangenehm für den Gynäkologen und die Patientinnen, im klinischen Vortrag über Sexualität zu sprechen [7].

Wie sprechen Gynäkologen und Patientinnen während einer medizinischen Untersuchung über das Sexualleben? Um diese Frage zu beantworten, führte Weijts [20] eine Studie durch, in welcher sie 32 Bandaufnahmen von gynäkologischen Konsultationen analysierte, welche von 3 gynäkologischen Kliniken in den Niederlanden gesammelt wurden. Fünf männliche Gynäkologen und 15 Patientinnen wurden in ihrer Studie untersucht.

Weijts stellte fest, daß Gynäkologen sehr vage Begriffe gebrauchen, einschließlich abschwächenden Begriffe und von „da unten", „das" oder „es" zu sprechen, wenn es sich um die Vagina handelte. Ein Beispiel für dieses Phänomen ist die folgende Konversation:

Gynäkologe: „Aber Sie müssen natürlich realisieren, daß auf jeden Fall da unten nicht sehr viel passiert ist während der Schwangerschaft. Sie haben noch nicht normal geboren, oder haben Sie?
Patientin: „Es ist nicht beschädigt oder?"
Gynäkologe: „Nein da ist nichts passiert,…" (Weijts [20], S. 101).

Ein sehr anschauliches Beispiel für den Gebrauch von vagen Begriffen ist folgender Fall, wobei ein Gynäkologe die Patientin, eine 18 Jahre junge Frau, die an abdominalem Schmerz leidet, nach sexuellem Mißbrauch fragt:

Gynäkologe: „Und nichts ist jemals passiert?
bei einer Untersuchung oder?
…
Probleme zu Hause?
…
Brüder oder?
…"
Patientin: „Nein."
Gynäkologe: „Niemals, nein." (Weijts [20] S. 98).

Nach „der Untersuchung", „Probleme zu Hause" und „Brüder", machte der Arzt jedesmal eine Pause, womit er die Patientin aufforderte ihren Teil der Konversation zuzufügen [20]. Nur nach dem Wort „Brüder" wurde die Assoziation zum sexuellen Mißbrauch sichtbar.

Direkt nach der Konsultation wurde die Patientin von einem Untersucher interviewt und diese Patientin sagte, daß sie verstand, daß der Arzt auf sexuellen Mißbrauch hindeutete.

Aber wir können uns vorstellen, daß die Resultate aus Weijts Untersuchung sehr wichtige Diskussionspunkte im Zusammenhang mit sexuellem Mißbrauch sind, der deutlich geschlechtsabhängig ist, wenn wir realisieren, daß Frauen meistens die Opfer und Männer die Täter sind. Was wissen wir von Geschlechtsfragen im Arzt-Patienten-Gespräch im Zusammenhang mit sexuellem Mißbrauch?

## Geschlechtsabhängige Faktoren beim Signalisieren von sexuellem Mißbrauch

Es kann lange dauern, ehe eine Frau über ihre Erfahrungen mit sexuellem Mißbrauch sprechen kann [4]. Die Angst, daß ihr nicht geglaubt wird, und die Angst vor den Konsequenzen für sie und ihrer Familie halten sie davon ab, diese Erfahrungen zu enthüllen. In Kombination mit Amnesie oder Erinnerungslücke ist es für den Untersucher schwierig, Informationen über Erfahrungen mit sexuellem Mißbrauch zu bekommen. Wichtig ist es, daß die Frau keine Angst hat, über dieses Thema zu sprechen. Dafür benötigt man einen auf Vertrauen beruhenden Kontakt. Das Geschlecht des Arztes kann für Frauen eine wichtige Rolle spielen, wenn sie über Erfahrungen mit sexuellem Mißbrauch zu sprechen beabsichtigen. Dies bestimmt, was die Patientin enthüllt und wem.

Roter et al. [16] haben angedeutet, daß Patientinnen substantiell offener mit einer Ärztin sprechen und das Thema weniger verzögern oder gar vermeiden.

*Situationen, in welchen der Therapeut nach Erfahrungen
von sexuellem Mißbrauch fragte*

Die Diagnose von sexuellem Mißbrauch bei Patienten mit Eßstörungen wie Anorexia und Bulimia nervosa unterscheidet sich bei den Therapeuten in den verschiedenen Studien erheblich. Der höchste prozentuale Anteil wurde in einer Studie von Oppenheimer et. al. [12] gefunden. Sie zeigte, daß 66% der Patientinnen mit Anorexia nervosa Erfahrungen mit sexuellem Mißbrauch in ihrer Jugend hatten, während der niedrigste prozentuale Anteil bei Lacey [8] gefunden wurde, welcher nur bei 8% der Patientinnen mit Bulimia nervosa feststellte, daß sie Erfahrungen mit sexuellem Mißbrauch hatten.

Die Umstände, unter denen für beide Studien Informationen über sexuellen Mißbrauch gesammelt wurden, waren sehr unterschiedlich. Es ist wichtig zu wissen, daß Oppenheimer eine Frau war und Lacey ein Mann. In Oppenheimers Untersuchung von 78 Patientinnen mit Eßstörungen wurde diesen während der Therapie ein Fragebogen über ihr Sexualleben ausgehändigt. Nach dem Beantworten dieser Fragebögen diskutierte ein weiblicher Untersucher mit den Patientinnen über die Antworten.

Dagegen befragte Lacey [8] 112 Frauen mit Bulimia nervosa während eines Anfangsinterviews für eine Therapie, welches 3 h dauerte und bei welchem der letzte Teil von sexuellem Mißbrauch handelte. Noch wichtiger ist, daß die Patientinnen von einer anderen Person begleitet wurden, oft von ihrer Mutter. Nicht nur das Geschlecht des Interviewers machte möglicherweise die Patientinnen unwillig, ihre Erfahrungen mit sexuellem Mißbrauch zu enthüllen, auch die Anwesenheit der Mutter macht es sehr schwierig, über Erfahrungen zu sprechen, die mit der Familie zu tun hatten und geheim bleiben sollten, da das Erzählen dieser Erfahrungen evtl. Strafen zur Folge haben konnte [4].

Auch die Möglichkeit, daß diese Geschichte als blutschändliche Phantasie interpretiert wird (so wie Lacey bei 18 Patienten fand), macht Menschen zurückhaltend [9]. Darum sind die Umstände, unter welchen ein Therapeut Fragen über Erfahrungen mit sexuellem Mißbrauch stellt, sehr wichtig.

*Die Wichtigkeit der guten Arzt-Patienten-Beziehung für Fragen
nach sexuellem Mißbrauch*

Mehr Deutlichkeit im Zusammenhang mit der Wichtigkeit des Geschlechtsfaktors bei Fragen über sexuelle Erfahrungen finden wir in einer Studie, die ich bei Therapeuten, die Patienten mit Eßstörungen behandelten, machte [11]. Ich beschloß, Therapeuten als Informationsquelle zu benutzen, weil sie relativ dauerhafte Kontakte mit ihren Patienten aufrechterhalten. Dies machte es möglich, eine Vertrauensbeziehung mit Anorexiapatienten aufzubauen.

Dies machte es einfacher, über mögliche Erfahrungen mit sexuellem Mißbrauch zu sprechen. Zusammen füllten 36 Therapeuten die Fragebögen aus, 22 Frauen (61%) und 14 Männer (39%). Die 36 Therapeuten, die die Fragebögen ausfüllten, behandelten insgesamt 589 Personen mit Eßstörungen, 96% waren Frauen und 4% Männer.

Tabelle 1 präsentiert die Antworten zu der Frage über die Umstände, in welchen der Therapeut seine Patienten nach Erfahrungen mit sexuellem Mißbrauch fragt, und zu der Frage der Anzahl der Patienten, die von sexuellem Mißbrauch berich-

**Tabelle 1.** Gestellte Fragen bezogen auf sexuellen Mißbrauch ($n$=36 Therapeuten und 589 Patienten mit Eßstörungen) *A* Anzahl der Patienten mit Eßstörungen, *B* Anzahl der Patienten, die über sexuellem Mißbrauch erzählten

|  | A | B | % |
|---|---|---|---|
| 1. Ich habe keine Fragen über sexuellen Mißbrauch gestellt | 7 | 1 | 14% |
| 2. Ich habe nur bei einem starken Verdacht gefragt | 94 | 4 | 4% |
| 3. Ich habe bei einigen Vermutungen gefragt | 39 | 3 | 8% |
| 4. Ich fragte nur nach dem Aufbauen einer Beziehung | 61 | 5 | 8% |
| 5. Ich fragte systematisch bei der Aufnahme | 222 | 24 | 11% |
| 6. Ich fragte systematisch im Verlaufe der Behandlung nach sexuellem Mißbrauch | 139 | 67 | 48% |
| 7. Andere | 7 | 1 | 14% |

**Tabelle 2.** Unterschied zwischen Therapeuten und Therapeutinnen

|  | Therapeutinnen ($n = 22$) | Therapeuten ($n = 14$) |
|---|---|---|
| 1. Gesamtzahl von Patientinnen | 323 | 266 |
| 2. Gesamtzahl von sexuell Mißbrauchten < 16 Jahre | 56 | 19 |
| 3. Prozentualer Anteil von sexuell Mißbrauchten | 18% | 7% $p < 0.05$ |

teten. Die Therapeuten, die während ihrer Behandlung in einer systematischen Weise nach sexuellem Mißbrauch fragten, hatten die größte Anzahl an Patienten, die über ihre Erfahrungen mit sexuellem Mißbrauch erzählten: 48%. Dieser prozentuale Anteil ist viel höher als bei Therapeuten, die nicht nach sexuellem Mißbrauch fragten oder nur, wenn sie Signale von ihrem Patienten erhielten. Es ist auch auffallend, daß der prozentuale Anteil Mißbrauchter viel höher ist bei Therapeuten, die diesem Problem während der Behandlung systematisch ihre Aufmerksamkeit widmen, als bei Therapeuten, die nur bei der Aufnahme nach sexuellem Mißbrauch fragten.

*Erkennen Therapeuten oder Therapeutinnen auf unterschiedliche Weise die Signale von sexuell Mißbrauchten?*

Bei der Unterscheidung zwischen männlichen und weiblichen Therapeuten (Tabelle 2) stellte sich heraus, daß weibliche Therapeuten deutlich häufiger als ihre männlichen Kollegen von ihren Patienten hörten, daß sie sexuell mißbraucht wurden: 18 im Vergleich zu 7% ($P<0.05$).

Es gibt wahrscheinlich verschiedene Erklärungen für dieses Resultat:

1. Erstens kann es sein, daß männliche Therapeuten gegenüber möglichem sexuellen Mißbrauch weniger aufmerksam sind. Sind sie vielleicht bei Signalen von sexuellem Mißbrauch weniger sensibel oder betrachten sie vielleicht solche Signale weniger als weibliche Therapeuten?

2. Zweitens ist es möglich, daß Patientinnen nicht so leicht über ihre Erfahrungen mit sexuellem Mißbrauch mit Therapeuten sprechen können und in diesem Bereich weniger Signale abgeben.

3. Drittens ist es möglich, daß diese Resultate eine geschlechtsabhängige Selektion repräsentieren, wobei Frauen, die Erfahrungen mit sexuellem Mißbrauch haben, sich für einen weiblichen Therapeuten entscheiden, so daß männliche Therapeuten weniger Patienten antreffen, die sexuell mißbraucht wurden.

*Berichten Patienten und Patientinnen unterschiedlich*
*über sexuellen Mißbrauch?*

Tabelle 3 zeigt, daß sexueller Mißbrauch viel häufiger bei Patientinnen als bei Patienten gefunden wird. Aber wir dürfen nicht außer Betracht lassen, daß Therapeuten nur wenige Patienten mit Eßstörungen haben.

Tabelle 4 zeigt, daß keiner der Patienten über Erfahrungen mit sexuellem Mißbrauch vor dem 16. Lebensjahr, aber 6 von ihnen über Erfahrungen mit sexuellem Mißbrauch nach dem Alter von 16 Jahren sprachen. Dies sind 29% aller Patienten. Alle Therapeuten, die von Patienten von diesen Erfahrungen gehört hatten, waren männlich. Die Therapeuten antworteten, daß sie sicher seien, daß 6 von ihren 11 männlichen Patienten Erfahrungen mit sexuellem Mißbrauch hatten, das sind 54% ihrer männlichen Patienten. Keine der Therapeutinnen hörte von solchen Erfahrungen bei ihren männlichen Patienten. Dieser Unterschied ist statistisch signifikant ($P<0,001$).

Vielleicht sprechen Männer nicht mit Frauen über ihre Erfahrungen mit sexuellem Mißbrauch. Es ist darum wichtig, daß Patienten einen Therapeuten vom selben Geschlecht haben.

Es ist möglich, daß Therapeuten von sexuell mißbrauchten Patientinnen und Therapeutinnen von sexuell mißbrauchten Patienten uninformiert werden. Aber auch der Mechanismus der Selbstselektion bei den Patientinnen und Patienten spielt vielleicht eine wichtige Rolle beim Sprechen über Erfahrungen mit sexuellem Mißbrauch.

**Tabelle 3.** Unterschied in der Anzahl von Patientinnen bei Therapeutinnen und Therapeuten

| Anzahl von männlichen Patienten | Therapeutinnen ($n = 22$) | Therapeuten ($n = 14$) | Total ($n = 36$) |
| --- | --- | --- | --- |
| 1. Anzahl der Patientinnen | 313 | 255 | 589 |
| 2. Sexuell mißbrauchte Patientinnen <16 Jahre | 56 (17.9%) | 19 (7.4%) | 75 (12.7%) |
| 3. Sexuell mißbrauchte Patientinnen >16 Jahre | 22 (7.0%) | 0 (0%) | 22 (3.7%) |

**Tabelle 4.** Unterschied zwischen weiblichen und männlichen Therapeuten im Zusammenhang mit Patienten

| Anzahl von männlichen Patienten | Therapeutinnen ($n = 22$) | Therapeuten ($n = 14$) | Total ($n = 36$) |
| --- | --- | --- | --- |
| 1. Anzahl von Patienten | 10 | 11 | 21 |
| 2. Sexuell mißbrauchte Männer < 16 Jahre | 0 (0%) | 0 (0%) | 0% |
| 3. Sexuell mißbrauchte Männer > 16 Jahre | 0 (0%) | 6 (54%) | 29% |

## Sexuelle Belästigung in der Interaktion von Ärzten und Patienten

Geschlechtsfragen werden nicht nur im verbalen Gespräch sichtbar, sondern auch in der nicht-verbalen Kommunikation. Es geht um Erfahrungen mit allen Arten von sexueller Belästigung, beschrieben als „unwillkommene sexuelle Erfahrung, oder Wünsche für sexuelle Begünstigung, und andere verbale oder physische Handlungen mit einem sexuellen Hintergrund" [13].

Die Diskussion von sexueller Belästigung im Zusammenhang mit der Arzt-Patienten-Beziehung ist generell konzentriert auf die Belästigung von Patientinnen durch Ärzte, beinahe als Regel. Der Arzt hat die Position von Einfluß und Vertrauen, welche durch die Verletzbarkeit der Patientinnen akzentuiert wird. Neuere Untersuchungen zeigen, daß sexuale Erfahrungen bei Ärzten mit ihren Patientinnen nicht unüblich sind [18, 21].

Aber Ärztinnen werden häufiger mit sexueller Belästigung von Patienten konfrontiert [13]. Philips u. Schneider [13] sandten einen Begutachter zu 599 (von den ingesamt 1064 in Ontario, Kanada, lebenden) zufällig ausgewählten, lizensierten Familienärztinnen. Die Selektierten wurden gefragt, ob sie Erfahrungen mit sexueller Belästigung bei Patienten oder Patientinnen gemacht haben, und über die Art und die Häufigkeit von solchem Verhalten. Das Ergebnis zeigt, daß mehr als 75% der befragten Ärztinnen über sexuelle Belästigung von einem Patienten während ihrer Laufbahn berichteten.

Beide Variationen der Belästigung und die Häufigkeit des Geschehens stehen in direktem Zusammmenhang mit der Anzahl männlicher Patienten der Praxis [13]. Bei der Mehrzahl dieser Ereignisse (berichtet von 92% oder 257 Frauen) war der Belästigende männlich. Sexuelle Belästigung geschieht meistens in einer Privatklinik oder im Büro.

Ärztinnen teilen die Kraft ihres Berufs mit ihrem männlichen Gegenstück, aber sie teilen auch mit anderen Frauen die Verletzbarkeit des Geschlechts. Trotz dieser Kraft werden Ärztinnen im Grund von vielen ihrer Patienten als Frauen behandelt und nicht als Arzt. Die Verletzbarkeit, verankert in ihrem Geschlecht, scheint in vielen Fällen ihre Position als Arzt zu überschreiben und läßt eher sexuelle Belästigung bei Ärztinnen zu [13].


## Diskussion

Wir können zusammenfassen, daß es einen deutlichen Unterschied bei den Konsultationen von Ärzten und Ärztinnen gibt, und dieser Unterschied ist am meisten betont in der Interaktion mit Patienten vom gleichen Geschlecht. Ärztinnen und Ärzte werden aus verschiedene Gründen besucht, sie unterscheiden sich durch die Zeit, die sie ihren Patienten widmen und durch die Art ihrer Behandlung. Das Geschlecht des Arzts und das Geschlecht des Patienten verstärken den geschlechtsabhängigen Charakter im Arzt-Patienten-Gespräch.

Es ist deutlich, daß die meisten der Patientinnen sich für eine Ärztin entscheiden, wenn sie eine auswählen können. Patientinnen sagen zu Ärztinnen und Therapeutinnen andere oder mehr Sachen als sie zu Ärzten und Therapeuten sagen würden, speziell im Zusammenhang mit dem Thema Sexualität und sexuellem Mißbrauch. Denselben Rückschluß kann man für Patienten ziehen, die sich für einen Arzt oder Therapeuten entscheiden.

Aber deuten diese Gegebenheiten an, daß es in Zukunft wünschenswert sein wird, daß es 2 Arten von Ärzten gibt, so daß wir Ärzte für Patienten und Ärztinnen für Patientinnen bekommen?

Oder ist es wünschenswerter, daß Ärzte lernen, Elemente vom weiblichen Behandlungstil in ihrer eigenen Konsultation zu integrieren, wie z.B. mehr Aufmerksamkeit beim Sprechen und Zuhören, während Ärztinnen mehr vom technischen und medizinischen Vorgehen von ihren männlichem Kollegen lernen können, so daß beide, Ärzte und Ärztinnen, ein breiteres Spektrum von Fähigkeiten und Aktivitäten haben, welche nicht nach dem Geschlecht getrennt sind?

Wollen wir uns für eine Zukunft entscheiden, in der die medizinische Versorgung streng in 2 Geschlechter geteilt ist oder für eine Zukunft, in welcher Ärzte und Ärztinnen den gleichen Behandlungstil haben? Damit Patienten und Patientinnen frei über ihre Themen sprechen können, ohne eine Eigenzensur ausüben zu müssen in der Form von: „Was kann ich wen fragen oder wem erzählen?" und „Welche Behandlung kann ich erwarten?" Nach meiner Meinung es ist wichtig, daß Ärzte und Ärztinnen versuchen, die verbalen und nichtverbalen Signale des Patienten vom anderen Geschlecht besser aufzunehmen, so daß Patienten und Patientinnen so gleich wie möglich behandelt werden können. Es ist wichtig, daß das Erfahren von sexuellem Mißbrauch ernsthaft Ärzten und Ärztinnen erzählt werden kann. Dann werden Patientinnen nicht mehr der Gefahr der sexuellen Belästigung von ihren Ärzten ausgesetzt und Ärztinnen nicht mehr der Gefahr einer sexuellen Belästigung von ihren Patienten.

Aber wenn wir eine solche Zukunft realisieren wollen, haben wir noch einen langen Weg vor uns und viel zu lernen. Dafür ist die Kenntnis sowohl über den Unterschied zwischen Ärzten und Ärztinnen als auch über den Unterschied zwischen Patienten und Patientinnen sehr wichtig. Das Paradox ist vielleicht, daß wir allein durch das Untersuchen des Geschlechtsunterschieds in der Arzt-Patienten-Beziehung die Geschlechtshürde überwinden können.

## Literatur


1. Bensing J, Brink A van den, Bakker D de (1992) General practitioner (M/F). The small difference with the large consequences. Med Contact 29/30:879–883*
2. Dolan B, Gitzinger I (1994) Why women? Gender issues and eating disorders. Athlone Press, London Atlantic Highlands
3. Ehrenreich B, English D (1979) For her own good. 150 years of the experts advice to women. Pluto Press, London
4. Ensink BJ (1992) Confusing realities. A study on child sexual abuse and psychiatric symptoms. University Press, Amsterdam
5. Frenken J, Van Tol P (1987) Sexual problems in the practice of the gynecologist. Med Contact 42:150–154*
6. Frenken J, Rodenburg K, Van Stolk B (1988) General practitioners advise about sexual problems. Deventer, Van Loghum Slaterus*
7. Hawton K, Oppenheimer C (1987) Sexual problems. In: Mc Pherson A (ed) Women's problems in general practice. Oxford University Press, Oxford, pp 247–284
8. Lacey JH (1990) Incest, incestuous fantasy & indecency. Br J Psychiatry 157:399–403
9. Laquer T (1990) Making sex. Body and gender from the Greeks to Freud. Harvard University Press, Cambridge Massachusetts London
10. Lupton D (1994) Medicine as culture: illness, disease and the body in Western societies
11. Noordenbos G (1989) Eating disorders and sexual abuse: coincident or connection? J Psychol 3:122–129*

12. Oppenheimer RL, Howells K, Palmer RL, Chaloner DA (1985) Adverse sexual experience in childhood and clinical eating disorders: a prelimenary description. J Psychiatr Res 19:357–361
13. Phillips SPP, Schneider MS (1993) Sexual harassment of female doctors by patients. N Engl J Med 23:1936–1939
14. Stockwell R, Dolan B (1994) Women therapists for women patients? In: Dolan B, Gitzinger I (eds) Why women? Gender issues and eating disorders. Athlone Press, London Atlantic Highlands, pp 57–64
15. Roter DL (1989) The influence of patient-physician communication. A descriptive summary of the literature. Patient Educ Counsel 12:99–119
16. Roter DL, Lipkin M, Korsgaard A (1991) Sex differences in patients and physicians communication during primary care medical visits. Med Care 29:1083–1093
17. Rouneau CMAC (1994) Doctor's gender and patient care. A perceived GP behaviour during consultations. Thesis, Leiden University
18. Task force on the sexual abuse of patients (1991) The final report of the task force on sexual abuse of patients. College of physicians and surgeons of Ontario, Toronto
19. Vanderlinden J, Vandereycken W (1996) Is sexual abuse a risk factor for developing an eating disorder? In: Schwartz MF, Cohn L (eds) Sexual abuse and eating disorders. Brunner/Mazel, New York, pp 17–22
20. Weijts LBM (1993) Patient participation in gynecological consultations: studying interactional patterns. Thesis, Uniprint Universitaire Drukkerij, Maastricht
21. Wilbers D, Veenstra G, Van der Wiel HBM, Weijmar Schultz WCM (1992) Sexual contacts in the relation in the doctor-patient relationship. BMJ 304:1531–1534

* Published in the Dutch language

Arch Gynecol Obstet (1996) 259 [Suppl]: S 17–S 20

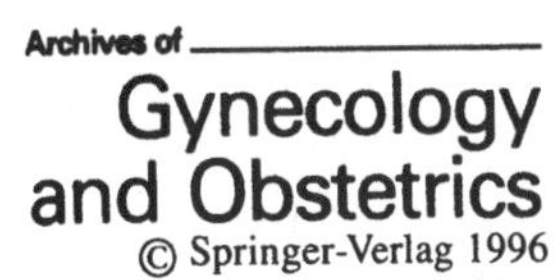

Archives of

## Gynecology and Obstetrics

© Springer-Verlag 1996

# Empirische Untersuchung zur Arzt-Patientin-Beziehung in der Frauenheilkunde

**Pia Buchegger**

Universitätsspital Zürich, Psychiatrische Poliklinik, Culmannstraße 8, CH-8091 Zürich, Switzerland

Die Arzt-Patienten-Beziehung ist in den letzten 30 Jahren zunehmend in den Blickpunkt der medizinischen Forschung gerückt. Es hat sich gezeigt, daß die Art der Gestaltung der Arzt-Patienten-Beziehung einen großen Einfluß auf die Compliance und die Zufriedenheit der Patienten hat, aber auch auf die Zufriedenheit von Ärztinnen und Ärzten. Aufgrund dessen wurden verschiedene Modelle zur Optimierung der Arzt-Patienten-Beziehung ausgearbeitet. Sowohl durch diese Forschungsergebnisse als auch durch die Emanzipation der Frau und den Wandel in der Geschlechterrolle, wurde die Arzt-Patientin-Beziehung auch in der Gynäkologie und Geburtshilfe in zunehmendem Maße als wichtig wahrgenommen. Zusammen mit der rasch fortschreitenden medizinischen Entwicklung – denken wir z.B. an die Reproduktionsmedizin – werden also zusätzliche Forderungen an die Ärztin/den Arzt und deren Kommunikationsfertigkeiten gestellt. Wegen dieser hier skizzierten Situation ist der Wunsch nach Integration von Gesprächsführung und psychosomatischen Aspekten auch *in die Ausbildung* von FrauenärztInnen immer häufiger geworden. Wie in anderen Vorträgen des Kongresses erwähnt wird, wurde im neuen Weiterbildungscurriculum für Gynäkologie und Geburtshilfe diesem Bedürfnis nach Integration von psychosomatischen Aspekten und Gesprächsführung Rechnung getragen. Aufgrund dessen wurde in Zusammenarbeit mit dem Departement für Frauenheilkunde und der Abteilung für Psychosoziale Medizin am Universitätsspital Zürich ein Forschungsdesign konzipiert, um mehr Informationen von Patientinnen zur Gestaltung der Arzt-Patienten-Beziehung zu bekommen. Die Ergebnisse sollen den Ärztinnen und Ärzten vermehrt Anhaltspunkte geben, wie eine gynäkologische Untersuchung und eine Arzt-Patienten-Beziehung frauengerecht gestaltet werden kann. Auch sollen Richtlinien für *spezielle* Gesprächssituationen in der Gynäkologie resultieren. Schließlich dienen die Daten dazu, um konkrete Hinweise zu Inhalt und Lernzielen im vorgesehenen Weiterbildungscurriculum der psychosomatischen Grundversorgung bei Gynäkologinnen und Gynäkologen zu erhalten.

In einer Arbeitsgruppe, bestehend aus PsychiaterInnen, GynäkologInnen und PsychologInnen erarbeiteten wir einen 2teiligen Fragebogen, der den Patientinnen an der Gynäkologischen Poliklinik ausgehändigt wurde. Wir befragten die Patientinnen über Erfahrungen mit bisherigen Untersuchungen, nach deren Wünsche zur bevorstehenden Untersuchung und über eine Beurteilung der soeben durchgeführten Untersuchung. Bei der Stichprobe handelte es sich um eine Zufallsstichprobe. Im Zeitraum von März bis Mai 1995 wurden sämtliche Frauen befragt, welche wegen einer gynäkologischen Vorsorgeuntersuchung sowie wegen neu aufgetretenen Symptomen die Gynäkologische Poliklinik des Universitätsspitals aufsuchten. Einschlußkriterien waren:

- Alter zwischen 18 und 60 Jahren
- Ausreichende deutsche Sprachkenntnisse, um den Fragebogen verstehen und ausfüllen zu können
- Die Patientin sucht die Poliklinik zur gynäkologischen Vorsorgeuntersuchung oder wegen neu aufgetretener Beschwerden auf
- Die letzte Konsultation der Patientin an der Poliklinik liegt mindestens 6 Monate zurück
- Die Patientin steht nicht in einer laufenden Behandlung

Insgesamt beantworteten 81,5% der befragten Frauen den ersten Teil des Fragebogens, der vor der Untersuchung ausgefüllt wurde und 60% den 2. Teil, der nach der Untersuchung ausgefüllt wurde. Wir kamen so auf ein *n* von 291 bzw. 210. Die Mehrheit der Frauen zeigte sich äußerst erfreut über die Durchführung einer Patientinnenbefragung zur Arzt-Patienten-Beziehung in der Gynäkologie.

## Soziodemographische Daten

Die Altersgruppen der 45- bis 60jährigen Patientinnen und der 25- bis 35jährigen Patientinnen waren zu je ⅓ vertreten, das restliche Drittel verteilte sich unter der Altersgruppe der 18- bis 25jährigen und der 35- bis 45jährigen. Verglichen mit der Durchschnittsbevölkerung sind in unserer Studie deutlich mehr verheiratete Frauen, nämlich 67,1% verglichen zu 41,9%, erfaßt. Die durchschnittliche Kinderzahl liegt bei 1,2 Kinder/Familie, was dem Durchschnitt der Schweizer Bevölkerung entspricht. Bezüglich der Bildung zeigte sich, daß 60% der Frauen berufsorientiert und 50% nicht berufsorientiert waren, über 80% hatten eine abgeschlossene Ausbildung, 31% gar eine höhere Bildung, was klar über dem Durchschnitt der Schweizer Bevölkerung liegt. Somit ist, zumindest was die deutsch sprechenden Poliklinikpatientinnen betrifft, die oft geäußerte Meinung, daß es sich um Unterschichtspatientinnen handelt, hier nicht bestätigt.

## Hauptfragestellungen

*Gefühle und Wünsche der Patientin vor der Untersuchung*

Es zeigte sich, daß die Hälfte bis ⅔ der Frauen die Unterleibsuntersuchung als eher unangenehm empfanden. Die Vorstellung, mit nacktem Unterkörper auf dem Untersuchungsstuhl zu liegen sowie die Angst vor allfälligen Schmerzen waren bei beinahe ⅔ der Frauen mit unangenehmen Gefühlen verbunden (Tabelle 1). Erwähnenswert ist auch, daß ¾ der Frauen mehr über Anatomie und Funktion des Körpers erfahren wollten, jedoch eine Minderheit verspürte den Wunsch, die Unterleibsuntersuchung mit einem Spiegel mitverfolgen zu können. Der Wunsch nach mehr Information über Anatomie und Funktion des Körpers war klar altersrelevant, so wünschten 100% der 18- bis 25jährigen und 85% der 25- bis 35jährigen mehr Information (Tabelle 2).

**Tabelle 1.** Gefühle und Wünsche der Patientin vor der Untersuchung

| Gefühle der Frauen bezüglich der/des | eher nicht unangenehm | | eher unangenehm | | Total |
|---|---|---|---|---|---|
| | *n* | *%* | *n* | *%* | *n* |
| Untersuchung der Brust | 205 | 71,7 | 81 | 28,3 | 286 |
| Nackten Unterkörpers der Unterleibsuntersuchung | 143 | 49,8 | 144 | 51,2 | 287 |
| Unterleibsuntersuchung mit Spekulum | 115 | 40,4 | 170 | 59,6 | 285 |
| Unterleibsuntersuchung von Hand | 125 | 43,3 | 163 | 56,7 | 288 |
| Allfälligen Schmerzen bei der Untersuchung | 110 | 39,0 | 172 | 61,0 | 282 |

**Tabelle 2.** Wünsche bezüglich der Unterleibsuntersuchung und der Information

| | Wunsch vorhanden | | Wunsch nicht vorhanden | | Total |
|---|---|---|---|---|---|
| | *n* | *%* | *n* | *%* | *n* |
| Wunsch, Unterleibsuntersuchung mit Spiegel mitzuverfolgen | 120 | 41,5 | 169 | 58,5 | 289 |
| Wunsch, mehr über Anatomie und Funktion des Körpers zu erfahren | 218 | 75,7 | 70 | 24,3 | 288 |

Zusammenfassend kann gesagt werden, daß die Unterleibsuntersuchung von den Frauen als der unangenehmste Teil der gynäkologischen Untersuchung empfunden wird. Am meisten Angst bereitet hierbei die Vorstellung, dabei Schmerzen zu empfinden. Die Brustuntersuchung ruft mit Abstand am wenigsten Emotionen hervor.

*Welche Erfahrungen hat die Patientin mit der Ärztin/dem Arzt gemacht?*

Insgesamt kann gesagt werden, daß die Patientinnen über eine hohe Zufriedenheit berichteten. 95% erlebten die Art der Besprechung und das Verhalten im Gespräch als sehr positiv (Tabelle 1, 2). Hauptkritikpunkte waren, daß die Ärztin/der Arzt die Patientin ungenügend informiert hat und daß bei der Behandlung die individuellen Bedürfnisse zu wenig beachtet werden.

Was das Gefühlsleben der Patientin *während* der Untersuchung angeht, ist zu berücksichtigen, daß 41% der Frauen mehr oder weniger starke Ängste erlebten, und daß auch Hemmungen *während* der Untersuchung und das Gefühl des Ausgeliefertseins in 30–50% erwähnt wurden (Tabelle 3).

*Gibt es Risikopatientinnen?*

Von speziellem Interesse schien uns die Frage, worin die Frauen, welche während der gynäkologischen Untersuchung mehr Ängste und Hemmungen erlebten und die Arzt-Patienten-Beziehung kritischer beurteilten, sich von zufriedenen Frauen unterscheiden. Dabei bildeten wir anhand der Zufriedenheitsitems einen Zufriedenheitsindex und kamen so zu den 2 Untergruppen. Dabei hat sich die Erwartung bestätigt, daß Patientinnen, welche während der Untersuchung wenig Ängste und

**Tabelle 3.** Gefühle der Patientin während der Untersuchung

| | stark bis mäßig | | wenig | | keine | | Total |
|---|---|---|---|---|---|---|---|
| | *n* | *%* | *n* | *%* | *n* | *%* | *n* |
| Angst während der Untersuchung | 19 | 9,1 | 74 | 35,4 | 116 | 55,6 | 209 |
| Hemmungen während der Untersuchung | 23 | 11,1 | 99 | 47,6 | 86 | 41,3 | 208 |
| Hemmungen während des ganzen Arztbesuches | 13 | 6,2 | 73 | 34,9 | 123 | 58,9 | 209 |
| Gefühl des Ausgeliefertseins | 11 | 5,3 | 54 | 26,0 | 143 | 68,7 | 208 |

Hemmungen empfunden haben, einzelnen Teilen der gynäkologischen Untersuchung bereits vor der Untersuchung positiver gegenüber standen. Die positiven bzw. negativen Erwartungen der Patientinnen sind bei der Untersuchung subjektiv als erfüllt betrachtet worden. Auch beurteilten die Frauen, welche der Untersuchung positiv gegenüberstanden, die Gesprächsführung der Ärztin/des Arztes positiver als die eher ängstlichen und gehemmten Patientinnen. Die oft gehörte Meinung, wonach jüngere Patientinnen und solche mit höherem Bildungsstand kritischer oder unzufriedener gegenüber dem Verhalten der Ärztinnen und Ärzte seien (als ältere Patientinnen oder solche mit weniger Ausbildung), hat sich hingegen nicht bestätigt. Die Bedürfnisse der Patientinnen bezüglich Untersuchungsablauf und ärztlichem Gespräch scheinen also auf allen Bildungs- und Altersstufen sehr ähnlich zu sein. Es zeigen sich auch keine signifikanten Unterschiede bezüglich weiteren soziodemographischen Daten.

Erstaunlicherweise fand sich auch kein signifikanter Zusammenhang zwischen der Zufriedenheit der Patientin und dem Geschlecht ihrer Untersuchungsperson, obwohl vor der Untersuchung 38% (10% einen Mann, 52% hatten keine Präferenz) der Patientinnen gewünscht hatten, von einer Frau untersucht zu werden, dann aber willkürlich einer Ärztin oder einem Arzt zugeteilt wurden. Es gibt auch keine Hinweise, daß sich die Patientinnen grundsätzlich von einem Mann oder einer Frau besser verstanden fühlen, sondern daß sie das Verständnis eher von der Gesprächsführung und der Persönlichkeit der Ärztin/des Arztes abhängig machen.

## Resümee

Abschließend kann gesagt werden, daß die überwiegende Mehrheit der Patientinnen mit der Behandlung an der Poliklinik sehr zufrieden war. Trotzdem bekamen wir konkrete Hinweise für die Optimierung der Gesprächsführung in der Gynäkologie. Diese können wie folgt beschrieben werden: Frauen wünschen

- Genaue Erkärungen über das weitere Prozedere
- Aufklärung über Anatomie und Physiologie der Frau
- Wahrnehmung ihrer individuellen Bedürfnisse

Ein besonderes Augenmerk gilt Patientinnen, welche bereits vor der Untersuchung starke Ängste und Hemmungen haben. Es gilt für die Ärztin/den Arzt, dies bereits vor der Untersuchung wahrzunehmen und die Untersuchung entsprechend behutsam zu führen und insbesondere auf die Gesprächsführung mit dieser Patientin zu achten.

Arch Gynecol Obstet (1996) 259 [Suppl]: S 21–S 23

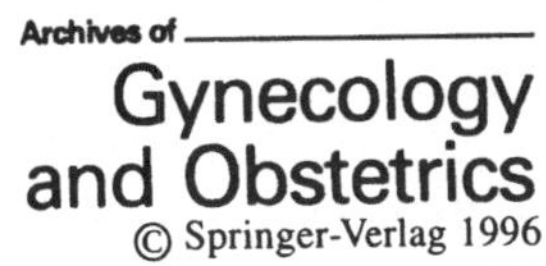


# Die ältere Frau in der frauenärztlichen Praxis

**Ruth von Blarer**

Thujastraße 39, CH-8038 Zürich, Switzerland

Ich bin seit 20 Jahren im Medizinjournalismus tätig. Zuerst als Fernsehredakteurin, dann als freischaffende Journalistin und jetzt arbeite ich auf der Redaktion des Tagesanzeigers.

Ich habe einige Frauen aus meiner Umgebung gefragt, wie sie es so mit der frauenärztlichen Praxis halten, was sie schätzen, was sie anders haben möchten. Eigenes und was ich gehört habe, fließt also hier ein. Und: ich bin eine ältere Frau... Voraus eine wichtige Bemerkung:

Alles, was ich jetzt sage, bezieht sich nicht auf diagnostizierte, lebensbedrohliche Erkrankungen. Es geht um jene Situationen, in denen wir als gesunde, ältere Frauen mit kleineren oder größeren Wechseljahrbeschwerden zum Frauenarzt oder der -ärztin gehen.

Als wir jung und hübsch waren, straffe Haut, Brüste und einen flachen Bauch hatten, schwangen wir uns auch nicht gerade begeistert, aber doch relativ unbeschwert, auf die Untersuchungsliege. Jetzt, 40, 50 und mehr Jahre später hat sich das geändert. Denn irgendwo im Hinterkopf hätten wir gerne noch unseren 25jährigen Körper – und dem Arzt oder der Ärztin sind hübsche Patientinnen auch lieber. Das haben Umfragen verschiedentlich gezeigt. – Selbstverständlich gibt sich jeder und jede von ihnen bei der täglichen Arbeit alle Mühe, diese Umfragen Lügen zu strafen. Doch Jugend und Schönheit sind in unserer Gesellschaft nun einmal Werte an sich. Ganz können wir uns dem wohl nicht entziehen.

Das sind nicht die einzigen Gründe dafür, daß die Konsultation in der gynäkologischen Praxis mit den Jahren problematischer wird. Früher ging es meist um den Pap-Abstrich und die Untersuchung der Brüste und vielleicht noch um die Wahl des Verhütungsmittels. All das schien medizinisch ziemlich unbestritten, problemlos zu sein. Die Diskussion über Sinn und Nutzen des Pap wurde nur intern geführt. Wir Frauen erfuhren dann einfach: Zervixkrebs entwickelt sich langsam. Die Vorstadien sind leicht erkennbar. Wenn's einige Male hintereinander in Ordnung war, reichen Kontrollen in längeren Abständen.

Mit der Menopause ändert sich so ziemlich alles. Ich erinnere mich an eine große, öffentliche Veranstaltung im Zürcher Kongreßhaus. Da wurde ein Bild der „menopausalen Frau" geschildert, in einer Art daß einem Angst und bange wurde.

Was plagt menopausale Frauen nicht alles: Schwindel, Hitzewallungen, Schlaflosigkeit, Vergeßlichkeit, Konzentrationsschwäche. Wenn wir Pech haben, werden wir dick, aggressiv, launisch, depressiv, verlieren die langjährige Lebensaufgabe und womöglich noch unseren menopausalen Mann an eine Jüngere...

Hand in Hand wollen die Medizin und die Pharmaindustrie den Frauen vor, in und nach der Menopause helfen. – Immerhin eine Zeitspanne, die ja heutzutage ⅓ unserer Lebenszeit umfaßt. Schließlich wollen wir uns nicht als Matronen mit dem Strickzeug auf die Bank zurückziehen. Das wenigstens ist klar, unklar bleibt noch genug.

Sollen wir Hormone nehmen, wieder Blutungen haben und dicke, schmerzende Brüste bekommen? Sollen wir gleich Östrogene oder zuerst nur Gestagene nehmen? Kann uns der Arzt, die Ärztin da überhaupt kompetent beraten? Welche Pille, welches Pflaster oder ein Gel? Wie lange? Bis zum Tod? Wie ist das jetzt mit dem angeblich vielleicht doch erhöhten Krebsrisiko? Gehören diese fürchterlichen Kalziumsprudel dazu und Vitamin D. Oder Bisphosphonate, Fluor oder Kalzitonin oder reichen Früchte, Gemüse, Hartkäse, Milch und Quark?

Um kein Haar einfacher ist es mit der Brustkrebsvorsorge. Ist die jahrelang propagierte Selbstuntersuchung nun sinnvoll oder nicht? Mammographie ja oder nein? Wer? Wie oft? Ich erinnere mich an ein interdisziplinäres Kolloquium – gut 15 Jahre mögen es her sein. Da wurde diskutiert, ob ein bereits tastbarer Befund überhaupt eine Indikation für eine Mammographie sei.

Was geschieht heute, wenn wir selber, der Arzt oder die Ärztin einen Knoten ertasten? Wir werden zu einer Mammographie aufgeboten. Mit allen Ängsten, obwohl wir wissen, daß die meisten Befunde harmlos sind.

Besonders verunsichert sind wir, wenn eine nahe Verwandte Brustkrebs hatte. – Wurde mittlerweile etwa schon das 3. Brustkrebsgen entdeckt? Es hilft wenig, wenn man uns Frauen sagt, nur 5% der Brustkrebserkrankungen gingen aufs Konto Gene. Bald werden Gentests auf dem Markt sein. Wer hilft uns dann, damit umzugehen. Sog. engmaschige Kontrollen, mehr Mammographien sind das einzige, was uns die Medizin da zu bieten hat. Daß sich bis jetzt nur wenige Frauen für die Tamoxifenstudie gewinnen ließen, ist nur ein Zeichen mehr für die weitverbreitete Verunsicherung.

Seit wenigen Tagen liegt die noch druckfeuchte Broschüre „Brustkrebs: Fakten und Handlungsbedarf" des Bundesamts und der Krebsliga in meinen Händen. Es ist die wissenschaftlich dokumentierte Unsicherheit, von der ich eben sprach. 42 hochqualifizierte Herren und 3 Damen haben darin verdienstvollerweise minutiös den aktuellen Stand des Wissens und Nichtwissens und der Verunsicherung zusammengetragen.

Aus dem Kapitel „Risikofaktoren" 2 Beispiele: Laut einem Schema auf Seite 8 besteht für Frauen, die orale Antikonzeptiva einnehmen oder eben in jungen Jahren eingenommen haben, ein erhöhtes Brustkrebsrisiko. Im Text heißt es dann: *„Für keine der bei Kontrazeptiva verwendeten Zubereitungen konnte allerdings ein Zusammenhang mit Brustkrebs etabliert werden."*

Das 2. Beispiel: *„Mehrere epidemiologische Studien zeigen, vor allem für Frauen nach der Menopause, einen postiven Zusammenhang zwischen Körpergröße und Brustkrebsrisiko. Die Beziehung zwischen Größe und Körpergewicht scheint bei denjenigen Frauen, deren Pubertät in einen Zeitraum gesamthaft reduzierten Fett- und Kalorienkonsums fiel, (z.B. während des Zweiten Weltkriegs), markanter zu sein."*

Da bin ich eine Betroffene. Meine Pubertät fiel nun genau in die Zeit des 2. Weltkriegs. Meine Verwirrung ist perfekt. Wie steht es hier mit dem Handlungsbedarf?

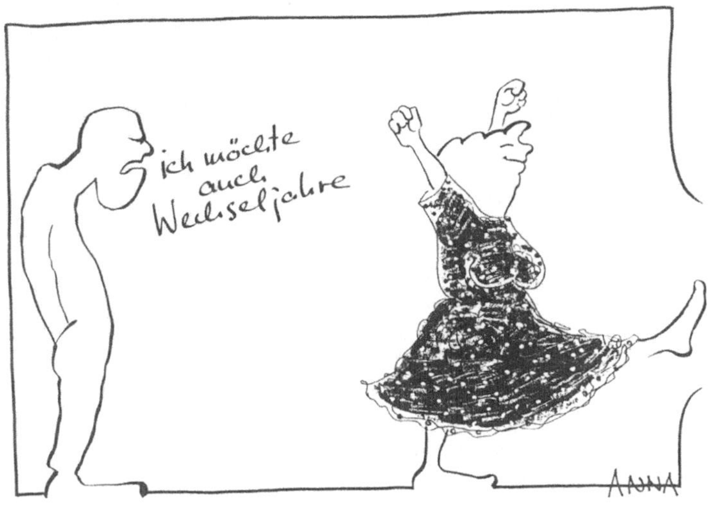



**Abb. 1.** Titelbild des Buches von Hartmann-Allgöwer [1]

Das sind keine persönlichen Vorwürfe an Sie, mein Herren, meine Damen. Vieles, was wir früher schicksalhaft erduldeten, hat dank Antibiotika oder Impfungen seinen Schrecken verloren. Die Medizin kann viel, und sie kann täglich mehr. Das macht es uns allen um so schwerer, Grenzen, (Noch)nichtwissen und Unsicherheiten zu akzeptieren. Da brauchen wir auch als Gesunde, die zu Ihnen kommen, weil wir nicht krank werden möchten, Ihre Hilfe und Ihr Verständnis, Ihre Kompetenz.

Wenn es um Unsicherheiten und Probleme geht, die v.a. mit den Besonderheiten des weiblichen Körpers zusammenhängen, fühlen sich viele Frauen bei Ärztinnen besser aufgehoben und verstanden als bei ihren männlichen Kollegen. Fast möchte ich mich dafür bei Ihnen, meine Herren, ein bißchen entschuldigen. Daß Sie Männer sind, dafür können Sie schließlich nichts. Wir sind ja auch ganz froh, daß viele von Ihnen diesen Beruf gewählt haben, und wir wissen, daß sich die meisten von Ihnen redlich mühen, unsere Probleme zu verstehen.

Ich möchte das mit einem Beispiel illustrieren, das eine 60jährige Freundin kürzlich erlebt hat. Es zeigt, daß wir mit netten, kompetenten Ärzten vorläufig durchaus leben können.

Es ging um die Frage Hysterektomie ja oder nein? Eine nicht ganz zwingende Indikation offenbar. Wie sollte frau da entscheiden? Der junge Arzt, bei dem sie die Second opinion einholte, sah sie nach einer Ultraschalluntersuchung an und überlegte einen Moment: „Also, wenn Sie meine Mutter wären, ich würde ihr dazu raten". Meine Freundin entschloß sich zum Eingriff und ging am 5. Tag nach der Operation schon wieder nach Hause. Sie ist eine lebenslustige Frau, die sich weder von somatischen noch von psychosomatischen Wechseljahrbeschwerden das Leben vergällen läßt.

Eine Ärztin, die das Stethoskop mit dem Zeichenstift vertauscht hat, die Cartoonistin Anna Regula Hartmann, hat sie porträtiert (Abb. 1).

## Literatur


1. Hartmann-Allgöwer A-R (1996) Wechseljahre, ein ironisches Trostbuch. Zytglogge, Bern

Arch Gynecol Obstet (1996) 259 [Suppl]: S 24–S 32

Archives of

# Gynecology and Obstetrics

© Springer-Verlag 1996

# „Doctor-Shopping" in der Fertilitätsmedizin

## B. Strauß

Klinik für Psychotherapie und Psychosomatik, Christian-Albrechts-Universität,
Niemannsweg 147, D-24105 Kiel, Germany

Der Begriff des „Doctor-Shopping" ist in der Psychosomatik insbesondere im Zusammenhang mit funktionellen Störungen, dort wiederum besonders im Kontext von chronischer Schmerzsymptomatik, geläufig [3]. Der Begriff beschreibt die Tendenz einzelner Patienten, im Lauf ihrer Patientenkarriere eine Vielzahl von Ärzten zu konsultieren und insbesondere nach nicht zufriedenstellend erlebten Kontakten sehr schnell den Arzt zu wechseln.

Der früher in Basel tätige Psychosomatiker Dieter Beck [1] hat in seinem Buch „Krankheit als Selbstheilung" eine spezifische Form des Doctor-Shopping, das sog. Koryphäen-Killer-Syndrom bei Patienten mit chronisch-funktionellen Schmerzsyndromen beschrieben und den im Hinblick auf die Arzt-Patienten-Beziehung zugrundeliegenden Mechanismus dieses Syndroms genauer erläutert: *„Wenn ein Patient seit über zehn Jahren Kopfschmerzen hat und in dieser Zeit 15 Ärzte aufsuchte, dann ist der nächste Arzt der 16. Anstatt sich nun zu sagen, wenn die 15 Vorgänger, die alle auch ausgebildete Kollegen waren, nichts erreicht haben, werde ich als 16. dem Patienten auch nicht helfen können, spielt sich etwas Sonderbares ab. Der Arzt wird durch die Einstellung des Patienten, in ihm den ersten und einzigen Helfer gefunden zu haben, in seinen Größenphantasien stimuliert und in der Illusion bestärkt, daß es ihm im Unterschied zu den 15 Vorgängern gelingen werde zu helfen. ... Ein Gemisch von Mitgefühl mit dem Kranken und grandioser Überlegenheit gegenüber den gescheiterten früheren Kollegen treiben ihn zu neuen therapeutischen Aktivitäten an, die um so aggressiver werden, je mehr Ärzte den Patienten schon untersucht und behandelt haben. Es etabliert sich eine Arzt-Patienten-Beziehung, die durch die ungeduldige Hilfsbedürftigkeit und eine idealisierende Einstellung des Patienten einerseits und wiederbelebte Größenphantasien im Arzt andererseits charakterisiert ist. Das Paradoxe ist aber, daß der Arzt in seinen abklärerischen und therapeutischen Aktivitäten sehr bald wie alle seine Vorgänger scheitert. ... Dies hat zur Folge, daß die Idealisierung des Patienten in eine Ablehnung des Arztes umkippt. Der Arzt fühlt sich jetzt als Versager. Dies ist der Moment, in dem beide voneinander genug haben. Der Arzt wird seinen Patienten entweder einem Spezialisten, vielleicht einem Professor oder einer Koryphäe, zuweisen, d.h. er wird ihn in der medizinischen Hierarchie nach oben weiterreichen, damit ein besserer und potenterer Kollege helfen* *möge, oder der Patient sucht von sich aus einen anderen Arzt auf. Dann beginnt die gleiche Dynamik, und die gleiche Interaktion spielt sich zwischen den neuen Partnern ab."* (Beck [1], S. 112–113).

So definiert sich das Koryphäen-Killer-Syndrom, eine eigentümliche Kollusion zwischen dem Arzt und seinem Patienten, dessen Beschreibung hier so ausführlich zitiert wurde, weil es den Prozeß des Doctor-Shopping glänzend illustriert und sicher eine Fülle von Assoziationen zur Fertilitätsmedizin bzw. zu deren Patient(inn)en wecken wird.

So relevant das Phänomen in der Praxis auch sein mag, es gibt überraschenderweise keine empirischen Untersuchungen zum Phänomen des Doctor-Shopping kinderloser Patienten, wie überhaupt das Inanspruchnahmeverhalten infertiler Paare bis heute sehr unzureichend beschrieben ist. Generell – so zeigte es beispielsweise eine neuere europaweite epidemiologische Studie zur Infertilität [16] – scheinen überraschend wenig Frauen, die jemals eine Infertilität erleben, medizinischen Rat zu suchen (ein Phänomen, das als under-use bezeichnet wird). Dem gegenüber steht der Befund, daß viele Frauen, die sich wegen Fruchtbarkeitsproblemen medizinisch beraten lassen, dies tun, bevor sie im Sinn der gängigen Definitionen als infertil zu bezeichnen wären (over-utilization).

In einer Untersuchung von 150 Fällen infertiler Frauen einer Frauenklinik durch Voß et al. [25] wurde festgestellt, daß 46% der Patienten über 20 bis zu 179 Arztbesuche berichten. In der Regel waren 4 Institutionen am Therapieverlauf dieser Stichprobe beteiligt. Durch häufigere Arztwechsel kam es bei etwa ⅓ der Patientinnen zur erhöhten Zahl von 5–9 beteiligten Institutionen (Abb. 1). In dieses Drittel dürften die hier zur Diskussion stehenden Patientinnen zu rechnen sein, für die der Begriff des Doctor-Shopping anwendbar ist.

Im folgenden soll untersucht werden, welche Charakteristika möglicherweise typisch sind für Patientinnen und Paare, die im Lauf der Sterilitätstherapie zum Doctor-Shopping neigen bzw. wessen Resultate das Doctor-Shopping sein könnte. Es ist sinnvoll dabei zu differenzieren nach

- Merkmalen der Patientinnen (ihrer Partner bzw. der Paarbeziehungen),
- Merkmalen des Systems der Fertilitätsmedizin und – damit teilweise verbunden – der gesellschaftlichen Bedeutung der Kinderlosigkeit sowie
- Merkmalen der Ärzte und des medizinischen Personals und der Arzt-Patienten-Beziehung.

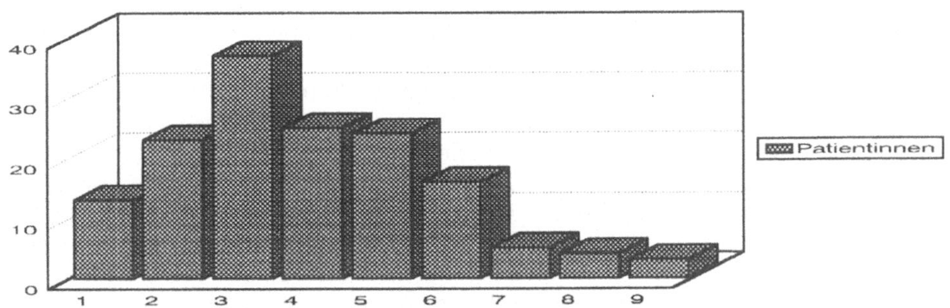


**Abb. 1.** Anzahl Institutionen im Verlauf der Sterilitätsbehandlung bei 150 Frauen, aus Voß et al. [25]

Zuletzt soll über Möglichkeiten der Prävention des Doctor-Shopping und der damit verbundenen potentiellen Probleme reflektiert werden.


## Merkmale der Patient(inn)en

Wie erwähnt, gibt es wahrscheinlich keine Untersuchung, die sich explizit mit den Merkmalen von Kinderwunschpatientinnen bzw. -paaren befaßt, für die das Doctor-Shopping charakteristisch ist. Es lassen sich aus vorliegenden Befunden und Beobachtungen allerdings einige Hinweise auf psychologische Aspekte ableiten, die das Doctor-Shopping fördern könnten.

Für die Verarbeitung der ungewollten Kinderlosigkeit, der sog. Sterilitätskrise, sind eine Reihe charakteristischer Phasen beschrieben worden [11, 17], die jenen Phasen ähneln, die man im Kontext anderer einschneidender Lebensereignisse, inkl. Krankheiten oder medizinischer Behandlungsmaßnahmen, gut kennt. Das Erleben von Schock, gefolgt von Verleugnung, Wut und Kontrollverlust, Schuldgefühle, zeitweiser Isolation, Trauer und – im Fall einer gelungenen Verarbeitung – Handlungsbereitschaft und aktive Bewältigung und Problemlösung, stellen typische Phasen im Verlauf des Verarbeitungsprozesses dar.

*„Die Tatsache, daß sich Paare oft über Jahre hinweg in medizinische Behandlung begeben, sehr häufig die Ärzte wechseln in der Hoffnung, eine bessere Diagnose oder weitere Behandlungsvorschläge zu erhalten, ist .. nicht nur als Versuch der Problemlösung, sondern auch als Verleugnung zu verstehen"* (Hölzle [11], S. 27). So gesehen wäre die Neigung zum Doctor-Shopping als Ausdruck einer mißlungenen Verarbeitung der Sterilitätskrise, der damit verbundenen Kränkung und Trauer auf seiten der Betroffenen zu verstehen, die sich wahrscheinlich auch in anderen psychologischen Merkmalen widerspiegelt. Zu denken ist beispielsweise an die Motive für den Kinderwunsch, die – wenn es darum geht, um jeden Preis ein Kind zu bekommen – oftmals bezogen scheinen auf eine – wie Frick-Bruder [8] sagt – narzißtische Selbsterweiterung. Darunter ist zu verstehen, daß das Kind (fast) ausschließlich egoistischen, selbstbezogenen Zwecken dient, daß in das Kind die Hoffnung gesetzt wird, Einsamkeitsgefühle zu vermindern, den Partner zu ersetzen oder zu binden. Das Kind wird in diesen Fällen oft als Ersatz für eine eigene, nicht vollzogene Selbstverwirklichung begriffen. Eva Fleischer [5] beschreibt diesen Mechanismus beispielshaft an einer Sterilitätspatientin namens Anna, die aufgrund eigener Defizite, ein Kind wünscht, *„das .. für sie sein, nicht für sich sein muß"*. Diese Patientin wird mit dem Satz zitiert: *„Wenn es nach mir gegangen wäre, ich hätte es [gemeint ist die IVF-Behandlung] zwanzigmal machen lassen. Ich hab' keine Grenze gehabt. Aber ich hätte noch weitergemacht, weil ich mir gedacht habe, einmal muß es hinhauen."*

Auch Stauber [20], der eine der umfassendsten Studien zur Psychosomatik der Infertilität vorlegte, nennt die individuelle Wertigkeit des Kinderwundes als wichtige Determinante des Doctor-Shopping. So beschrieb er eine Teilgruppe von Paaren mit „überwertigem Kinderwunsch", bei denen der Leidensdruck besonders intensiv sei. Die Patientenpaare dieser Gruppe würden zum Agieren neigen, die Beziehung zum Arzt sei in vielen Fällen gestört, die Patientinnen neigten zum Ärzteverschleiß.

Aus einer noch laufenden Studie an der Universität Kiel lassen sich für die These der besonderen Bedeutung der Kinderwunschmotivation für die Inanspruchnahme medizinischer Hilfe einige Hinweise ableiten [19]. In Kooperation mit der Universitäts-Frauenklinik Kiel wurden in dieser Studie 140 Frauen und deren Partner, die die Institution erstmalig – oft aber schon nach längerer Kinderwunschbehandlung anderswo – aufsuchten, beim ersten Kontakt mit der Klinik und nach 6 bzw. 12 Monaten ausführlich psychologisch untersucht. Die Untersuchung bezog sich u.a. auf psychische Symptome, die Kinderwunschgeschichte, Motive für den Kinderwunsch, die Partnerbeziehung etc. Ziel dieser Studie ist die Erarbeitung von prognostischen Kriterien für den Behandlungsverlauf (einschl. Konzeptionswahrscheinlichkeit, Lebenszufriedenheit und den Fortgang der Patientenkarriere). Bei soeben abgeschlossener ½-Jahres-Katamnese war es möglich, Paare, die die Behandlung nicht mehr weiterführten, zu vergleichen mit jenen Paaren, die nach 6 Monaten immer noch in Behandlung waren.

Im Hinblick auf die Kinderwunschmotivation wares es 2 Nennungen in einem entsprechenden Erhebungsinstrument (Fragebogen zum Kinderwunsch [12]), die vergleichsweise charakteristisch waren für die Frauen jener Paare, die sich noch in Behandlung befanden und sie sich im übrigen insgesamt bereits etwas länger in Behandlung befanden als die Vergleichsgruppe, nämlich:

- „Ohne Kind würde ich mich sehr allein fühlen" und
- „Erst mit einem Kind hätte ich das Gefühl, ein richtiges Zuhause zu haben".

Auch wenn es in dieser Studie nicht explizit um das Phänomen des Doctor-Shopping geht, läßt sich aus diesem Befund doch die Hypothese ableiten, daß eher selbstbezogene Kinderwunschmotive eine Medikalisierung des Kinderwunsches fördern. Hinzukommt der Befund, daß jene Frauen, die sich bei Beginn der Behandlung im Hinblick auf ihre psychische Symptomatik und ihre Partnerbeziehungen belasteter erleben und die subjektiv eher bereit sind, psychische Einflüsse als bedeutsam für die Infertilität zu begreifen, offensichtlich auch eher einen „Ausstieg" aus der Behandlung finden. Im Hinblick auf das Thema dieses Vortrages könnte man auf der Basis dieser Ergebnisse als Hypothese formulieren: Konfliktbewußtsein (allgemein und spezifisch bezogen auf den Kinderwunsch) könnte ein protektiver Faktor im Hinblick auf das Doctor-Shopping sein.

Es gibt in der psychosomatischen Forschung zur Infertilität seit längerer Zeit Versuche, sog. Risikogruppen zu identifizieren, für die man insbesondere Probleme bei der Bewältigung der Sterilitätskrise und – damit verbunden – der Anforderungen, die durch die Behandlung entstehen, erwarten kann. Die erwähnte, von Stauber beschriebene Teilgruppe der Paare mit „überwertigem Kinderwunsch" gehörte hierzu. Aber auch auf der Basis psychometrischer Methoden wurden inzwischen einige Charakteristika von Risikopatienten beschrieben. In einer eigenen Untersuchung [24] wurde bei Behandlungsbeginn in einer Spezialeinrichtung eine Subgruppe von Frauen identifiziert, die sich insbesondere durch ein hohes Maß an Angst, Depressivität und körperliche Beschwerden auszeichnete. Etwa 2 Jahre später ergab eine Nachuntersuchung dieser Patientinnengruppe eine Zunahme der psychischen und körperlichen Symptome sowie überwiegend passiv-depressive Modi der Belastungsverarbeitung. Es ist zu vermuten, daß Sterilitätspatientinnen mit derartigen Charakteristika, gekoppelt mit der oben beschriebenen besonderen individuellen Wertigkeit des Kinderwunsches, am ehesten dazu neigen, dem Doctor-Shopping zu verfallen.

Einigermaßen verläßliche Aussagen hierzu lassen sich bislang am ehesten für die betroffenen Frauen treffen, während wir über Merkmale und Besonderheiten der männlichen Partner, ebenso wie über deren Rolle bei der Inanspruchnahme medizinischer Hilfe, so gut wie nichts wissen. Betrachtet man den Kinderwunsch und die Steriltiät als partnerschaftliches Anliegen [8], dann ließe sich vermuten, daß bei dem männlichen Partner durchaus ähnliche Mechanismen bedeutsam sind, wenngleich versteckter oder vielleicht auch verleugneter. Derzeit noch laufende Forschungsprojekte, die sich expliziter mit der Psychosomatik männlicher Infertilität beschäftigen, werden hierzu vielleicht einige Informationen liefern.

Ein wesentliches Motiv für die Inanspruchnahme und die Fortführung insbesondere invasiver medizinischer Behandlungsmaßnahmen bei beiden Partnern – dies zeigen verschiedene Untersuchungen [21] – ist die Bedeutung des Gefühls, alles mögliche versucht zu haben, um den Kinderwunsch doch noch zu erfüllen. Was ist im Kontext der Fertilitätsmedizin „alles möglich"? Eine Frage, die überleiten muß zu Überlegungen, welche Merkmale des Systems der Fertilitätsmedizin ein Doctor-Shopping fördern können und wie diese Merkmale mit der gesellschftlichen Bedeutung der Kinderlosigkeit in Verbindung stehen.

## Gesellschaftliche Bedeutung der Kinderlosigkeit und Merkmale des Systems der Fertilitätsmedizin

Es ist unbestritten, daß auch in unserer so aufgeschlossenen Zeit der Standard für ein Paar darin besteht, Kinder zu haben, wie sonst könnte die ungewollte Kinderlosigkeit als Krankheit bezeichnet werden [4]. Zu den auf individueller Ebene beobachtbaren negativen Auswirkungen der Kinderlosigkeit auf das Selbstwertgefühl kommt also hinzu, daß Kinderlosigkeit auf gesellschaftlicher Ebene als soziale Abweichung gilt und überwiegend stigmatisiert wird. Soziologische Untersuchungen über kinderlose Ehen [15] machen deutlich, daß die langfristige Kinderlosigkeit, auch die gewollte, letztendlich aus einer temporären, zeitlich begrenzten Kinderlosigkeit resultiert. In der Studie von Nave-Herz [15] beispielsweise zeigte sich, daß die gewollte Kinderlosigkeit in einer Gesellschaft wie der der BRD noch keine alternative Lebensform darstellt, was sich u.a. auch an sozialen Repressionen gegenüber gewollt kinderlosen Paaren verdeutlicht. Dieses „Modell" wirkt sich naturgemäß auch auf das individuelle Paar aus, zumal damit die Annahme verbunden ist, daß Kinderlosigkeit langfristig negative Folgen mit sich bringt. Für diese Annahme gibt es allerdings bislang so gut wie keine empirischen Belege [21].

Sozial bedeutsam ist neben dem erwähnten Standard der Ehe mit Kindern sicher auch der in den letzten Jahren in den westlichen Industrieländern zu verzeichnende Geburtenrückgang, durch den die Fertilitätsmedizin durchaus zu etwas wie einem Hoffnungsträger geworden ist, was – z.B. in Form finanzieller Unterstützungen – die Weiterentwicklungen dieser medizinischen Disziplin fördert und damit auch den Druck, dem sich kinderlose Paare ohnehin ausgesetzt sehen.

Moderne Methoden der Fertilitätsmedizin folgten – so Silverio u. Hemmiki [18] – der inneren Logik einer erfolgreichen Technologie: Nach den Entwicklungsprozessen einer revolutionären Innovation verbreite sich die Inanspruchnahme der Technologie sehr rasch; ebenso rasch würden Hemmungen und Barrieren, die Technologien zu nutzen, abnehmen. Die Fertilitätsmedizin ist auf eine stetige Optimierung der Behandlungsmöglichkeiten der Unfruchtbarkeit ausgerichtet, sie gibt vor – man denke an die derzeit viel diskutierte Methode der intrazytoplasmatischen Spermainjektion (ICSI) – selbst in Fällen mit extrem geringer Konzeptionswahrscheinlichkeit helfen zu können. Damit werden Vorstellungen begünstigt, wonach Konzeptionen wirklich machbar und planbar geworden sind. Die Soziologin Elisabeth Beck-Gernsheim [2] meint in diesem Kontext: *„Wo Unfruchtbarkeit früher vorgegebenes Schicksal war, wird sie heute in gewissem Sinne zur selbstgewählten Entscheidung. Denn diejenigen, die aufgeben, bevor sie nicht noch die neueste und allerneueste Methode versucht haben, sind nun ‚selber schuld'. Sie hätten es ja noch weiter versuchen können. ... So wird aus der Fortpflanzungstechnologie eine Fortpflanzungsideologie“.* Angesichts der immer noch relativ geringen Erfolgsquoten reproduktionsmedizinischer Behandlungen, aber auch angesichts der genauen Betrachtung von reproduktiven Karrieren (einschließlich Schwangerschaftsabbrüche), wird deutlich, daß die Planbarkeit im Zusammenhang mit der Fertilität eine Utopie ist, die aber durch die Fertilitätsmedizin durchaus genährt wird.

Das Angebot der Fertilitätsmedizin, so die Meinung vieler pschosomatisch orientierter Autorinnen und Autoren, fördere die Abwehr von Depression und Ohnmachtsgefühlen durch die Illusion allgegenwärtiger Potenz [9]. Dies werde insbesondere von Paaren begrüßt, die sich durch depressive Gefügigkeit und eine symbiotisch-anklammernde Beziehung auszeichnen: *„Die modernen Techniken der Reproduktionsmedizin werden von solchen Paaren begrüßt, weil sie ihren Abwehrmechanismen entgegenkommen, nämlich der Idealisierung des Kindes, des Arztes, der Technik, der Verdrängung und Verleugnung von Konflikten sowie der Aufspaltung zwischen Gefühlen und technischen Vorgängen“* [8].

Die Verlockungen der Fertilitätsmedizin sind also sicher eine wichtige Wurzel des Doctor-Shopping. Das beschriebene Zusammenspiel zwischen diesen Verlockungen und bestimmten Wünschen auf seiten der Patienten wird noch verstärkt durch den unverkennbaren Wettbewerb oder Konkurrenzkampf zwischen reproduktionsmedizinischen Einrichtungen, insbesondere dort, wo deren Dichte relativ hoch ist. Wenn man davon ausgeht, daß Begrenzungen notwendig sind, damit ein Paar lernt, das Erleben der Infertilität zu bewältigen, kann man sich gut vorstellen, wie das Angebot immer feinerer Techniken der Sterilitätsbehandlung den Bewältigungsprozeß hemmt. Ein Mittel gegen diesen Circulus vitiosus wäre die Entwicklung klarer Leitlinien für die Sterilitätsbehandlung, die auch institutionsübergreifend gültig sein müßten. Im Rahmen eines Förderschwerpunkts des Bundesministeriums für Bildung und Forschung (BMBF) in der BRD werden derzeit ca. ein Dutzend Forschungsprojekte zum Thema Fertilitätsstörungen mit psychosomatischem Schwerpunkt gefördert, die fast ausnahmslos in Kooperation psychosomatisch-psychologischer Einrichtungen mit diversen Kinderwunschsprechstunden durchgeführt werden. Ein überraschendes Nebenergebnis dieser Forschungskooperation ist die immense Unterschiedlichkeit von Kriterien für die Diagnostik, die Indikationsstellung und die Durchführung bestimmter Behandlungsmaßnahmen (z.B. daran ablesbar, daß die Entwicklung einer projektübergreifenden Dokumentation medizinischer Daten fast unmöglich war). Man könnte den Eindruck gewinnen, daß das Zeitalter der Qualitätssicherung die Fertilitätsmedizin noch nicht erreicht hat; in jedem Fall besteht hier dringender Handlungsbedarf.

## Merkmale der Ärzt(inn)en und der Arzt-Patienten-Beziehung

Die Arzt-Patienten-Beziehung in der Fertilitätsmedizin, geprägt von einer Fülle schwierig handhabbarer Emotionen und Erwartungen, ist inzwischen sehr ausführlich diskutiert und beschrieben worden [7, 8, 13, 14, 22]. Im Hinblick auf die

Thematik dieses Beitrags, das Doctor-Shopping, wurden spezifische Beziehungskonstellationen beschrieben, die der eingangs im Kontext des Koryphäen-Killer-Syndroms beschrieben sehr ähnlich sind. Die Dynamik der Arzt-Patienten-Beziehung wird häufig geprägt von überhöhten Erwartungen und Versorgungsansprüchen auf seiten der Paare, die rasch umschlagen in Wut und Aggression, wenn der erhoffte Erfolg ausbleibt. Die Reaktion der behandelnden Ärzte ist in diesem Kontext zunächst nicht selten eine überhöhte Erwartung an die eigene Kompetenz, ein übersteigertes Bemühen, dem Paar helfen zu müssen, das dann ebenfalls oft zu Unzufriedenheit, Ärger und Kränkung führt. Aus meiner Erfahrung als psychosomatischer Konsiliarius in der Kieler Kinderwunschsprechstunde weiß ich, daß zu diesem Zeitpunkt der Entwicklung der Interaktion im günstigsten Fall eine psychosomatische Beratung indiziert wird, normalerweise endet die schwierig gewordene Beziehung aber in einer Weiterüberweisung durch den Arzt oder einen Behandlungsabbruch durch das Paar [13].

Auch Frick-Bruder [6], die betroffene Ärztinnen und Ärzte in der Sterilitätsbehandlung ausführlich interviewte, beschreibt einen Typus von Sterilitätspatientinnen, der für die übermäßige Inanspruchnahme medizinischer Institutionen gefährdet sein dürfte:

*„Auf eine verborgene Weise ansprüchlich fallen diese Frauen zunächst nur dadurch auf, daß sie in der Vorgeschichte besonders viele Enttäuschungen mit frustrierenden Behandlungsversuchen erlebt haben. Dabei wird am Rande einiger Ärger über die Ärzte deutlich, den der jetzt aufgesuchte zunächst noch gut zu verstehen meint, ja manchmal sogar teilt, indem er seine zuvor beteiligten Kollegen im stillen als Dilletanten bezeichnet."* Irgendwann wächst dann aber im Arzt *„das beklemmende Gefühl, die auf ihn gerichteten Erwartungen nicht erfüllen zu können"* und die bereits beschriebene Entwicklung nimmt ihren Lauf.


**Prävention des Doctor-Shopping**

Maßnahmen zur Verhinderung des Doctor-Shopping in der Fertilitätsmedizin, das – wie gezeigt – als Ausdruck einer mißglückten Bewältigung der Infertilität zu werten ist, müßten im Optimalfall an allen hier dargestellten Ebenen ansetzen. Vorrangig gilt es:

- Mehr Forschungsbefunde zu den langfristigen Folgen der Kinderlosigkeit zu sammeln. Diese werden sicherlich nicht unmittelbar etwas daran ändern, daß kinderlose Paare sozialem Druck ausgesetzt sind. Sie könnten aber den Mythos entkräften, daß „Kinder allein glücklich machen".
- Auf individueller Ebene sollen integrative psychosomatische Betreuungsangebote intensiviert werden. Im Rahmen des bereits erwähnten Forschungsschwerpunkts des BMBF werden derzeit eine Reihe von Projekten durchgeführt, die sich gezielt mit der Entwicklung und Evaluation von psychologischen Beratungs- und Therapiekonzepten für kinderlose Paare befassen [23]. Im Rahmen des eigenen Projekts, in dem bisher 23 Frauen und 13 Paare beraten und behandelt wurden, zeigt sich, daß am Ende der Therapie 80% davon absehen, sich weiteren medizinischen Behandlungsmaßnahmen zu unterziehen bzw. zumindest eine Behandlungspause, man könnte sagen eine Bewältigungspause, einlegen.
- Erwähnt wurde bereits die dringende Notwendigkeit einer Vereinheitlichung diagnostischer und therapeutischer Standards in der Fertilitätsmedizin, die es dem

„16. Arzt" viel eher ermöglichen könnten, auf die therapeutische Kompetenz seiner 15 Vorgänger zu vertrauen.

- Im Rahmen der genannten Projekte zeigte sich wieder einmal, daß die Bereitstellung von Möglichkeiten für das Behandlungsteam, die oft problematischen Beziehungen zu einzelnen Patientinnen oder Paaren zu reflektieren, dabei helfen kann, eine Chronifizierung psychischer Begleiterscheinungen der Infertilität, das Doctor-Shopping eingeschlossen, zu verhindern [10]. Supervisions- und Balintgruppenangebote für die Ärztinnen und Ärzte machen es eher möglich, sich von der Idee des „Heilen-Müssens-um-jeden Preis" [1] zu distanzieren und zu akzeptieren, daß es Paare gibt, die – auch wenn sie eine fertilitätsmedizinische Einrichtung aufsuchen – gar nicht wirklich ein Kind wünschen.

## Literatur


1. Beck D (1981) Krankheit als Selbstheilung. Suhrkamp, Frankfurt
2. Beck-Gernsheim E (1991) Technik, Markt und Moral. Fischer, Frankfurt
3. Egle UT, Hoffmann SO (1993) Der Schmerzkranke. Schattauer, Stuttgart
4. Davies-Osterkamp S (1989) Künstliche Reproduktion aus psychologischer Sicht. In: Mohr J, Schubert C, Jürgensen O (Hrsg) Management der Unfruchtbarkeit. Springer, Berlin Heidelberg New York
5. Fleischer E (1993) Die Frau ohne Schatten – Gynäkologische Inszenierungen zur Unfruchtbarkeit. Centaurus, Frankfurt
6. Frick-Bruder V (1984) Die Arzt-Patient-Beziehung in der Sterilitätsbehandlung. In: Frick-Bruder V, Platz P (Hrsg) Psychosomatische Probleme in der Gynäkologie und Geburtshilfe. Springer, Berlin Heidelberg New York
7. Frick-Bruder V (1985) Gesunder und kranker Kinderwunsch in der Sterilitätsbehandlung. Schlesw Holst Arztebl 10:639–642
8. Frick-Bruder V (1995) Betreuung des infertilen Paares unter Einbeziehung psychosomatischer und psychodynamischer Aspekte. In: Schirren C, Leidenberger F, Frick-Bruder V et al. (Hrsg) Unerfüllter Kinderwunsch. Deutscher Ärzteverlag, Köln
9. Frick-Bruder V, Schütt E (1992) Zur Psychologie des männlichen und weiblichen Kinderwunsches. Psychother Psychosom Med Psychol 42:221–227
10. Hepp U (1995) Kinderwunschpaar und Behandlungsteam in der Sterilitätstherapie. In: Triangel (Hrsg) Familie – Gruppe – Institution. Busch, Hille
11. Hölzle C (1987) Kinderlosigkeit als Krise – Reproduktionsmedizin als Rettung. In: Zipfel G (Hrsg) Reproduktionsmedizin. Konkret-Literatur-Verlag, Hamburg
12. Hölzle C (1989) Psychologische Aspekte der In-Vitro-Fertilisation. Lit-Verlag, Münster
13. Meier C, Herms V (1987) Funktionelle Sterilität. In: Runnebaum B, Rabe T (Hrsg) Gynäkologische Endokrinologie. Springer, Berlin Heidelberg New York
14. Molinski H (1985) Der therapeutische Umgang mit dem kinderlosen Ehepaar. Gynakologe 18:120–124
15. Nave-Herz U (1988) Kinderlose Ehen. Minerva, Stuttgart
16. Neumann HG (1994) Untersuchungen zur Infertilität und Subfekundität – Schlußbericht. Institut für Gesundheitswissenschaften, Rostock
17. Omnen-Isemann C (1995) Ungewollte Kinderlosigkeit und moderne Reproduktionsmedizin. In: Nauck B, Onnen-Isemann C (Hrsg) Familie im Brennpunkt von Wissenschaft und Forschung. Luchterhand, Köln
16. Silverio MM, Hemmiki E (1996) Practice of in-vitro-fertilization: a case study from Finland. Soc Sci Med 42:975–983
19. Städing G, Hepp U, Strauß B (im Druck) Die Bedeutung psychosozialer Merkmale für den Verlauf einer Sterilitätsbehandlung. In: Brähler E, Goldschmidt S (Hrsg) Reproduktionsmedizin. Hogrefe, Göttingen
20. Stauber M (1988) Psychosomatik der sterilen Ehe. Grosse, Berlin
21. Strauß B (1991) Psychosomatik der Sterilität und der Sterilitätsbehandlung. Enke, Stuttgart

22. Strauß B, Ulrich D (1991) Psychologische Betreuung von Sterilitätspatienten. Jahrb Med Psychol 5:127–143
23. Strauß B, Argiriou C, Buck S, Mettler L (1991) Die In-Vitro-Fertilisation im Rückblick. Jahrb Med Psychol 5:89–110
24. Strauß B, Appelt H, Ulrich D, Bohnet HG (1992) Relationship between psychological characteristics and treatment outcome in female patients from an infertility clinic. J Psychosom Obstet Gynecol 13:121–134
25. Voß A, Soeffner HG, Krämer U, Weber W (1994) Ungewollte Kinderlosigkeit als Krankheit. Westdeutscher Verlag, Opladen

Arch Gynecol Obstet (1996) 259 [Suppl]: S 33–S 35

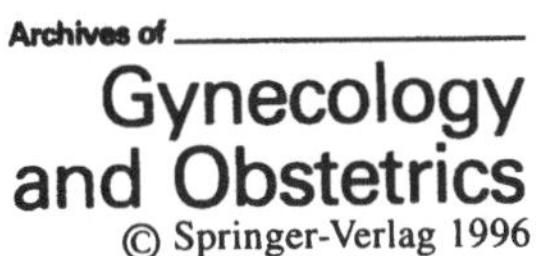



# Idol oder Buhmann
# Phantasie- und Realbilder des Gynäkologen

**C. Buddeberg**

Abteilung für Psychosoziale Medizin, Psychiatrische Poliklinik, Universitätsspital Zürich, Culmannstrasse 8, CH-8091 Zürich, Switzerland

Wir leben in einer Zeit, in der das Schwärmen für Idole und das Beschimpfen von Buhmännern weit verbreitete Phänomene sind. Der Fußballstar, der nach einer guten Leistung umjubelt und bewundert wird, kann schon kurze Zeit später nach einer schwachen Leistung verdammt und kritisiert werden. Nicht selten sind es dieselben Personen, die eine Zeitlang als Idole vergöttert und wenig später als Buhmänner an den Pranger gestellt werden. Für Sportler, Filmstars und Topmanager ist dieses Wechselbad zwischen Idealisierung und Entwertung ein fester Bestandteil ihrer Karriere.

Seit einiger Zeit hat dieses Phänomen auch die Mediziner und hier besonders die Frauenärzte erfaßt. Ich möchte Ihnen den Umgang mit dem Frauenarzt in den Medien an Beispielen aus Fernsehsendungen aus jüngerer Zeit veranschaulichen. Allein auf den deutschsprachigen TV-Kanälen werden gegenwärtig täglich bis zu 4 Arztserien gesendet. „Frauenarzt Dr. Markus Merthin" und „Dr. Stefan Frank – der Arzt, dem die Frauen vertrauen" sind gegenwärtig die Stars unter den Fernsehmedizinern, die wöchentlich eine große Schar v.a. weiblicher Zuschauer vor die Bildschirme locken.

Zunächst möchte ich auf den Kollegen Merthin eingehen. In dem Film „Frauenarzt Dr. Markus Merthin – der Liebhaber", führt er zunächst mit 1 Patientin in seinem Sprechzimmer ein Gespräch, besucht sie dann nach einem operativen Eingriff am Krankenbett und verabschiedet sie schließlich einige Tage später aus der Klinik. Zwischen den gezeigten Ausschnitten läuft noch eine Rahmenhandlung, auf die hier nicht näher eingegangen werden soll. Die angesprochenen Ausschnitte sollen deutlich machen, mit welchen Attributen der Frauenarzt gegenwärtig in Fernsehsendungen publikumswirksam vermarktet wird.

Wie wird uns hier der Frauenarzt vorgestellt? Sascha Hehn, der schon in der Serie „Schwarzwaldklinik" als sportlich-charmanter Mediziner Bewunderung und Ruhm erlangte, präsentiert sich als kompetenter Kenner nicht nur des weiblichen Körpers, sondern auch der weiblichen Psyche. Interessiert, verständnisvoll und empathisch nimmt er sich seiner Patientin an. Die Aufgabe, einer zufällig in die Prostitution geratenen Bürgerstochter mit einem kleinen chirurgischen Eingriff den Wiedereinstieg in ein geordnetes Leben zu ermöglichen, erledigt er diskret und souverän. Er ist ein Garant der Vernunft, seine Rolle als Retter macht ihn zum Ritter der Wissenschaft. Neben diesem Traummann bleibt der Frau nur noch die Rolle der naiven und vertrauensseligen Dekorfigur, die sich kokettierend und flirtend im Glanz des Strahlemanns sonnen darf.

Betrachtet man die Geschlechtskonstellation, wie sie in dieser und in vielen anderen TV-Arztserien dargestellt ist, so wird hier ein uraltes Klischee der Beziehung zwischen Mann und Frau repetiert und sentimental inszeniert: Der Mann als Repräsentant für Kompetenz, Rationalität und Güte und die Frau als Verkörperung von Labilität, intellektueller Unterlegenheit und Falschheit, welche sie mit Lächeln und Augenzwinkern zu überspielen versucht.

Dies ist jedoch nur die eine Variante, in welcher Frauenärzte gegenwärtig auf Bildschirme und Leinwände projiziert werden. Wesentlich anders ist ihre Rolle in kritischen Informationssendungen. Hierzu soll ein Ausschnitt aus einem Beitrag des Gesundheitsmagazins PULS des Schweizers Fernsehens DRS zum Thema Frauen und Frauenarzt erwähnt werden.

In diesem Beitrag erscheint der Frauenarzt in einer ganz anderen Rolle. Er ist ein Tölpel, dem mangelndes Einfühlungsvermögen, Arroganz und fragwürdige genitale Manipulationen vorgeworfen werden. Die Sympathien der Zuschauer gelten hier der Patientin, die, assistiert von 3 Fachleuten, als Opfer an die Öffentlichkeit tritt, um ihren Frauenarzt anzuklagen. Die 3 Zeugen, der Moderator und 2 Expertinnen, bestätigen, daß es sich hier nicht um einen Einzelfall handelt, sondern um einen Tatbestand, der sich tagtäglich in Schweizer Arztpraxen ereigne. Und dies nicht nur in der dargestellten Weise, sondern noch weit schlimmer: Der Bösewicht in weiß ist nicht nur ein arroganter Tölpel, sondern bisweilen sogar ein raffinierter Verführer und Vergewaltiger. Hier wird der Strahlemann aus dem Arztroman zum bösen Täter, der seine Machtposition gegenüber einer wehrlosen Frau rücksichtslos ausnützt.

Wie nah die beiden Rollen des Idols und des Buhmanns beieinander liegen, soll zum Schluß ein kurzer Video-Clip deutlichmachen, der kürzlich über einen anderen Fernsehkanal flimmerte (Hit Clip, SW 3).

Der Kollege in diesem Zeichentrickfilm ist nicht ein Gynäkologe, sondern ein Hals-Nasen-Ohren-Arzt, erkennbar an seinem Spiegel auf der Stirn. Vielleicht mag es für Sie als Frauenärzte ein kleiner Trost sein, daß Sie in der Rolle der medizinischen Buhmänner nicht ganz alleine sind, sondern Ihnen gelegentlich Kollegen aus Nachbardisziplinen Gesellschaft leisten.

Wie lassen sich die gleichzeitige Bewunderung und Verunglimpfung des Frauenarzts in den Medien erklären? In unserer Gesellschaft gibt es eine große Schar von Voyeuren, die es genießen, anonym durch's Schlüsselloch ihres Fernsehapparats überall dorthin zu blicken, wohin sie im Alltag keinen Zutritt haben, ihre Phantasien aber gelegentlich umherschweifen. Wer hat nicht schon als Kind beim Doktorspielen eigene Erfahrungen als „Gynäkologe" gesammelt? Wer schätzt es nicht, gelegentlich vom sicheren Sofa aus den Nervenkitzel zu erleben, der sich in Notfallstationen, Operationssälen und Gebärzimmern abspielt? Und wer beneidet nicht die Ärzte, die souverän den Ein- und Austritt in das/bzw. aus dem Leben regulieren und denen es in punkto Verdienst und Anerkennung besser geht als dem Gros ihrer Kunden? Und was ist schließlich schöner als die Schadenfreude, wenn gelegentlich einer dieser weißen Götter entzaubert und zu Fall gebracht wird?

Phantasien und Phantasiebilder sind nicht nur blauer Dunst. Sie bilden sich meist aus kleinen Begebenheiten und Erfahrungen, die mit geheimen Wünschen und Ängsten kreativ ausgestaltet und auf andere Personen projiziert werden. Unter Frauenärzten wie unter anderen Ärzten gibt es in der Realität nur wenige Stars und

Straftäter. In den Phantasien von Patientinnen und Patienten spielen solche Phantasien aber keine unwesentliche Rolle. Sie sind ein Element, welches von seiten der Patienten regelmäßig in die Gestaltung einer Arzt-Patienten-Beziehung eingebracht wird. Von daher ist es wichtig, daß wir diese Phantasiebilder kennen und uns immer wieder kritisch fragen, welche kleinen Wahrheiten sich dahinter verbergen.

Vielleicht haben Sie sich gelegentlich schon gefragt, wie Sie sich vor allzu überschwenglichen oder böswilligen Phantasien ihrer Patientinnen schützen können. Ich möchte Ihnen aus meiner Erfahrung als Psychosomatiker 2 praktische Ratschläge geben. Fragen Sie sich in einer ruhigen Stunde, ob sich Ihre eigenen Phantasien so sehr von denen Ihrer Patientinnen unterscheiden und fragen Sie gelegentlich Ihre Patientinnen, von welchem Ihrer Fernsehkollegen sie in letzter Zeit zu Hause am Bildschirm behandelt wurden.

Arch Gynecol Obstet (1996) 259 [Suppl]: S 36–S 42

Archives of _______________
Gynecology
and Obstetrics
© Springer-Verlag 1996

2. Hauptthema
Gynäkologie/Psychosomatik
Organische und nichtorganische Unterbauchschmerzen
*2<sup>ème</sup> Thème principal*
*Gynécologie/Psychosomatique*
*Douleurs abdominales organiques et non-organiques*

# Chronische Unterbauchschmerzen der Frau

## Zwischen multidisziplinärer Kooperation und stabiler, tragender Arzt-Patientin-Beziehung

**J. Bitzer**

Abteilung für Sozialmedizin/Psychosomatik, Universitäts-Frauenklinik, CH-4031 Basel, Switzerland

Patientinnen mit chronischen Unterbauchschmerzen stellen eine Herausforderung für Ärztinnen und Ärzte in ganz verschiedenen Fachdisziplinen dar.

Aus epidemiologischer Sicht liegen die Schwierigkeiten darin, daß das Krankheitsbild nicht einheitlich definiert ist, daß Zahlenangaben überwiegend aus klinischen Kollektiven stammen und Prävalenzangaben in der Allgemeinbevölkerung fehlen. Aus Sicht der Diagnostiker liegt die Herausforderung darin, daß häufig zahlreiche ursächliche Komponenten bei der Entstehung des Krankheitsbilds zusammenwirken und die Zuordnungen häufig danach geschehen, welche Spezialistin oder welchen Spezialisten die Patientin aufsucht. Die Schwierigkeiten für den Therapeuten ergeben sich aus der Fülle möglicher Ursachen und dem chronifizierten Verlauf, der zu Frustrationen bei Patienten und Arzt oder Ärztin Anlaß gibt.

Für die Gynäkologin oder den Gynäkologen sind Patientinnen mit chronischen Unterbauchschmerzen deshalb im wahrsten Sinn des Worts Problempatientinnen.

Im folgenden soll der Versuch unternommen werden, einen systematischen Zugang zu diesem Krankheitsbild darzulegen, um daraus einen diagnostischen und therapeutischen Umgang mit der einzelnen Patientin herzuleiten.

## Systematische Betrachtungsweise der chronischen Unterbauchschmerzen bei der Frau

Aus klinischer Sicht können die Unterbauchschmerzen unterteilt werden in akut und chronisch-rezidivierend. Aus pathogenetischer oder besser noch aus systemischer Sicht gibt es eine grundlegende Unterscheidung, die für das weitere Verständnis von elementarer Bedeutung ist (Abb. 1).

Unterbauchschmerzen können entweder die Folge eines Gewebsschadens bzw. einer strukturellen Gewebestörung sein. Dieser Gewebeschaden kann in ganz unterschiedlichen Organsystemen lokalisiert sein, die alle entweder direkt im Unterbauch strukturell lokalisiert sind oder dorthin projiziert werden. Zu diesen Organ-

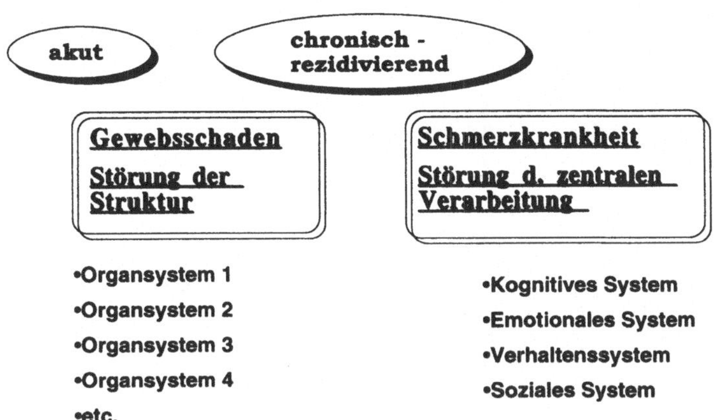


**Abb. 1.** Unterbauchschmerzen bei der Frau

systemen gehören, wie bekannt, die inneren Genitalorgane, der Darm, das Nieren-Harnleiter-Blasensystem, der Bewegungsapparat mit Lendenwirbelsäule, Becken, Hüftgelenken, die Bauchwand, die somatischen und vegetativen Nervenfasern im kleinen Becken etc.

Demgegenüber kann der Unterbauchschmerz bei der Frau auch hervorgerufen werden durch eine Störung der zentralen Verarbeitung peripherer, sensorischer Informationen. Hier steht nicht mehr der Gewebsschaden mit einer Exzitation der Nervenfasern im Vordergrund, sondern hier wird zentralnervös Schmerz wahrgenommen infolge von Störungen von Verarbeitungsvorgängen. Diese Störungen können im kognitiven oder emotionalen System der Verarbeitung lokalisiert sein. Sie können stark bezogen sein auf ein bestimmtes Krankheitsverhalten und auch durch das soziale System stark beeinflußt werden. Wir sprechen in diesem 2. Fall von einer Schmerzkrankheit, d.h., in diesem Fall ist der Schmerz selbst zur Erkrankung geworden und nicht mehr Folge einer zugrundeliegenden organischen Störung.

Das Verständnis dieser Schmerzkrankheit wurde auf 2 Ebenen entwickelt. Zum einen hat bereits Engel auf dieses Phänomen aus klinischer und psychoanalytischer Sicht hingewiesen. Später konnten seine Vorstellungen durch neurophysiologische Untersuchungen gestützt werden.

Wir können uns heute die Entstehung dieser Schmerzkrankheit etwas vereinfacht folgendermaßen vorstellen (Abb. 2): Auf der Ebene des Rückenmarks besteht in der Substantia gelatinosa eine Kontrolleinheit, die im Sinn eines Tors periphere Informationen zuläßt oder hemmt, also modifiziert. Dieses Tor (Gate) erhält einerseits periphere Erregungssignale, die via afferente Bahnen zum Gate gelangen. Schmerzhafte Impulse werden über dünne, A-$\delta$ und C-Fasern dorthin vermittelt. Werden gleichzeitig myelinisierte, dicke Fasern der Gruppe 2 aktiviert, so kommt es auf der Ebene der Substantia gelatinosa zu einer Hemmung der durch A-$\delta$ und C-Fasern vermittelten nozizeptiven Informationen.

Auf der anderen Seite kann das Gate in der Substantia gelatinosa von zentral her reguliert werden. Man unterscheidet heute ein sensorisch diskriminatives System von einem motivational affektiven System. Diese Zentren repräsentieren Areale im Großhirn, die mit der kognitiven oder emotionalen Verarbeitung von Schmerzimpulsen zusammenhängen. Diese Zentren können via hemmende Affe-

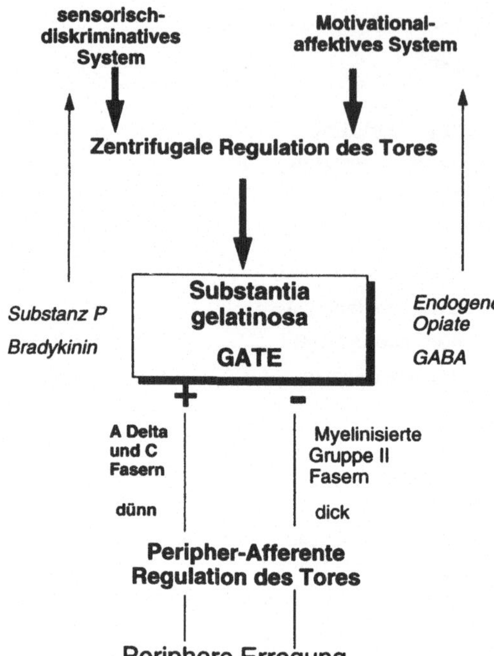



**Abb. 2.** Schmerzkrankheit – Störung der zentralen Verarbeitung

renzen den Zustrom von nozizeptiven Informationen auf der Ebene des Rückenmarks regulieren. Lokal geschieht diese Regulation, wie wir heute wissen, über Transmittersubstanzen. Von biochemischer Seite wurden dabei die endogenen Opiate, GABA, Substanz P und Bradykinin intensiv in ihrer lokalen Wirkung erforscht.

Diese als Gate-control-Theorie bekannt gewordenen Zusammenhänge bieten die naturwissenschaftlich-physiologische Grundlage für das Verständnis der Schmerzkrankheit.

## Grundlagen der Diagnostik bei Patientinnen mit chronischen Unterbauchschmerzen

Aus den zuvor dargelegten Zusammenhängen ergeben sich u. E. wesentliche diagnostische Konsequenzen beim Umgang mit Patientinnen, die unter chronischen Unterbauchschmerzen leiden (Abb. 3).

Bei jeder Patientin sollten simultan eine Diagnostik des möglichen Gewebsschadens, bzw. der strukturellen Störung und eine Diagnostik der Schmerzkrankheit im Sinn der Störung der Verarbeitung von sensorischen Informationen durchgeführt werden.

Der Diagnostik des Gewebsschadens dienen die klinische Untersuchung, weiterhin der Einsatz direkter bildgebender Verfahren sowie indirekt labortechnischer Verfahren, auf die hier im einzelnen nicht eingegangen werden muß.

Die Diagnostik der Schmerzkrankheit erfolgt über die Wahrnehmung der Persönlichkeit der Patientin. Zentral sind hier das Gespräch im Rahmen einer vertrauensvollen und hilfreichen Arzt-Patientin-Beziehung, die psychosoziale Anam-

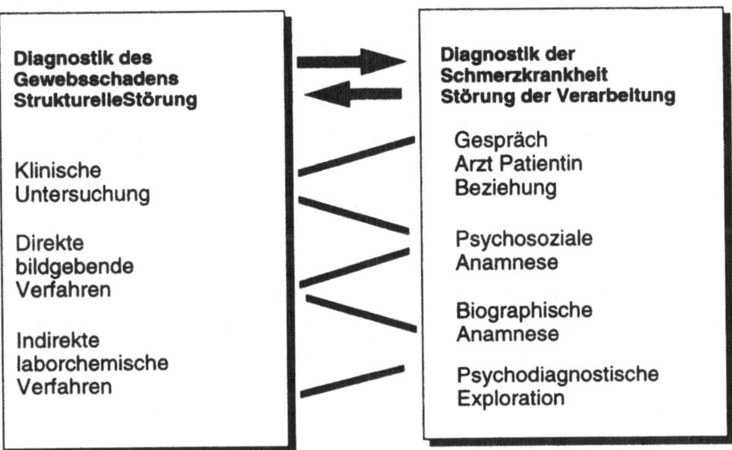



**Abb. 3.** Grundlagen der Diagnostik bei Patientinnen mit chronischen Unterbauchschmerzen

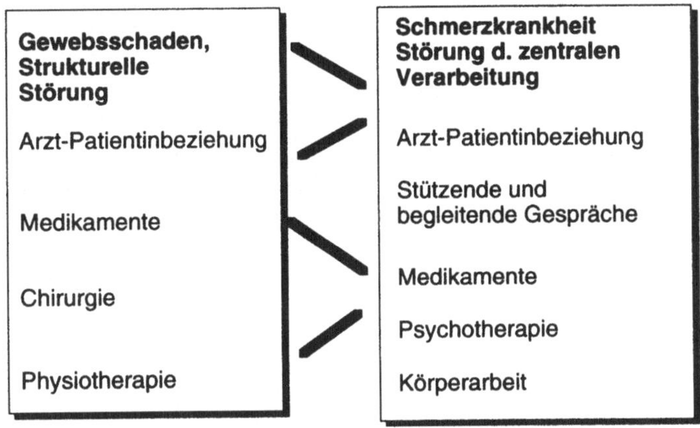



**Abb. 4.** Grundlagen der Therapie chronischer Unterbauchschmerzen

nese, die biographische Anamnese und die begleitende psychodiagnostische Exploration.

Diese diagnostischen Mittel dienen dazu, ein Verständnis dafür zu entwickeln, unter welchen Belastungsfaktoren die Patientin steht, wie sie mit bestimmten Lebensbelastungen umgeht, wie sie Körperempfindungen und Körpersignale verarbeitet und in welchem Ausmaß sie ein bestimmtes Verhalten erlernt hat bzw. wie sich die Lebensgeschichte des Schmerzes darstellt.

Die Grundlagen der Therapie chronischer Unterbauchschmerzen beziehen sich ebenfalls auf die Dimension des möglichen Gewebsschadens und die Dimension der Schmerzkrankheit (Abb. 4).

Jede Therapie und jede Behandlung, auf welcher Ebene auch immer, sind eingebunden in eine Arzt-Patientin-Beziehung, und die therapeutische Effizienz aller Bemühungen hängt wesentlich von der Qualität dieser Beziehung ab. Diese zentrale Funktion gilt also für jeden therapeutischen Ansatz. Auf der Ebene des Gewebsschadens können wir Medikamente, chirurgische Maßnahmen sowie Physiotherapie einsetzen. Auf der Ebene der Behandlung der Schmerzkrankheit stehen uns beratende und begleitende Gespräche, Medikamente, psychotherapeutische Interventionen und Körperarbeit zur Verfügung.

## Integratives Diagnose- und Therapiekonzept bei chronischen Unterbauchschmerzen

In der täglichen Praxis kommt es nun darauf an, die Kenntnisse zur Entstehung der Erkrankung sowie die beschriebenen diagnostischen und therapeutischen Maßnahmen auf die individuelle Patientin abzustimmen. Hierbei besteht die Kunst darin, gleichzeitig sowohl der multidisziplinären Schmerzursache gerecht zu werden, als auch der zentralen Bedeutung der Arzt-Patientin-Beziehung bei der Behandlung von Frauen mit chronischen Unterbauchschmerzen Rechnung zu tragen.

Im folgenden sollen die möglichen Interventionen für die Gynäkologin bzw. den Gynäkologen dargestellt werden (Abb. 5).

In der Sprechstunde gehen Patientin und Arzt eine Beziehung ein. Im Rahmen dieser Beziehung geht es zunächst darum, eine Stufendiagnostik durchzuführen. Diese Stufendiagnostik besteht zur Abklärung des Gewebsschadens aus der klinischen Untersuchung, aus Ultraschall, evtl. Röntgen oder Computertomographie sowie spezialisierten Laboruntersuchungen, ggf. endoskopischen Verfahren. Hier sind der betreuende Arzt oder die betreuende Ärztin stark auf die Zusammenarbeit mit Spezialisten angewiesen. Sehr wichtig ist aber, daß all diese spezialisierten Abklärungen wieder in die bestehende Arzt-Patientin-Beziehung mit hineingetragen werden. Dies ist der zentrale Kommunikationsauftrag für die Ärztin bzw. den Arzt. In dieser persönlichen Beziehung werden die sachlichen Informationen verarbeitet und erklärt, und in dieser Beziehung geschieht gleichzeitig die Diagnostik der Schmerzkrankheit.

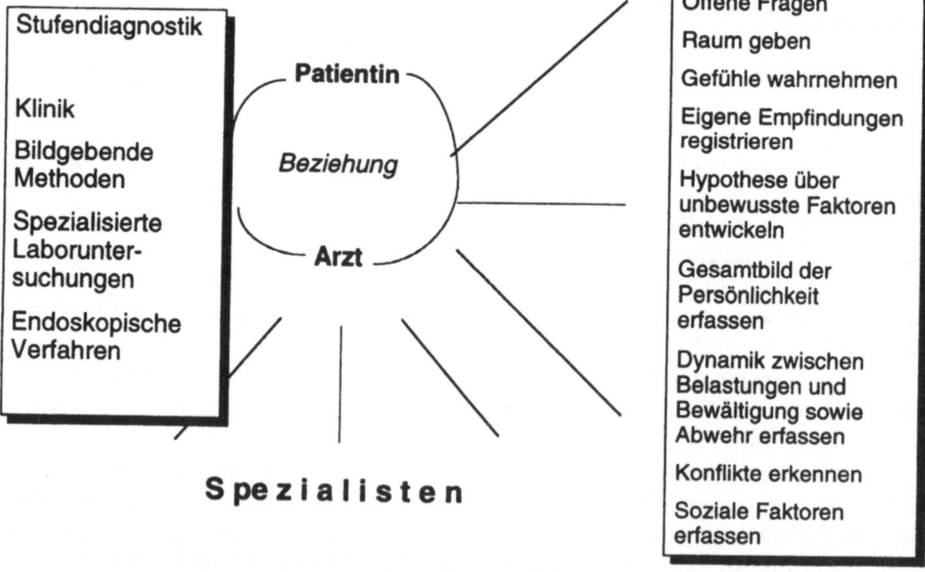


**Abb. 5.** Integratives Diagnosekonzept bei chronischen Unterbauchschmerzen der Frau

Die dabei in der Sprechstunde angewandten Interventionen sind folgende: Im Gespräch werden offen Fragen gestellt, so daß die Patientin Raum bekommt, über ihre Probleme zu sprechen. Die Ärztin oder der Arzt müssen die Gefühle der Patientin wahrnehmen und auch die eigenen Empfindungen registrieren. Aufgrund dieser emotionalen Diagnostik können sie eine Hypothese über unbewußte Faktoren bei der Schmerzentstehung entwickeln, und sie können gleichzeitig infolge der kontinuierlichen Arzt-Patientin-Beziehung langsam ein Gesamtbild der Persönlichkeit erfassen.

In diesem Gesamtbild geht es um die Dynamik zwischen bestimmten, entweder in der Biographie durchgemachten Belastungen oder aktuellen psychosozialen Stressoren auf der einen Seite und die Bewältigungs- und Abwehrmöglichkeiten der betreffenden Patientin auf der anderen Seite. Daraus lassen sich pathogenetische Konflikte erkennen, die einen Anteil an der Schmerzentstehung oder Schmerzchronifizierung ausmachen können. Gleichzeitig werden in diesem Rahmen die soziale Verstärkung oder Abschwächung des Schmerzes erfaßt, also die Frage nach dem Umgang mit dem Schmerz im Umfeld der Familie oder auch die Frage nach den möglichen Konsequenzen im Bereich des Berufs. Man wird dabei auch auf schmerzverstärkende Konsequenzen achten im Sinn des sekundären Krankheitsgewinns, nämlich Krankschreibung, Schonung und Zuwendung.

Dieses integrative Konzept zielt also darauf ab, daß den verschiedenen Ebenen der Schmerzentstehung Rechnung getragen wird und kein eindimensionales, sondern ein mehrdimensionales Verständnis des Krankheitsbilds entwickelt wird.

Analog dazu wird die Therapie ebenfalls darauf angelegt sein, Interventionen auf verschiedenen Ebenen zu integrieren und sie in einer tragenden Arzt-Patientin-Beziehung umzusetzen (Abb. 6).

Auf der therapeutischen Ebene ist dabei die Voraussetzung die Schaffung eines „Arbeitsbündnisses" zwischen Patientin und Arzt. Dies setzt voraus, daß die the-

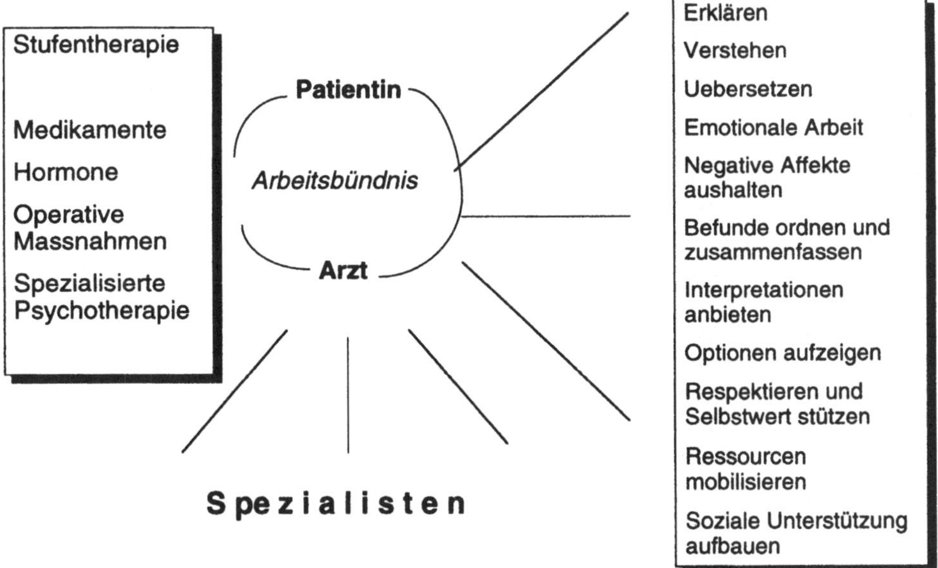


**Abb. 6.** Integratives Therapiekonzept bei chronischen Unterbauchschmerzen der Frau

rapeutischen Ziele gemeinsam festgelegt werden, und daß die verschiedenen Rollen zwischen Patientin und Arzt und die jeweiligen Verantwortlichkeiten geklärt sind.

Therapeutisch werden auf der Ebene des Gewebsschadens Medikamente, Hormone sowie operative Maßnahmen eingesetzt, auch diese wiederum in Zusammenarbeit mit Spezialisten.

Bei schweren Schmerzerkrankungen mit psychiatrischer, entweder Grund- oder Begleitsymptomatik, wird es um den Einsatz einer spezialisierten Psychotherapie gehen. Aber auch hier hat es sich bewährt, daß die Arbeit der Spezialisten zusammengefaßt wird in der Betreuung durch einen festen Arzt oder eine feste Ärztin, welche die langdauernde Behandlung der Schmerzpatientin übernehmen. Diese Ärztin oder dieser Arzt werden als therapeutische Möglichkeiten wiederum bestimmte psychosoziale Interventionen zur Verfügung haben, die im Verlauf der Behandlung immer wieder zum Einsatz kommen:

Zuallererst geht es um das Erklären von biologischen Grundlagen des Schmerzes, um das Verstehen von Lebenszusammenhängen, und damit häufig auch um das Übersetzen von bestimmten Erfahrungen in die Sprache der Patientin. Der betreuende Arzt oder die Ärztin müssen sehr viel emotionale Arbeit leisten, besonders negative Affekte wie Enttäuschung und Wut aushalten. Sie und er müssen immer wieder die Befunde ordnen und zusammenfassende Interpretationen anbieten und Optionen aufzeigen.

Wichtig für die Mobilisierung der Selbstheilungskräfte der Patientin ist, daß sie respektiert und in ihrem Selbstwert gestützt wird, daß auf ihre eigenen Hilfsmöglichkeiten vertraut wird. Dies geht häufig einher mit dem Aufbau eines sozialen Unterstützungsnetzes innerhalb und auch außerhalb der Familie. Diese Interventionen sind, wie gesagt, auf der Ebene der gynäkologischen Betreuung durchzuführen und bedürfen keiner speziellen psychiatrischen Qualifikation.


## Resümee

Patientinnen, die unter chronischen Unterbauchschmerzen leiden, stellen eine diagnostische und therapeutische Herausforderung an die Gynäkologin oder den Gynäkologen dar. Dieser Herausforderung kann man nur gerecht werden, wenn gleichzeitig simultan diagnostische Maßnahmen zur Erkennung von möglichen Gewebsschäden sowie auch zur Erkennung einer „Schmerzkrankheit" durchgeführt werden. Erfolgreich kann diese Diagnostik dann sein, wenn multidisziplinäre Abklärungen in einer tragenden Arzt-Patientin-Beziehung verarbeitet und umgesetzt werden. Analog gilt für die therapeutischen Maßnahmen, daß auch hier die auf verschiedenen Ebenen ansetzenden Interventionen einerseits in einem Arbeitsbündnis zwischen Arzt und Patientin verankert sein müssen und andererseits in einem langdauernden Prozeß umgesetzt werden müssen.

Mit dieser Methodik kann man u.E. einerseits den Umgang mit diesen eher schwierigen Patientinnen für alle Beteiligten zufriedenstellend gestalten und nicht nur eine Linderung der Beschwerden erreichen, sondern auch dafür Sorge tragen, daß schweren, chronifizierten, invalidisierenden Verläufen entgegengewirkt wird.

Arch Gynecol Obstet (1996) 259 [Suppl]: S 43–S 46

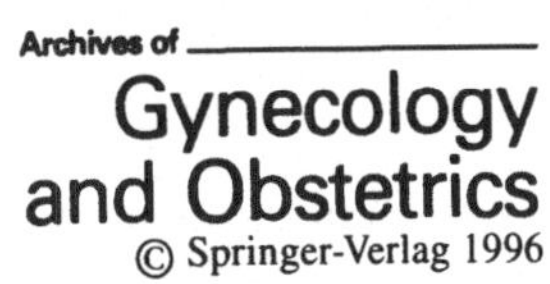

Archives of
**Gynecology
and Obstetrics**
© Springer-Verlag 1996

# Organische und nicht organische Unterbauchschmerzen

## Chronische Unterbauchschmerzen der Frau – Problemstellung in der Praxis

**A. Studer-Schaer**

Grendelstrasse 21, CH-6004 Luzern, Switzerland

Je mehr ich mich mit dem Thema beschäftigt habe, desto schwieriger und unübersichtlicher wurde es – und erinnerte mich schlußendlich an eben diese Patientin, die mit dem Problem der Unterbauchschmerzen in die Sprechstunde kommt, mehrmals, immer wieder, wo man schon Hilfe suchend gen Himmel blickt, wenn man den Namen in der Tagesagenda sieht.

Unterbauchschmerzen sind oft das Leitsymptom bei gynäkologischen Konsultationen. Diagnostische Schwierigkeiten sind häufig. Die anatomischen Gegebenheiten (die enge Nachbarschaft der Genitalorgane zur Harnblase, der Appendix, dem Rectosigmoid) sind zum einen Teil dafür verantwortlich, zum anderen Teil die physiologischen Eigenheiten der Genitalorgane (Menstruationszyklus, Veränderungen im Rahmen von Schwangerschaft und Klimakterium). Und ganz wichtig im ganzen Komplex der Unterbauchschmerzen scheint mir, daß die Genitalorgane in hohem Maß mystifiziert werden, im Gefühlsleben und in der Sexualität äußerst wichtig und deshalb auch häufig mit Verlust- oder Versagensängsten besetzt sind – und sich in den meisten Fällen einer Eigenkontrolle entziehen. Die Frau kann sich selbst ja nicht inspizieren, auf eine Art untersuchen wie der Mann, die Genitalorgane sind gewissermaßen verpackt und der Selbstkontrolle und der Selbstbeurteilung entzogen. Wie wir alle wissen, ist die Organdifferenzierung bei Unterbauchschmerzen kaum möglich. Daraus können fehlerhafte Selbstinterpretationen folgen, welche, falls sie nicht zu korrigieren sind, zu Fixierungen und mit falschen Vorstellungen zur Chronifizierung führen können.

Bei 20–50% der Unterbauchschmerzen findet sich kein anatomisches Korrelat. D.h., daß kein eigentlich krankhafter Befund zu erheben ist: Die Patientin ist krank ohne faßbare Krankheit.

Chronische Unterbauchschmerzen – eigentlich sind es zahlenmäßig nicht sehr viele Patientinnen mit der genannten Symptomatik, aber sie beschäftigen mich zeitlich und energiemäßig überdurchschnittlich, sei es mit längeren Konsultationen, sei es mit Telefonaten zwischendurch oder in der Freizeit, sei es mit einer größeren Verfügbarkeit als bei anderen Patientinnen.

Die Patientin mit chronischen Unterbauchschmerzen erscheint in der Praxis zunächst entweder mit einer bereits längeren Leidensgeschichte, welche unbefriedigend gelöst wurde und aus der Sicht der Patientin einen Arztwechsel erfordert.

Dies kann durchaus heilsam sein, weil man die Geschichte neu betrachten kann, weil evtl. die Patientin zum neuen Arzt neues Vertrauen gewinnen kann. Es kann aber auch sein, daß sie frustriert einen ebenfalls frustrierten Arzt immer wieder verläßt und sich am neuen Ort Hilfe sucht. Vielleicht wird sie überwiesen mit der Diagnose „unklare Unterbauchschmerzen", hat die gleiche Geschichte schon dem Hausarzt, vielleicht einem Gastroenterologen, dem Rheumatologen erzählt. Niemand fand eine Schmerzursache, obwohl die Frau nach wie vor leidet. Oder aber die Patientin meldet sich mit Unterbauchschmerzen, die zwar schon längere Zeit dauern, nun aber zu beunruhigen beginnen, weswegen sie nun erstmals ärztliche Hilfe sucht.

Was sind es für Patientinnen? Häufig haben sie mehrmals den Arzt gewechselt. Sie melden sich oft notfallmäßig, bringen die Sprechstunde durcheinander, beanspruchen viel Zeit, drücken sich merkwürdig diffus aus, machen häufig ausweichende Beschreibungen ihrer Beschwerden oder fixieren sich auf etwas ganz Bestimmtes. Sie präsentieren aber ein körperliches Symptom, den Schmerz. Nicht selten bringen sie neue Beschwerden vor, wenn sie schon wieder angezogen an der Tür stehen, so daß man sie entweder hinauskomplimentiert oder innerlich seufzend nochmals ins Sprechzimmer bittet.

Was ist die Aufgabe des Gynäkologen in dieser Situation? Ich kann untersuchen, einen sog. Normalbefund erheben, diesen mitteilen und die Frau weiterschicken – vielleicht auf eine Odyssee, immer noch mit ihren Unterbauchschmerzen. Oder aber ich kann weitergehen in der Abklärung. Man spricht ja heute gern von der ganzheitlichen Medizin, und ich finde unser Fachgebiet diesbezüglich wunderbar, weil es alle Facetten in sich vereinigt, unsere Patienten „ganzheitlich" zu betrachten.

Zur Abklärung gehört als erstes – und das muß immer wieder betont werden – eines der wichtigsten „Instrumente": die Anamnese (Familienanamnese, persönliche Anamnese, Genitalanamnese, Sexualanamnese und die jetzige Schmerzanamnese). Worte wie „seit langer Zeit habe ich Schmerzen" oder „die Eierstöcke tun mir immer weh" lassen einen internen Warnblinker aufleuchten, daß ich mir Zeit nehmen muß für eine ausgedehnte und einfühlsame Anamnese. Sehr oft lenken die sorgfältig erhobenen Hinweise auf die Diagnose, auf eine mögliche Therapie und somit auf die Hilfe für die Patientin. Selbstverständlich gehören die Palpation des Abdomens, die eigentliche gynäkologische Untersuchung, allenfalls ergänzt durch eine vaginale Sonographie, dazu. Nach der körperlichen Untersuchung hilft oft die Vertiefung der Anamnese weiter. Die gezielte Befragung, je nachdem, ob ein somatischer Befund zu erheben war oder nicht, ist sehr wichtig – braucht Zeit, zugegeben – spart aber im Endeffekt auch Zeit und Nerven. Erst später folgen die weiteren apparativen und invasiven Untersuchungen – darüber wird noch berichtet werden.

Häufig ist Angst das eigentliche Leitsymptom – Angst vor Krebs etwa, wenn jemand in der Familie oder im Freundeskreis an einem Karzinom erkrankt ist, oder Angst vor dem Versagen der Organe im weitesten Sinn. Daraus folgt dann eine angsterfüllte Beobachtung des eigenen Körpers und entsprechende Reaktionen auf körperliche Zeichen – ich erwähne z.B. die Dysmenorrhö, midzyklische oder prämenstruelle Schmerzen. Ein großes Problem ist oft, daß die Diskrepanz zwischen subjektivem Empfinden (dem Schmerz) und objektiven Befund (kein pathologischer Organbefund) für die Patientin unverständlich ist und nicht ohne weiteres akzeptiert werden kann. Man sagt so schön „psychosomatisch" und könnte denken, das Problem könne damit abgehakt werden.

Als Arzt steht man multifaktoriellen Krankheitsbildern oft hilflos gegenüber. Die betroffenen Patientinnen fühlen sich oft nicht verstanden, nicht genügend ernst genommen bei der Schilderung ihrer Beschwerden. Das Hinlenken – bei normalen somatischen Befunden – auf psychologisch-psychosomatische Hintergründe der Beschwerden wird nicht selten unwirsch und mit Ablehnung beantwortet, so nach dem Motto „ich bin doch nicht verrückt – ich habe einfach Bauchweh". Ein Weiterkommen ist bei solcher Beharrlichkeit nicht einfach: Die Patientin fühlt sich krank, sie hat Schmerzen – und der Arzt findet nichts – die Patientin wird bedrängt, sie fühlt sich unglaubwürdig – aber auch der Arzt fühlt sich vielleicht in die Enge getrieben, er kann keine Lösung anbieten, er kann nicht heilen, er ist der „hilflose Helfer". Die Patientin empfindet den Schmerz als Signal für einen Gewebsschaden. Sie ist fixiert auf einen somatischen Befund. Der Arzt ist diesbezüglich vielleicht schon einen Schritt weiter, er sieht die ganze Geschichte gewissermaßen von außen. Er sieht den Schmerz als eigentliche Krankheit. Ein Problem besteht darin, die beiden Vorstellungen einander anzunähern. Gelingt dies, ist eine stabile Arzt-Patienten-Beziehung möglich. Damit ist auch die erste Voraussetzung für eine konstruktive Arbeit gegeben. Oft gelingt es mit der Zeit dadurch, daß man auf die Patientin eingeht, sie sich ernst genommen fühlt, eine gewisse „Sicht nach innen" zu initiieren, so daß mögliche Zusammenhänge durch die Patientin selbst erkannt werden und auf diese Weise eine sinnvolle Zusammenarbeit und Therapie begonnen werden können und schlußendlich zum Ziel, zur Schmerzbefreiung oder zum besseren Umgang mit dem Schmerz führten.

In meiner Praxis bereiten mir diese „zähen" Patientinnen am meisten Mühe: Sie klagen, leiden, bieten keinen organischen Befund an, weichen Interpretationsversuchen aus, etwa mit dem Argument „aber ich habe Schmerzen". Entscheidende Hilfe habe ich in all den Jahren durch die Arbeit in der Balint-Gruppe erhalten, an der ich regelmäßig teilnehme. Dabei lernte ich 2 Dinge: Zum einen, daß ich selbst in der Arzt-Patienten-Beziehung ein wichtiger Faktor bin, daß auch meine Gefühle gegenüber der Patientin diagnostisch und therapeutisch etwas bedeuten – und zum zweiten, daß ich lernte, mich abzugrenzen, ich zwar auf die Patientin eingehe, aber die ganze Situation auch von außen zu betrachten versuche. Regelmäßig komme ich, nachdem ich eine Patientin in der Balint-Gruppe vorstellte, weiter mit einer vorher stockenden, auswegslosen Situation, und regelmäßig begegne ich den Patientinnen nachher freier, was natürlich auch positive Reaktionen auf seiten der Patientin auslöst.

Ich denke, daß es wichtig ist, die Patientinnen im besten Sinn ganzheitlich zu betrachten, nicht „somatisch" oder „psychosomatisch" – als Einheit von Körper und Seele, in ihrem persönlichen und sozialen Umfeld. Zur Begleitung solch schwieriger Patientinnen haben wir die Möglichkeit, sie weiter zu weisen.

Damit sind wir vielleicht die Sorge los. Oder wir lassen uns in einen Handlungszwang bringen, agieren, geben Medikamente ab oder operieren, was vielleicht für einige Zeit gewisse Probleme löst. Die Frau wird aber wieder krank werden und irgendwo Hilfe suchen. Eine weitere Möglichkeit besteht darin, daß wir lernen, die Patientin auszuhalten. Wir schließen eine Art Arbeitsbündnis ab als therapeutisches Hilfsmittel. Wie bieten Unterstützung und Gespräche an – dies ist häufig sehr mühsam. Ich denke aber, daß auch dies gelernt werden kann, daß es eine Technik gibt, solche Beziehungen auszuhalten und Gespräche konstruktiv in eine Richtung zu lenken, wo die Patientin auch etwas Positives erfahren und lernen kann. Dann wird es auch für uns Ärzte interessanter – und nicht nur mühsam!

Immer ist ein fundiertes medizinisches Wissen notwendig, es darf nicht zu einem psychologisierenden Herumlavieren kommen. Organische Befunde können zwar psychosomatisch beeinflußt oder mitbedingt sein, müssen aber in ihrem ganzen Kontext gesehen werden. Nach meiner Erfahrung muß eine solche – ich sage jetzt „ganzheitliche" – nicht unbedingt „psychosomatische" Betrachtungsweise auch gelernt und eingeübt werden. Deshalb bin ich sehr froh, daß in der neuen Weiterbildung ein ausführliches Curriculum für Psychosomatik fest verankert ist. Es ist nämlich ziemlich mühsam, wenn man sich dieses ganze Wissen erst in der Praxis aneignen muß. Und ich möchte allen jungen Kolleginnen und Kollegen empfehlen, sich auch im Alltag darum zu bemühen. Psychosomatik ist nicht etwas wie eine zusätzliche Spezialität, die man halt auch noch macht: Es ist vielmehr eine Denkensweise, die es wert ist, in unsere alltägliche Arbeit integriert zu werden, bzw. zu sein. In diesem Zusammenhang kann ich auch Balint-Arbeit allen Kolleginnen und Kollegen nur empfehlen, man lernt dabei sehr viel, auch über sich selbst.

Arch Gynecol Obstet (1996) 259 [Suppl]: S 47–S 53

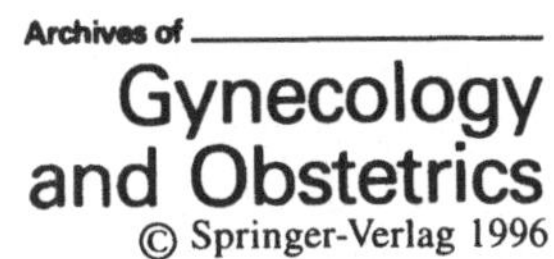
Archives of

Gynecology
and Obstetrics
© Springer-Verlag 1996

# Diagnostic coelioscopique des douleurs abdominales persistantes ou chroniques (Présentation vidéo)

**S.-C. Renteria, E. Chardonnens, P.-M. Genolet, P. De Grandi**

Département de Gynécologie-Obstétrique, CHUV, CH-1011 Lausanne, Switzerland

## 1. Introduction

Devant la suspicion de douleurs d'origine fonctionnelle ou dites psychosomatiques, certains auteurs proposent en tout premier lieu de faire appel aux différentes approches thérapeutiques conservatrices telles que les approches corporelles, par exemple les différentes techniques de relaxation ou le travail sur soi dans le cadre d'une approche psychothérapeutique ou analytique. D'autres suggèrent par contre que seule la confirmation d'un status pelvien normal permet de rendre la patiente accessible à une approche psychologique. Cette attitude plus interventionniste a l'avantage d'éviter toute erreur diagnostique. Toute présence d'une pathologie pelvienne causale ou concommittante sera ainsi écartée. Cette approche puise sa justification dans le fait qu'une pathologie peut être mise en évidence chez 70–80% des patientes subissant une pelviscopie diagnostique [2, 3].

Dans la pratique l'intervention diagnostique sera souvent motivée par un épisode d'exacerbation aiguë de la douleur survenant au début ou au cours de la prise en charge thérapeutique. Dans l'autre cas, c'est la nature de la douleur qui ne permet pas d'exclure avec certitude la présence d'une pathologie qui serait accessible soit à un traitement chirurgical ou un traitement pharmacologique.

Le geste opératoire diagnostique seul peut chez certaines patientes entraîner la disparition passagère des douleurs [1]. En absence d'une thérapie appropriée, on verra toutefois réapparaître les symptômes dans 60% des cas dans l'intervalle d'un an. Le nombre de pelviscopies blanches, variant d'environ 10 à 20% selon les centres, dépend quant à lui de l'indication opératoire basée sur l'anamnèse, les essais thérapeutiques préalables et les investigations préopératoires tels que l'échographie endovaginale.

L'appréciation diagnostique en coelioscopie demande de procéder de manière systématique. L'inspection macroscopique doit englober toute la cavité pelvienne ainsi que l'abdomen supérieur. L'intégrité des structures du petit bassin, utérus, ovaires, trompes, repli vésico-utérin, paramères, Douglas doit être évaluée. On examinera également la région caecale, l'appendice, la surface hépatique et la vésicule biliaire. Toute observation spécifique doit être relevée minutieusement.

La vidéo (V) présentée à l'occasion du congrès annuel de la Societé suisse de gynécologie et obstétrique avait pour but de donner un aperçu des pathologies somatiques pouvant expliquer une symptômatologie abdomino-pelvienne douloureuse subaiguë, persistante ou chronique. Ces pathologies gynécologiques doivent être évoquées dans le diagnostic différentiel opposant des douleurs d'origine somatique à une douleur de type fonctionnelle.

Etant donné qu'on ne trouve que ce que l'on cherche et qu'on ne cherche que ce qu'on connaît, il apparaît nécessaire de savoir reconnaître en coelioscopie l'aspect macroscopique de ses pathologies.


## 2. Endométriose

Les foyers d'endométriose ne sont pas toujours bien délimités, brunâtres avec des dépôts d'hémosidérine ou des épanchements sanguinolants frais. On peu également trouver des foyers plans blanchâtres ou des cicatrices avec vascularisation irrégulière (V).

Le diagnostic d'endométriose qui s'est affiné au cours de la dernière décennie [5] grâce au développement de méthodes peu invasives, demande, en dehors de l'examen des ovaires, une exploration soigneuse de la cavité pelvienne. La recherche d'implants péritonéaux doit se concentrer en particulier sur le repli vésico-utérin, les ligaments utéro-sacrés et le Douglas.

Le diagnostic de ces foyers, illustré (V) par un foyer endométriotique au niveau de la séreuse tubaire, sera confirmé par une biopsie évitant la proximité de vaisseaux ou de l'uretère.

Le geste diagnostique peut être associé à un geste thérapeutique comme le drainage ou l'exérèse d'un kyste endométriotique de l'ovaire ou la coagulation (uni- ou bipolare ou au laser $CO_2$) de foyers péritonéaux. Une coelioscopie de second-look après traitement pharmacologique par des agonistes de la LHRH permettra de compléter le traitement initial, respectivement d'en évaluer le succès.

En ce qui concerne les douleurs, ce sont avant tout les foyers profonds d'endométriose fibreuse qui en sont responsables. Lorsqu'ils se situent au niveau de la cloison rectovaginale (V) ils seront également responsables d'une dyspareunie.


## 3. Pathologies utérines

### 3.1. Myomes utérins

Les myomes utérins constituent une pathologie fréquente. Ils peuvent cependant être tout à fait aymptomatiques. Un rapport causal avec des douleurs abdomino-pelviennes chroniques isolées n'est que rarement établi, en dehors de symptômes d'accompagnement tels que sensation de pesanteur, dyspareunie ou pollakiurie. Des accidents évolutifs dus à une vascularisation locale précaire peuvent toutefois donner lieu à des épisodes de douleurs abdominales basses aiguës. Malgré l'absence d'une telle nécrobiose des myomes très volumineux peuvent lorsqu'ils se trouvent par exemple enclavés dans le Douglas (V) provoquer un phénomène de compression avec congestion au niveau des paramètres entraînant un varicocèle avec une stase ressentie douloureusement.

La pelviscopie diagnostique ou opératoire sera précédée d'une hystéroscopie afin de détecter d'éventuels myomes sous-séreux.

Lorsque la taille d'un myome excède 4 cm de diamètre, il est judicieux d'induire une endocrinomyolyse par des analogues de la LHRH dont l'effet maximal est atteint durant le premier mois du traitement avec une réduction du volume d'environ 40%, accompagnée d'une raréfaction de la vascularisation du myome, rendant une myomectomie coelioscopique (dont l'indication dépend de la taille et de la localisation du myome) plus aisée.

## 3.2. Torsion de myome

Des subtorsions récidivantes de myomes pédiculés, plutôt rares, (V) peuvent être différentiées d'un accident évolutif douloureux simple d'un myome sous-séreux pédiculé par l'échographie endovaginale.

## 4. Pathologie annexielle

### 4.1. Sactosalpinx

La possibilité de survenue d'une torsion d'annexe sur un volumineux sactosalpinx (V) ou un kyste ovarien ou paratubaire doit également être évoquée en présence d'une exacerbation aiguë d'une douleur chronique préexistante.

Une prise en charge rapide permettra notamment d'éviter la nécrose hémorragique d'une annexe et la perte consécutive de cette structure compromettant ainsi potentiellement les possibilités de procréation.

### 4.2. Kyste paratubaire

Des gros kystes paratubaires peuvent en absence d'une torsion ou subtorsion provoquer des phénomènes de traction responsables de douleurs intermittentes ou continues chroniques.

## 5. Pathologies de l'appareil ligamentaire

### 5.1. Ligament utéro-sacré hypertrophié

Un appareil ligamentaire utérin partiellement fibreux et spastique peut éventuellement expliquer l'existence de douleurs pelviennes ou d'une dyspareunie haute. Une telle hypertrophie du ligament utéro-sacré peut être bilatérale ou asymétrique (V). La mobilisation antérieure et latérale de l'utérus permet d'en apprécier le calibre.

L'utérus doit être poussé vers le haut et ramené en position d'antéversion et flexion maximale par l'intermédiaire d'un manipulateur intrautérin. Le ligament ainsi mis sous tension et éloigné des vaisseaux et de l'uretère défilant à cet endroit sous l'artère utérine, peut ensuite être sectionné à des fins thérapeutiques après coagulation bipolaire. En saisissant le ligament utéro-sacré aussi près que possible de l'utérus, on minimise le risque d'atteinte de vaisseux utérins abbérants, complication possible de ce type d'intervention.

## 5.2. LUNA (laparoscopic uterosacral nerve ablation)

Une autre technique décrite sous le nom d'ablation du nerf utéro-sacré par laparoscopie s'est révélée efficace dans 50 à 60% des patientes souffrant de douleurs pelviennes, dans les cas où la douleur est accompagnée de dysménorrhée [4].

La technique comprend la vaporisation au laser des ligaments utéro-sacrés tendus des deux côtés sur environ un centimètre de longueur et une profondeur de 3 mm de profondeur, après repérage soigneux des structures voisines, notamment l'uretère ipsilatéral.

# 6. Pathologies inflammatoires

Le diagnostic différentiel des douleurs chroniques inclus les pathologies inflammatoires gynécologiques mais aussi les pathologies extragénitales.

## 6.1. Annexite

Une infection génitale haute est invoquée à tort sur la base des douleurs pelviennes mal systématisées chez 30–50% des femmes.

Etant donné que le diagnostic d'annexite est un diagnostic accessible à un traitement médical causal, il doit être posé sans équivoque. Le diagnostic invasif minimal est un moyen sûr de confirmer ou infirmer avec certitude une suspicion clinique et biologique d'annexite [7]. Celle-ci peut être accompagnée ou non d'une périhépatite selon Fitz-Hugh-Curtis, d'où l'intérêt d'explorer la cavité abdominale supérieure. Seul l'examen systématique de l'abdomen supérieur et de la région caecale avec l'appendice permet de s'assurer de l'absence d'une pathologie extragénitale. Une annexite d'accompagnement peut par ailleurs être le témoin principal d'une appendicite aiguë.

Les douleurs dues à une pathologie inflammatoire peuvent en dehors d'une atteinte aiguë spécifique isolée, être chroniques ou se superposer à un syndrome douloureux préexistant [6].

A l'inspection coelioscopique, on trouve une réaction inflammatoire diffuse au niveau des séreuses utérines, tubaires et ovariennes et du péritoine pariétal avoisinant, avec des trompes rigides et oedématiées ainsi que, selon le stade, un épanchement séro-fibrineux ou purulent dans le Douglas.

Le diagnostic invasif minimal diminue le coût du traitement médical en permettant d'éviter des hospitalisations non justifiées et prolongées, des traitements antibiotiques non ou mal ciblés, entraînant la selection de germes. A ceci peut s'ajouter un traumatisme psychologique provoqué par la crainte subséquente et non-justifée d'une infertilité.

Si le diagnostic d'annexite se voit confirmé, l'approche coelioscopique permet le prélèvement bactériologique et le rinçage abondant de la cavité abdominale afin d'éviter la formation d'adhérences ou d'abcès. Des adhérences récentes peuvent être séparées de façon atraumatique à l'aide d'un palpateur. Dans la forme abcédante, l'abcès tubo-ovarien, souvent noyé dans un conglomérat adhérentiel, sera drainé dans la même séance. D'où une meilleure efficacité des antibiotiques et une guérison accélérée.

## 6.2. Diverticulite

L'anamnèse doit évoquer la possibilité d'une diverticulose avec diverticulite. A l'inspection on trouvera par exemple des dépôts de fibrine sur la face postérieure de l'utérus en face d'un diverticule inflammatoire, respectivement une péritonite d'accompagnement.

## 6.3. Actinomycose

L'actinomycose, une infection moins fréquente, se trouve avant tout chez des porteuses de stérilet de longue date. Le diagnostic est chirurgical mais le traitement est conservateur par administration parentérale d'antibiotiques après confirmation paraclinique du diagnostic. Une résection chirurgicale n'est pas indiquée même lorsque les infiltrations en placard touchent de larges zones de l'épiploon.

## 6.4. Echinocoque

Le kyste épiploïque montré sur la vidéo (V) et dû à une échinococcose est évidemment une découverte très rare et isolée dans le cadre des investigations pour douleurs abdomino-pélviennes. Il démontre l'utilité de l'examen histologique en dehors des autres investigations.

## 7. Adhérences

L'American Fertility Society (AFS) a proposé un système de description classifiant les adhérences annexielles selon des stades en tenant compte du type d'adhérences et de l'étendue de la participation tubaire et ovarienne. Dans le cadre de la douleur, on s'intéresse moins à l'étendue de ces adhérences au niveau de la surface ovarienne (comme en cas de stérilité) qu'à celles excerçant par exemple une traction entre la paroi abdominale, les intestins ou l'utérus.

Toutefois il n'existe pas de corrélation entre l'extension et la localisation des adhérences et l'intensité de la douleurs. On peut tout au plus remarquer que les adhérences épaisses et vasculaires paraissent plus souvent incriminées. Dans ces cas, les récidives après adhésiolyse sont malheureusement plus fréquentes. Les accollements peuvent se former et se reformer déjà dans les deux mois qui suivent une intervention.

C'est pour cette raison qu'il n'existe que rarement un lien causal entre des douleurs chroniques, qui apparaissent seulement des mois ou des années plus tard, et une intervention chirurgicale.

## 8. Séquelles postopératoires

Le diagnostic différentiel de douleurs pelviennes incluant la possibilité de douleurs fonctionnelles est souvent évoqué après des opérations motivées par une pathologie accompagnée de douleurs abdominales ou suite à une intervention lourde de charge émotionnelle.

Ainsi la douleur abdominale basse ayant indiqué l'opération persiste ou réapparaît chez environs 23% des patientes ayant subi une hystérectomie et chez lesquelles une pathologie utérine a été documentée [8].

Les douleurs pelviennes survenant dans les suites d'une intervention sont souvent liées à des adhérences, illustrées dans la vidéo (V) par des adhérences épaisses entre un ovaire restant et le sigmoïde suite à une hystérectomie ainsi qu'une travée adhérentielle épiploïque excerçant une traction sur une trompe suite à une salpingotomie pour GEU.

La vidéo (V) illustre également un status après drilling d'ovaires polykystiques au laser $C_2O$ avec transmission de chaleur au tissue environnant ayant entraîné une réaction inflammatoire douloureuse et des séquelles adhérentielles.

Un autre cas illustré est celui d'une vue coelioscopique d'un status après antéfixation par laparotomie avec des zones adhérentielles douloureuses antérieures entre le ligament rond gauche et le péritoine.


## 9. Conclusion

Bien que l'on trouve une pathologie somatique dans env. 70–80% des cas investigués, il n'existe pas obligatoirement un lien causal entre la pathologie et la douleur. Lors d'investigations pour stérilité on peut notamment trouver des foyers d'endométriose chez des patientes parfaitement asymtômatiques.

De même, l'éradication de la pathologie de l'appareil uro-génital n'entraîne pas systématiquement la cessation définitive des douleurs chroniques.

La coelioscopie comme approche diagnostique et thérapeutique a certes une place incontestée dans l'évaluation des douleurs abdomino-pelviennes chroniques d'origine indéterminée. L'anamnèse, l'examen clinique et paraclinique, la présence de symptômes d'accompagnement ainsi que l'évolution des symptômes permettent souvent de suspecter la nature fonctionnelle ou psychosomatique de telles douleurs. Cependant, avant d'initier ou poursuivre une approche thérapeutique adaptée, la nécessitée d'exclure la présence d'une pathologie somatique sous-jacente jusque-là méconnue s'impose dans la majorité des cas devant des douleurs persistantes.


## Vidéoprésentation

V  Renteria S-C, Chardonnens E, Genolet P-M, De Grandi P (1996) Investigation coelioscopique de douleurs abdomino-pelviennes récidivantes et chroniques. Congrès Suisse de Gynécologie-Obstétrique, Interlaken, Juin


## Bibliographie


1. Baker PN, Symonds EM (1992) The resolution of chronic pelvic pain after normal laparoscopy findings. Am J Obstet Gynecol 166:836–843
2. Cunanan RG, Courey NG, Lippes J (1983) Laparoscopic findings in patients with pelvic pain. Am J Obstet Gynecol 136:589–591
3. Kresch AJ, Seifer DB, Sachs LB, Barrese I (1984) Laparoscopy in 100 women with chronic pelvic pain. Obstet Gynecol 64:672–674
4. Lichten EM, Bombard J (1987) Surgical treatment of primary dysmenorrhea with laparoscopic uterine nerve ablation. J Reprod Med 32:37–41

5. Martin DC, Huber GD, Lévy BS (1989) Depth of infiltration of Endometriosis. J Gynecol Surg 5:55
6. Safrin S, Schachter J, Dahrouge D, Sweet R (1992) Long-term sequelae of acute pelvic inflammatory disease. Am J Obstet Gynecol 166:1300–1305
7. Spuhler S, Sauthier P, De Grandi P (1995) Coelioscopie et coeliochirurgie des annexites. 1er cours de base de chirurgie endoscopique, Groupe de travail pour la Chirurgie endoscopique. Edition Société Suisse de Gynécologie et d'obstétrique
8. Stovall TG, Ling FW, Crawford DA (1992) Hysterectomie for chronic pelvic pain of presumed uterine etiology. Obstet Gynecol 75:676–679

Arch Gynecol Obstet (1996) 259 [Suppl]: S 54–S 60

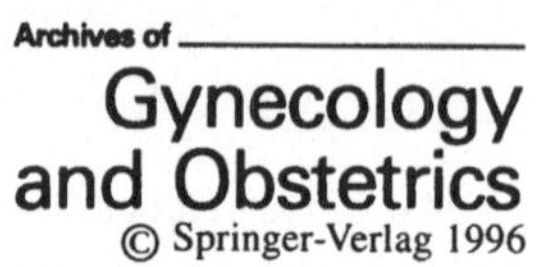
Archives of

# Gynecology and Obstetrics

© Springer-Verlag 1996

# Bildgebende Verfahren, insbesondere Ultraschall bei Unterbauchschmerzen

S. Tercanli

Abteilung für Ultraschall, Universitäts-Frauenklinik, CH-4031 Basel, Switzerland

Patientinnen mit chronischen Unterbauschschmerzen bedürfen sowohl in diagnostischer Hinsicht als auch unter therapeutischen Gesichtspunkten einer besonderen Abklärung, da dem Kardinalsymtom Schmerz verschiedene Ursachen zugrundeliegen können. Einerseits sind die Beschwerden in bis zu ⅓ der Fälle psychosomatisch und andererseits können zahlreiche mehr oder minder schwere Erkrankungen des inneren Genitales und der Nachbarorgane als Ursache für die häufig unspezifische Symptomatik in Frage kommen. Aufgrund der vielfältigen Ätiologie ist oftmals eine stufenweise Abklärung mit Einbeziehung konsiliarischer internistischer und orthopädischer Untersuchungen erforderlich. Im Vordergrund der Diagnostik stehen neben der detaillierten Anamnese, die klinische Untersuchung sowie zunehmend bildgebende Verfahren. Hierbei kommt im klinischen Alltag der Sonographie bei der Beurteilung des inneren Genitales und der Strukturen im kleinen Becken eine große Bedeutung zu, da sie i.allg. ohne größere Belastungen für die Patientin schnell und einfach durchgeführt werden kann. Ferner kann der klinisch-palpatorische Befund bei ausreichender Erfahrung leicht verifiziert werden. Sowohl im Hinblick auf die Organzuordnung als auch die Größe eines Palpationsbefunds ist die Ultraschalluntersuchung der alleinigen palpatorischen Befunderhebung überlegen. Insbesondere seit Einführung der Transvaginalsonographie mit höherem Auflösungsvermögen und damit besserer Bildqualität konnte die sonographische Differentialdiagnostik zunehmend verbessert werden. Als wesentlicher Vorteil ist hierbei zu erwarten, daß die gezielte Ultraschalluntersuchung als ergänzende diagnostische Untersuchung zusätzliche apparative und operative Maßnahmen reduzieren sowie im Hinblick auf notwendige Interventionen das präoperative Management erleichtern kann.

Als mögliche Ursachen von chronischen Unterbauchschmerzen sind anzusehen:

- Chronische Adnexitis
- Adhäsionen
- Retentionszysten des Ovars
- Ovarialtumoren
- Uterus myomatosus

- Frühgravidität/Extrauteringravidität
- Gynäkologisch-urologische Erkrankungen
- Orthopädische Erkrankungen
- Gastrointestinale Erkrankungen
- Pelvic-congestion-Syndrome

Bereits bei der Betrachtung dieser klinischen Krankheitsbilder ist davon auszugehen, daß der sonographischen Diagnostik in hohem Maß eine Ausschlußfunktion von anatomisch-morphologischen Veränderungen zukommt. Die Adnexitis und der Adhäsionssitus als häufigste Ursachen von Unterbauchschmerzen sind i.allg. sonographisch nicht zu erfassen und bedürfen in erster Linie der klinischen, laborchemischen, mikrobiellen und ggf. laparoskopischen Diagnostik. Bei ausgeprägten Fällen einer Adnexitis können die Tuben in Höhe der Abgänge infolge der ödematösen Schwellung im Ultraschall dargestellt werden. Ferner kann begleitend Flüssigkeit im Cavum uteri und im Douglas-Raum nachweisbar sein. Insbesondere bei prädisponierenden Faktoren wie z. B. liegendem Intrauterinpessar und entsprechender Symptomatik kann der Nachweis von freier Flüssigkeit im kleinen Becken das Ausmaß der Erkrankung besser widerspiegeln. Ebenso kann der Tuboovarialabszeß oder Douglas-Abszeß als Komplikation der akuten Adnexitis mittels der Sonographie gut visualisiert werden. Im Fall einer konservativen Therapie mittels i.v.-Antibiose kann hierbei die sonographische Verlaufskontrolle dazu beitragen, das Vorgehen in Abhängigkeit von dem Grad der Remission zu modifizieren. Auch können chronische Folgezustände der Adnexitis wie die Saktosalpinx sonographisch leicht diagnostiziert werden, da günstigere Schallbedingungen vorliegen. Eine quergetroffene Saktosalpinx kann in Einzelfällen mit Ovarial- oder Paraovarialzysten verwechselt werden. Hilfreich ist hierbei zur Differentialdiagnostik neben dem Querschnitt die Einstellung im Längsschnitt, da eine Saktosalpinx i.allg. einen eher länglichen Verlauf aufweist.

Die am häufigsten erhobenen Ovarialbefunde sind die funktionellen Zysten bzw. Retentionszysten. Diese stellen keine echten Neubildungen dar und sind somit keine Tumoren im eigentlichen Sinn, da es sich um Flüssigkeitsansammlungen in präformierten Höhlen handelt. Charakteristische Symptome können häufig fehlen und sind i.allg. unspezifisch. Die Schmerzsymptomatik ist meist einseitig und als Folge einer Kapselspannung in der Tunica albuginea anzusehen, korreliert aber nicht eindeutig mit der Zystengröße [1]. Daher kann ein diffuser Schmerz durch polyzystische Ovarien oder einfache Follikel- und -Corpusluteum-Zysten bedingt sein. Diese sind sonographisch nicht zu differenzieren. In der Regel sind die funktionellen Ovarialzysten einkammerig und glattwandig. Die Binnenstruktur ist echoleer und führt zu einer dorsalen Schallverstärkung [2–4, 13].

Differentialdiagnostische Schwierigkeiten ergeben sich dann, wenn es zu Einblutungen in Retentionszysten kommt, so daß im Innenraum der Zyste echoreiche Bezirke zu finden sind. Diese können v.a. von einer Endometriosezyste nicht sicher abgegrenzt werden. Da das Erscheinungsbild der Endometriose im Ultraschallbild sehr variabel ist, kommt der Anamnese und Klinik im weiteren Management eine große Bedeutung zu. Die Verdachtsdiagnose einer Endometriose kann sowohl bei rein zystischen, gemischten oder soliden Tumoren gestellt werden. Im Vergleich zu den funktionellen Zysten weist die Endometriosezyste eine relativ dickere und echogenere Wandstruktur auf. Dermoidzysten, die ca. 10–15% aller Ovarialtumoren ausmachen, sind von Endometrioseherden dagegen gewöhnlich leicht zu unterscheiden. Sie haben neben der inhomogenen Binnenstruktur typischerweise einen größeren echoreichen Anteil.

Infolge von Einblutungen kann es ferner auch zur Ausbildung von Septen kommen, so daß daraus eine Mehrkammerigkeit resultiert. Nicht sicher zu differenzieren sind solche Befunde von serösen und muzinösen Zystadenomen oder Endometriosezysten [3]. Es sei aber darauf hingewiesen, daß sehr große Befunde eher auf ein Zystadenom hinweisen, wohingegen die funktionellen Zysten im Durchschnitt bis 6 cm groß werden. Auch weisen funktionelle Zysten bei Verlaufskontrollen innerhalb von 4–8 Wochen keine signifikante Vergrößerung auf.

Neben der Einblutung in die Zysten, die v. a. bei Corpus-luteum-Zysten infolge der dünnen Wandbeschaffenheit häufiger auftreten, ist als weitere Komplikation die Zystenruptur zu nennen, die dann differentialdiagnostisch gegenüber der extrauterinen Gravidität unter Berücksichtigung der klinischen und hormonellen Parameter abgegrenzt werden muß.

Als weitere Komplikation können bei funktionellen Zysten in selteneren Fällen Stieldrehungen auftreten, die v.a. durch die klinische Symptomatik den Verdacht erhärten. Andererseits eröffnen neue Untersuchungsmöglichkeiten wie der Einsatz der farbkodierten Dopplersonographie die Möglichkeit, auch hier eine weitere Zusatzdiagnostik anbieten zu können, da bei einer Stildrehung die Blutzufuhr in die Zyste in hohem Maße abgeschnitten sein wird, so daß die fehlende Vaskularisation eines zystischen Befunds mit entsprechender Klinik ebenfalls den Verdacht erhärten kann, daß es sich um eine Ovarialtorsion oder um eine Stildrehung einer isolierten Zyste handeln kann [5].

Persistierende oder symptomatische (benigne) Ovarialzysten stellen die häufigste Indikation zur laparoskopischen Zystenpunktion oder Fenestrierung dar [6, 7].

Seit der Einführung von Transvaginalsonden mit Punktionsvorrichtungen besteht ein zunehmendes Interesse zystische Befunde ultraschallgesteuert zu punktieren [10–12].

Die Punktion ist i.allg. problemlos, ambulant durchführbar und wenig schmerzhaft. Zu beachten ist allerdings, das es nach einer Zystenpunktion gehäuft zu Rezidiven kommen kann. Die Rezidivrate beträgt nach laparoskopischen Punktionen bis zu 25% [7, 8]. Bisherige Erfahrungen mit der unter Ultraschallkontrolle durchgeführten Zystenpunktion zeigen Rezidivraten zwischen 23% und 48% [9, 10, 14]. Der Grund für die möglicherweise höhere Rate an Rezidiven nach ultraschallgesteuerten Punktionen liegt einerseits wohl an einer besseren Vorauswahl bei den laparoskopischen Punktionen. Andererseits sind die Fallzahlen der sonographischen Kollektive noch zu klein, um eine abschließende Beurteilung abzugeben. Denkbar ist auch, daß die Entleerung des Zysteninhalts unter sonographisch gestützter Punktion häufiger unvollständig ist.

Insgesamt gesehen ist der Wert der Aspirationszytologie umstritten, da in 10–15% der Fälle falsch-negative Befunde erhoben werden, so daß die Zystenpunktion auch unter diesem Aspekt ausgewählten Fällen vorbehalten sein sollte. Die Vorauswahl von zystischen Befunden zur primären Punktion sollte sich auf diejenigen Fälle beschränken, in denen nach den sonographischen und klinischen Befunden kein Malignomverdacht besteht.

Als solche gelten unilokuläre, glattwandige, echoleere Tumoren ohne solide Binnenstrukturen und ohne klinische Hinweise für Malignität. Die Tumorgröße ist als weiterer Faktor zu berücksichtigen. Ein eindeutiger Malignitätshinweis ergibt sich nach bisherigen Erfahrungen erst ab einer Größe von 10 cm [13]. Granberg et al. [21] fanden hierbei keinen Unterschied zwischen prä- und postmenopausalen Frauen.

Berücksichtigt werden muß auch, daß bei den sog. einfachen Ovarialzysten die Falsch-negativ-Rate bis zu 2% beträgt. Auch konnte gezeigt werden, daß in Abhängigkeit zum Anteil solider Areale das Risiko für Malignome steigt [15]. Weitere charakterische Merkmale von Malignomen sind die unscharfe Randkontur und inhomogene Binnenstruktur sowie Auflagerungen in den Septen. Für ein systematisches Vorgehen haben sich sog. Scores zur Beurteilung von zystischen Adnexbefunden bewährt [22], die v.a. auch bei Verlaufskontrollen bezüglich der Frage der Progredienz hilfreich sein können und einen sichereren Vergleichsmodus bieten.

Als malignomverdächtig müssen unregelmäßig begrenzte, inhomogene Tumoren angesehen werden, insbesondere wenn solche Befunde beidseitig auftreten. Ebenso sind breite Septen (>3 mm), papillare Auflagerungen an den Septen oder der Tumorwand als suspekt zu bezeichnen. Der Nachweis von Aszites ist hochverdächtig und i.allg. als Spätsymtomatik zu werten. Der Unterbauchschmerz tritt oftmals in Verbindung mit der Zunahme des Bauchumfangs mit diffusem Druckschmerz im Spätstadium auf wie beim Korpuskarzinom. Eine Hypervaskularisation im Farbdoppler als Zeichen der Malignität kann v.a. bei postmenopausalen Patientinnen in der Zukunft zur Dignitätseinschätzung in den frühen Stadien von gynäkologischen Tumoren zur Verbesserung der Diagnostik beitragen [16, 18–20].

Ähnlich symptomarm sind die Beschwerden bei Myomen. Sie sind abhängig von Sitz und Größe sowie von sekundären Veränderungen wie z.B. zentralen Nekrosen. Während subseröse Myome ähnlich wie Ovarialtumoren lange symptomlos verlaufen, können gestielte Myome ein akutes Abdomen verursachen.

In der Schwangerschaft können Leiomyome die Nidation beeinträchtigen und an Größe zunehmen. Besonders bei retroplazentarem Sitz der Myome besteht ein erhöhtes Risiko für vorzeitige Wehentätigkeit und Blutungen. Die Differentialdiagnose zwischen Leiomyomen und Sarkomen ist in frühen Stadien sonographisch nicht sicher beurteilbar und macht daher Verlaufskontrollen bezüglich des raschen Weiterwachstums erforderlich. Auch hier ist vergleichbar den Ovarialtumoren davon auszugehen, daß die Durchblutungsdiagnostik mittels der farbcodierten Dopplersonographie die Dignitätseinschätzung erleichtert. Sohn et al. [23] konnten im Resistenzindex allerdings nur bei postmenopausalen Patientinnen einen deutlichen Unterschied feststellen.

Die Durchblutungsdiagnostik kann auch zur Überwachung einer medikamentösen Myomtherapie mit GnRH-Analoga eingesetzt werden. Hierbei ist zu erwarten, daß ein Therapieerfolg zu einer Reduktion der Durchblutung in den Myomen führen wird. Insbesondere bei Sterilitätspatientinnen ist davon auszugehen, daß mit dieser zusätzliche Methode die Wirksamkeit der Therapie besser überprüft werden kann.

Während bei intrauteriner Frühschwangerschaft bereits durch die Amenorrhö und Anamnese mögliche Unterbauchschmerzen leicht eingeordnet werden können, ist daran zu denken, daß die Corpus-luteum-Zysten mit einer Extrauteringravidität verwechselt werden können. Die Corpus-luteum-Zyste bei intrauteriner Schwangerschaft bedarf der laufenden Kontrolle und muß im 1. Trimenon belassen werden, da es ansonsten zum Frühabort kommen kann.

Übereinstimmend zeigen verschiedene Untersuchungen, daß 80–95% der Extrauteringraviditäten vaginalsonographisch lokalisiert werden können. Allerdings ist davon auszugehen, daß bei den nicht intakten ektopen Schwangerschaften die Entdeckungsrate deutlich geringer ist. Diese imponieren häufig als zystisch-solide

**Tabelle 1.** Ultraschalluntersuchungen bei Unterbauchschmerzen

| Typ | $n$ | % |
|---|---|---|
| Akut | 148 | 55,8 |
| Chronisch | 85 | 32,1 |
| Nicht eindeutig | 32 | 12,1 |
| Gesamt | 265 | 100 |

**Tabelle 2.** Ultraschallbefunde bei chronischen Unterbauchschmerzen

| Ergebnis | $n$ | % |
|---|---|---|
| Auffällig | 22 | 25,9 |
| Unauffällig | 63 | 74,1 |
| Nicht eindeutig | 0 | 0 |
| Gesamt | 85 | 100 |

**Tabelle 3.** Ultraschallbefunde bei akuten Unterbauchschmerzen

| Ergebnis | $n$ | % |
|---|---|---|
| Auffällig | 45 | 30,4 |
| Unauffällig | 103 | 69,6 |
| Gesamt | 148 | 100 |

Areale. Verlaufskontrollen mittels Sonographie in Verbindung mit den $\beta$-HCG-Werten erlauben eine Differenzierung von Tubaraborten gegenüber der Tubarruptur. Eingeschränkt ist die Beurteilbarkeit allerdings bei ungünstigen anatomischen Verhältnissen wie z.B. stimulierten Ovarien.

Zusammenfassend kann man feststellen, daß durch die Sonographie eine differenziertere Beurteilung von Unterbauchschmerzen möglich ist, die das Management v.a. dahingehend beeinflussen wird, daß Patientinnen mit chronischen Unterbauchschmerzen seltener einer operativen Abklärung bedürfen. Wir konnten bei unserem eigenen Kollektiv bei 265 Patientinnen mit Unterbauchschmerzen zeigen, daß 32% der Patientinnen anamnestisch chronische Beschwerden aufwiesen (Tabelle 1). Hierunter befanden sich 22 Patientinnen (entsprechend 25,9%), bei denen ein sonographisch auffälliger Befund vorlag. Bei 63 Patientinnen (entsprechend 74,1%) (Tabelle 2) war der sonographische Befund unauffällig. Ähnlich war die Verteilung von auffälligen zu unauffälligen sonographischen Befunden bei den Patientinnen, die wegen akuter Unterbauchbeschwerden zur sonographischen Untersuchung vorgestellt wurden (Tabelle 3). Der Anteil von pathologischen Befunden bei diagnostischen Laparoskopien wegen chronischer Unterbauchschmerzen liegt mit 47% höher. Als mögliche Erklärung hierfür ist anzusehen, daß bei der Laparoskopie ein Teil der Erkrankungen wie Adhäsionen oder Adnexitiden ohne makroskopisch morphologische Organveränderungen miterfaßt werden können, die durch die sonographische Diagnostik nicht erkennbar sind. Zudem ist zu erwarten, daß z.B. auch kleinere Herde von Endometriose in der Laparoskopie leichter diagnostizierbar sind. Bei mehr als der Hälfte aller Patientinnen ist aber auch hier anzunehmen, daß bei chronischen Unterbauchschmerzen keine Erklärung gefunden werden kann. Um so wichtiger ist eine differentialdiagnostische Abklärung orthopädischer, gynäkologisch-urologischer und gastrointestinaler Erkrankungen wie z.B einer Divertikulitis. Der weiterführenden Diagnostik sollte jedoch unter dem Aspekt von unnötigen Kosten und Belastungen für die Patientin die gezielte sonographische Untersuchung vorangehen. Insbesondere bei Patientinnen mit chronischen Unterbauchschmerzen muß auch beachtet werden, daß ein psychosomatisches Leiden häufig als Ursache für die Beschwerden anzunehmen ist. Bei dem Krankheitsbild Parametropathia vegetativa, synonym u.a. Pelvic-congestion-Syndrom, stehen neuromuskuläre und neurovaskuläre Funktionsstörungen im Vordergrund, die bei einer Chronifizierung u.U. bis zur Fibrosierung und spastischen Verkürzung der Sakrouterinligamente führen können. Da mit der farbkodierten Dopplersonographie eine Hypervaskularisation im uterinen Gefäßbett wie z.B. bei arterio-venösen Shunts gut darstellbar ist, ist eine wichtige Frage, ob eine Minderperfusion infolge eines Pelvic-congestion-Syndroms durch die Farbdopplermethode untersucht werden kann. Dieser Fragestellung soll daher in einer prospektiven Studie in unserem Kollektiv nachgegangen werden.

## Literatur


1. Knörr K, Knörr-Gärtner, H, Beller FK, Lauritzen Ch (1982) Die gutartigen und bösartigen Neubildungen des Ovars. Lehrbuch der Geburtshilfe und Gynäkologie. Springer, Berlin Heidelberg, S 611–613
2. Kratochwil A (1976) Ultraschalldiagnostik in der Gynäkologie. Gynakologe 9:166
3. Fleischer AC, Walsh JW, Jones HW et al. (1982) Sonographic evaluation of pelvic masses. Radiol Clin North Am 20:397
4. Meire HB, Farrant P, Guha T (1978) Distinction of benign from malignant ovarian cysts by ultrasound. Br J Obstet Gynecol 85:893
5. Willms AB, Schlund JF, Meyer WR (1995) Endovaginal Doppler ultrasound in ovarian torsion: a case series. Ultrasound Obstet Gynecol 5:129–132
6. Burghardt E, Kindermann G, Semm K (1989) Umfrage: Laparoskopische Punktion und Probeexzision von Ovarialzysten. Gynakol Prax 13:527
7. De Crespigny L, Robinson H, Davoren R, Fortune D (1989) The simple ovarian cyst: aspirate or operate? Br J Obstet Gynaecol 96:1035–1039
8. Montanari L, Saviotti C, Zara C (1987) Aspiration of ovarian cyts: laparoscopy or echography? Acta Eur Fertil 18:45–47
9. Bret MP, Guibaud L, Atri M, Gillett P, Seymoure RJ, Senterman MK (1992) Transvaginal US-guided aspiration of ovarian cysts and solid pelvic masses. Radiology 185:377–380
10. Granberg S, Crona N, Enk L, Hammarberg K, Wikland M (1989) Ultrasound guided puncture of cystic tumors in the lower pelvis of young women. J Clin Ultrasound 17:107–111
11. Khaw KT, Walker WJ (1990) Ultrasound guided fine needle aspiration of ovarian cyst: diagnosis and treatment in pregnant and non-pregnant women. Clin Radiol 41:105–108
12. Graham D, Sanders RC (1982) Ultrasound-directed transvaginal aspiration biopsy of elvic masses. J Ultrasound Med 1:279–280
13. Obwegeser R, Mauser I, Deutinger J, Bernaschek B (1991) Sonographische Dignitätskriterien von Adnextumoren. Ultraschall Klin Prax 3:146
14. Lipitz S, Seidmann DS, Menczer J, Bider D, Oelsner G, Moran O, Shaley J (1992) Recurrence rate after fluid aspiration from sonographically benign-appearing ovarian cysts. J Reprod Med 37(10):845–848
15. Obwegeser R, Deutinger J, Ulm M, Bernaschek G (1994) Sonographische Dignitätsbeurteilung von Ovarialtumoren und therapeutische Konsequenzen Geburtshilfe Frauenheilkd 54:M89–M91

16. Hata T, Hata K, Senoch D, Makihara K, Aoki S, Takamiya O, Kitao M, Umaki K (1990) Transvaginal Doppler flow mapping. Gynecol Obstet Invest 217:18
17. Kurjak A, Jurkovic D, Alfirevic Z, Zalud I (1990) Transvaginal color Doppler imaging. J Clin Ultrasound 18:227–231
18. Kurjak A, Shalan H, Kupesic S, Predanic M, Zalud I, Breyer B, Jukic S (1993) Transvaginal color Doppler sonography in the assessment of pelvic tumor vascularity. Ultrasound Obstet Gynecol 3:137–154
19. Bourne TH, Reynolds KMM, Campbell S (1992) Sreening for ovarian and uterine carcinoma. In: Nyberg DA, Hill LM, Bohm-Velez M, Mendelson EB (eds) Transvaginal ultrasound. Mosby, St Louis, pp 267–283
20. Campbell S, Bourne TH, Reynolds K, Hampson J, Ryoston P, Whitehead MI, Collins WP (1992) Role of color Doppler in an ultrasound-based screening programme. In: Sharp F, Mason WP, Creasman W (eds) Ovarian cancer. 2. Biology, diagnosis and management. Chapman & Hall, London, pp 237–247
21. Granberg S, Norsrom A, Wikland M (1990) Tumors in the lower pelvis as imaged by vaginal sonography. Gynecol Oncol 37:224–229
22. Sassone AM, Timor-Tritsch IE, Artner A, Westhoff C, Warren WB (1991) Transvaginal sonographic characterization of ovarian disease. Evaluation of a new scoring system to predict ovarian malignancy. Obstet Gynecol 78:70
23. Sohn C, v Fournier D, Bastert G (1993a) Die Durchblutung maligner und benigner Tumoren des inneren Genitale. Geburtshilfe, Frauenheilk 53:395–399

Arch Gynecol Obstet (1996) 259 [Suppl]: S 61–S 65

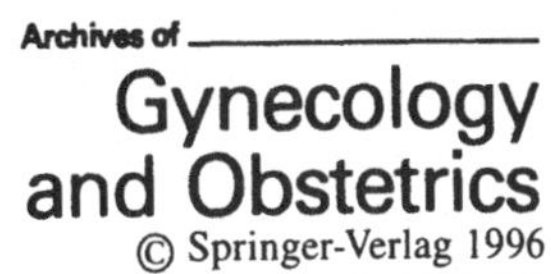

Archives of

## Gynecology and Obstetrics

© Springer-Verlag 1996

# Unterbauchschmerzen

## Rheumatologisch-orthopädische Gesichtspunkte

### G. Stucki

Rheumaklinik und Institut für physikalische Medizin, Universitätsspital Zürich,
Gloriastrasse 25, CH-8091 Zürich, Switzerland

Unterbauchschmerzen finden sich einerseits bei entzündlich-rheumatischen Erkrankungen und andererseits bei Funktionsstörungen der Bauchwand.

## Viszerale Entzündungen

Bei verschiedenen rheumatologischen Erkrankungen sind Unterbauchschmerzen Ausdruck der Beteiligung der inneren Organe.

- Beim familiären Mittelmeerfieber kommt es bereits in der Kindheit zu attacken-artigen Bauchschmerzen sowie einer systemischen Entzündung mit Serositis (Peritonitis, Pleuritis), Oligoarthritis (Entzündung von bis zu 4 in der Regel mittelgroßen bis großen Gelenken).

- Bei Darmentzündungen (Colitis ulcerosa, Morbus Crohn und beim bei der Frau sehr seltenen Morbus Whipple) finden sich oft chronische Bauchschmerzen. Diagnostische Hinweise sind Durchfall, Gewichtsabnahme und Blutverlust. Assoziiert mit den Darmerkrankungen finden sich auch Spondarthropathien mit entzündlichem Befall im Bereiche des Achsenskeletts und/oder der peripheren Gelenke.

- Bei Konnektivitiden sind Bauchschmerzen ein wichtiges Leitsymptom. Die Bauchschmerzen können u.a. durch eine Serositis, wie sie beim systemischen Lupus erythematosus häufig ist, oder durch eine Vaskulitis der Mesenterialgefäße bedingt sein. Bei der Perivaskulitis der Aorta (auch retroperitoneale Fibrose oder Morbus Ormond genannt) sind z.T. ausgeprägte Rücken- und Bauchschmerzen typisch.

## Entzündungen des Bewegungsapparats

Neben Entzündungen der inneren Organe sind Unterbauchschmerzen bei rheumatischen Entzündungen oft durch eine Entzündung der Strukturen des Bewegungsapparats bedingt. Im Bereich des Unterbauchs sind dies v.a. Entzündungen im

Rahmen von Spondarthropathien (entzündliche Erkrankungen mit Befall des Achsenskeletts und/oder der peripheren Gelenke)

- Spondylitis ankylosans oder Morbus Bechterew
- Spondarthropathie bei Darmerkrankungen (Kolitis, Morbus Crohn)
- Spondarthropathie bei Psoriasis
- Arthroosteitis (SAPHO-Syndrom)

Typisch für die Spondarthropathien ist der entzündliche Befall des Achsenskeletts inklusive der Hüfte. Unterbauchschmerzen können dabei im Zusammenhang mit der Entzündung der Iliosakralgelenke, der Symphyse und der Hüfte auftreten.

- Bei der ISG-Arthritis kommt es allerdings in erster Linie zu einer Schmerzausstrahlung ins Gesäß
- Bei der Koxitis findet sich typischerweise ein Leistenschmerz
- Bei der Symphysitis lokalisieren sich die Schmerzen im Bereich der Symphyse und dem Unterbauch

Neben der Entzündung der erwähnten Gelenke sind v.a. die Entzündungen im Bereich der Sehnenansätze (Enthesopathien) für Schmerzen im Bereich des Rumpfs verantwortlich. So finden sich schmerzhafte Enthesopathien der vorderen Thoraxwand (Sternum) und der Bauchwand (Muskelansätze im Bereich der Symphyse und des Rippenbogens).

Eine erst in den letzten Jahren beschriebene Krankheit aus dem Formenkreis der Spondarthropathien ist die Arthroosteitis oder das SAPHO-Syndrom (S = Synovitis, A = Akne, P = Pustulosis palmo-plantaris, H = Hyperostosis, O = Osteomyelitis). Sie ist bei der Differentialdiagnose von Bauch- und vorderen Thoraxschmerzen von besonderem Interesse. So finden sich typische Lokalisationen von Osteomyelitiden und Hyperostosen im Bereich des Sternoklavikulargelenks mit entsprechender Auftreibung, aber auch von Skelettstrukturen im Bereich des Beckens. Ein wichtiger diagnostischer Wegweiser ist die bei vielen Patienten vorhandene palmo-plantare Pustulose. Diese ist zwar nicht spezifisch und kommt ähnlich auch beim Morbus Reiter (Keratoderma blenorrhagicum) und der Psoriasis (Psoriasis palmo-plantaris pustulosa) vor, ist aber ein wichtiger Hinweis für eine Erkrankung aus dem Formenkreis der Spondarthropathien. Bei Verdacht auf eine Arthroosteitis empfiehlt sich die Zuweisung in eine rheumatologische Universitätsklinik zur feinnadelarthroskopischen Synovialisbiopsie der befallenen Gelenke und zur Suche nach mikrobiellen Erregern mit der PCR (Polymerase chain reaction = Polymerasekettenreaktion).

Die wohl häufigste entzündlich-rheumatische Erkrankung, welche zu Schmerzen im Bereich der vorderen Bauchwand führt, ist die Irritation im Rahmen einer Hüftgelenkarthrose (sog. aktivierte Arthrose). Während sich die Arthrose in der Regel durch Anlaufschmerzen und Steifigkeit sowie Belastungs- und Ermüdungsschmerzen äußert, kommt es im Rahmen einer entzündlichen Irritation zu Dauer- und oft auch Nachtschmerzen. Bei der Bewegungsprüfung des Hüftgelenks findet sich ein eingeschränktes Viererzeichen (Einschränkung der Abduktion, Außenrotation) als Hinweis auf eine Hüftgelenkarthrose.

## Funktionsstörungen der Bauchwand

Funktionsstörungen der Bauchwand sind die häufigsten Ursachen von Unterbauchschmerzen aus rheumatologisch-orthopädischer Sicht. Eine Funktionsstörung definiert sich als morphologische und/oder funktionelle Störung der anatomischen Strukturen des Bewegungsapparats. Es handelt sich dabei also nicht um einen ätiologisch/pathogenetisch definierten Krankheitsprozeß.

Entscheidend für das Verständnis von Funktionsstörungen der Bauchwand ist deren Beziehung zum Rücken, Becken und Thorax. So bildet die Bauchwand zusammen mit dem Rücken und dem Thorax eine Funktionseinheit, z.B. bei der aufrechten Haltung und beim aufrechten Gang. Die Bauchwand ist dabei wesentlich an der Haltearbeit und der Statik beteiligt. Beim Heben wird durch die Erhöhung des intraabdominalen und intrathorakalen Drucks die Belastung auf die intervertebralen Diszi vermindert und die Arbeit des M. erector spinae vermindert. Zusammen mit dem Becken bildet die Bauchwand eine Funktionseinheit, z.B. beim Aufsitzen aus dem Liegen. In einer 1. Phase kommt es zur Anspannung der Bauchmuskulatur und in einer 2. Phase zur Kontraktion der Hüftflektoren.

## Funktionsstörungen der Bauchwand

*Physikalisch-medizinische Therapie in der gynäkologischen Praxis*

Bei der Behandlung von Funktionsstörungen der Bauchwand empfiehlt sich ein struktur-orientierter Ansatz. Voraussetzung ist die differenzierte klinische Untersuchung der anatomischen Strukturen der Bauchwand auf morphologische und funktionelle Störungen.

Entzündungen im Bereich der Sehnenansätze lassen sich durch Prüfungen auf Druckdolenz sowie durch Schmerzprovokation beim Anspannen der entsprechenden Muskulatur gegen Widerstand diagnostizieren. Zur Behandlung empfiehlt sich die Verschreibung und die Instruktion eines Cold-hot-Packs, welches z.B. auf eine schmerzhaft gereizte Symphyse aufgelegt werden kann. Wichtig ist es, die Patienten über die relativ kurze Dauer des Kühleffekts zu informieren. Entsprechend muß der Kühlbeutel nach 5 min erneuert bzw. wiederum gekühlt werden. Bei Persistenz der Beschwerden lohnt sich oft eine lokale Infiltration im Bereich der schmerzhaft irritierten Sehnenansätze mit einem Lokalanästhetikum (z.B. Lidocain 1%) und evtl. Steroidzusatz (10–20 mg Triamcinolonacetonid). Der Zusatz von Steroiden empfiehlt sich insbesondere dann, wenn mit einer lokalen Anästhetikainfiltration eine Beschwerdelinderung oder gar Beschwerdefreiheit erzielt werden konnte, die Schmerzen aber nach 1–2 Tagen erneut auftreten.

Funktionell störende Narben sind oft druckempfindlich und weisen eine Verquellung der angrenzenden subkutanen Weichteile auf. Vernarbungen oder Rektusdiastasen sind Zeichen einer strukturell insuffizienten Bauchmuskulatur. Die lokale Infiltration ist eine einfache und oft wirksame Maßnahme. Dabei wird das Gewebe unter und um die Narbe großzügig mit Lokalanästhetika und evtl. ebenfalls Steroidzusatz infiltriert.

Eine insuffiziente Bauchmuskulatur läßt sich oft an einer allgemeinen Haltungsinsuffizienz oder dann spezifisch bei der Prüfung der Bauchmuskulatur (Abheben und Halten der gestreckten Beine in Rückenlage: Bei Insuffizienz kommt es schnell zu Schmerzen, zum Muskelzittern und zum Halteversagen) erkennen. Eine Rektusdiastase und Narben sind Hinweise auf eine strukturelle Insuffizienz.

Bei strukturell insuffizienter Bauchmuskulatur, z.B. im Rahmen einer Rektusdiastase oder bei Vernarbungen, ist das Auftrainieren der Bauchmuskulatur oft schwierig, und die Bauchwand kann ihre Funktion nicht voll wahrnehmen. In dieser Situation ist die Verschreibung einer einfachen Bauchbinde (Dale-Bandage) oft sehr hilfreich. Der Wirkungsmechanismus ist nicht genau geklärt. Wichtiger als die Erhöhung des intraabdominalen Drucks ist wahrscheinlich die propriozeptive Stimulation. Die Dale-Bandage sollte nicht dauernd, sondern nur bei Belastungen, insbesondere bei längerem Stehen (mit entsprechend großer Haltearbeit oder beim Heben), getragen werden. In der Regel ist eine einfache Bandage einem eigentlichen Korsett vorzuziehen. Da es bei der strukturell insuffizienten Bauchmuskulatur oft zu Muskelverspannungen kommt, empfiehlt sich der Hinweis auf die regelmäßige Entspannung der Muskulatur, z.B. mit einem einfachen Bad (mit Heublumen oder Sole-Zusatz gemäß Präferenz der Patientin). Bei einer funktionell insuffizienten Bauchmuskulatur ist ein spezifisches Bauchmuskeltraining wichtig. In der Regel genügt die Instruktion der Übungen in der Praxis. Hilfreich sind entsprechende Patientinnenanleitungen.

Sehr oft findet sich eine insuffiziente Bauchmuskulatur nicht isoliert, sondern im Rahmen einer allgemeinen Haltungsinsuffizienz oder im Zusammenhang mit einem chronischen Vertebralsyndrom. In dieser Situation ist es sinnvoll, die Patientin zu einer physiotherapeutischen Behandlung zu überweisen. In der Regel beinhaltet die Behandlung eine Haltungs- und Bewegungsschulung. Dabei ist das spezifische Konzept in der Regel weniger entscheidend als ein Problem-orientiertes Vorgehen. Neben der Haltungs- und Bewegungsschulung ist bei einer Haltungsinsuffizienz eine systematische, aufbauende medizinische Trainingstherapie nötig. Diese kann in der Regel nicht im Rahmen der üblichen 9 oder 12 Sitzungen durchgeführt werden, sondern bedingt eine 3monatige Behandlung. Sinnvollerweise können die Patientinnen ihr Programm, allenfalls unter gewissen Anpassungen, in einem Fitness-Center weiterführen.

Bei Beschwerden im Bereich des Rumpfs sind sehr oft ungünstige ergonomische Verhältnisse mit im Spiel. Dies ist insbesondere dann von Bedeutung, wenn wegen der Beschwerden die Arbeitsfähigkeit gefährdet ist. Wichtig sind in dieser Situation die frühzeitige Zuweisung zu einer umfassenden Rehabilitation des Bewegungsapparats mit ergonomischer Instruktion und evtl. eine Arbeitsplatzintervention.

Im Zusammenhang mit der Arbeitsfähigkeit ist es wichtig, frühzeitig ein sog. inadäquates Krankheitsverhalten zu erkennen und entsprechend zu behandeln. Beim inadäquaten Krankheitsverhalten handelt es sich nicht um eine eigentliche psychopathologische Störung, sondern um eine krankmachende Reaktion auf die Schmerzen im Bereich des Bewegungsapparats. Ein inadäquates Krankheitsverhalten läßt sich in der Regel aufgrund des Beschwerdebilds einfach diagnostizieren.

- Die Schmerzen sind konstant und kaum beeinflußbar. D.h. die Patientin kann weder schmerzauslösende oder schmerzverstärkende noch schmerzverringernde Maßnahmen nennen.
- Sämtliche bisherigen, oft multiplen Behandlungsversuche haben nichts bewirkt.
- Die Patientin gibt sich selbst eine schlechte Prognose: „Es kann nur noch schlimmer werden".
- Der Patientin fehlt das Verständnis für das Krankheitsgeschehen: „Ich weiß nicht, was mir fehlt, ich bin nicht Arzt".
- Typisch ist die hilfesuchende und inaktive Haltung: „Sie sind der Doktor, sie müssen mir helfen".
- Die Patientin gibt an, daß sie gerne arbeiten möchte. Allerdings ist dies erst möglich, wenn die Schmerzen weg sind. Durch das starre Festhalten an dieser

Sequenz ist eine Wiedereingliederung trotz bestehender Beschwerden praktisch unmöglich.

Für die Behandlung entscheidend ist es, ein inadäquates Krankheitsverhalten frühzeitig zu erkennen und den möglichst baldigen Wiedereinstieg ins normale Leben anzustreben. Diagnostische Abklärungen sollten Problem-orientiert erfolgen und ungezielte, zur Beruhigung der Patientin durchgeführte Screening-Untersuchungen, um nicht etwas zu verpassen, sind zu vermeiden.

- Wichtig ist es, im Gespräch die psychosoziale Situation anzusprechen. Es geht dabei nicht darum, der Patientin eine neue Erklärung für ihre Beschwerden zu präsentieren, sondern darum, um auf ihre schwierige Situation einzugehen.
- Wichtig ist es auch, sich als Arzt nicht als Helfer in der Not, sondern als Berater zu etablieren. D.h. die Patientin wird darin gefördert, die eigene Verantwortung wieder selbst zu übernehmen.

Bei einer bereits chronifizierten Situation ist eine interdisziplinäre Rehabilitation in der Regel unumgänglich. Die umfassende physiotherapeutische Behandlung schließt meist eine Arbeitsintervention sowie eine psychologische Betreuung ein.

In praktisch allen Situationen ist eine Förderung der allgemeinen Fitness sinnvoll. Im Rahmen von strukturorientierten Maßnahmen sind sportliche und spielerische Aktivitäten eine wichtige Ergänzung. Bei stark auf ihr Problem fixierten Patientinnen ist die Förderung der allgemeinen physischen Aktivität im Rahmen von Sport und Spiel oft gar sinnvoller als der strukturorientierte Ansatz. Gerade bei zusätzlicher psychosozialer Interaktion ist ein Aufenthalt in einem Kurort mit einer ambulant durchgeführten Therapie in einer Rheuma- und Rehabilitationsklinik oft sinnvoll. Dies ermöglicht der Patientin, sich von der Situation zuhause zu lösen und sich in einer angenehmen Atmosphäre ihrem Körper zu widmen. Das Wiedererlangen oder das Erlernen eines Körpergefühls ist oft hilfreicher als eine ganze Serie von spezifischen Maßnahmen.

Arch Gynecol Obstet (1996) 259 [Suppl]: S 66–S 73

Archives of ———————
# Gynecology and Obstetrics
© Springer-Verlag 1996

# Chronische nichtorganische Schmerzzustände

## Psychiatrische Differentialdiagnosen und symptomorientierte, ganzheitliche Behandlung

**P. Keel**

Psychiatrische Universitätspoliklinik, Zweigstelle Claragraben, CH-4005 Basel, Switzerland

## Differentialdiagnose chronischer Schmerzzustände

Patientinnen (gilt immer sinngemäß auch für Männer) mit therapieresistenten Schmerzzuständen ohne faßbare Pathologie leiden – mindestens primär – selten an psychiatrischen Krankheiten im engeren Sinn, sondern an funktionellen Störungen und allenfalls sekundären depressiven Symptomen. Die anhaltenden, unklaren Beschwerden können zu einer starken Beeinträchtigung des Wohlbefindens (Depressivität) sowie einer Verunsicherung im Sinn der zunehmenden Klagsamkeit und Hypochondrie (Neurotisierung) führen [1]. Diese Depressivität hat aber in der Regel ein anderes Gepräge als bei affektiven Störungen. Vorherrschend sind die Trauer um den Verlust der Gesundheit und der Leistungsfähigkeit. Schmerzbedingte Schonung und Resignation dürfen nicht mit depressiver Antriebslosigkeit verwechselt werden. Totaler Pessimismus und nagende Selbstvorwürfe kommen selten vor. Das Leiden wird oft von einer Generalisierung der Beschwerden (Schmerzen am ganzen Körper und weitere funktionelle Störungen) sowie einer zunehmenden Verschlechterung der Arzt-Patienten-Beziehung begleitet. Diese Folgeerscheinungen werden u.U. als Ausdruck einer primären psychischen Störung verkannt. Beck u. Frank [2] bezeichneten diese Trias von

- „ergebnislosen Abklärungen und erfolgloser Therapie"
- „Fehlen von offenen neurotischen Symptomen"
- „Verschlechterung der Arzt-Patient-Beziehung"

als typisches Merkmal psychosomatischer Störungen. Differentialdiagnostisch muß an eine Reihe von speziellen psychosomatischen Störungen gedacht werden (Tabelle 1).

Konversionsstörungen (dissoziative Störungen nach ICD-10), welche definitionsgemäß von einem pseudoneurologischen Funktionsverlust (Ausfallserscheinungen wie Lähmungen, Empfindungsverlust wie Taubheit oder Blindheit, Störung des Identitätsbewußtseins) begleitet sind, werden bei Schmerzsyndromen kaum je beobachtet. Die Symptompräsentation ist dort in der Regel sehr dramatisch, wobei die scheinbar unpassende Heiterkeit (belle indifference) meist erkennen läßt, daß der Leidensdruck mit einem psychischen Konflikt in Zusammenhang steht.

**Tabelle 1.** Differentialdiagnose psychosomatischer Schmerzzustände (nach ICD-10)

Konversionsstörungen (dissoziative Störungen)
Affektive Störungen (Depressionen)
Somatisierungsstörung
Hypochondrische Störung
Körperdysmorphe Störung
Somatoforme autonome Funktionsstörung
Anhaltende somatoforme Schmerzstörung

*Separat zu beurteilendes Begleitmerkmal:*
Histrionische Persönlichkeitsstörung

**Tabelle 2.** Histrionische Persönlichkeitsstörung (F 60.4)

Dramatisierung, theatralisches Verhalten, übertriebener Ausdruck von Gefühlen
Suggestibilität, leichte Beeinflußbarkeit
Oberflächliche und labile Affektivität
Egozentrik, Selbstbezogenheit und fehlende Bezugnahme auf andere
Dauerndes Verlangen nach Anerkennung, erhöhte Kränkbarkeit
Verlangen nach aufregender Spannung und nach Aktivitäten, um im Mittelpunkt zu stehen
Manipulatives Verhalten zur Befriedigung eigener Bedürfnisse

**Tabelle 3.** Somatisierungsstörung (F 45.0)

>2 Jahre multiple und wechselnde körperliche Symptome
Ständige Sorge, mehrfache (>3) Abklärungen
Hartnäckige Weigerung, Versicherung des Fehlens einer körperlichen Ursache zu akzeptieren

Mindestens 6 Symptome aus 2 Gruppen:
    Gastrointestinal (6)
    Kardiovaskulär (2)
    Urogenital (3)
    Haut- und Schmerzsymptome (3)
Ausschluß schizophreniformer, affektiver, dissoziativer oder Panikstörungen

Entsprechend wird psychotherapeutische Hilfe letztlich auch bereitwillig angenommen, auch wenn es die Betroffenen ihren Therapeuten nicht leicht machen.

Eine ähnlich dramatisierende Symptompräsentation wird bei therapieresistenten Schmerzsyndromen jeglicher Art und Genese im Zusammenhang mit einer histrionischen Persönlichkeitsstörung beobachtet (Tabelle 2; der Begriff hysterisch wurde ersetzt, da zu vorurteilsbeladen). Diese Zusatzdiagnose ersetzt nicht die eigentliche diagnostische Einordnung der Schmerzstörung (z.B. Postdiskektomiesyndrom).

Der früheren „Hysterie" eng verwandt ist die Somatisierungsstörung (Briquet-Syndrom, Tabelle 3). Dieses eher seltene chronische Leiden ist im Gegensatz zu den Konversionsstörungen, welche auf ein Einzelsymptom beschränkt sind, von einer Vielzahl von zudem wechselnden körperlichen Symptomen in mindestens 2 verschieden Organsystemen gekennzeichnet, wobei eine wahnhaft anmutende Überzeugung vorliegt, an körperlichen Krankheiten zu leiden. Wiederholte Abklärungen führen zu keiner Beruhigung.

**Tabelle 4.** Somatoforme autonome Funktionsstörung (F 45.3)

- Durch vegetative Symptome charakterisiert
- Auf ein Organsystem beschränkt:
  Kardiovaskulär
  Ösophagus und Magen
  Unterer Gastrointestinaltrakt
  Respirationstrakt
  Urogenitaltrakt

**Tabelle 5.** Anhaltende somatoforme Schmerzstörung

Kontinuierliche Schmerzen seit >6 Monaten (an den meisten Tagen vorhanden)
Als schwer und belastend erlebt
Zusammenhang mit emotionalen Konflikten und psychosozialen Belastungen
Schmerz oder Intensität nach gründlicher Untersuchung nicht adäquat erklärbar
Nicht durch physiologische Prozesse erklärt (z.B. Spannungskopfschmerz)
Keine psychosomatische Krankheit im engeren Sinn

Davon abzugrenzen ist die hypochondrische Störung, bei welcher harmlose vegetative Zeichen oder Empfindungen wie z.B. Herzklopfen oder Schwitzen als Zeichen einer schweren körperlichen Krankheit fehlgedeutet werden. Hier liegt der Akzent ganz auf dem ängstlichen Beobachten von Körperfunktionen. Nahe verwandt ist die körperdysmorphe Störung (übertriebene Beschäftigung mit einem nicht vorhandenen oder geringfügigen körperlichen Mangel bzw. Schönheitsfehler).

Die somatoformen autonomen Funktionsstörungen (Tabelle 4) entsprechen den klassischen funktionellen psychosomatischen Leiden wie Hyperventilation, Herzklopfen, Völlegefühl, Dysmenorrhö u.a.m., während die psychosomatischen Krankheiten im engeren Sinn durch das faßbare organische Korrelat (peptisches Ulkus, Asthma bronchiale, Morbus Crohn usw.) relativ klar definiert sind.

## Unspezifische, funktionelle Schmerzzustände

Persistierende Schmerzzustände erfüllen selten die Kriterien eines dieser Krankheitsbilder und werden eigenständig als anhaltende somatoforme Schmerzstörungen bezeichnet (Tabelle 5). Die Definition legt fest, daß die Beschwerden durch körperliche Befunde nur ungenügend erklärt werden können und ein Zusammenhang zu psychosozialen Belastungssituationen bestehen müsse. Da solche Zusammenhänge häufig erst im Lauf der Behandlung deutlich werden, kann eine psychosomatische Genese initial oft nur aufgrund des Fehlens einer körperlichen Ursache sowie der auffälligen Schmerzschilderung vermutet werden. Da somatische Faktoren – seien sie funktioneller oder organischer Natur – mit eine Rolle spielen, ist die diagnostische Beurteilung oft nicht leicht. Gerade beim Rückenschmerz besteht die Gefahr der Überbewertung von wenig relevanten Pathologien der Wirbelsäule (einschließlich Bandscheiben) wie altersentsprechenden Degenerationserscheinungen oder Fehlstellungen. Ähnliches gilt auch in der Gynäkologie, wo z.B. fraglich pathologische Befunde am Uterus weiten Spielraum für Interpretationen offen lassen. Eine Abneigung gegen psychologisch-psychiatrische Inter-

**Tabelle 6.** Persönlichkeitsmerkmale von Patienten mit psychosomatischen Störungen

| | |
|---|---|
| Konfliktleugnung | Keine anderen Probleme außer Körpersymptomen |
| Alexithymie | Unfähigkeit, v.a. unangenehme Gefühle wahrzunehmen |
| Perfektionismus | Zwang, immer Allen alles recht zu machen |
| Angst vor Abhängigkeit | Forcierte Selbständigkeit/Überlegenheit |
| Unfähigkeit, zu genießen | Arbeitssucht, keine Erholung, keine Freizeit |

ventionen bei Arzt und Patientin sowie die Angst eine verborgene, organische Ursache zu übersehen, verleiten zusätzlich dazu, somatische Faktoren überzubewerten und entsprechende Abklärungs- und Behandlungsmaßnahmen voranzutreiben. Der Erfolg einer somatischen Behandlungsmaßnahme (Manipulation, Injektion, Operation) darf nicht als Beweis für eine Kausalität verwendet werden, da bei Schmerzstörungen Plazeboeffekte eine große Rolle spielen. Vergleichende Studien belegen, daß der Spontanverlauf von nichtoperierten Diskushernien nicht schlechter ist als der von Operierten [3]. Die Tendenz zu Rezidiven oder zur Persistenz von Beschwerden ist in beiden Fällen ähnlich hoch.

Zusätzlich zu diesen somatischen Unsicherheiten macht das für diese Patientinnen typische fehlende Problembewußtsein und ihre Unfähigkeit, belastende Gefühle wahrzunehmen (Tabelle 6), die Aufdeckung und Bearbeitung psychosomatischer Zusammenhänge schwierig und erfordert ein besonderes Vorgehen (s. unten). Eine abwartende, passive analytische Haltung verbunden mit klaren Erwartungen bezüglich Introspektionsfähigkeit, Problembewußtsein und Behandlungsmotivation führt oft rasch zu einem Scheitern einer Überweisung. Letzteres fördert leider das Verharren oder die Rückkehr zu rein somatischen Maßnahmen.

## Ganzheitliches Behandlungskonzept

### Zugang über Symptom Schmerz

Um den Zugang zu diesen Patientinnen finden zu können, muß das traditionelle monokausale Modell der Akutmedizin, das davon ausgeht, daß dem Schmerz eine faßbare und behandelbare somatische oder psychische Einzelursache zugrundeliege, verlassen und an dessen Stelle ein ganzheitliches, biopsychosoziales Modell zur Anwendung gebracht werden. Dabei wird der Schmerz nicht als Symptom einer Schädigung, sondern vielmehr als Zeichen einer Störung gesehen, welche mannigfaltige Ursachen haben kann. Anstelle von Heilung tritt beim ganzheitlichen Konzept eine Auseinandersetzung mit dem Schmerz, der als Signal einer Belastung gesehen wird und durch entsprechende Verhaltensveränderung unter Kontrolle gebracht werden muß („mit dem Schmerz leben"). Der Arzt kann diesen Prozeß nur unterstützen und begleiten und muß die Rolle des Heilers aufgeben, was ihm in Anbetracht des Mißerfolgs seiner Bemühungen auch leichter fallen sollte.

### Grundlage: Aufklärung

Anstelle von wiederholten, die Patientin verunsichernden Abklärungen, die oft mit der Äußerung, „man habe nichts gefunden", enden, muß eine gute Aufklärung über das Wesen funktioneller Schmerzen treten. Dabei soll neben möglichen somati-

**Tabelle 7.** Rahmenbedingungen, Ziele, Vorsichtsmaßnahmen

| | |
|---|---|
| Vertrauen bilden | Einstieg über Schmerz, Schmerz ernst nehmen, gründlich beobachten, verständlich erklären |
| Abwehr respektieren | Verleugnungstendenz, Angst vor Ablehnung und Verletzung beachten |
| Therapie schützen | Rückzug vermeiden, Motivation fördern |
| Struktur geben | Zusammenhänge ansprechen, Fragen stellen, Anleitung zu Veränderung |
| Bescheidene Ziele | Keine Heilung, mit dem Schmerz leben lernen |
| Enttäuschungen verhindern | Beschränkung auf Hilfe zur Selbsthilfe, Hindernisse respektieren, Geduld zeigen |

schen (z.B. muskuläre Verspannung) auch auf die psychosozialen Zusammenhänge des Schmerzes und dessen Verlauf hingewiesen werden (Zusammenhang mit Streß, belastenden Ereignissen, Fluktuationen). Die schon erwähnten Merkmale von Patientinnen (und Patienten) mit psychosomatischen Störungen (Tabelle 6) lassen sich in der Regel leicht nachweisen, wobei die Betroffenen diese Charaktermerkmale verständlicherweise bisher als etwas Positives aufgefaßt haben. Immerhin können sie oft sehen, daß diese Eigenschaften zur Überforderung oder Ausnutzung führen können, womit eine erste Basis für eine Zusammenarbeit geschaffen ist. Für den Einstieg in eine ganzheitliche Behandlung sind weitere Rahmenbedingungen und Vorsichtsmaßnahmen notwendig (Tabelle 7).

*Hilfen für den Einstieg: Rahmenbedingungen, Ziele, Vorsichtsmaßnahmen*

Zwecks Aufbau einer vertrauensvollen Beziehung ist es wichtig, die Behandlung am Symptom Schmerz zu orientieren und die Tendenz zur Verleugnung anderer Probleme zu respektieren. Der Arzt darf nicht erwarten, daß die Patientin eine starke Motivation für diese Art der Behandlung mitbringt. Auch muß er im Auge behalten, daß sie u.U. Mühe hat, intensivere psychotherapeutische Hilfe in Anspruch zu nehmen, weil sie sich mit ihren Klagen als mühsam oder langweilig erlebt und infolge eines Mangels an „Urvertrauen" zudem Angst vor Abhängigkeit verspürt. (Diese Befürchtungen können in der Regel erst im Verlauf einer längeren Therapie klar erkannt und verstanden werden.) Durch Strukturierung der Therapie sowie gezielte Anleitung zur Selbsthilfe kann der Arzt ein Scheitern der Therapie verhindern. Dazu muß er die Gefühlsblindheit und Konfliktvermeidungstendenz der Betroffenen respektieren und geduldig aushalten, daß diese immer wieder in ihr Klagen über die Schmerzen verfallen wird. Eine ausführliche Schmerzanamnese, die alle Faktoren erfaßt, die den Schmerz bisher günstig oder ungünstig beeinflußt haben, kann den Einstieg in die Therapie erleichtern und Beeinflußungsmöglichkeiten aufzeigen [4]. Die Betroffenen brauchen Erklärungen, was möglicherweise weh tut (Gebärmutter, Darm, Muskeln) und warum (Verkrampfung, Verhärtung), sowie Beruhigung, daß es kein unheimliches Leiden sei (Tabelle 8).

Zum besseren Verständnis des Schmerzes hilft es, einige typische Zusammenhänge gezielt anzusprechen (Themen für Aussprache, Tabelle 9). Auf die Rolle des Leistungsverhaltens (Hang zu Perfektionismus, übermäßige Hilfsbereitschaft, Ar-

**Tabelle 8.** Einstieg über Symptom Schmerz

| Anleitung für Schmerz | |
| --- | --- |
| Kennen lernen | Wann, wie, wo, was sonst? <br> (Einflüsse, Therapieeffekte, Zusammenhänge usw.) |
| Begreifen lernen | Was tut am ehesten weh? <br> (verspannte Muskeln, gereizte Gewebsstrukturen usw., <br> „nichts unheimliches") |
| Verstehen lernen | Was sagt er vielleicht aus? <br> (Spannung, Überlastung, Erschöpfung, Wut usw.) |

**Tabelle 9.** Themen für Aussprache

Eigener Umgang mit Schmerz: Teufelskreise (Schonung, Depression)
Leistungsverhalten, Perfektionismus: „Schmerzpersönlichkeit"
Konfliktfähigkeit, Durchsetzungsvermögen: „Immer Allen alles recht machen"
Reaktion der Umgebung (Familie, Arbeit): Rücksicht? Zuwendung?
Rolle von Kindheitserfahrungen: Strenge, Härte, Mißbrauch

beitssucht) wurde einleitend (Tabelle 6) schon hingewiesen. Dazu gehören auch ein geringes Durchsetzungsvermögen und die Tendenz zur Konfliktvermeidung („dem Frieden zuliebe"). Aus dieser Tendenz, „immer Allen alles recht machen zu wollen", resultiert nicht nur eine Überforderung, sondern auch die Gefahr, sich wert- und nutzlos zu fühlen, wenn man krankheitsbedingt nicht mehr in der Lage ist, die üblichen Leistungen zu erbringen. Dies ist ein Hinweis auf ein sehr schwach ausgebildetes Selbstwertgefühl, das in süchtiger Weise von diesen hohen Leistungen abhängig ist. Die Schwierigkeit, Hilfe von anderen (auch dem Psychotherapeuten) in Anspruch zu nehmen, unterstreicht dies. Allerdings kann in der Krankheit oft ein Umschlagen in eine totale Hilflosigkeit beobachtet werden, in welcher sich die Schmerzkranken sehr viel Aufmerksamkeit und Zuwendung holen können. Das harte, süchtige Arbeiten und die gewisse Rücksichtslosigkeit mit sich selbst haben in der Regel Wurzeln in der Vergangenheit, indem diese Patientinnen deutlich gehäuft über eine von Härte, Strenge und evtl. Mißbrauch geprägte Kindheit berichten [5, 6]. Oft war diese von Armut, frühem harten Arbeiten und teilweisem Verlust der Eltern geprägt. Auf diesem Hintergrund ist zu verstehen, daß sie nicht nur früh gelernt haben, viel von sich zu verlangen, sondern auch sehr viel Schmerz auszuhalten und diesen erst zu zeigen, wenn er nicht mehr aushaltbar ist.

*Therapeutische Mittel*

Diese Art der Aufklärungs- und Informationsarbeit, aber auch die Anleitung zu Verhaltensveränderung kann im Einzelgespräch oder mit Vorteil in einer Gruppe erfolgen [6]. Eine weitere Hilfe können der Einbezug des Partners oder der Einsatz von Entspannungstechniken sein. Die Gruppenmethode ist nicht nur ökonomischer, sondern sie verhilft den Teilnehmerinnen auch zur wohltuenden Erfahrung, daß andere die gleichen Probleme haben wie sie. Zudem gelingt es ihnen am Modell der anderen Gruppenmitglieder leichter, neue Verhalten zu erlernen, und sie motivieren sich gegenseitig. Die neuen sozialen Kontakte können eine Hilfe

**Tabelle 10.** Beispiel einer kognitiven Strategie, Situation: Mein Nacken schmerzt, ich kann den Kopf kaum drehen, auch beim Liegen tut es weh

| Ungünstige Reaktionen | Günstige Reaktionen |
| --- | --- |
| Es sind schreckliche Schmerzen | Ich habe wieder diese Schmerzen, es spannt |
| Ob ein Nerv eingeklemmt ist? | Ich bin wohl verspannt, weil ich diese Reise vor mir habe und noch vieles vorbereiten muß; ich habe Angst, zu spät zu kommen |
| Es wird immer schlimmer | Wenn es mir gelingt, mich zu entspannen, wird der Schmerz erträglicher werden |
| Ich muß zum Arzt | Ein warmes Bad und ein paar Entspannungsübungen werden helfen |
| Ich muß mich schonen | Ich sollte wieder regelmäßig schwimmen gehen |

**Tabelle 11.** Streßbewältigung

Neinsagen lernen
Sich durchsetzen lernen
Konfliktfähiger werden
Zeit nehmen für sich selbst
Perfektionismus abbauen

gegen die Isolation der Patientinnen sein, die aufgrund ihrer Rückzugstendenz zustandekommt.

Hauptziel der Einzel- oder Gruppenbehandlung ist es, der Patientin zu zeigen, wie sie sich selber helfen kann, d.h. selbst Verantwortung für die Behandlung zu übernehmen und ein Gefühl der Selbstkontrolle zu erwerben. Voraussetzung dazu ist, wie schon erwähnt, eine gute Information der Patientin und ein partnerschaftliches Verhältnis zwischen Arzt und Patientin. Um besser mit dem Schmerz leben zu können, muß diese lernen, die Botschaft des Schmerzes zu verstehen und ernstzunehmen. Dies kann heißen, mehr Rücksicht auf den Körper und sich selber zu nehmen („Rücksicht auf den Rücken, Rücksicht mit sich selbst"). Konkret kann dies durch den Einsatz einer Reihe von Selbsthilfestrategien (Schmerz- und Streßbewältigung) geschehen: Kognitive Techniken, Ausgleich, Entspannung und Erholung, wobei letztere 3 Maßnahmen sowohl als Ablenkstrategien eingesetzt als auch direkt als schmerz- und spannungslindernd wirken können, wie das Beispiel des Nackenschmerzes zeigt (Tabelle 10).

Um Zeit für sich selbst und den Körper zu haben, muß Raum geschaffen und übermäßiger Streß vermieden werden (Tabelle 11). Die Betroffenen müssen lernen, vermehrt nein zu sagen gegenüber Forderungen von andern, eigene Bedürfnisse besser durchzusetzen ohne übermäßige Angst vor Konflikten. Sie müssen aber auch ihre eigenen hohen Ansprüche an sich selbst (Arbeitstempo, Perfektionismus) in Frage stellen und abzubauen versuchen.

## *Umgang mit Widerstand*

Die Durchsetzung dieser relativ einfachen, schmerzzentrierten Strategien stößt auf Widerstände, weil die Patientinnen vor einer Veränderung ihres Verhaltens Angst

**Tabelle 12.** Umgang mit Widerstand

| | |
|---|---|
| Abwehr respektieren | Nicht brechen wollen, Wohlwollen, keine verdeckten Vorwürfe |
| Zweifel aushalten | Unzerstörbar und mit Ausdauer konsequent bleiben |
| Hilflosigkeit zurückgeben | Eigene Hilflosigkeit zeigen, zu Selbsthilfe anleiten |

haben. Dies ist verständlich, weil dieses ja der Abwehr von Minderwertigkeitsgefühlen und der Vermeidung von Konflikten dient. Oft gelingt es ihnen erst mit der Zeit, über sie belastende zwischenmenschliche Konflikte zu sprechen, v.a. weil sie das Gefühl haben, diesen einerseits hilflos ausgeliefert und andererseits auch für deren Verursachung verantwortlich zu sein. Es ist sinnlos, zu versuchen, diese Widerstände zu brechen, weil diese solchem Druck meist nicht gewachsen sind, und es daher zu einem Abbruch der Behandlung kommt (Tabelle 12). Chronische Schmerzkranke sind auf viel Geduld und Wohlwollen ihres Therapeuten angewiesen, wobei es auch Standhaftigkeit und Überzeugungskraft braucht, um den Therapieprozeß in Gang zu halten. Der Therapeut soll sich dabei nicht davor scheuen, seine eigene Macht- und Hilflosigkeit offen darzulegen, statt sich immer wieder zu kurzfristigen Hilfsaktionen hinreissen zu lassen, die letztlich nicht weiterführen (Spritze, passive Physiotherapie usw.). Die vielen erfolglosen Behandlungsversuche machen es dem Arzt leichter, darzulegen, daß er der Patientin keine Heilung sondern nur bescheidene Schmerzlinderung bieten kann, und sie daher lernen muß, selber ihre Schmerzen zu kontrollieren. Ist dies nicht möglich, so muß der Arzt aber auch bereit sein, chronische Schmerzkranke in ihrem scheinbar progredienten Leiden zu begleiten. Indem er ihnen immer wieder klar macht, daß es keine weiteren Möglichkeiten der Abklärung und kausalen Behandlung gibt, kann er sie wenigstens vor weiteren unnötigen, kostspieligen Untersuchungen und Behandlungen und deren evtl. gefährlichen Nebenwirkungen schützen. Chronische Schmerzpatientinnen wissen diese Art der Begleitung in der Regel zu schätzen und ziehen einen ehrlichen Arzt, der seine Hilflosigkeit zeigt, jenen anderen vor, die ihnen unrealistische Hoffnungen machen („es wird schon gut") oder sie an immer neue Spezialisten weiterweisen. Das beschriebene Behandlungskonzept wurde am Beispiel der Fibromyalgie ausführlich beschrieben und evaluiert [6].

## Literatur


1. Sternbach RA, Wolf SR, Murphy MD, Akeson WH (1973) Traits of pain patients: the low-back "loser". Psychosomatics 14:226–229
2. Beck D, Frank Y (1977) Der therapieresistente psychosomatisch Kranke und sein Arzt. Folia Psychopractica Roche 2:1–17
3. Smith SE, Darden BV, Rhyne AL, Wood KE (1995) Outcome of unoperated discogram-positive low back pain. Spine 20:1997–2000
4. Adler RH, Hemmeler W (1992) Anamnese und Körperuntersuchung, 3. Aufl. Fischer, Stuttgart New York
5. Adler RH, Zlot S, Hürny C, Minder C (1988) Engels „psychogener Schmerz und der zu Schmerz neigende Patient": Eine retrospektive, kontrollierte klinische Studie. Psychother Psychosom Med Psychol 39:209–218
6. Keel PJ (1995) Fibromyalgie: Integratives Krankheits- und Behandlungskonzept bei chronischen Rückenschmerzen. Fischer, Stuttgart New York

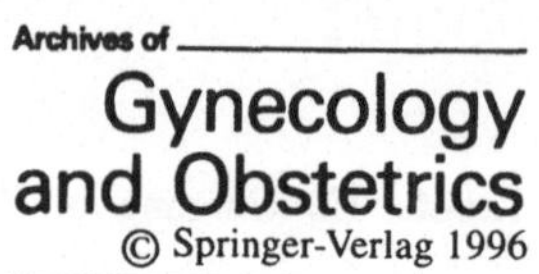

Archives of
Gynecology
and Obstetrics
© Springer-Verlag 1996

# Behandlung von Schmerzzuständen bei Östrogenmangel

**M. Birkhäuser**

Abteilung für gynäkologische Endokrinologie, Universitäts-Frauenklinik Bern,
CH-3012 Switzerland

Die Möglichkeit einer Schmerztherapie mittels Hormonen wird i.allg. nur mit der Gabe von Glukokortikoiden assoziiert: daß Glukokortikoide bei bestimmten rheumatologischen und onkologischen Schmerzen eine Linderung bringen, ist allgemein anerkannt. Das Wissen über die Möglichkeit einer Gabe von Sexualsteroiden zur Schmerzbekämpfung ist aber im Ganzen gesehen weniger verbreitet.

Bei jeder Schmerzbekämpfung durch Verabreichung von Sexualsteroiden können folgende 2 Prinzipien eingesetzt werden:

- Schmerzbekämpfung durch die Gabe von natürlichen oder synthetischen Hormonen
- Schmerzbekämpfung durch die Suppression endogener Hormone

Je nach der Ursache des Schmerzes muß der eine oder der andere therapeutische Weg eingeschlagen werden.

## Zyklusabhängige Schmerzen

Der Mittelschmerz oder Ovulationsschmerz wird oft mit dem Eisprung in Verbindung gebracht. Dieser kann durchaus einen Schmerz auslösen, wenn es durch die bei der Ovulation ausgelöste, meist kleine Blutung zu einer Reizung der Peritoneums kommt. Doch beginnt der Mittelschmerz nicht selten bereits vor der Ovulation. Hier könnte er besser durch die Abgabe von parakrin wirksamen Substanzen durch den reifenden Follikel erklärt werden. Da in jedem Fall der Mittelschmerz mit einem reifen Follikel oder mit einer Ovulation zusammenhängt und bei chronischer Anovulation nicht auftritt, führt der Weg der hormonellen Schmerzbekämpfung bei Frauen ohne Kinderwunsch via Suppression von Follikelreifung und Ovulation zum Erfolg. Am häufigsten werden zur Zyklussuppression die klassischen kombinierten Ovulationshemmer eingesetzt. Bei Frauen mit einer Kontraindikation gegen Ovulationshemmer, z.B. bei Gerinnungsstörungen oder bei Raucherinnen, kann statt dessen ein GnRH-Analogon verwendet werden, z.B. Buserelin oder Synrelin intranasal oder Dekapeptyl subkutan. Dabei genügen relativ niedrige Dosierungen, z.B. im Fall von Buserelin nur 300–450 µg intranasal/Tag.

In der Regel wird das GnRH-Analogon von Tag 1–21 verabreicht, gefolgt von 7 Tagen Pause. Während der letzten 10 Tage (Tage 12–21) muß ein Gestagen mit Buserelin kombiniert werden, damit eine Abbruchblutung eintritt. Die Abbruchblutung garantiert uns, daß die Patientin noch über eine ausreichende Östradiolproduktion verfügt. Bei Ausbleiben der Gestagenblutung besitzt die Patientin mit größter Wahrscheinlichkeit ein erhöhtes Osteoporoserisiko und muß zu deren Prophylaxe zusätzlich mit Östrogenen substituiert werden. Bei Frauen mit Kinderwunsch könnten theoretisch Prostaglandinhemmer eingesetzt werden, da der Mittelschmerz z.T. via Prostaglandine vermittelt wird. Allerdings wurde berichtet, daß Prostaglandinhemmer die Ovulation blockieren könnten, da Prostaglandine beim Eisprung mitbeteiligt sind.

## Prämenstruelles Syndrom

Das Prämenstruelle Syndrom (PMS) ist ein uneinheitlicher Symptomenkomplex mit sehr unterschiedlichen Ätiologien. Beim PMS finden sich sowohl psychische als auch somatische Beschwerden, deren Bedeutung von Patientin zu Patientin schwankt. Hier sei nur auf die denkbaren hormonellen Therapiemöglichkeiten eingegangen, für nicht-hormonelle Therapien sei auf Tabelle 1 und auf die spezialisierte Fachliteratur verwiesen.

Eine klassische endokrine Therapiemöglichkeit besteht in der Gabe von Gestagenen in der 2. Zyklushälfte unter Annahme einer Lutealinsuffizienz. Dazu können theoretisch alle Gestagene eingesetzt werden, doch scheint sich das natürliche mikronisierte Progesteron (200–300 mg/Tag) und Dydrogesteron (20 mg/Tag) etwas besser zu bewähren. Besteht gleichzeitig der Wunsch nach einer Kontrazeption, so ist die einfachste therapeutische Lösung die Gabe eines Ovulationshemmers zur Zyklussuppression. Quasi als Nebeneffekt wird die labile prämenstruelle Phase mit eliminiert. Bei Frauen mit betont psychischen prämenstruellen Veränderungen und bei Frauen mit betont depressiver Verstimmung vor der Periode kann die neue Gruppe der Serotonin-uptake-Hemmer verwendet werden (Tabelle 2). Allerdings sind deren Resultate nach unserer Erfahrung nicht so brilliant, wie dies

**Tabelle 1.** Prämenstruelles Syndrom

Therapie des dominanten Symptoms, Stufe 1
Wasserretention: Spironolactone
Mastodynien: Progesterongel, Bromocriptine
Dysmenorrhö: Prostaglandinhemmer
Psyche: Vitamin $B_6$, Pflanzenpräparate

Therapie des dominanten Symptoms, Stufe 2
Organische Beschwerden:
Einsatz von GnRH-Analoga, kombiniert mit Östrogen-Gestagen-Substitution
Psychische Beschwerden:
Fluoxetine (Prozac®), Alprazolan (Xanax®)

Wirkung der chirurgischen oder hormonellen Kastration
Gute Erfolge! Keine doppelblinden Studien möglich

**Tabelle 2.** Prämenstruelles Syndrom, Einsatz moderner Antidepressiva

---

Fluoxetine (Prozac®)
Hemmt Wiederaufnahme von Serotonin
Dosis: 20–60 mg/Tag
Sehr gute Wirkung, keine NW

Alprazolan (Xanax®)
Kurzwirksames Benzodiazepam
Dosis: 2mal 0,25 mg/Tag
Sehr gute Wirkung, keine NW

Lithium: Wirkung von Lithium: keine!

---

erste Arbeiten in den Vereinigten Staaten erhoffen ließen. In schweren Fällen mit Suizidalität empfehlen wir daher die vollständige Suppression der Ovarialfunktion mit einem GnRH-Analogon, wobei sowohl die bereits beim Mittelschmerz erwähnte niedrig-dosierte Variante als auch die intramuskuläre Gabe eines Depotpräparats eingesetzt werden kann. GnRH-Analoga haben die früher in hartnäckigen Fällen als Ultima ratio durchgeführte irreversible Kastration ersetzt. Bei der Verwendung von GnRH-Analoga in Depotformen gilt allerdings, daß bei jeder Therapiedauer, die 6 Monate überschreitet, zur Osteoporoseprophylaxe eine Östrogen-Gestagen-Kombination beigegeben werden muß. Dies kann auch durch Gabe einer festen Kombination wie Cyclacur, Trisquens oder Climen geschehen.


## Mastodynie

Auch Mastodynien treten meist zyklisch in der späteren Lutealphase auf. In der Regel werden zur Therapie zunächst Progesterone oder synthetische Gestagene eingesetzt. Bei leichten Fällen genügt die lokale Verabreichung von Progesterongel. Genügt dies nicht, so können vaginales oder perorales mikronisiertes Progesteron oder Gestagene per os verabreicht werden. Spricht eine Mastodynie nur ungenügend auf Gestagene an, so kommt der Einsatz von Danazole oder Gestrinon in Frage. Die früher oft verwendeten Androgene sollten, wenn immer möglich, wegen ihrer virilisierenden Nebenwirkungen vermieden werden. Besser ist es, bei Therapie-resistenten Fällen auf einen Gestagen-betonten Ovulationshemmer zu wechseln. Eine Besserung der Mastodynie ist auch bei normalen Serumprolaktinwerten durch die Gabe eines Prolaktinhemmers erzielt worden.


## Dysmenorrhö

Der Dysmenorrhöschmerz wird via Prostaglandine ausgelöst. Aus diesem Grund besteht die kausale Therapie der Dysmenorrhö in der Gabe von Prostglandinhemmern. Allerdings müssen diese früh genug eingenommen werden, so daß die Prostaglandinsynthese noch nicht voll begonnen hat oder noch rechtzeitig unterbrochen werden kann. Sind Prostaglandine bereits in hoher Konzentration vorhanden, so erzielt ein Prostaglandinhemmer keine oder nur eine ungenügende Wirkung. Dysmenorrhöpatientinnen sind deshalb so zu instruieren, daß sie den Prostaglandinhemmer gleich zu Schmerzbeginn anwenden. Besteht bei einer Dysmenorrhö gleichzeitig Kontrazeptionswunsch, so kann der Schmerz auch als Nebeneffekt der kontrazeptiven Einnahme eines Ovulationshemmers unter Kontrolle gebracht werden.

Ein Sonderfall ist die begleitende Dysmenorrhö bei *Endometriose*. Geht es allein um die Schmerzbekämpfung, so kann auch bei dieser Form der Dysmenorrhö im Zusammenhang mit einer Endometriose ein Prostglandinhemmer eingesetzt werden. Ist die gleichzeitige Kontrazeption unerwünscht, oder besteht gar ein klarer Kinderwunsch, so bleiben folgende Möglichkeiten:

- Gabe eines Gestagens [z.B. Medoxyprogesteronazetat 10–20 mg/Tag (Tag 15-28)] oder bei gleichzeitigem Kontrazeptionswunsch die Gabe eines Ovulationshemmers. Dabei können die einzelnen Monatspackungen ohne Pause über 6–12 Monate direkt aneinandergehängt werden. Bei Auftreten von Zwischenblutungen kann zusätzlich bis zum Stillstand der Blutung 2 mg Ostradiolvalerat/Tag verabreicht werden. Diese Therapieform wird als Pseudoschwangerschaft bezeichnet. Interessanterweise ist die Schwangerschaftsrate unter Gestagenen und nach Absetzen des Ovulationshemmers mit 40–50% etwa gleich gut, wie sie dies mit komplizierteren und teureren modernen Therapiemöglichkeiten ist. Bei Frauen mit Kinderwunsch wird auch heute noch entweder Danazol respektive Gestrinon oder ein GnRH-Agonist eingesetzt. Die Therapiedauer beträgt in der Regel 6 Monate.
- Danazol bindet wie Gestrinon an verschiedene Steroidrezeptoren, aber nicht an Östradiolrezeptoren. Wie natürliche Steroide werden sie an SHBG and TBG gekoppelt. Neben der Suppression der LH und FSH-Sekretion, und damit der Suppression der Follikelreifung wirken sie durch Hemmung verschiedener Hydroxylasen. Die Dosierung von Danazole beträgt 600–800 mg/Tag, geht es allein um die Schmerzbekämpfung, kann die Dosis allerdings auf 300–400 mg/Tag reduziert werden.
- Gestrinon wird 2mal wöchentlich (2mal 2,5 mg/Tag) verabreicht. Die Nebenwirkungen von Danazole und Gestrinon sind einerseits gekoppelt mit Hyperöstrogenisierung und andererseits mit der Androgenpotenz der Substanz.
- Wird statt dessen ein GnRH-Agonist eingesetzt, so ist das therapeutische Resultat dasselbe, die beiden Therapieformen unterscheiden sich jedoch in den Nebenwirkungen. In der Regel werden hier Depotpräparate eingesetzt. Die Nebenwirkungen entsprechen dem klimakterischen Syndrom. Wird eine Therapiedauer von 6 Monaten nicht überschritten, so besteht kein erhöhtes Osteoporoserisiko.


## Myome

Myome können Schmerzen verursachen. Eine hormonelle Therapie besteht in der Gabe von Gestagenen in der 2. Zyklushälfte oder der Suppression der Follikelreifung durch ein GnRH-Analogon. Mit den GnRH-Agonisten kann das Myom zum Schrumpfen gebracht werden. Nach Absetzen der Therapie wächst es jedoch rasch wieder auf die frühere Größe an, so daß nach Erreichen der maximalen, durch GnRH-Agonisten erzielbaren Volumenreduktion das Myom chirurgisch enukleiert werden muß.

Tritt während einer GnRH-Suppression ein akuter vom Myom ausgehender Schmerz auf, so muß an eine Nekrose mit Ruptur des Myoms gedacht werden.

Bei Frauen mit Kinderwunsch werden in der Regel auch hier GnRH-Agonisten eingesetzt.


## Dyspareunie

Hormonell zu behandelnde Formen der Dyspareunie sehen wir v.a. einerseits bei Östrogenmangel, andererseits bei Frauen mit Endometriose. Das Vorgehen von Endometriose wurde bereits im Kapitel Dysmenorrhö beschrieben. Bei Östrogenmangel besteht die kausale Therapie in einer Hormonsubstitution. Diese kann systemisch erfolgen, wenn gleichzeitig eine Osteoporoseprophylaxe oder eine Senkung des Risikos für kardiovaskuläre Erkrankungen oder Morbus Alzheimer gewünscht werden. Eine lokale Therapie bietet leider keinen Schutz vor metabolischen Folgen des Östrogenmangels. Vor allem bei älteren Patientinnen, von denen eine systemische Therapie nicht mehr akzeptiert wird, kann auch lokal vorgegangen werden. Es sei aber hier betont, daß bei Frauen im fertilen Alter eine Dyspareunie oft der Hinweis auf eine Störung der Sexualität ist und somit durch eine Psychotherapie oder Sexualtherapie und nicht durch eine Hormonbehandlung angegangen werden muß.


## Schmerzen durch Bindegewebsveränderungen bei Östrogenmangel

Die Dyspareunie ist vielleicht das bekannteste Beispiel von Schmerzen in der Postmenopause, welche auf einen Östrogenmangel zurückgeführt werden können. Im Klimakterium gibt es jedoch verschiedene, z.T. lokale, z.T. generalisierte Schmerzzustände, welche wie die Dyspareunie auf eine Substitution günstig antworten. Dazu gehören abakterielle Dysurie und Zystitis, Brennen in der Vagina, aber auch unspezifische Rückenschmerzen, Gelenkschmerzen und Muskel- oder Gliederschmerzen. Wir können alle diese Erscheinungen in einer pathophysiologischen Gruppe zusammenfassen, deren gemeinsamer Nenner Östrogenmangel-bedingte Veränderungen des Bindegewebes sind. Auch heute noch werden insbesondere Gelenk- und Muskelschmerzen meist weder von der Patientin noch vom Hausarzt mit einem Östrogenmangel in Verbindung gebracht.


## Varia

Im weiteren Sinn können auch die Extrauterinschwangerschaft und das Hyperstimulationssyndrom als Hormon-abhängig eingestuft werden. Die Therapie besteht allerdings in beiden Fällen nicht in einer Hormongabe. Hingegen kann ein Hyperstimulationssyndrom verhindert werden, wenn im hyperstimulierten Zyklus selbst auf die Auslösung der Ovulation mit HCG verzichtet wird, und wenn nach einem hyperstimulierten Zyklus bei der nächsten Stimulation mit HMG oder FSH das Low-dose-Prinzp eingesetzt wird.

## Schlußfolgerungen

Geschickt eingesetzt haben Hormone somit durchaus ihren Platz in der Schmerztherapie, insbesondere bei Schmerzen im Unterbauch. Dabei gilt es immer, den pathophysiologischen Mechanismus, der zum Schmerz führt, zu unterbrechen. Meist stehen 2 Therapiemöglichkeiten zur Verfügung. Eine erste, welche mit einer Kontrazeption verknüpft ist, und eine 2., die zwar oft weniger effizient ist, aber die Möglichkeit einer Schwangerschaft offen läßt. Es gilt somit, die verschiedenen Therapieprinzipien mit der Patientin genau durchzubesprechen und diejenige zu wählen, welche ihrer Situation und ihren Wünschen entspricht.

## Literatur

Beim Verfasser

Archives of ________
# Gynecology
## and Obstetrics
© Springer-Verlag 1996

## 3. Hauptthema
## Workshops in psychosomatischer Gynäkologie und Geburtshilfe
### 3<sup>ème</sup> Thème principal
*Workshops en gynécologie et obstétrique psychosomatique*

# Zusammenfassender Bericht aus den psychosomatischen Workshops

## J. Bitzer

Abteilung für Sozialmedizin/Psychosomatik, Universitäts-Frauenklinik, CH-4021 Basel, Switzerland

Der Begriff Psychosomatik bedeutet, daß bei allen Erkrankungen gleichzeitig und gleichwertig körperlichen und psychosozialen Faktoren Beachtung geschenkt wird. Dieses mehrdimensionale Herangehen an Gesundheit und Krankheit stellt damit zum einen ein Wahrnehmungs- und Denkmodell dar, zum anderen aber beinhaltet Psychosomatik auch eine definierbare Art des täglichen Arbeitens, des täglichen Umgangs mit der Patientin in der Sprechstunde.

Diese tägliche Arbeit ist wie ein Handwerk, das man erlernen kann. Das Handwerk umfaßt theoretisches Wissen und praktische Fähigkeiten.

**Theoretisches Wissen**

Das theoretische Wissen läßt sich folgendermaßen zusammenfassen:

1. Lebens- und Entwicklungsphasen der Frau.
Aufgaben, Konflikte, Krisen.
2. Das biopsychosoziale Modell von Gesundheit und Krankheit.
Streß und Stressoren, Bewältigungs- und Abwehrmechanismen, Struktur und Dynamik von Konflikten, Elemente der Persönlichkeit.
3. Elemente und Funktion der gynäkologisch-geburtshilflichen Konsultation: Beziehung, Beratung, Begleitung, Behandlung. Grundlagen der Arzt-Patienten-Beziehung, Theorie der Beziehung und Interaktion, Kommunikation.
4. Grundlagen der psychosozialen Diagnostik und Therapie.
Psychopathologie, Biographische Anamnese, Skalen, Tests, psychosoziale Interventionen auf Oder Ebene der Wahrnehmung.
Spezielle Beratungslehre: SS-Konfliktberatung, Kontrazeptionsberatung, Beratung in der Adoleszenz, Peri- und Postmenopause, Infertilitätsberatung.
5. Psychosomatischer Zugang zu Erkrankungen in der Geburtshilfe.
Hyperemesis, habituelle Aborte, Frühgeburtlichkeit, EPH-Gestose, Gebärstörungen, Störungen im Wochenbett.
6. Psychosomatischer Zugang zu Erkrankungen in der Gynäkologie.
Genitalinfektionen, gutartige Tumoren, Karzinomerkrankungen, präoperatives Ge-

spräch und postoperative Begleitung. Chronischer Fluor, Pruritus ohne Organbefund. Chronische Unterbauchschmerzen ohne Organbefund. Harninkontinzenz, besonders gemischte und Urgeinkontinenz.
7. Psychosomatischer Zugang zu Störungen und Erkrankungen im Bereich der gynäkologischen Endokrinologie und Reproduktionsmedizin.
Zyklusstörungen in Adoleszenz, reproduktiver Phase und Perimenopause. PCO-Syndrom, sekundäre Amenorrhö, Dauerblutungen, Hyperandrogenisierung, Menopausenbeschwerden, Infertilität.

## Fähigkeiten und Techniken

*1. Durchführung eines biopsychosozialen Anamnesegesprächs*
- Kontaktaufnahme und Herstellung einer emotionalen Beziehung.
- Wahrnehmung und Erfassung emotionaler und szenischer Informationen.
- Erkennung aktueller psychosozialer Belastungen.
- Erfassung biographischer Faktoren im Hinblick auf Krankheitsentstehung.
- Beschreibung der Bewältigungs- und Abwehrmechanismen der Patientin.
- Beschreibung möglicher pathogener Konflikte.
- Zusammenfassung der Befunde in einer diagnostischen Hypothese betreffend Belastungen, Persönlichkeit und Symptombildung.
- Therapievorschlag.

*2. Durchführung eines Beratungsgesprächs*
- Kontaktaufnahme und Herstellung einer emotionalen Beziehung.
- Erfassung der Bedürfnisse, Wünsche und Ängste der Klientin.
- Gemeinsame Realitätsprüfung bezüglich Ressourcen und Hindernisse.
- Informationsvermittlung.
- Erarbeitung alternativer Problemlösungen im Hinblick auf Ziele und Wertvorstellungen der Klientin.
- Beeinflussung des Verhaltens.
- Spezielle Beratungsgespräche: SS-Konflikt, Kontrazeptionsberatung, Beratung in der Adoleszenz, der reproduktiven Phase, der Peri- und Postmenopause, Beratung bei Infertilität.

*3. Durchführung einer psychosomatisch-psychosozialen Begleitungs- und/oder therapeutischen Konsultation*
- Kontaktaufnahme und Herstellung einer emotionalen Beziehung.
- Erfassung und Benennung der aktuellen Probleme.
- Hintergrund und Umfeld der Probleme.
- Krankheits- und Symptomverständnis der Patientin.
- Bisherige Bewältigungen der Patientin.
- Bestätigung und Zuspruch.
- Besprechung möglicher evtl. alternativer Ursachen.
- Bedeutungszuweisungen, Interpretationen.
- Lösungsvorschläge.
- Verhandeln.
- Entscheid über einen Lösungs- oder Therapieschritt.
- Absprache über die nächste Konsultation.

*4. Kombination von psychosomatischer Diagnostik und Therapie bei der Betreuung von Patientinnen mit psychosomatischen Symptombildungen über einen längeren Zeitraum hinweg (begleitende Fallsupervision)*

## Workshops

Zum Training der Fähigkeiten wurden die Workshops eingerichtet.

*Inhaltliche Gliederung der Workshops*

1. Workshops zur Verbesserung der emotionalen Eigenwahrnehmung von Ärztinnen und Ärzten und zur bewußten Gestaltung der Arzt-Patienten-Beziehung:
- Die Problempatientin in der gynäkologischen Sprechstunde.
- Sexualberatung in der gynäkologischen Sprechstunde.
- Ehepaargruppe für Gynäkologen.

2. Workshops zum Umgang mit speziellen Patientinnengruppen, die eine besondere psychosomatische Kompetenz verlangen:
- Das infertile Paar in der gynäkologischen Sprechstunde.
- Frauen mit Eßstörungen in der gynäkologischen Praxis.
- Artefaktpatientinnen in der Gynäkologie.
- Die Adoleszente in der Sprechstunde des/der Frauenarztes/Frauenärztin.
- Psychosomatische Betreuung und Umgang mit onkologischen Patientinnen.

3. Workshops zum Erlernen psychosomatischer Denk- und Handlungsweisen im Zusammenhang mit Fortpflanzung, Schwangerschaft, Geburt und Wochenbett:
- Psychosoziale und psychosomatische Probleme während der Schwangerschaft (pränatale Diagnostik, der kranke Fötus, Partnerschaftskonflikte).
- Schwangerschaftskonfliktberatung.
- Die schwangere Patientin mit schweren psychosozialen Belastungen.

*Gemeinsame Elemente der Workshops*

1. Die teilnehmenden Ärztinnen und Ärzte sollten dazu motiviert werden, sich selbst als Person mit ihren inneren Bildern und Emotionen wahrzunehmen und diesen persönlichen Anteil in den Umgang mit den Patientinnen hineinzunehmen. Balint hat dies unter dem Stichwort „Droge Arzt" pointiert zusammengefaßt.

2. Den Teilnehmern wurde vermittelt, wie gleichzeitig somatische und psychosoziale Befunde erhoben werden können. Es wurden die verschiedenen Ebenen der Datenerhebung angesprochen und die grundlegenden Begriffe und Modelle, nach denen psychosoziale Daten geordnet werden, dargelegt. Dazu gehören Persönlichkeit der Patientin, Abwehr, Anpassung, Bewältigungsformen, Krankheitsverhalten, Beziehung und Beziehungsgestaltung, Streß, Konflikt.

3. Die Teilnehmer konnten ihre subjektiven Wahrnehmungen austauschen und lernen, daß Eigen- und Fremdbild innerhalb einer Gruppe auseinanderweichen. Sie erhielten dadurch neue Impulse für ihre eigene Wahrnehmung und für die Interpretation von Beobachtungen und Befunden. Weiterhin erhielten sie eine Rückkoppelung über ihre Wirkung auf andere.

4. Die Teilnehmer konnten einfache psychotherapeutische Interventionen lernen. In gespielten Situationen (Rollenspiel) lernten sie bestimmte Gesprächssituationen bewußt zu gestalten, alternative Sprech- und Handlungsmöglichkeiten zu erkennen, und sie erhielten wiederum von der Gruppe oder von den Gruppenleitern Anregungen für bisher von ihnen nicht eingesetzte therapeutische Interventionen (Empathie, Bestätigung, Ermutigung, Verbalisierung von Emotionen, Ansprechen der Beziehungsebene, Aushalten von negativen Effekten, stabiles Beziehungsangebot etc.).

*Resümee*

Die Teilnahme an den einzelnen Arbeitsgruppen war von der Zahl der Teilnehmer her erfreulich. Auch die Mitarbeit und das Engagement wurden als intensiv beschrieben. Zahlreiche Teilnehmer gaben an, daß sie für ihre tägliche Praxis doch wertvolle Impulse erhalten hatten.

Ziel dieser einmaligen Veranstaltung konnte es natürlich nicht sein, eine wesentliche Veränderung der psychosozialen Kompetenz herbeizuführen. Anliegen dagegen war es, die Kolleginnen und Kollegen für die psychosomatische Denk- und Arbeitsweise zu interessieren und zu motivieren. Dies scheint insgesamt in allen Arbeitsgruppen gelungen zu sein.

Archives of

# Gynecology and Obstetrics
© Springer-Verlag 1996

4. Hauptthema
Geburtshilfe
Schwangerschaftsüberwachung im Rahmen des neuen KVG
*4ème Thème principal*
*Obstétrique*
*Surveillance de la grossesse dans le cadre*
*de la nouvelle LAMal*

## Introduction

**F. Béguin**

Clinique et policlinique d'obstétrique, Hôpitaux Universitaires de Genève, CH-1211 Genève, Switzerland

Les prescriptions de la nouvelle LAMal concernant la surveillance de la grossesse ont fait couler beaucoup d'encre et suscité bien des réactions, parfois passionnées. Les médias ont fortement donné de la voix dans ce débat, parfois dans un très honnête souci d'information, mais souvent avec superficialité et démagogie. Nous ne pouvions nous retrouver, en cette Assemblée annuelle, sans évoquer cette problématique et avons fait appel à ceux qui nous semblaient les plus aptes à répondre aux questions que nous nous posons au sujet des consultations prénatales, du dépistage des maladies infectieuses en cours de grossesse, des examens échographiques obstétricaux. Un des effets bénéfiques de ce qu'il faut bien appeler une bataille a été de nous obliger à nous interroger sur le bien-fondé de nos attitudes diagnostiques, préventives et thérapeutiques face à la grossesse.

Nous avons souvent l'impression d'être l'objet d'une suspicion générale, les victimes d'un véritable complot. Les autres spécialités souffrent-elles autant que la nôtre de prescriptions contraignantes de la part du politique? Est-il tout-à-fait innocent de voir les organismes d'état s'acharner avec tant de persistance contre les acquis médicaux qui concernent la santé de la femme? Quelles que soient les raisons de ces attitudes intransigeantes, il est essentiel de sauvegarder, dans cette tourmente, une position avant tout médicale, privilégiant le bien des patientes et de leurs enfants.

En 1988 déjà, Avidis Donabedian [1] insistait sur l'importante différence qui distingue le «maximal health care», qui veut offrir toutes les mesures possibles, quels que soient leur coût et les limites de leur efficacité, à ceux qui peuvent les payer, du «optimal health care» qui défend l'action considérée comme la meilleure, en terme de coût-bénéfice et en terme d'efficacité, au plus grand nombre de personnes possibles. Il est bien clair que les contraintes économiques nous obligent à abandonner le «maximal health care». Encore faut-il que nous soyons convaincus des justifications de ce changement de cap. Encore faut-il clairement évaluer les dangers potentiels liés à l'abandon de certaines prestations médicales.

**Tableau 1.** Evolutions maternelles et néonatales dans les grossesses sans facteurs de risque

|  | N | % |
|---|---|---|
| *Mères* | 790 |  |
| Pas de complications | 609 | 77.1 |
| ≥1 complication | 181 | 22.9 |
| *Nouveau-nés* | 784 |  |
| Pas de complications | 598 | 76.3 |
| ≥1 complication | 186 | 23.7 |

D'après J.-M. Moutquin et al. [3]

**Tableau 2.** Effets de la prévention sur l'incidence de l'accouchement prématuré

|  | 1972 | 1989 |
|---|---|---|
| % accouchements prématurés <37 semaines | 8.6 | 4.8 |
| % accouchements prématurés <34 semaines | 2.4 | 0.9 |

D'après E. Papiernik et G. Bréart [6]

Nous sommes, dans cette salle, persuadés de l'efficacité globale de notre action médicale obstétricale. La chute spectaculaire de la mortalité et de la morbidité maternelles, foetales et néonatales ne nous semble pas pouvoir être expliquée par des raisons socio-économiques ou d'hygiène seulement. Comme seul exemple, je citerai l'impressionnante analyse de E. Papiernik concernant la mortalité maternelle en Suède de 1751 à nos jours. La diminution de la mortalité maternelle à été lente entre 1751 (1 100 sur 100 000 naissances vivantes) et 1920 (100 sur 100 000 naissances vivantes). La courbe de diminution est devenue par la suite plus raide, passant de 100 entre 1920 à moins de 10 en 1980. L'analyse de Papiernik permet d'attribuer une grande partie de ce progrès rapide à la généralisation des soins prénataux et de l'accouchement en milieu médical. Nous n'avons pas à rougir de ces évolutions. Notre devoir est de défendre au contraire notre approche périnatale qui prouvé son efficacité.

Au cours des débats concernant la nouvelle loi, on a évoqué à maintes reprises la notion de «grossesse à risques» Chacun comprend la nécessité de traiter le malade ou la personne dont le risque est clairement démontré. Mais faut-il véritablement médicaliser la grossesse d'une femme qui ne présente pas de facteur de risque démontrable? Les études prospectives tentant de répondre à cette question sont peu nombreuses. J. M. Moutquin et coll. [3], dans un travail publié en 1987, ont étudié une série consécutive de 790 grossesses uniques normales d'après la mère et réputées sans facteur reconnu de risque lors de la première visite prénatale. Des complications sérieuses survinrent chez 22,9% des mères et 23,7% des nouveau-nés (Tableau 1).

E. Papiernik [5] a démontré l'importante diminution de l'incidence de l'accouchement prématuré, en France, entre 1972 et 1989. Cette diminution a pu être obtenue quand la prévention s'est adressée non plus seulement aux cas à haut risque (sur lesquels notre action préventive est dans ce domaine souvent peu efficace) mais bien à la totalité des grossesses (Tableau 2).

**Tableau 3.** Indicateurs cliniques obstétricaux actuellement recommandés par la «Joint Commission for the Accreditation of Health Care Organizations»

| | | |
|---|---|---|
| OB-1 | Numérateur: | patientes avec césarienne |
| | Dénominateur: | total des accouchements |
| OB-2 | Numérateur: | patientes avec tentative d'accouchement par voie basse après césarienne antérieure |
| | Dénominateur: | total des patientes ayant accouché avec une anamnèse de césarienne antérieure |
| OB-3 | Numérateur: | accouchements d'enfants pesant <2500 g |
| | Dénominateur: | total des accouchements d'enfants vivants |
| OB-4 | Numérateur: | enfants nés vivants avec poids de naissance ≥2500 g et qui présentent au moins l'une des caractéristiques suivantes:<br>1. Apgar<4 à 5 min<br>2. Admission aux SI néonataux au jour de l'accouchement et pour plus de 24 heures<br>3. Convulsions ou traumatisme obstétrical |
| | Dénominateur: | total des accouchements d'enfants vivants de >2500 g |
| OB-5 | Numérateur: | enfants nés vivants avec poids de naissance >1000 g et <2500 g avec Apgar <4 à 5 min. |
| | Dénominateur: | total des accouchements d'enfants vivants de >1000 g et <2500 g |

D'après L. Loegering et al. [2]

Notre pouvoir de prédiction est donc, imparfait et les programmes de prévention sont parfois plus efficaces dans les grossesses à bas risque que dans les grossesses à risque élevé. Enfin, la grossesse sans risques n'existe pas.

On trouvera dans le tableau 3 les recommandations de la Joint Commission for the Accreditation of Health Care Organizations, concernant les indicateurs cliniques obstétricaux de la qualité des soins [2]. L'expérience montre que les résultats des analyses réalisées à l'aide de tels indicateurs reflètent, en effet, fidèlement la quantité et la qualité de la prise en charge médicale de la mère, du foetus et du nouveau-né. Nous serons tous, dans l'avenir, évalués et peut-être jugés sur la base de tels indicateurs. Il serait bien paradoxal que les exigences de qualité deviennent plus sévères et que, dans un même temps, les moyens d'obtenir cette qualité nous soient enlevés ou soient rationnés.

Enfin, il nous semble essentiel de tenir compte également du degré de satisfaction des mères. Dans une passionnante étude anglaise parue récemment, J. Sikorki et coll. [4, 7] ont comparé l'efficacité clinique et psychologique des soins traditionnels pendant la grossesse (13 visites!) avec ceux du «new style» (7 visites pour les nullipares et 6 visites pour les multipares). Les mères ayant appartenu au groupe d'étude («new style») ont présenté des évolutions psychosociales moins bonnes: davantage de peurs concernant l'état de l'enfant et leur capacité de mère, plus d'attitudes négatives à l'égard de l'enfant pendant la grossesse et après la naissance, degré d'insatisfaction plus important au sujet du nombre des consultations. Dans les controverses concernant la nouvelle loi, nous avons surtout insisté sur les conséquences purement médicales des prescriptions. Il serait désastreux de voir les mêmes prescriptions entraîner aussi une diminution de qualité des rapports parents-enfants dont on sait aujourd'hui l'impact sur le développement harmonieux de l'individu.

## Bibliographie


1. Donabedian A (1988) The qualify of care, how can it be assessed? JAMA 260:1743
2. Loegering L, Reiter RC, Gambone JC (1994) Measuring the quality of health care. Clin Obstet Gynec 37:122
3. Moutquin J-M, Gagnon R, Rainville C, Giroux L, Amyot G, Bilodeau R, Raynauld P (1987) Maternal and neonatal outcome in pregnancies with no risk factors: Canad Med Ass J 137:728
4. Neilson J (1996) Antenatal care on trial. Brit Med J 312:524
5. Papiernik E (1995) The role of emergency obstetric care in preventing maternal deaths: an historical perspective on European figures since 1751. Inst J Gynec Obstet 50 [Suppl 2]:S73
6. Papiernik E, Breart G (1994) Should a prevention program be proposed to high-risk patients or to all patients? Am J Obstet Gynecol 171:1676
7. Sikorsk J, Wilson J, Clement S, Das S, Smeeton N (1996) A randomised control trial comparing two schedules of antenatal visits: the antenatal care project. Brit Med J 312:546

Arch Gynecol Obstet (1996) 259 [Suppl]: S 88–S 96

Archives of

# Gynecology and Obstetrics

© Springer-Verlag 1996

# Inhalt und Umfang der Schwangerschaftsvorsorge

**H. Schneider**

Universitäts-Frauenklinik, Schanzeneckstraße 1, CH-3012 Bern, Switzerland

Im Frühjahr vergangenen Jahres hat das Eidgenössische Department des Inneren (EDI) eine Neufassung der Bestimmungen über die Leistungen der Krankenversicherungen bekanntgemacht. Darin wurden auch die besonderen Leistungen im Zusammenhang mit Mutterschaft, die von den Kassen zu übernehmen seien, definiert. In der alten Fassung des Krankenversicherungsgesetzes (KVG) von 1964 waren für die Vorsorge von unkomplizierten Schwangerschaften maximal 4 Untersuchungen vorgesehen. Seit Mitte der 60er Jahre ist die mittlere Anzahl der Untersuchungen in der Schweiz wie auch in anderen westlichen Ländern auf 8–10 angestiegen, und diese Ausweitung der Leistung wird von den Kassen seit Jahren diskussionslos bezahlt. Als Rechtfertigung für die Erweiterung des Schwangerschaftsvorsorgeprogramms wird der starke Rückgang der Perinatalsterblichkeit und die allgemeine Verbesserung des Schwangerschaftsergebnisses angeführt. Vertreter des Bundesamts für Sozialversicherungen haben darauf hingewiesen, daß die Mengenausweitung im Bereich der Schwangerschaftsvorsorge nicht mit den Empfehlungen der WHO übereinstimmt und daß der Kausalzusammenhang zwischen der Erhöhung der Anzahl der Versorgeuntersuchungen und der Verbesserung des Schwangerschaftsergebnisses bei normalen Schwangerschaften wissenschaftlich nicht belegt ist.

Im Auftrag des Vorstands der Schweizerischen Gesellschaft für Gynäkologie und Geburtshilfe wurde eine Stellungnahme zu Händen des Bundesamts für Sozialversicherungen abgegeben, in der das heute übliche Programm von 8–10 Vorsorgeuntersuchungen begründet wurde. Dank dieser Eingabe sowie entsprechender Reaktionen verschiedener Gremien und Vertreter unseres Fachs wurde in der definitiven Fassung der Leistungen der Krankenversicherungen, die Teil des am 1.1.1996 in Kraft getretenen neuen Krankenversicherungsgesetzes (KVG) ist, die Anzahl der für die normale Schwangerschaft anerkannten Vorsorgeuntersuchungen anstelle von ursprünglich 4 auf 8 festgesetzt.

Die Diskussion um die optimale Anzahl von Schwangerschaftsvorsorgeuntersuchungen bei normalen Schwangerschaften hat ähnlich wie die Auseinandersetzung um das Ultraschall-Screening deutlich gemacht, daß die objektive Begründung dieser Maßnahmen, die in den meisten westlichen Ländern von den Fachvertretern als Standard der Betreuung anerkannt sind, schwierig ist und der Beweis häufig nur indirekt geführt werden kann.

Im folgenden wird auf einige Aspekte dieser Diskussion eingegangen. Dabei werden die wichtigsten Inhalte der Untersuchungen, deren Anzahl und Berechtigung sowie die Effektivität und das Kosten-Nutzen-Verhältnis angesprochen.

## Inhalt und Ziele der Schwangerschaftsvorsorge

Die Angriffspunkte der Schwangerschaftsvorsorge liegen zum einen im medizinischen und zum anderen im psychosozialen Bereich (Tabelle 1). Im medizinischen Bereich geht es um die Früherkennung von Komplikationen, die für die Gesundheit von Mutter und Kind von Bedeutung sein können, wie insbesondere hypertensive Störungen, Diabetes mellitus, drohende Frühgeburt, intrauterine Wachstumsretardierung sowie Fehlbildungen des Fetus. Die Frühentdeckung möglicher Störungen basiert auf der Kombination von Screening-Maßnahmen, die bei allen Schwangeren zur Anwendung kommen und weiterführenden diagnostischen Tests, die gezielt in einer selektiven Gruppe eingesetzt werden. Das Screening im weitesten Sinn umfaßt die Erhebung von demographischen sowie anamnestischen Daten, eine allgemeine klinische Untersuchung mit Bestimmung des Gewichts, Messung des Blutdrucks sowie bestimmte Laboruntersuchungen und Ultraschall etc.

Im psychosozialen Bereich wird durch Beratung und Information der Wissensstand der Schwangeren über ihren eigenen Körper, den Schwangerschaftsverlauf und die durch die Schwangerschaft bedingten körperlichen und psychischen Veränderungen mit dem entsprechenden Bewußtsein für diese Veränderungen gefördert. Daraus wiederum resultieren Sicherheit, Selbstvertrauen sowie Vertrauen in die Betreuung und Zuversicht im Hinblick auf den weiteren Schwangerschaftsverlauf, die Geburt und die Zeit nach der Geburt. Die damit gegebene Beruhigung und der Vertrauenszuwachs sind wichtige Grundlagen für die erfolgreiche Bewältigung der Schwangerschaft und der Geburt. Die Inhalte der Beratung sind mannigfaltig und haben in den verschiedenen Zeitabschnitten der Schwangerschaft unterschiedliche Schwerpunkte (Tabelle 2).

**Tabelle 1.** Angriffspunkte der Schwangerschaftsvorsorge im medizinischen und psychosozialen Bereich

Medizinisch

Frühentdeckung von Komplikationen wie
- Hypertensive Störungen
- Diabetes mellitus
- Drohende Frühgeburt
- IUWR
- Fehlbildungen

Psychosozial

- Information, Beratung
- Unterstützung, Sicherheit
- Beruhigung
- Beeinflussung und Verbesserung ungünstiger Lebensumstände

**Tabelle 2.** Inhalte der Beratung im 1., 2. und 3. Trimester

---

Allgemeine Verhaltensmaßnahmen

---

Rauchen, Drogen, Alkohol
Medikamente
Berufstätigkeit, Hausarbeit
Reisen, Sport, Freizeit
Sexualverhalten

---

Häufige Beschwerden während der SS

---

*1. Trimenon*
Übelkeit, Erbrechen
Verdauungsstörungen: Sodbrennen, Obstipation
Blutungen

*2. Trimenon*
Beinkrämpfe
Verdauungsbeschwerden
Kontraktionen
Vaginalfluor

*3. Trimenon*
Senkwehen, Rückenschmerzen, Kindsbewegungen, vorzeitiger Blasensprung, blutiges Zeichnen

---

Pränatale Diagnostik

---

Geburtsvorbereitung

---

Aus diesen grundsätzlichen Überlegungen leitet sich ein auf 3 Grundpfeilern abgestütztes Schwangerschaftsvorsorgekonzept ab [1]:

1. Screening
Erhebung des Gesundheitszustands mit Erkennung oder Ausschluß von bestimmten Risiken.

2. Diagnostik und Therapie
In Anpassung an das durch die Screening-Untersuchungen erhobene Risikoprofil werden individuell diagnostische Tests eingesetzt mit dem Ziel der frühzeitigen Erkennung von Störungen und deren therapeutischer Beeinflussung.

3. Information und Beratung
Die Beratung umfaßt die Aufklärung der Schwangeren über Schwangerschaft und Geburt. Dazu kommt im Sinne der Gesundheitsförderung die Beeinflussung des Verhaltens und Verbesserung von ungünstigen Lebensumständen, um den schädigenden Einfluß auf den Fetus zu vermindern. Auch bei psychosozialen Streßsituationen, genereller Überforderung etc. soll durch Beratung und Unterstützung Abhilfe geschaffen werden. Hierbei müssen, je nach Bedarf, spezielle Beratungsstellen und andere Berufsgruppen in das Gesamtkonzept einer umfassenden Vorsorge integriert werden, wie Sozialdienst, Ernährungsberatung, Drogenberatung, Hebammen etc.

## Anzahl der Vorsorgeuntersuchungen

Die Schwangerschaftsvorsorge umfaßt eine Sequenz von Untersuchungen, die zu bestimmten Zeitpunkten während der Schwangerschaft durchgeführt werden. Dabei orientieren sich die Erhebungen und Maßnahmen bei jeder einzelnen dieser Untersuchungen an den 3 genannten Hauptinhalten wie Screening, Diagnostik und Therapie sowie Informationen und Beratung. Die Wiederholung verschiedener Screening-Untersuchungen dient der Erfassung von Veränderungen des Zustands im Verlauf der Schwangerschaft und von Veränderungen im Risikoprofil, um entsprechende diagnostische Tests oder therapeutische Maßnahmen frühzeitig zu veranlassen.

Die Angaben der mittleren Anzahl der Schwangerschaftsvorsorgeuntersuchungen variieren in den verschiedenen Berichten erheblich. In diversen Lehrbüchern werden 10–12 Untersuchungen/Schwangerschaft empfohlen, mit je 1 Untersuchung/Monat. Im vorletzten Monat wird das Intervall auf 14 Tage und während der letzten 4 Wochen auf 1 Woche verkürzt. Dieser Zeitraster hat sich wahrscheinlich mehr wegen seiner Einprägsamkeit als wegen eines nachgewiesenen Nutzeffekts durchgesetzt. Eine vergleichende Erhebung über Anzahl und Inhalte der Schwangerschaftsvorsorge in 9 europäischen Ländern hat eine mittlere Zahl von 8 Konsultationen/Schwangerschaft ergeben [2]. Vom American college of obstetricians and gynecologists wurden als Standard 12–14 Untersuchungen empfohlen [1]. Der im Auftrag des Department of health and human services in den USA Ende der 80er Jahre erstellte Expertenbericht über die Inhalte und die Gestaltung der Schwangerschaftsvorsorge empfiehlt für gesunde Frauen mit einer 1. Schwangerschaft 9 und für Frauen mit einer Zweit- oder Drittschwangerschaft mit geringem Risiko 7 Konsultationen [1]. Diese Empfehlung liegt somit deutlich unterhalb der offiziellen Empfehlung des American college. In England wurde die Effektivität des bestehenden Schwangerschaftsvorsorgeprogramms Mitte der 80er Jahre von Hall untersucht. Hall et al. kommen zu dem Schluß, daß die mittlere Anzahl von 13 Untersuchungen bei normalen Schwangerschaften wahrscheinlich zu hoch ist. Dabei wird auch zwischen Erstschwangerschaften einerseits und Zweit- oder Drittschwangerschaften andererseits unterschieden. Die Empfehlung beläuft sich auf 9 bzw. 7 Untersuchungen [3, 4].

Es gibt eine Vielzahl von Beobachtungsstudien über die Bedeutung der Schwangerschaftsvorsorge, in denen auf den Zusammenhang zwischen der Anzahl der Untersuchungen und dem Schwangerschaftsausgang, gemessen an der Schwangerschaftsdauer, dem mittleren Kindsgewicht, Hospitalisation auf der Neonatologie etc. hingewiesen wird. Die Aussagekraft vieler dieser Studien ist allerdings wegen der mangelnden Vergleichbarkeit der untersuchten Kollektive begrenzt. Bislang gibt es lediglich 2 prospektiv randomisierte Studien, in denen Vorsorgeprogramme mit einer unterschiedlichen Anzahl von Untersuchungen systematisch verglichen werden [5, 6].

Auf eine kürzlich im BMJ publizierte Untersuchung soll etwas näher eingegangen werden [6]. Risikoarme Schwangere wurden nach entsprechender Randomisierung entweder nach einem herkömmlichen Zeitplan mit einer angestrebten Zahl von 13 Untersuchungen oder nach einem neuen Programm mit einer reduzierten Anzahl von 7 Besuchen für Erstgebärende und 6 Besuchen für Mehrgebärende betreut. Die Reduktion der Anzahl der Vorsorgeuntersuchungen betraf im wesentlichen das 3. Trimenon. Der Unterschied in der Anzahl der Untersuchungen in den beiden Gruppen war nicht so groß wie ursprünglich geplant (10,8 gegenüber 8,6). Bemerkenswert ist, daß in der Gruppe mit dem traditionellen Programm die mittlere Anzahl um 1,65 Besuche unterhalb der angestrebten Zahl von 13 Besuchen lag, während in der Gruppe mit dem reduzierten Vorsorgeprogramm im Mittel 2,6 Besuche mehr in Anspruch genommen werden. Die Frauen in dem traditionellen Vorsorgeprogramm hatten signifikant häufiger Ultraschalluntersuchungen (1,7 gegenüber 1,6) und die Anzahl der Tagesaufenthalte im Spital war ebenfalls geringfügig, aber signifikant höher. Gemessen an medizinischen Parametern, wie Hypertonie, Frühgeburt, mütterliche oder perinatale Morbidität, fand sich keine signifikanter Unterschied. Die Hauptunterschiede fanden sich im psychosozialen Bereich sowie bei dem Zufriedenheitsgrad der Frauen. Bei einer reduzierten Anzahl von Untersuchungen wurde öfters das Bedürfnis nach mehr Zeit zum Gespräch während der Besuche und das Gefühl, die Anliegen nicht genügend vorbringen zu können, geäußert. Es wurden vermehrt Ängste bezüglich des Wachstums und der normalen Entwicklung des Kinds vorgebracht, und nach der Geburt waren Ängste vor Überforderung im Umgang mit dem Neugeborenen erkennbar. Die Auswertung der Geburtserfahrung, gemessen an dem antepartal im Hinblick auf die Geburt geäußerten Vertrauen, der Zufriedenheit mit der Geburt sowie der Selbsteinschätzung bezüglich Bewältigung der Geburt ergab keine signifikanten Unterschiede. Auch die Evaluation des Informationsstands zeigte keinen signifikanten Unterschied, und die Erklärungen wurden in beiden Gruppen als verständlich und zufriedenstellend eingestuft. Lediglich zum Thema Ernährung des Neugeborenen haben im reduzierten Versorgungsprogramm mehr Frauen den Wunsch nach mehr Information geäußert. Im Rauchverhalten sowie beim Alkoholkonsum bestanden keine Unterschiede, und der Anteil der Frauen, die primär oder sekundär abgestillt wurden oder das Stillen frühzeitig beendet haben, war in beiden Gruppen gleich. Bei einer reduzierten Anzahl von Vorsorgeuntersuchungen haben mehr Frauen den Wunsch nach zusätzlichen Untersuchungen geäußert, während umgekehrt in der Gruppe mit dem herkömmlichen Programm nur selten eine Senkung der Anzahl der Konsultationen gewünscht wurde. Zusammenfassend läßt sich sagen, daß zwischen den beiden Programmen im medizinischen Ergebnis kein Unterschied bestand; aber die Befriedigung der Bedürfnisse im psychosozialen Bereich war in der Gruppe mit der reduzierten Anzahl von Kontrollen deutlich schlechter. Das reduzierte Vorsorgeprogramm vermag somit medizinischen Ansprüchen weitgehend genügen, trifft aber wegen der unzureichenden Berücksichtigung psychosozialer Aspekte auf eine schlechtere Akzeptanz.

Die im KVG als Mutterschaftsleistungen anerkannten 8 Vorsorgeuntersuchungen bei risikoarmen Schwangerschaften sind mit den internationalen Empfehlungen durchaus vereinbar. Allerdings muß einschränkend festgehalten werden, daß auch die Postpartumkontrolle zu den 8 anerkannten Untersuchungen zählt, so daß streng genommen bis zum Geburtstermin 7 Konsultationen vorgesehen sind. Der in Tabelle 3 wiedergegebene Zeitplan ist als Vorschlag für die Vorsorge gedacht. Dabei ergeben sich für Erstgebärende bis zum Termin 8 Untersuchungen, so daß die Vorgabe des KVG um 1 Untersuchung überschritten wird, während für Mehrgebärende bis 41 Wochen 7 Untersuchungen vorgesehen sind. Alles in allem sieht dieser Plan einen monatlichen Rhythmus bis zur 36. SSW vor. Lediglich zwischen der 16. und 24. und der 24. und 32. SSW scheint ein 6- bis 8wöchiges Intervall vertretbar, da die Wahrscheinlichkeit für das Auftreten von Problemen bei normalen Schwangerschaften in diesen Zeitabschnitten gering ist. In den letzten 4 bzw. 5 Wochen der Schwangerschaft sind 2 Vorsorgeuntersuchungen im Abstand von 14 Tage vorgesehen.

## Effektivität der Schwangerschaftsvorsorge

Einer Vielfalt von Empfehlungen und Vorschlägen im Zusammenhang mit der Schwangerschaftsvorsorge steht eine begrenzte Anzahl systematischer klinischer Untersuchungen, die die Prüfung der Effektivität und des Nutzens von Inhalt, Anzahl der Untersuchungen sowie zeitlicher Staffelung zum Gegenstand haben, gegenüber.

Screening-Untersuchungen sind zentraler Bestandteil der Vorsorge. Auf Einzelheiten dieser Screening-Untersuchungen kann im Rahmen dieses Artikels nicht näher eingegangen werden. Wegen der besonderen Bedeutung werden das Infekt-Screening sowie die Ultraschalluntersuchung in separaten Beiträgen ausführlich behandelt.

Generell müssen Screening-Untersuchungen nach bestimmten Kriterien geprüft werden, bevor ihre breite Anwendung empfohlen werden kann (Tabelle 4). So sollte sich die Suche auf schwerwiegende Störungen konzentrieren, die therapeutisch beeinflußbar sind. Der Test muß zuverlässig, d.h. reproduzierbar sein und eine hohe

**Tabelle 3.** Zeitplan für Schwangerschaftsvorsorgeuntersuchungen, in Anlehnung an Department of health and human services [1]

| Wochen | Erst- | Zweit/Drittgebärende |
|---|---|---|
| 6–8 | + | + |
| 10–12 | + | − |
| 14–16 | + | + |
| 24–28 | + | + |
| 32 | + | + |
| 36 | + | + |
| 38 | + | − |
| 39 | − | + |
| 40 | + | − |
| 41 | + | + |
| Total | 9 | 7 |

**Tabelle 4.** Evaluationskriterien für Screening-Untersuchungen

Kriterien für die gesuchte Störung

- Schwere der gesundheitlichen Störung
- Prävalenz in der Population
- Therapeutische Beeinflussungsmöglichkeiten

Testkriterien

- Validität, Reproduzierbarkeit
- Hohe Sensitivität
- Ergänzender diagnostischer Test
- Kosten
- Akzeptanz

Sensitivität haben, so daß die große Mehrzahl der gesuchten Störungen erfaßt wird. Der Preis für eine hohe Sensitivität ist eine begrenzte Spezifität. Erst der weiterführende diagnostische Test differenziert zwischen den echt- und falsch-positiven Ergebnissen des Screenings. Dies bedeutet jedoch, daß eine Screening-Untersuchung nur in Kombination mit einer weiterführenden diagnostischen Untersuchung sinnvoll ist. Weiterhin sind für die Beurteilung des Screening-Tests die Kosten und die Akzeptanz zu beachten.

Wiederholt Anlaß zu Diskussionen hat das Kriterium der therapeutischen Konsequenzen gegeben. Eine Frühdiagnose ist nur sinnvoll, wenn dadurch der Verlauf der Störung positiv beeinflußt werden kann, was den Einsatz effektiver therapeutischer Maßnahmen voraussetzt. Die Kontroverse wird bei der Suche nach fetalen Mißbildungen deutlich, da die Konsequenzen einer Früherkennung, insbesondere wenn keine therapeutischen Alternativen zum Schwangerschaftsabbruch bestehen, nicht allgemein akzeptiert sind. Insbesondere bei sehr seltenen Störungen ist die Erfüllung der Kriterien der Schwere der Pathologie, der therapeutischen Beeinflußbarkeit und der Zuverlässigkeit der Diagnostik mit Nachdruck zu fordern, da das Risiko falsch-positiver Diagnosen mit den daraus resultierenden Konsequenzen besonders hoch ist.

In den USA wurde die Effektivität der Schwangerschaftsvorsorge in den spätern 80er Jahren besonders intensiv diskutiert. Es gibt eine Vielzahl von Beobachtungsstudien, in denen auf den Zusammenhang zwischen Frühgeburtlichkeit, Mangelgeburt, neonataler Morbidität und Mortalität und einer unzureichenden Schwangerschaftsvorsorge hingewiesen wird [7–10]. Wegen methodischer Schwächen sind die Rückschlüsse zumindest in einem Teil dieser Untersuchungen jedoch fragwürdig [11]. In der Mehrzahl handelt es sich nicht um prospektive Vergleiche von unterschiedlichen Vorsorgeprogrammen mit randomisierter Zuteilung der Schwangeren, sondern es sind retrospektive Erhebungen, und die Frauen haben in der Regel die Form der Betreuung selbst gewählt. Dabei wird diese Wahl in erster Linie von der Verfügbarkeit sowie den finanziellen Möglichkeiten bestimmt. Als Folge davon weisen die Gruppen mit unterschiedlicher Betreuung meist erhebliche zusätzliche Ungleichheiten auf, die von beträchtlicher Bedeutung für den Schwangerschaftsverlauf und die Geburt sind. Eine fehlende oder unzureichende Schwangerschaftsvorsorge findet sich gehäuft bei Frauen in schlechten finanziellen Verhältnissen, und der Anteil der sozial Unterprivilegierten ist in der Gruppe mit weniger intensiver Betreuung deutlich höher. Drogen- bzw. Nikotinabusus, Ernährungsstörungen, vorbestehende Beeinträchtigungen des Gesundheitszustands, chronische Streßsituationen etc. sind in dem Kollektiv mit einer verminderten Anzahl von Vorsorgeuntersuchungen deutlich häufiger anzutreffen.

Andererseits konnte gezeigt werden, daß der Nutzeffekt der Schwangerschaftsvorsorge bei sozialökonomisch schlecht gestellten Schwangeren am größten ist [7, 12–16]. In einer kürzlich publizierten Analyse wurde ein Vergleich zwischen Schwangeren mit 3 oder mehr Vorsorgeuntersuchungen und solchen mit weniger als 3 Untersuchungen gemacht [17]. Auch in dieser Studie war bei Frauen mit weniger als 3 Untersuchungen der Anteil der Unverheirateten sowie sozialökonomisch schlecht gestellten Frauen deutlich höher. Erwartungsgemäß war der Anteil der Frühgeborenen signifikant höher, das mittlere Geburtsgewicht lag deutlich niedriger, und die Neugeborenen mußten öfters auf der Neonatologie betreut werden. Das schlechtere Ergebnis in dem Kollektiv mit weniger als 3 Untersuchungen blieb allerdings auch nach der Angleichung verschiedener Variabler, die Einfluß auf den Schwangerschaftsverlauf haben, bestehen.

Verschiedene Kosten-Nutzen-Analysen haben gezeigt, daß für jeden US $, der für die Schwangerschaftsvorsorge aufgewendet wird, zwischen $ 1,7 und $ 3,4 eingespart werden [18]. Diese Berechnungen basierten insbesondere auf der Verhütung von Frühgeburtlichkeit oder intrauteriner Wachstumsretardierung. Die Prämisse, daß die Schwangerschaftsvorsorge kosteneffektiv ist, da der Aufwand geringer ist als die durch Verhütung von Schwangerschaftskomplikationen aufzuwendenden Kosten, ist intuitiv für die meisten von uns und auch für breite Kreise der Öffentlichkeit nachvollziehbar. Eine kritische Analyse der Literatur zum Thema Kosteneffektivität der Schwangerschaftsvorsorge kommt allerdings zu dem Schluß, daß die vorhandenen Daten eine eindeutige Argumentation zur Stützung dieser Prämisse nicht ohne weiteres erlauben und daß die oben erwähnten Unzulänglichkeiten der Studien in den Analysen häufig nicht berücksichtigt werden [18]. Die Kostenanalysen basieren auf Annahmen, die künftig fragwürdig sind. So stellt der Kostenansatz für die Vorsorge in der Regel eine Unterschätzung dar, da für unterprivilegierte Frauen eine intensive Schwangerschaftsvorsorge mit diversen Zusatzleistungen notwendig wäre. Auch die Schätzung der postnatal beim Neugeborenen eingesparten Kosten ist außerordentlich problematisch, da sie auf Zahlen über die Verhütung von Frühgeburten basiert, die eher einem Wunschdenken entsprechen und von den meisten Untersuchungen nicht bestätigt werden.

Es ist keine Frage, daß eine realistische Erfassung von direkten sowie indirekten Kosten sowie von direktem und indirektem Nutzen außerordentlich schwierig ist. Es ist im hohen Maß wahrscheinlich, daß ein erheblicher Anteil des Nutzeffekts der Schwangerschaftsvorsorge auf der psychosozialen Ebene liegt. Durch den wiederholten Kontakt der Schwangeren mit dem Arzt oder einer Hebamme wird eine Vertrauenssituation geschaffen, die zum Abbau von Ängsten und zur Stärkung des Selbstvertrauens sowie der Zuversicht bei der Schwangeren beiträgt. Diese kaum meßbaren Effekte können jedoch von grundlegendem Wert für ein positives Erlebnis der Schwangerschaft und der Geburt sein, was wiederum die Gefahr bestimmter Komplikationen verringert. Auch die Entwicklung der Mutter-Kind-Beziehung und damit der Fürsorge und der Qualität der Betreuung des Neugeborenen und Kleinkinds sind mit dem Erlebnis von Schwangerschaft und Geburt direkt verknüpft, so daß damit Langzeiteffekte für die Gesundheit des Kinds gegeben sein können.

Die generelle Notwendigkeit und eine breite Verfügbarkeit einer adäquaten Schwangerschaftsvorsorge darf nicht in Frage gestellt werden. Es soll vielmehr das allgemeine Bewußtsein für eine kritische Überprüfung der Effektivität auch im Bereich der Schwangerschaftsvorsorge geschärft werden. Es ist kaum noch möglich, eine globale Prüfung der Schwangerschaftsvorsorge als Ganzes vorzunehmen, da ein versuchsweiser Verzicht auf jegliche Vorsorge in einer Studie nach dem Randomisierungsprinzip nicht mehr durchführbar ist. Dagegen sollten bestimmte Komponenten der Vorsorge auf ihre Nützlichkeit und Kosteneffektivität unter Berücksichtigung unterschiedlicher Schwangerschaftsrisiken sowie des unterschiedlichen sozialen Hintergrunds der Schwangeren geprüft werden. Ferner muß mit Nachdruck gefordert werden, daß weitere Ausweitungen der Vorsorge durch neue Maßnahmen nicht erfolgen dürfen, bevor ein eindeutiger Nutzen und auch die Kosteneffektivität durch eine systematische Untersuchung im Sinn von prospektiv randomisierten Studien dokumentiert sind.

Gleichzeitig müssen die Anstrengungen um die Verbreitung von offiziellen Empfehlungen diagnostischer und therapeutischer Maßnahmen, die in ihrem Nutzeffekt durch entsprechende Studien erwiesen sind, verstärkt werden. Neben der

Verbreitung dieser Richtlinien sind im Rahmen der vorgeschriebenen Qualitätssicherung Möglichkeiten für die Überprüfung von deren Einhaltung zu schaffen [19].

Zusammenfassend läßt sich feststellen, daß für ein Minimalprogram von mindestens 3 Vorsorgeuntersuchungen die Effektivität im Sinne einer Verbesserung des medizinisch faßbaren Schwangerschaftsergebnisses außer Zweifel steht und es auch gute Hinweise für ein günstiges Kosten-Nutzen-Verhältnis gibt. Für ein umfangreicheres Vorsorgeprogramm bei risikoarmen, sozial gut gestellten Schwangeren liegt der Nutzen vorwiegend im psychosozialen Bereich. Dieser ist schwieriger zu objektivieren und die Erstellung aussagekräftiger Kosten-Nutzen-Analysen ist kaum realistisch.

## Literatur


1. Department of health and human services (1989) Caring for our future: the content of prenatal care, panel report of public health service experts. Public Health Service, Washington DC
2. Heringa M, Huisjes HJ (1988) Prenatal screening: current policy in EC-countries. Eur J Obstet Gynecol Reprod Biol [Suppl] 28:7–52
3. Hall M, Mac Intyre S, Porter M (1985) Antenatal care assessed. Aberdeen University Press, Aberdeen
4. Marsh GN (1985) New program of antenatal care in general practice. BMJ 291:646–648
5. Binstock MH, Wolde-Tsadik G (1995) Alternative prenatal care: impact of reduced visit frequency, focussed visits and continuity of care. J Reprod Med 40:507–512
6. Sikorski J, Wilson J, Clement S, Das S, Smeeton N (1996) A randomised controlled trial comparing 2 schedules of antenatal visits: the antenatal care project. BMJ 312:546–553
7. Showstack JA, Budetti PP, Minkler D (1984) Factors associated with birth weight: An exploration of the roles of prenatal care and length of gestation. Am J Public Health 74:1003–1008
8. Fisher ES, Lo Gerfo JP, Daling JR (1985) Prenatal care and pregnancy outcomes during the recession: the Washington state experience. Am J Public Health 75:866–869
9. Donaldson PJ, Billy JO (1984) The impact of prenatal care on birth weight. Evidence from an international dataset. Med Care 2:177–188
10. Sokol RJ, Woolf RB, Rosen MG (1980) Risk, antepartum care and outcome: impact of maternity and infant care project. Obstet Gynecol 56:150–156
11. Fink A, Yano EN, Goya D (1992) Prenatal programs: what the literature reveals. Obstet Gynecol 80:867–872
12. Peoples MD, Siegal E (1983) Measuring the impact of programs for mothers and infants on prenatal care and low birth weight: the value of refined analysis. Med Care 21:586–608
13. Greenberg RS (1983) The impact of prenatal care in different social groups. Am J Obstet Gynecol 145:797–801
14. Moore TR, Origel W, Key TC, Resnik R (1986) The perinatal and economic impact of prenatal care in a low socio-economic population. Am J Obstet Gynecol 154:29–33
15. Murray JL, Bernfield M (1988) The differential effect of prenatal care on the incidence of low birth weight among blacks and whites in a prepaid health care plan. N Engl J Med 21:1385–1391
16. Blankson ML, Cliver SP, Goldenberg RL (1993) Health behavior and outcomes in sequential pregnancies of block and white adolescents. JAMA 11:1401–1403
17. Amini SB, Catalano PM, Mann LI (1996) Effect of prenatal care on obstetrical outcome. J Mat Fet Med 5:142–150
18. Huntington JP, Conell FA (1994) For every dollar spent – the costsaving argument for prenatal care. N Engl J Med 331:1303–1307
19. Hayward J (1996) Promoting clinical effectivenes. BNJ 312:1491–1492

Arch Gynecol Obstet (1996) 259 [Suppl]: S 97–S 110

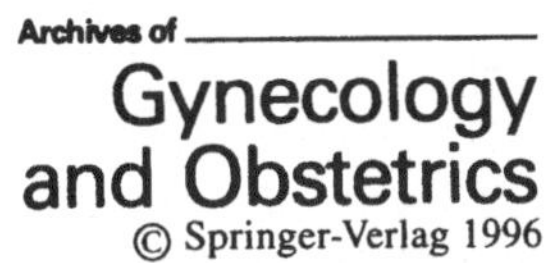
Archives of ____________
Gynecology
and Obstetrics
© Springer-Verlag 1996

# Dépistage des infections durant la grossesse

**P. Hohlfeld**

Département de Gynécologie et Obstétrique du CHUV, CH-1011 Lausanne, Switzerland

## Infections urinaires

L'infection urinaire est la complication médicale la plus fréquente durant la grossesse [1]. Une bactériurie asymptomatique (2–10% des grossesses) implique la présence d'au moins 100'000 germes identiques par ml d'urine. La cystite (1%) associe des symptômes locaux et une bactériurie. La pyélonéphrite (1–2%) est une infection atteignant le parenchyme rénal, accompagnée de symptômes généraux. La majorité des infections est due à *Escherichia coli* (70–75%), suivi de *Klebsiella, Proteus, Enterococcus, Streptococcus* et rarement *Staphylococcus*.

Une bactériurie asymptomatique non traitée peut se compliquer de pyélonéphrite (30–50%) des cas [2–4]. Après traitement, le risque de récurrence est de 35%. La cystite survient plus tard dans la grossesse et répond rapidement au traitement per os. Le risque de récurrence est plus faible (17%) [5]. La pyélonéphrite aiguë présente un risque maternel non négligeable (10% de bactériémie et 3% de choc septique). Elle peut entraîner des troubles transitoires de la fonction rénale et plus rarement des lésions pulmonaires graves. Le risque de récurrence après traitement est élevé (75%) [5] et nécessite des examens bactériologiques de contrôle réguliers (toutes les deux semaines). Le risque d'insuffisance rénale aiguë est plus élevé dans la grossesse.

*Traitement.* La bactériurie et la cystite se traitent par antibiothérapie orale. Les traitements par dose unique semblent aussi efficaces qu'en dehors de la grossesse, sont moins coûteux, ont moins d'effets secondaires et assurent une bonne compliance [4, 6]. Les doses doivent être légèrement supérieures à celles administrées en dehors de la grossesse: (amoxicilline 4 cp à 750 mg ou triméthoprime 3 cp à 200 mg).

La pyélonéphrite nécessite une hospitalisation et un traitement IV jusqu'à disparition des signes cliniques. Une culture d'urine doit être obtenue après trois jours de traitement (toute bactériurie persistante doit faire changer d'antibiotique, même si la patiente est afébrile). La persistance de l'état fébrile au-delà de 48 heures de traitement IV doit faire suspecter la présence d'une lithiase. Celle-ci peut être recherchée par échographie ou radiographie simple de l'abdomen qui permettent un diagnostic dans 90% des cas (sinon: une UIV avec un seul cliché est en général suffisante). Le traitement doit être maintenu durant 3 semaines et une nouvelle culture d'urine est nécessaire 48 heures après arrêt du traitement. En cas de pyélonéphrite récidivante, il faut envisager un traitement antibiotique continu jusqu'à la fin de la grossesse.

*Dépistage.* Il est justifié, puisque le traitement des bactériuries asymptomatiques permet de prévenir 80% des infections hautes. Nous recommandons une culture d'urine à la première consultation de grossesse et au 3e trimestre (les autres méthodes de dépistage comme la recherche de nitrites ou le sédiment urinaire ont une valeur plus faible et ne peuvent être considérés comme seul moyen de dépistage). Il faut traiter toutes les bactériuries asymptomatiques. Une fois qu'une infection a été démontrée:effectuer une culture d'urine mensuelle.

## Infections virales

### Rubéole

L'homme semble le seul réservoir du virus. Contamination par voie respiratoire, contagiosité modérée. Dans nos régions, 90 à 95% des femmes en âge de procréer sont immunisées. L'incidence de la rubéole congénitale est très faible en raison de la prévention (<1 pour 100'000 naissances).

*Clinique.* Exanthème non confluant (macules rosées) débutant au visage et se généralisant (figure 1). Adénopathies rétro-auriculaires et sous-occipitales, arthralgies, fièvre. La primo-infection peut être asymptomatique dans 50% des cas [7].

*Diagnostic.* Sérologique; la réponse immunologique apparaît au moment de l'exanthème. Les taux d'IgG peuvent rester élevés durant plusieurs mois, mais les IgM peuvent disparaître rapidement (en moyenne, 3–6 semaines après l'éruption). L'immunité acquise naturellement est durable.

*Risques pour le foetus.* Varient en fonction du terme de l'infection et comprennent: abortus spontanés (10 à 15% dans le 1er tiers), retards de croissance intra et extra-utérin, accouchements prématurés, risques de mort in utero, atteintes du système hématopoïétique, lésions osseuses, lésions oculaires, surdité neuro-sensorielle, malformations cardiaques, lésions du système nerveux central, retard mental et microcéphalie [8].
Ces risques sont négligeables si l'exanthème apparaît avant la date des dernières règles et probablement aussi en cas d'éruption durant les 11 premiers jours d'aménorrhée [9]. Par la suite, 90% des foetus sont infectés avant 12 semaines et les atteintes graves et multiples sont la règle [10]. Après 17 semaines, les enfants ne présentent que des formes infracliniques (figure 2).
Le diagnostic prénatal (tableau 1) se fait par prélèvement de sang foetal à partir de la 22e semaine de grossesse à la recherche d'IgM spécifiques et de signes biologiques indirects d'infection (interféron alpha). La mise en évidence du virus sur sang foetal et liquide amniotique est possible.

*Réinfection maternelle.* Elle est possible, en particulier chez les sujets ayant un faible taux d'AC après vaccination. Une réinfection se définit sérologiquement

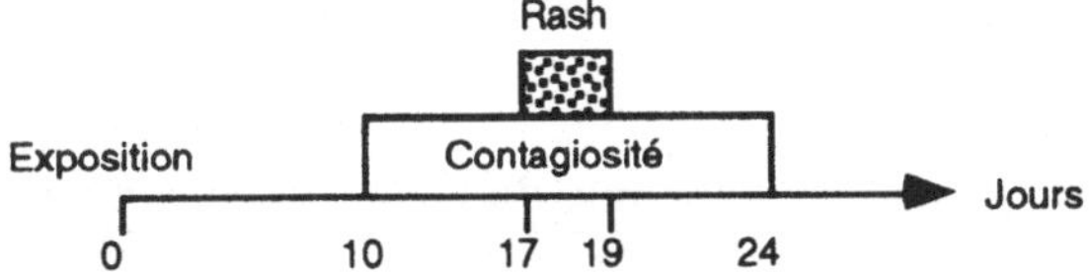



**Figure 1.** Evolution clinique de la rubéole

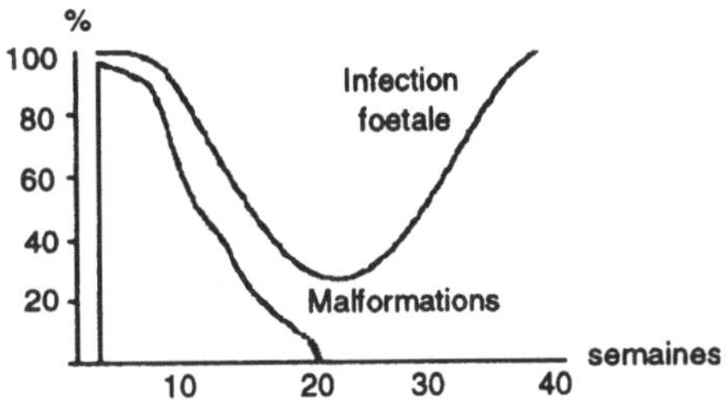



**Figure 2.** Risque d'une rubéole maternelle en fonction du terme

**Tableau 1.** Attitude en cas de primo-infection rubéoleuse en cours de grossesse

| Terme de l'infection | Interruption d'emblée | Diagnostic prénatal |
| --- | --- | --- |
| Avant dernières règles | non | non |
| 0–10 jours | non | non |
| 11 jours à 11 semaines | oui | non |
| 12 à 20 semaines | non | oui |
| > 20 semaines | non | non |

comme une augmentation significative des IgG (au moins 4 dilutions) avec ou sans apparition d'IgM. Dans ces cas, le risque d'infection foetale est faible mais un syndrome de rubéole congénitale grave est possible [11–13]. Il est donc prudent de proposer un diagnostic prénatal, mais cette situation ne justifie jamais d'interruption d'emblée.

*Suivi sérologique.* A chaque début de grossesse il faut effectuer une sérologie de contrôle, l'immunité obtenue après vaccination pouvant disparaître. Les patientes séronégatives devraient être recontrôlées au deuxième trimestre (18 semaines). En cas de contage, un titre négatif impose deux contrôles sérologiques à 15 jours d'intervalle. Cette mesure devrait également être appliquée aux patientes ayant un faible taux d'AC en début de grossesse. En présence d'IgM en début de grossesse, un test d'avidité des IgG peut être très utile.

*Prévention.* L'immunisation active est le seul moyen efficace de prévenir la rubéole congénitale. Plus de 50% des cas de rubéole congénitale surviennent chez des multipares, d'où l'importance de la vaccination des femmes séronégatives dans le post-partum. La vaccination est contre-indiquée durant la grossesse mais ne représente certainement pas une indication à une interruption (aucune foetopathie décrite).

*Précautions.* Les enfants atteints de rubéole congénitale doivent être considérés comme potentiellement infectieux durant leur première année de vie, le contact avec des femmes enceintes séronégatives doit être évité.


### Cytomégalovirus

L'homme est le seul réservoir du virus. Contamination lors de contacts étroits et prolongés: rapports sexuels, contamination par urines d'enfants en bas âge, contagion oro-pharyngée ou transfusionnelle [14] et transmission lors de greffes [15]. La séroprévalence dépend beaucoup du niveau socio-économique des populations étudiées [16, 17]. Dans notre région, 63% des femmes en âge de procréer sont immunisées. On compte que 1–4% des séronégatives font une primo-infection [16, 18] et que l'incidence des infections congénitales varie de 0.2 à 2.0% des naissance [18, 19].

*Clinique.* La plupart du temps, l'infection primaire est asymptomatique. Elle entraîne une excrétion virale démontrable dans les urines, la gorge, le col utérin et le lait maternel [19]. L'excrétion de virus dans les urines peut se prolonger plusieurs mois après l'épisode infectieux.

*Diagnostic.* Basé sur la sérologie, il est souvent très délicat, à l'exception des cas où le status sérologique négatif a été démontré en début de grossesse. Les réinfections sont fréquentes et s'accompagnent volontiers d'une réapparition des IgM et d'une excrétion virale dans les urines. L'étude de l'avidité des IgG semble utile dans les cas douteux.

*Risques pour le foetus.* Lors de primo-infection maternelle, le risque de transmission foetale est de 30 à 40% [16]. La majorité des enfants ne présentent pas de signe particulier à la naissance. Cependant, 10% environ [19] présenteront des signes et des symptômes correspondant dans la moitié des cas à une vraie maladie des inclusions cytomégaliques [20]. Près de 30% des enfants symptomatiques décèdent [21] et 90% présentent des séquelles importantes et des handicaps.

A l'inverse, 90% des enfants asymptomatiques à la naissance auront un développement normal et seuls 10% sont susceptibles d'avoir des séquelles, essentiellement sous la forme d'une surdité neuro-sensorielle apparaissant généralement avant l'âge de deux ans [22]. Les risques de primo-infection maternelle et les conséquences foetales sont résumés dans la figure 3.

La gravité de l'infection à CMV ne dépend pas du terme de l'infection maternelle, mais le risque de handicap majeur semble plus élevé durant les 20 premières semaines. Lors de récurrence, le risque de lésion foetale est probablement négligeable.

*Diagnostic prénatal.* Il est possible et se fait par prélèvement de sang foetal à partir de la 22e semaine de grossesse à la recherche d'IgM spécifiques et de signes biologiques indirects d'infection. La mise en évidence du virus dans le liquide amniotique est aisée [23, 24]. Bien que le premier cas de diagnostic prénatal par am-

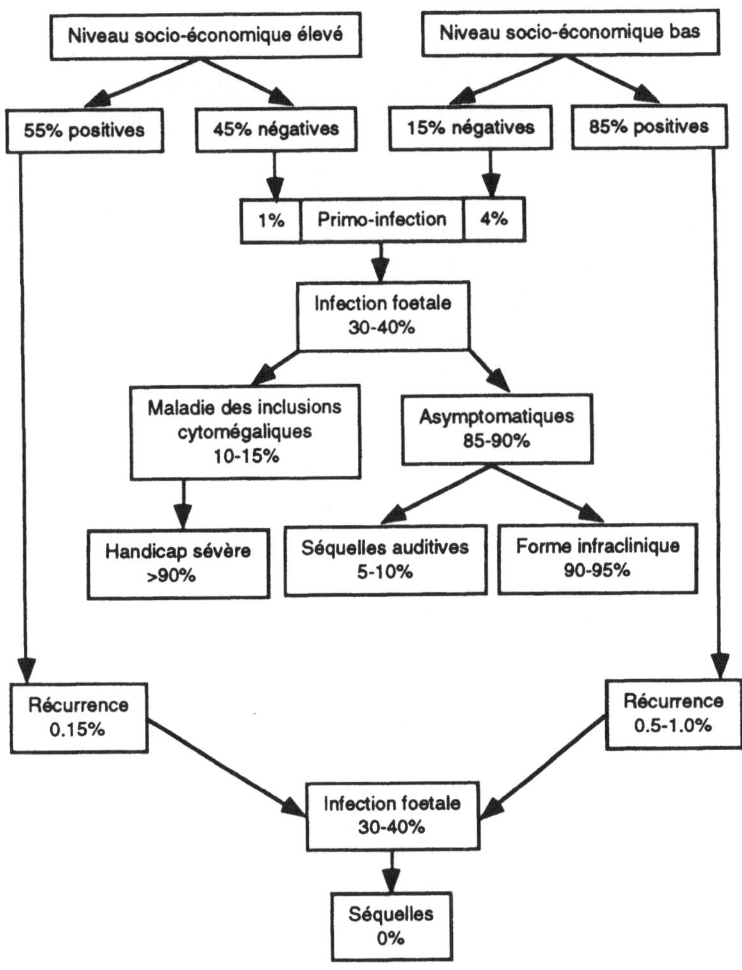



**Figure 3.** Risques d'une primo-infection à cytomégalovirus en cours de grossesse

niocentèse ait été décrit en 1971 par Davis et al. [25], l'expérience de cette approche est encore limitée [23, 26–29].

Chez les foetus infectés, la présence de signes échographiques (calcifications intra-cérébrales, microcéphalie) et/ou d'une atteinte biologique grave (thrombopénie, anémie sévère) fera craindre un handicap majeur à la naissance.

*Suivi sérologique.* Actuellement, vu les difficultés du diagnostic sérologique et l'absence de traitement spécifique, le dépistage systématique n'est pas recommandé malgré le fait que le CMV soit la foetopathie infectieuse la plus fréquente et une cause majeure de handicap.

La possibilité d'un screening durant la première moitié de la grossesse est actuellement à l'étude. Cela permettrait de proposer un diagnostic prénatal en cas de primo-infection durant cette période à risque important.

*Prévention.* L'immunisation active est impossible (il n'y a pas de vaccin disponible et la probabilité qu'un vaccin efficace soit développé est relativement faible). L'immunisation passive n'est pas applicable puisque le contage est impossible à identifier. En cas de transfusion durant la grossesse, n'utiliser que du sang provenant de donneurs sans évidence sérologique d'infection à CMV [30].

Le dépistage sérologique pourrait être proposé, en particulier aux femmes présentant un risque élevé (employées d'hôpitaux ou de crèches) [31].

La détection de CMV dans les urines de l'enfant à la naissance permettrait de distinguer les sujets à risque. Ceux-ci pourraient bénéficier d'un suivi régulier afin d'appareiller précocement les enfants présentant des troubles de l'acuité auditive et empêcher ainsi de graves troubles du développement.

*Précautions.* Pas d'isolement à la naissance. Les femmes enceintes faisant partie du personnel soignant ne devraient pas s'occuper des enfants atteints de CMV congénital.


*Herpes (HSV)*

*Epidemiologie.* L'incidence est de 1% en cours de grossesse (triplée par rapport aux femmes non enceintes), plus importante au cours du 3e trimestre. Le risque d'excrétion virale asymptomatique au moment de l'accouchement est de l'ordre de 1 à 4 pour mille naissances.

*Clinique.* Trois situations peuvent être distinguées:

- La primo-infection: incubation de 3–9 jours, syndrome loco-régional (dysurie, rétention urinaire, adénopathies inguinales) avec évolution en 4 stades: vésicule–ulcération–croûte–cicatrisation. Syndrome général possible avec fièvre et arthralgies. L'excrétion virale peut persister 14–21 jours après guérison. Les primo-infections sont souvent asymptomatiques (>60%) [32].
- L'épisode initial aigu non primaire: première infection génitale chez une femme protégée partiellement par une immunisation antérieure due à une autre localisation [33].
- L'herpès récurrent: le plus fréquent durant la grossesse. L'excrétion virale persiste 1 à 7 jours après guérison des lésions [34] (en cas de récurrence asymptomatique la durée d'excrétion est plus courte: 1.5 jour en moyenne).

*Diagnostic.* Les culture virales se font par grattage ou mieux par ponction de vésicules et restent la technique standard. Un grattage au moyen d'un écouvillon est préférable, le bois pouvant être toxique pour le virus. Le prélèvement doit être immédiatement mis dans un milieu de transport spécifique. Le sérodiagnostic n'a pas d'intérêt sauf pour démontrer une primo-infection lors de vraie séroconversion (la présence d'IgM ne signifie pas nécessairement qu'il s'agisse d'une primo-infection).

*Risques pour le foetus.* Il faut distinguer l'herpès congénital de l'herpès néonatal. Le risque d'herpès congénital existe aussi bien lors de primo-infections que de récurrence par passage transplacentaire du virus. Son incidence exacte n'est pas connue mais il semble très rare (1:200000 naissances) et ne justifie pas d'interruption de la grossesse. Dans ces situations, les abortus et les morts foetales sont fréquentes. Le syndrome d'herpès congénital, de pronostic très sombre, peut comprendre des lésions cutanées, une microcéphalie, une encéphalite, une hydranencéphalie, une microphtalmie et des calcifications intra-cérébrales.

Un herpès génital près du terme fait courir le risque d'herpès néonatal. Dans ces cas, le risque d'infection foetale est de 40–50% en cas de primo-infection et de 5–10% en cas de récurrence active. L'infection provient dans 60–80% des cas de mères asymptomatiques et dans 10% des cas, d'autres sources (personnel soignant). La gravité ne dépend pas du type de virus.

*Traitement durant la grossesse.* L'aciclovir IV est surtout efficace lors des primo-infection et durant la grossesse, il peut être utilisé pour les formes disséminées quel que soit le terme et pour les primo-infections du dernier trimestre. La tolérance foetale et maternelle semble bonne.

*Attitude.* Les cultures virales systématiques durant le troisième trimestre ne doivent plus être utilisées pour prédire la présence de HSV au moment de l'accouchement. Chez les patientes à risque (anamnèse, primo-infection ou récurrence durant la grossesse), le protocole suivant sera appliqué:

- Inspection soigneuse de la filière génitale en début de travail.
- Cultures virales des organes génitaux externes et du col en début de travail et chez l'enfant à la naissance (oropharynx, conjonctives, ombilic) pour dépister les sujets à risque et les traiter préventivement par aciclovir.
- Césarienne: en présence de lésions en début de travail, d'anamnèse de primo-infection dans le mois précédent ou de récurrence dans les 7 jours. La césarienne se fera quelle que soit durée de la rupture prématurée des membranes, pour autant que l'accouchement ne soit pas imminent (idéalement dans les 4 heures).
- Voie basse: dans tous les autres cas, avec désinfection vulvaire et vaginale à la Bétadine. Il est prudent d'éviter la pose d'électrode sur le scalp et la mesure du pH foetal.

*Précautions.* Les enfants nés de mères ne présentant pas de lésion génitale au moment de l'accouchement sont à faible risque et ne nécessitent pas de mesure particulière, hormis un isolement initial jusqu'à obtention du résultat des cultures. Tous les enfants nés de mères présentant des lésions génitales au moment de l'accouchement doivent être isolés et il faut répéter les cultures à intervalles de 2 à 3 jours au moins durant les deux premières semaines.

La séparation de la mère et de l'enfant n'est pas nécessaire si des précautions d'hygiène sont prises (désinfection des mains, éviter le contact avec le lit maternel, port de masque en cas d'herpès labial). L'allaitement n'est contre-indiqué qu'en cas de lésions herpétique du sein. Le personnel soignant présentant un herpès labial devrait être temporairement éloigné des nurseries.

### Hépatite B

*Epidemiologie.* Dans les pays développés, la transmission est principalement sexuelle ou en relation avec l'usage de drogues intraveineuses alors que dans le tiers-monde la transmission est essentiellement périnatale. La variation géographique est importante (séroprévalence HBsAG: environ 1% en Suisse [35]).

*Clinique.* Incubation de 50 à 80 jours. Le tableau clinique est semblable à celui des patientes non enceintes dans les pays développés (risque d'évolution vers la chronicité=1:50). La morbidité et la mortalité maternelle sont cependant significativement plus élevées dans les pays en voie de développement (5 fois plus d'hépatites fulminantes). Le taux d'accouchement prématuré est élevé (35%) lors d'hépatite maternelle au cours du 2e et 3e trimestre.

*Risques pour le foetus.* Le risque de transmission transplacentaire est très faible. La transmission du virus à l'enfant a lieu le plus souvent lors de l'accouchement et après la naissance et dépend du profil sérologique de la mère. La majorité des enfants ayant contracté l'hépatite B à la naissance restent anictériques, ne développent pas de signe d'hépatite aiguë mais demeurent positifs pour HBsAg durant de longues périodes. Le développement ultérieur de maladies hépatiques chroniques ou de carcinome hépatocellulaire est possible.

*Dépistage sérologique.* Il est basé uniquement sur la recherche de HBsAg au 3e trimestre de la grossesse. La possibilité d'une «fenêtre» sérologique entre la disparition des HBsAg et l'apparition des anti-HBs, ne justifie pas à notre avis de faire du dépistage au moyen de Anti-HBc. En effet, ce type de dépistage serait nettement plus coûteux, alors que les rares patientes détectées en plus ne sont probablement pas infectieuses [35].

*Prévention.* Elle consiste à traiter l'enfant à la naissance par une immunisation passive (1 ml IM d'immunoglobulines dans les 12 heures). Il n'est pas nécessaire de faire des injections de rappel si la vaccination est effectuée (0.5 ml de Gen H-B-Vax ou de Hevac B IM dans les 7 jours suivant la naissance (peut se faire en même temps que l'immunisation passive), avec rappels à 1 et 6 mois. La sérologie du nouveau-né doit être contrôlée (Anti-HBc, Anti-HBs et HBsAg dans le sang du cordon) et les tests doivent être répétés au 3e et 6e mois. Cette approche permet d'éviter 80% des infections et 90% des états de porteur chronique [36].

*Précautions.* Pas de séparation de la mère et de l'enfant, pas d'isolement. Mesures d'hygiène habituelle en cas d'hépatite B. L'allaitement est déconseillé.


## VIH et SIDA

*Epidemiologie.* Deux faits sont importants pour l'obstétricien: l'augmentation des cas de transmission hétérosexuelle et le fait que la plupart des femmes VIH positives sont jeunes donc en âge de procréer (cette affection n'entravant pas la fertilité au stade précoce).

*Incidence.* Taux global pour les populations en Europe: <1% (10 à 20 fois plus élevé dans certains pays africains). Dans les groupes à risque (homosexuels, toxicomanes), l'incidence varie de 10 à 70%.

*Dépistage sérologique.* Le dépistage systématique était controversé. Actuellement, vu le bénéfice potentiel du traitement à la zidovudine [37], il nous semble justifié afin de commencer le traitement dès le deuxième trimestre, au plus tôt dès 14 semaines de gestation [38].

Pour les groupes à risque il sera éventuellement répété durant la grossesse.

*Prévention*

- La *césarienne* semble protéger contre la transmission du virus.
- *Eviter la transmission accidentelle.* Déconseiller le diagnostic prénatal invasif, éviter la pose d'électrode sur le scalp et la mesure du pH foetal.
- *Mesures pour le personnel.* En particulier protection oculaire et utilisation d'une aspiration murale pour l'enfant.


*Précautions*

- Pas de séparation de la mère et de l'enfant, pas d'isolement. La transmission horizontale au sein de la famille est un risque négligeable.
- Immunoglobulines et vaccin de l'hépatite B en cas de nécessité.
- Initialement, tous les vaccins vivants étaient contre-indiqués. Actuellement, il est recommandé de vacciner les enfants contre rougeole, oreillons et rubéole car cela n'est pas associé à de graves effets secondaires et plusieurs cas de décès sur rougeole ont été rapportés chez des enfants non vaccinés.
  Le vaccin anti-poliovirus oral doit être évité, de même que le BCG.
- L'allaitement est déconseillé. De nombreux auteurs pensent que cette mesure ne s'applique pas aux pays en voie de développement. Il n'en demeure pas moins que le risque de transmission lors de l'allaitement pourrait être important.


**Infections bactériennes**

*Syphilis*

*Epidemiologie.* Due à *Treponema pallidum*, germe fragile nécessitant un contact étroit. Maladie pratiquement éradiquée dans les années 50, en recrudescence actuellement (1: 500 à 800 femmes en âge de procréer ont une infection active).

*Clinique.* Non modifiée (stade I souvent asymptomatique). Le diagnostic doit être évoqué face à toute lésion ulcérée, indolore, ne guérissant pas en 2 semaines et face à toute éruption généralisée durant la grossesse.

*Diagnostic.* Sérologique (le germe ne se cultivant pas il ne peut qu'être mis en évidence par examen au microscope à fond noir). Le VDRL peut donner de fausses réactions positives soit transitoires (grossesse, infections, vaccinations) soit persistantes (maladies auto-immunes, hépatites, toxicomanie, sujets âgés, tumeurs). La persistance d'une positivité après un traitement approprié est rare, le VDRL se négative généralement dans les deux ans suivant le traitement. Le titre du VDRL doit diminuer de 4 dilutions au bout d'une année après un traitement adéquat (sinon: examen du LCR). Le TPHA a, comme le FTA-ABS, une excellente spécificité et sensibilité, mais sa réalisation est plus simple, il tend donc à le remplacer. Ces tests restent positifs, même en cas de traitement adéquat.

*Risques pour le foetus.* En l'absence de traitement, ils existent quel que soit le stade de la maladie [39] (abortus tardif, retard de croissance intra-utérin, accouchement prématuré, mort in utero ou périnatale, hydrops, syphilis congénitale précoce (manifestations avant l'âge de 2 ans) ou tardive.

**Tableau 2.** Traitement de la syphilis en cours de grossesse

| Evolution | Antibiotiques | Doses |
| --- | --- | --- |
| Moins d'un an (stade I, II, latente) HIV négative | Benzathine pénicilline G | 2,4 mio UI IM en une dose à répéter après 1 semaine |
| | Procaine pénicilline G | 600,000 UI IM/jour durant 10–15 jours |
| Moins d'un an (stade I, II, latente) HIV positive | Procaine pénicilline G | 2,4 mio UI IM/jour durant 15 jours |
| | Pénicilline G aqueuse | 4 mio UI IV 6 fois par jour durant 15 jours |
| Plus d'un an (latente) | Benzathine pénicilline G | 2,4 mio UI IM par semaine durant 3 semaines |
| | Procaine pénicilline G | 600,000 UI IM/jour durant 15 jours |

Le tréponème passe la barrière placentaire et les lésions ne sont pas une conséquence directe de son pouvoir pathogène mais sont dues aux réactions inflammatoires et immunologiques qu'il entraîne. C'est la raison pour laquelle une certaine maturité du système immunologique foetal est nécessaire pour que des lésions se développent. Celles-ci n'apparaissent qu'à partir de la 16ème semaine avec un risque d'autant plus important que la syphilis maternelle est récente et évolutive.

*Traitement en cours de grossesse.* Un traitement adéquat permet dans la plupart des cas d'éviter l'infection foetale. La pénicilline fait disparaître le tréponème des lésions syphilitiques en quelques heures. En cas d'allergie à la pénicilline, envisager une désensibilisation en milieu hospitalier ou utiliser l'érythromycine (500 mg 4 fois par jour durant 20 jours). Comme ce médicament passe mal la barrière placentaire, il faudra dans tous les cas instaurer un traitement pour le nouveau-né. La réaction de Jarisch-Herxheimer survient fréquemment lors de traitement de syphilis de l'adulte. Elle est le plus souvent bénigne (frissons, malaise, fièvre, hypotension) et pourrait être prévenue chez la femme enceinte par l'administration de prednisone (0.5 mg/kg/jour pendant 3 jours au début du traitement). Le traitement permet de guérir la mère et de prévenir 98% des infections congénitales [40] (tableau 2).

*Précautions.* Les enfants atteints de syphilis congénitale ne sont pas infectieux hormis au niveau des muqueuses et d'éventuelles plaies cutanées. Ils ne doivent donc pas être isolés.

### Infections à streptocoques du groupe B

*Epidemiologie.* Principalement mis en évidence au niveau du tractus génital féminin et du rectum. Le portage sain peut être intermittent durant la grossesse et n'est pas influencé par le traitement. L'incidence est très variable (10 à 30% des femmes enceintes). Bien que son rôle dans les infections néonatales soit très important, il est également responsable d'une morbidité maternelle non négligeable durant l'accouchement et le post-partum [41].

*Diagnostic.* Culture (sérologie inutile).

*Risques pour le foetus.* Si la mère est porteuse à l'accouchement, la colonisation est fréquente (30 à 70%) mais seul 1 à 2% des nouveaux-nés colonisés développeront une infection néonatale significative.

*Traitement.* Pas de traitement des femmes porteuses en cours de grossesse, sauf en cas de menace d'accouchement prématuré ou de rupture prématurée des membranes. Durant le travail un traitement n'est indiqué chez les femmes porteuses qu'en présence d'un ou plusieurs des trois facteurs de risque suivants: prématurité, rupture des membranes de plus de 12 heures, état fébrile durant le travail [42, 43]. Le médicament de choix est l'amoxicilline IV: 2 g en bolus, puis 1 g IV toutes les 4 heures jusqu'à la délivrance.

## Infections parasitaires

### Toxoplasmose

*Toxoplasma gondii* est un protozoaire présent dans le monde entier. Le chat est le seul hôte au sein duquel la multiplication sexuée des trophozoïtes peut s'effectuer. Le toxoplasme peut cependant parasiter tous les homéothermes et dans ce cas, il s'agit d'une impasse parasitaire. L'homme peut être infecté soit directement par contact avec les matières fécales du chat soit indirectement lors de l'ingestion de viande insuffisamment cuite, provenant d'animaux parasités. Dans nos régions, à l'âge de la maternité, 50% des femmes environ sont immunisées contre la maladie [44]. Le risque de primo-infection pour une femme enceinte est d'environ 0.7%, quelle que soit la séroprévalence observée dans la population. La maladie est le plus souvent asymptomatique, sauf en cas de déficit immunitaire.

*Diagnostic.* Sérologie. La présence d'IgM ne signifie pas nécessairement infection récente car elles peuvent persister durant plusieurs mois ou années.

*Risques pour le foetus.* Seule la primo-infection présente un risque à l'exception des cas de déficience immunitaire (SIDA) où une récurrence peut entraîner des lésions foetales. L'incidence de la toxoplasmose congénitale peut être estimée entre 1 et 5 enfants atteints pour 1000 naissances [44].

En cas de primo-infection maternelle, le risque d'infection foetale varie de façon importante en fonction du terme de la séroconversion et croît régulièrement du début à la fin de la grossesse pour atteindre environ 90% dans les semaines précédant le terme. A l'inverse, les séquelles sont d'autant plus importantes que le foetus a été contaminé précocement [45, 46].

La toxoplasmose congénitale sévère est une forme rare mais dramatique qui s'observe surtout lorsque le foetus a été infecté durant le premier trimestre de la grossesse. Elle se caractérise par une atteinte multisystémique et entraîne en particulier des destructions du tissu cérébral souvent associées à une hydrocéphalie,

**Tableau 3.** Traitement de la toxoplasmose en cours de grossesse

| Médicaments | Indication | Dose | Durée |
| --- | --- | --- | --- |
| Spiramycine | Toute séroconversion | 3 g/j | Toute la grossesse, quel que soit le résultat du diagnostic prénatal |
| Pyriméthamine et Sulfadiazine | Foetus infecté | 50 mg/j<br>3 g/j | Cures de 3 semaines, après le diagnostic prénatal, jusqu'à la naissance |
| Acide folinique | Prévention anémie | 15 mg/j | Lors de traitement par pyriméthamine |

des calcifications intra-crâniennes, un ictère, une hépato-splénomégalie, une thrombopénie et des foyers de choriorétinite.

La majorité des toxoplasmoses congénitales ne sont pas apparentes à la naissance. Le diagnostic et le traitement de ces cas permet de réduire considérablement l'incidence des toxoplasmoses oculaires qui apparaissent tardivement, particulièrement au moment de la puberté.

*Attitude en cas de primo-infection.* Une interruption de grossesse n'est jamais justifiée d'emblée, vu la rareté de l'infection foetale en début de grossesse. La spiramycine à raison de 3 g/jour (9 millions UI) permet de réduire le risque de contamination foetale de 60%. Le diagnostic prénatal repose sur l'échographie et l'amniocentèse (PCR) [46]. Une interruption de grossesse sera proposée en présence de lésions échographiques ou lors d'infection foetale survenue au premier trimestre, démontrée par le diagnostic prénatal. Le mode de traitement est résumé dans le tableau 3.

*Suivi sérologique.* En début de grossesse, il faut effectuer une sérologie de contrôle. Toute patiente séronégative doit être suivie régulièrement.

*Prévention.* Il importe de conseiller aux femmes enceintes séronégatives de prendre des précautions afin d'éviter le contact avec le parasite:

– Ne manger que de la viande bien cuite et éviter la charcuterie à base de viande crue (la congélation industrielle semble également efficace pour la destruction du parasite).
– Lors de manipulation de viande crue, ne pas se toucher la bouche ou les yeux.
– Se laver soigneusement les mains après avoir manipulé de la viande crue, de la terre ou des légumes souillés de terre.
– Laver soigneusement fruits et légumes avant consommation.
– Porter des gants pour jardiner.
– Eviter tout contact avec du matériel qui a pu être contaminé par des matières fécales de chat.
– Si l'on possède un chat, il est préférable de ne pas le nourrir de viande crue.
– Ne pas s'occuper de la litière du chat. Si cela est indispensable, porter des gants et les désinfecter à l'eau bouillante.
– Ne pas entreposer la litière du chat dans la cuisine.

## Conclusions

Infection urinaire, hépatite B, rubéole, syphilis et toxoplasmose doivent faire l'objet d'un dépistage en cours de grossesse. Le dépistage du CMV est encore controversé. A l'inverse, l'herpès, le chlamydia et la listériose ne relèvent pas d'un diagnostic sérologique. Enfin, Les mycoplasmes, la varicelle et les candida ne devraient pas entrer du tout dans le screening en cours de grossesse.

## Bibliographie


1. Sweet RL (1977) Bacteriuria and pyelonephritis during pregnancy. Sem Perinatol 1:25–40
2. Whalley PJ, Martin FG, Peters PC (1965) Significance of asymptomatic bacteriuria detected during pregnancy. Obstet Gynecol 1965:193: 879–883
3. Kass EH (1962) Pyelonephritis and bacteriuria: a major problem in preventive medecine. Ann Int Med 56:46–53
4. Romero R, Oyarzun E, Mazor M, Sirtori M, Hobbins JC, Bracken M (1989) Meta-analysis of the relationship between asymptomatic bacteriuria and preterm delivery/low birth weight. Obstet Gynecol 73:576–582
5. Harris RE, Gilstrap LC (1974) Prevention of recurrent pyelonephritis during pregnancy. Obstet Gynecol 44:637–641
6. Harris RE, Gilstrap LC, Pretty A (1981) Single dose antimicrobial therapy for asymptomatic bacteriuria during pregnancy. Obstet Gynecol 59:546–549
7. Gershon AA (1990) Rubella virus. In: Mandell GL, Douglas RG, Bennett JE (eds) Principles and practice of infectious diseases, 3rd edn. Churchill Livingstone, New York, pp 1242–1247
8. Cooper LZ, Preblud SR, Alford CA (1995) Rubella. In: Remington JS, Klein JO (eds): Infectious diseases of the fetus and newborn infant, 4th edn. WB Saunders, Philadelphia, pp 268–311
9. Enders G, Nickerl-Pacher U, Miller E, Cradock-Watson JE (1988) Outcome of confirmed periconceptional maternal rubella. Lancet 1445–1447
10. Miller E, Cradock-Watson JE, Pollock TM (1987) Consequences of maternal rubella and congenital defects. Lancet i:201–204
11. Miller E (1990) Rubella reinfection. Arch Dis Child 65:820–821
12. Saule H, Enders G, Zeller J, Bernsau U (1988) Congenital rubella infection after previous immunity of the mother. Eur J Pediatr 147:195–196
13. Mahony MJ, Fleming PJ, Roome APCH, Caul EO (1985) Congenital rubella with fatal pneumonitis in two infants born to mothers reported as rubella immune. Lancet i:700–701
14. Yeager AS, Grumet FC, Hafleigh EB, Arvin AM, Bradley JS, Prober CG (1981) Prevention of transfusion-acquired cytomegalovirus in newborn infants. J Pediatr 98:281–287
15. Hersman J, Meyers JD, Thomas ED, Buckner CD, Clift R (1982) The effect of granulocyte transfusions on the incidence of cytomegalovirus infection after allogeneic marrow transplantation. Ann Intern Med 96:149–152
16. Stagno S, Pass RF, Cloud G, et al (1986) Primary cytomegalovirus infection in pregnancy. Incidence, transmission to the fetus and clinical outcome. JAMA 256:1904–1919
17. Krech U (1973) Complement-fixing antibodies against cytomegalovirus in different parts of the world. Bull WHO 49:103–106
18. Van Lierde M (1994) Cytomégalovirus. Médecine Foetale et Echographie en Gynécologie 20:11–13
19. Stagno S (1990) Cytomegalovirus. In: Remington JS, Klein JO (eds) Infectious diseases of the fetus and newborn infant. WB Saunders, Philadelphia, pp 241–81
20. Stagno S, Pass RF, Dworsky ME, Alford CA (1983) Congenital and perinatal cytomegaloviral infections. Semin Perinatol 7:31–42
21. Pass RF, Stagno S, Myers GJ, Alford CA (1980) Outcome of symptomatic congenital cytomegalovirus infection: results of long-term longitudinal follow-up. Pediatrics 66:758–62
22. Stagno S, Whitely RJ (1985) Herpesvirus infections of pregnancy. Part I: Cytomegalovirus and Epstein-Barr virus infections. N Engl J Med 313:1270–1274

23. Hohlfeld P, Vial Y, Maillard C, Vaudaux B, Fawer CL (1991) Cytomegalovirus fetal infection: prenatal diagnosis. Obstet Gynecol 78:615–618
24. Stirk PR, Griffiths PD (1987) Use of monoclonal antibodies for the diagnosis of cytomegalovirus infection by the detection of early antigen fluorescent foci (DEAFF) in cell culture. J Med Virol 21:329–337
25. Davis LE, Tweed GV, Chin TDY, Miller GL (1971) Intrauterine diagnosis of cytomegalovirus infection: viral recovery from amniocentesis fluis. Am J Obstet Gynecol 109:1217–1219
26. Meisel RL, Alvarez M, Lynch L, Chitkara U, Emanuel DJ, Berkowitz RL (1990) Fetal cytomegalovirus infection: a case report. Am J Obstet Gynecol 162:663–664
27. Weiner CP, Grose C (1990) Prenatal diagnosis of congenital cytomegalovirus infection by virus isolation from amniotic fluid. Am J Obstet Gynecol 163:1253–1255
28. Toma P, Magnano GM, Mezzano P, Lazzini F, Bonacci W, Serra G (1989) cerebral ultrasound images in prenatal cytomegalovirus infection. Neuroradiology 31:278–279
29. Lamy ME, Mulongo KN, Gadisseux JF, Lyon G, Gaudy V, Van Lierde M (1992) Prenatal diagnosis of fetal cytomegalovirus infection. Am J Obstet Gynecol 166:91–94
30. McGregor JA, Rubright G, Ogle JW (1990) Congenital cytomegalovirus infection as a preventable complication of maternal transfusion: a case report. J Reprod Med 35:61–64
31. Adler SP (1989) Cytomegalovirus and child day care: evidence for an increased infection rate among day-care workers. N Engl J Med 321:1290–1296
32. Kulhanjian JA, Soroush V, Au DS, Bronzan RN, Yasukawa LL, Weylman LE, Arvin AM, Prober CG (1992) Identification of women at unsuspected risk of primary infection with herpes simplex virus type 2 during pregnancy. N Engl J Med 326:916–20
33. Landy HJ, Grossman JH (1989) Herpes simplex virus. Obstet Gynecol Clin North Am 16:495–515
34. Baker DA, Amstey MS (1983) Herpes simplex virus: biology, epidemiology and clinical infection. Semin Perinatol 7:1–8
35. Bart PA, Jacquier P, Zuber PLF, Lavanchy D, Frei PC (1996) Seroprevalence of HBV (anti-HBc, HBsAg and anti-HBs) and HDV infections among 9006 woemn at delivery. Liver 16:110–116
36. Tada H, Yanagida M, Mishina J, Fujii T, Baba K, Ishikawa S, Aihara S, Tsuda F, Miyakawa Y, Mayumi M (1982) Combined passive and active immunization for preventing perinatal transmission of hepatitis B virus carrier state. Pediatr 70:613–619
37. Connor EM, Sperling RS, Gelber R, Kiselev P, Scott G, O'Sullivan MJ, VanDyke R, Bey M, Shearer W, Jacobson RL, Jimenez E, O'Neill E, Bazin B, Delfraissy JF, Culnane M, Coombs R, Elkins M, Moye J, Stratton P, Balsley J (1994) Reduction of maternal-infant transmission of human immunodeficiency virus type 1 with zidovudine treatment. N Engl J Med 331:1173–1180
38. Groupe SIDA pédiatrique de la Société Suisse de Pédiatrie (1994) Bull Med Suisses 75:1510–1512
39. Fiumara NJ, Fleming WL, Downing JG (1952) The incidence of prenatal syphilis at the Boston City Hospital. N Engl J Med 247:48–52
40. Thompson SE (1976) Treatment of syphilis in pregnancy. J AM Vener Dis Ass 3:159–166
41. Blanco JD, Gibbs RS, Costaneda YS (1981) Bacteremia in obstetrics: clinical course. Obstet Gynecol 58:621–626
42. Boyer KM, Gotoff SP (1986) Prevention of early-onset neonatal Group B streptococcal disease with selective intrapartum chemoprophylaxis. N Engl J Med 314:1665–1669
43. Tuppurainen N, Hallman M (1989) Prevention of neonatal Group B streptococcal disease: intrapartum detection and chemoprophylaxis of heavily colonized parturients. Obstet Gynecol 73:583–587
44. Jacquier P, Hohlfeld P, Vorkauf H, Zuber P (1995) Epidémiologie de la toxoplasmose en Suisse: étude nationale de séroprévalence menée chez les femmes enceintes en 1990–1991. Schweiz med Wochenschr 125 [Suppl 65]:29–38
45. Hohlfeld P, Daffos F, Thulliez P, Aufrant C, Couvreur J, Mac Aleese J, Descombey D, Forestier F (1989) Fetal Toxoplasmosis: outcome of pregnancy and infant follow-up after in utero treatment. J Pediatr 115:765–769
46. Hohlfeld P, Daffos F, Costa JM, Thulliez P, Forestier F, Vidaud M (1994) Prenatal diagnosis of congenital toxoplasmosis with a polymerase chain reaction test on amniotic fluid. N Engl J Med 331:695–699

Arch Gynecol Obstet (1996) 259 [Suppl]: S 111–S 117

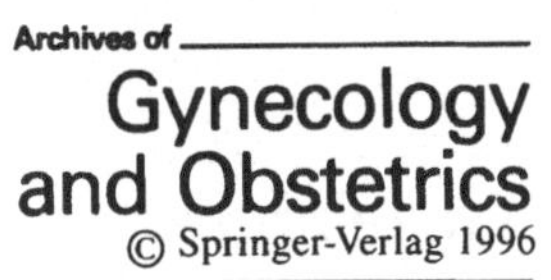
Archives of
Gynecology
and Obstetrics
© Springer-Verlag 1996

# Ultraschallerfahrung und apparative Ausstattung der Schweizer Gynäkologen

## Ergebnisse einer schriftlichen Umfrage

**R. Zimmermann[1], Y. Vial[2]**

[1] Klinik für Geburtshilfe/Dept. Frauenheilkunde, Universitätsspital, CH-8091 Zürich, Switzerland
[2] Dpt. de Gyn/Obst., CHUV, CH-1011 Lausanne, Switzerland

Im Zusammenhang mit dem neuen KVG und seiner Leistungsverordnung (LV) sind einige bisher übliche präventive Maßnahmen in der Geburtshilfe in Frage gestellt worden. Eine der umstrittenen Leistungen betrifft die Ultraschalluntersuchung in der normalen Schwangerschaft. In der ersten Version der LV vom 29.9.95 wurden solche Ultraschalluntersuchungen nicht als Pflichtleistung aufgenommen. Der Hauptgrund war, daß man insbesondere wegen fehlenden Strukturen bezüglich Weiterbildung, Fortbildung und Gerätestandards an der Qualität der Ultraschalluntersuchung durch Schweizer Gynäkologen und damit an der Effizienz der Methode zweifelte. Ziel dieser schriftlichen Umfrage war deshalb, den aktuellen Weiterbildungs- und Erfahrungsgrad der Gynäkologen sowie ihre apparative Ausrüstung zu erheben.

## Methode

Anfang März 1996 wurden in einer anonymen repräsentativen Umfrage bei allen 721 registrierten Mitgliedern der Schweizerischen Gesellschaft für Gynäkologie und Geburtshilfe [1] Daten zum Weiterbildungsstand und zur apparativen Ausstattung erhoben. Den Kollegen wurde 5 Tage Zeit zur Antwort gegeben. Berücksichtigt wurden alle Fragebogen, die bis 2 Tage nach Ablauf der Antwortfrist zurückgesandt wurden.

Der Fragebogen war gegliedert in einen Teil zur Überprüfung der Repräsentativität, einen Teil zum Ausbildungs- und subjektiv eingeschätzten Erfahrungsstand sowie in einen apparativen Teil. Die detaillierten Fragen sind in Abb. 1 ersichtlich. Da nicht alle Fragen von allen Ärzten beantworten wurden, kann im Einzelfall die Basis von den 471 zurückgeschickten Bögen abweichen.

## Ergebnisse

*Repräsentativität*

Insgesamt wurden 471 von 721 Fragebogen ausgefüllt zurückgeschickt, was einer Rücklaufquote von 65% entspricht. Berücksichtigt man, daß in einer zufällig ausgewählten Woche schätzungsweise 100 Ärzte wegen Abwesenheit keine Mög-

# Fragebogen

1. Geschlecht                            ❑ männlich        ❑ weiblich

2. Jahr der Praxiseröffnung:           .................

3. Ich wende Ultraschall an           ❑ ja, seit...............    ❑ nein

4. Ultraschallkenntnisse habe ich mir angeeignet    .... in der Klinik    .... in Kursen

   (der Wichtigkeit nach mit 1>2>3>4 bezeichnen)    .... an Kongressen    .... selbst

5. Anzahl aller je selbstdurchgeführter Ultraschalle (Schätzung)    ....................

6. Meine Ultraschallfähigkeiten beurteile ich wie folgt:

|  | +++ | ++ | + | - |
|---|---|---|---|---|
| Beurteilung der Anzahl Feten | ❑ | ❑ | ❑ | ❑ |
| Biometrie (BPD, Abdomen quer, Femur) | ❑ | ❑ | ❑ | ❑ |
| Kindslage (Schädellage, Beckenendlage mit Haltung) | ❑ | ❑ | ❑ | ❑ |
| Plazentasitz | ❑ | ❑ | ❑ | ❑ |
| Fruchtwassermenge | ❑ | ❑ | ❑ | ❑ |
| Ausschluss von Störungen im Bereich von Gesicht, Herz, Nieren, Wirbelsäule, Bauchwand, Extremitäten | ❑ | ❑ | ❑ | ❑ |

(+++ praktisch immer, ++ meistens, + gelegentlich, - nie)

7. Ich habe ein eigenes Ultraschallgerät       ❑ ja           ❑ nein

8. Genaue Bezeichnung des Gerätes       ...........................................

9. Kaufjahr                       ...................

10. Kaufpreis (inkl. Nachrüstung)        ...................

11. Ausstattung                ❑ Vaginalsonde, Frequenz.........MHz

                              ❑ Linear-/Sektors., Frequenz......MHz

                              ❑ Doppler

12. Gerät erfüllt ICE 1157 Sicherheitsnorm    ❑ ja           ❑ nein

13. Schalllaufgeschwindigkeit 1540 m/s    ❑ ja           ❑ nein

14. Das Gerät hat mindestens 16 Graustufen    ❑ ja           ❑ nein

15. Elektronische Messmöglichkeit (Calipers)    ❑ ja           ❑ nein

16. Messabstand ≥9.5cm in 6 cm Tiefe    ❑ ja           ❑ nein

17. Bilddokumentation mit Videoprinter    ❑ ja           ❑ nein

Fragebogen bitte bis zum 12.3.96 mit beiliegendem Antwortcouvert zurücksenden.

**Abb. 1.** Fragebogen

lichkeit hatten, rechtzeitig zu antworten, dürften somit rund 76% der erreichbaren Ärzte den Fragebogen beantwortet haben. Die Geschlechtsverteilung entspricht mit 373 Männern zu 98 Frauen exakt der Verteilung der Mitgliederstatistik [1].

## Weiterbildung und Erfahrung

Die durchschnittliche Erfahrung mit Ultraschall beträgt 15 Jahre. Die Streubreite ist groß (0–30). Bei der Frage nach dem Stellenwert der verschiedenen Weiterbildungsmöglichkeiten haben 227 Ärzte die Klinik auf den ersten Rang gesetzt, gefolgt von Kursen mit 80 Nennungen. Kongresse (31 Nennungen) und Selbststudium (42 Nennungen) waren nur von geringer Bedeutung. Kurse wurden von 75% der Ärzte entweder auf den 1. oder den 2. Platz gesetzt. Wie zu erwarten, spielt die Klinik als Weiterbildungsort für Ultraschall bei Ärzten, die schon seit vielen Jahren in der Praxis tätig sind, eine geringe Rolle. Viele von ihnen haben die Weiterbildung zu einem Zeitpunkt absolviert, als der Ultraschall noch nicht diese Verbreitung hatte. Der Medianwert der geschätzten Anzahl selbst durchgeführter Ultraschalluntersuchungen liegt bei 6000, einzelne Kollegen schätzen die Zahl sogar auf über 30000 (Abb. 2). Die Division der Zahl an Ultraschalluntersuchungen mit der Anzahl Jahre an Ultraschallerfahrung ergibt eine jährliche Anzahl von 471 Sonographien/Arzt (Abb. 3).

## Fertigkeiten

Bei der subjektiven Einschätzung der persönlichen Fertigkeiten gibt die überwiegende Mehrheit der Ärzte an, daß sie in nahezu allen Schwangerschaften mit Ausnahme der Fehlbildungen und der Fruchtwassermenge zu einer korrekten Beurteilung fähig sind. Beim Fruchtwasser beurteilen 80% praktisch immer, 17% meistens und 3% gelegentlich korrekt. Beim Ausschluß von Fehlbildungen ist die Streubreite noch größer. Hier fühlen sich lediglich 34% in der Beurteilung der morphologischen Verhältnisse praktisch immer, 53% meistens, 12% gelegentlich sicher. 1% aller Ärzte können die morphologischen Verhältnisse nicht einschätzen.

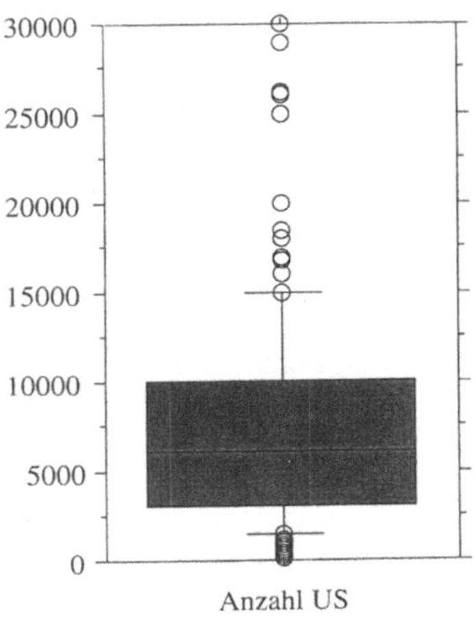


**Abb. 2.** Subjektive Schätzung der Anzahl aller bisher selbstdurchgeführten Ultraschalluntersuchungen (*US*) in der Schwangerschaft, dargestellt mit einem Box-Plot. Der Median liegt bei 6000, die Box begrenzt die 25. und 75. Perzentile, die Kreuze die 10. und 90. Perzentile. Kreise stellen außerhalb liegende Einzelwerte dar

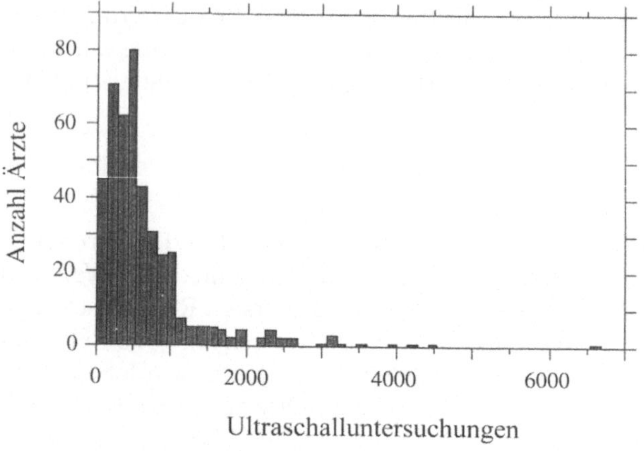

**Abb. 3.** Verteilung der jährlich durchgeführten Ultraschalluntersuchungen. Der Durchschnitt liegt bei 471

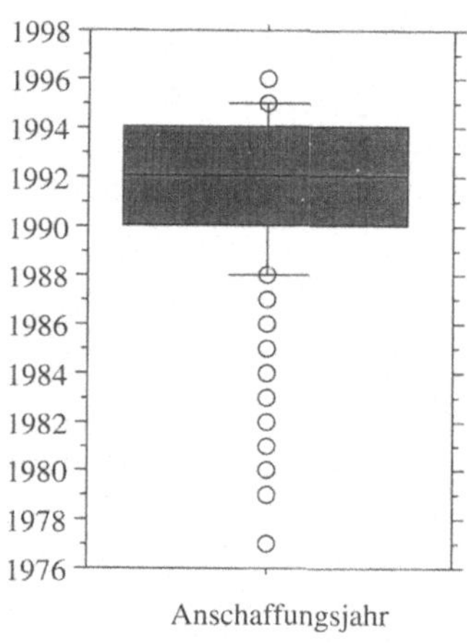

**Abb. 4.** Jahr der Geräteanschaffung, dargestellt mit einem Box-Plot

## Apparative Ausrüstung

95% aller Ärzte verfügen über ein eigenes Gerät, das praktisch immer mit einer Linear-, Curved- oder einer Sektorsonde ausgerüstet ist. D.h. alle Geräte sind mit einer Ultraschallsonde ausgerüstet, die eine ausreichende Darstellung des Kinds in allen 3 Trimestern erlaubt. 94% verfügen über eine Transvaginalsonde, die die Darstellung im 1. Trimenon erleichtert und zusätzlich auch für gynäkologische Sonographien angewendet werden kann. Dokumentiert wird in 98% der Fälle mit einem Videoprinter. Die Geräte sind insgesamt sehr neu. 90% aller Geräte sind 1988 oder später angeschafft worden, der Durchschnitt liegt bei 1992 (Abb. 4). Die Preisklasse liegt in der Größenordnung um sfr 70 000 (10. Perzentile 48 000, 90. Perzentile 115 000). Rund 90% der Geräte stammen von insgesamt 4 Herstellern (Abb. 5). Alle Geräte ab 1988 sind in Deutschland von der kassenärztlichen Bundesvereinigung zugelassen und erfüllen alle auf dem Fragebogen genannten Gerätenormen. Die apparative Voraussetzung für Dopplerultraschall, eine nachgewiesen nützliche Abklärung bei Risikoschwangerschaften, ist zu teuer für die Praxis. Nur vereinzelte Ärzte, die sich in der Regel auf pränataldiagnostische Abklärung spezialisiert haben, sind in der Praxis damit ausgerüstet.

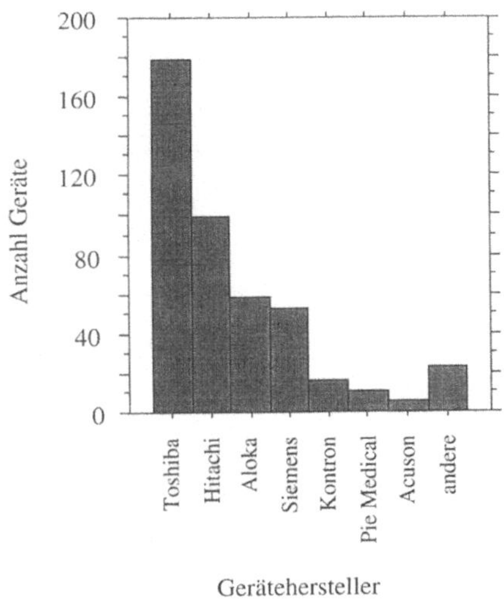



**Abb. 5.** Hersteller der Ultraschallgeräte und Anzahl der sich im Betrieb befindenen Geräte, geordnet nach ihrer Bedeutung. Die ersten 4 Produzenten halten einen Marktanteil von fast 90%

## Diskussion

In mehreren europäischen Ländern sind in den letzten Jahren Strukturen zur Ultraschallausbildung geschaffen worden. Auf den britischen Inseln z.B. hat ein Arzt ein Minimum von 300 h praktischer Ultraschallerfahrung vorzuweisen [2]. Die Fertigkeiten sind definiert. Während der Trainingszeit muß er ein Logbuch über spezielle Fälle führen und Kurse besuchen. Die Ausbildung ist speziellen Zentren vorbehalten. Eine Schlußprüfung findet nicht statt.

In Deutschland existiert seit mehr als 10 Jahren ein 3-Stufen-Konzept zur Ultraschallausbildung [3]. Die Anforderung der Basisdiagnostik (Stufe 1) erfüllt, wer entweder 4 Monate ständig oder 24 Monate begleitend Ultraschalldiagnostik an einem akreditierten Zentrum ausübt oder aber 3 Kurse mit einem festgelegten Ausbildungsprogramm absolviert hat und zusätzlich über eine Mindestanzahl von unter Supervision selbstständig durchgeführten Sonographien verfügt. In jedem Fall ist eine Prüfung (Kolloquium) zu absolvieren. Nichtgynäkologen müssen zusätzlich über eine mindestens 18monatige Erfahrung im Fach Frauenheilkunde verfügen. Zudem existieren verbindliche apparative Voraussetzungen.

Im Gegensatz etwa zu unseren Nachbarn Deutschland, Österreich oder Großbritannien existieren in der Schweiz bis jetzt keine expliziten Weiterbildungsstrukturen mit Fertigkeitszertifikat. Wahrscheinlich ist es diesem Umstand zuzuschreiben, daß von verschiedenen Kreisen Mißtrauen bezüglich der Ultraschallerfahrung und der apparativen Ausrüstung geäußert wurde. Fehlende Strukturen müssen aber nicht zwangsläufig bedeuten, daß die Qualität im Vergleich mit unseren Nachbarn meßbar schlechter ist.

Die Schaffung von Strukturen benötigt jedoch Zeit. Um das z.Z. herrschende Mißtrauen bezüglich geburtshilflicher Sonographie etwas abzubauen, wurde die vorliegende Umfrage durchgeführt.

Die Rücklaufquote sowie die Geschlechtsverteilung zeigen, daß die Daten für die Fachärzte repräsentativ sind. Die große Mehrheit der Ärzte hat, wie unsere Kollegen im Ausland, die Ultraschallerfahrung an den Kliniken erworben. Auch wenn ein direkter Vergleich z.B. mit Deutschland nicht möglich ist, sind doch die wich-

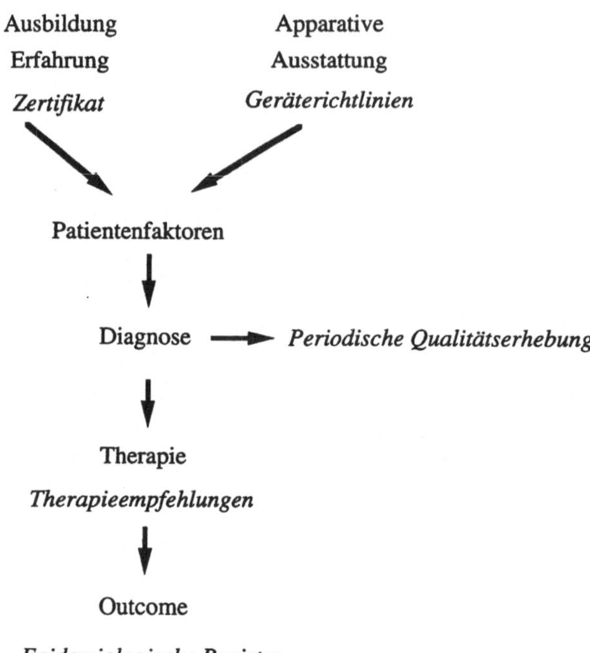



**Abb. 6.** Flußdiagramm der Beeinflussung des Schwangerschaftsausgangs durch Routineultraschall. An den ersten 3 kursiv gedruckten Maßnahmen wird gearbeitet. Nachholbedarf besteht jedoch auch bei der Erarbeitung von Therapieempfehlungen sowie der Schaffung eines nationalen epidemiologischen Registers

tigsten Endpunkte wie etwa die perinatale Mortalität oder mütterliche Mortalität durchaus vergleichbar. Durch die bereits heute bestehende Weiterbildungsstruktur der Schweizerischen Gesellschaft für Gynäkologie und Geburtshilfe müssen Titelträger über Ultraschallkenntnisse verfügen, müssen mindestens einen Blockkurs über Ultraschall durchgeführt und mindestens 600 Untersuchungen unter Supervision selbstständig ausgeführt haben. Damit sind die britischen, deutschen und schweizerischen Weiterbildungskonzepte sehr ähnlich.

Naturgemäß können Kollegen, die seit 25 Jahren in der Niederlassung arbeiten, Ultraschallkenntnisse nicht in diesem Rahmen an der Klinik erworben haben. Durch Pensionierungen werden solche jedoch laufend durch jüngere ersetzt, die mit diesem Medium groß geworden sind.

Eine grobe Schätzung der gesamten Anzahl an durchgeführten Schwangerschafts-US-Untersuchungen im Jahr 1995 in der Schweiz ergibt eine Zahl von rund 280 000 (83 000 Geburten mit durchschnittlich 3 Untersuchungen sowie rund 30 000 im Zusammenhang mit Aborten). Bei rund 700 Frauenärzten, die Ultraschall durchführen, resultiert eine hochgerechnete mittlere Anzahl von 400 Untersuchungen/Jahr und Untersucher. Damit liegen die subjektiv geschätzte und die hochgerechnete Anzahl relativ nahe beieinander, was für die realistische Einschätzung der Kollegen spricht.

Bei den wichtigsten sonographischen Fragestellungen, der Beurteilung der Anzahl Feten, der Biometrie, der Einschätzung der Kindslage und des Plazentasitzes, haben die allermeisten Kollegen keine Schwierigkeiten. Bei der Einschätzung der Fruchtwassermenge haben einige, bei der morphologischen Beurteilung des Kinds etliche Mühe. Dies zeigt einen vermehrten Fortbildungsbedarf, kombiniert mit praktischer Anleitung, auf.

Apparativ sind die Schweizer Frauenärzte sehr gut ausgerüstet. Weniger als 10% aller Geräte stammen von vor dem Jahr 1988. Die Preisklasse der Geräte sowie die verwendeten Sonden sind für eine Basisdiagnostik in der Geburtshilfe geeignet, und die meisten Ärzte verfügen auch über eine Transvaginalsonde. Möglicherweise ist der Gerätepark deshalb so neu, weil viele Kollegen in den letzten Jahren auf ein Gerät mit Transvaginalsonde umstellen wollten. Fast alle verfügen über eine hinreichende Bilddokumentationsmöglichkeit. Bei über einem Dutzend möglicher Gerätehersteller stammen fast 90% der Apparate von nur gerade 4 Produzenten.

Die vorliegende Umfrage erlaubt den Schluß, daß der Erfahrungsstand und die apparative Ausrüstung der Schweizer Gynäkologen mit großer Wahrscheinlichkeit nicht wesentlich von derjenigen unserer Nachbarn abweicht. Diese Feststellung entbindet jedoch nicht von der Einführung eines Fertigkeitsausweises. Die Qualitätssicherung ist im neuen Krankenversicherungsgesetz zwingend vorgeschrieben. Immerhin ist nicht mit einem enormen Nachholbedarf an Weiter- und Fortbildung betreffend Schwangerschaftsultraschall zu rechnen. Letztendlich hängt jedoch die Beeinflussung des Schwangerschaftsausgangs nicht nur von einer guten Diagnostik ab. Mindestens so wichtig ist, daß bei gestellter Diagnose auch die richtigen Konsequenzen gezogen werden (Abb. 6). Speziell auf der Stufe der Therapieempfehlungen und dem epidemiologischen Register herrscht ein großer Nachholbedarf. Letzteres ist Sache des Bundes und sollte ebenso schnell wie die Qualitätssicherung in die Hand genommen werden.

## Literatur


1. Mitgliederstatistik 1995 der Verbindung der Schweizer Ärzte (1996) Schweiz Ärztezeitung 77:610–627
2. Royal College of Obstetricians and Gynaecologists and the Royal College of Radiologists (1994) Guidelines on training in obstetric ultrasound. Standing joint committee of the Royal College of Obstetricians and Gynaecologists and the Royal College of Radiologists, pp 1–18
3. Kassenärztliche Bundesvereinigung (1993) Ultraschall-Vereinbarung. Verträge der kassenärztlichen Bundesvereinigung in Deutschland, S 1–44

Arch Gynecol Obstet (1996) 259 [Suppl]: S 118–S 127

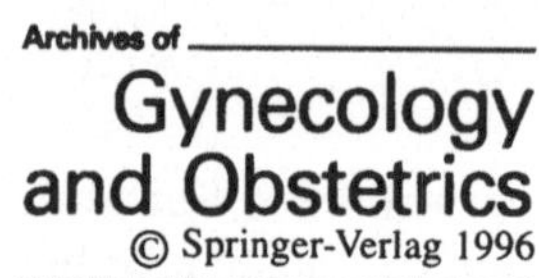
Archives of
Gynecology
and Obstetrics
© Springer-Verlag 1996

# Ist ein Ultraschall-Screening-Programm in der Schwangerschaft gerechtfertigt?

W. Holzgreve

Universitätsfrauenklinik/Kantonsspital Basel, Schanzenstraße 46, CH-4052 Basel, Switzerland

Die Ultraschalltechnologie wurde erstmalig bereits in den 60er Jahren in die Schwangerenvorsorge eingebracht und zwar in Form der sog. Compound-Scanner in Glasgow [1] und etwas später als ‚Realtime'-Sonographie [2] in Münster. Obwohl in den 60er Jahren die statischen Bilder des Compound-Scanner noch bessere Bilder erbrachten als die Realtime-Sonographie, war schon sehr bald klar, daß der eigentliche Fortschritt der geburtshilflichen Sonographie vom Echtzeitultraschall ausgehen würde. Die 70er und 80er Jahre erlebten dann einen wahren Boom der Ultraschallanwendung in der Schwangerenvorsorge und viele Einzelkasuistiken, Übersichtsarbeiten und Lehrbücher wurden publiziert [3]. In Deutschland wurden bereits 1979 routinemäßige Ultraschalluntersuchungen in die Mutterschaftsrichtlinien aufgenommen und ab 1980 waren entsprechend den Richtlinien des Bundesausschusses der Ärzte und Krankenkassen über die ärztliche Betreuung während der Schwangerschaft und nach der Entbindung 2 Untersuchungen während der 16. bis 20 bzw. 32. bis 36. SSW vorgesehen. In der Schweiz setzten sich Ultraschall-Screening-Untersuchungen in der Schwangerschaft ebenfalls sehr rasch durch, und die Krankenkassen waren in beiden Ländern bereit, diese Untersuchungen zu zahlen. Wie ein „Paukenschlag" kam daher in der Schweiz die Verordnung über Leistungen in der obligatorischen Krankenpflegeversicherung (KLV) vom 29. 9. 1995, die in Artikel 13 festhielt, daß Ultraschalluntersuchungen nur in Risikoschwangerschaften von den Krankenkassen übernommen werden müssen. Dies bedeutete, daß Routineuntersuchungen nicht mehr von den Versicherern bezahlt wurden, wenn die versicherte Person nicht über eine Zusatzversicherung verfügte. Als Begründung für diese dramatische Änderung der Schwangerenvorsorge führte seinerzeit die Bundesrätin Dreifuß an: „Der Interventionsnutzen und die Unschädlichkeit einer solchen Maßnahme bei jeder normalen Schwangerschaft ist nicht erhärtet." Es kam in der Folge aber rasch zu zahlreichen Protesten aus den Kreisen der Schwangere betreuenden Ärztinnen und Ärzte sowie aus der allgemeinen Bevölkerung, weil viele den Nutzen von routinemäßigen Ultraschalluntersuchungen für erwiesen erachteten. Am 15. 5. 1996 wurden dann in der Schweiz wieder Ultraschall-Screening-Untersuchungen als Pflichtleistungen der Krankenkassen anerkannt, und zwar in normalen Schwangerschaften eine Kontrolle in der 10. bis 12. sowie eine weitere in der 20. bis 23. SSW. Bei Risikoschwangerschaf-

**Tabelle 1.** Auf Evidenz basierende Medizin, nach Huntington et al. [27]

- Kritische Prüfung neuer und alter Methoden
- Problem: Persönliche „Voreingenommenheit" („Bias")
- Kritischer Umgang mit Literatur („Metaanalyse")
- Komplexität der Kostenberechnung (indirekte Kosten)

ten soll sich entsprechend dieser Verordnung (Krankenpflegeleistungsverordnung, Änderung vom 26. 4. 1996) das Untersuchungsintervall nach klinischem Ermessen richten, allerdings unter der Auflage, daß die Kontrollen nur durch Ärztinnen oder Ärzte erbracht werden dürfen, die über eine Zusatzausbildung für diese Untersuchungsmethode und über die notwendige Erfahrung verfügen. Auch die Routinekontrollen bei normalen Schwangerschaften sollen nur nach einem umfassenden Aufklärungs- und Beratungsgespräch, das dokumentiert werden muß, durchgeführt werden. Darüber hinaus wurde diese auf Empfehlung der Leistungskommission vom EDI erlassene Verordnung zunächst auf 5 Jahre beschränkt. Gleichzeitig wurde der Fachgruppe Gynäkologie und Geburtshilfe der Schweizerischen Gesellschaft für Ultraschall in Medizin und Biologie der Auftrag erteilt, innerhalb der 5-Jahres-Frist die Qualität, den Nutzen und die Wirtschaftlichkeit des Ultraschall-Screenings in der Schwangerschaft zu analysieren. Die routinemäßige Ultraschallanwendung in der Schwangerschaft steht somit in der Schweiz auf dem Prüfstand. Entsprechende Anfragen und Auflagen der Politiker sind meines Erachtens nicht nur legitim, sondern die ständige Reflexion übernommener Vorgehensweisen in der Medizin ist für den wissenschaftlich denkenden Arzt eine wichtige Verpflichtung. Gerade in Zeiten eines erhöhten Sparzwangs besteht die Verpflichtung zu einer ‚auf Evidenz basierenden Medizin' (Tabelle 1), die neben einer kritischen Prüfung der eigenen Praxis und der relevanten Literatur auch eine Kostenberechnung mit einschließt und persönliche Voreingenommenheit (Bias) weitgehend ausschließen soll.

## Randomisierte Untersuchungen

Die Diskussion um eine routinemäßige Ultraschalluntersuchung in der Schwangerschaft wurde v.a. durch die Ergebnisse der sog. Radius-Studie (Routine antenatal diagnostic ultrasound study) geprägt, da es sich hierbei um die bisher größte randomisierte Untersuchung zu diesem Thema handelt [5]. In der Studie wurden immerhin 15 530 Frauen nach dem Zufallsprinzip in eine Gruppe mit routinemäßigen Ultraschalluntersuchungen zwischen 15. und 22. sowie 31. und 35. SSW bzw. in eine Gruppe mit Ultraschalluntersuchungen nur mit Indikation gelost. Beim Vergleich der beiden Gruppen konnte kein Unterschied in der perinatalen Mortalität und Morbidität festgestellt werden, allerdings wurden in der 1. Gruppe mit 34,8% deutlich mehr Fehlbildungen entdeckt als in der 2. Gruppe (11,0%). Auch vor der 24. SSW (Tabelle 2) war die Sensitivität in der Gruppe mit routinemäßigen Ultraschalluntersuchungen signifikant höher als in der 2. Gruppe (16,6 vs. 4,9%). Bemerkenswerterweise führte dieser Unterschied aber nicht zu einem unterschiedlichen Vorgehen bei der Schwangerschaftsbetreuung z.B. durch erhöhte Raten von Schwangerschaftsabbrüchen, Kaiserschnitten, Fruchtwasserpunktionen, Geburtseinleitungen etc. Wichtig ist auch die Feststellung, daß die Rate der

**Tabelle 2.** Randomisierte Untersuchung. Niedrigrisikokollektiv, nach Ewigman et al. [5] und Le Fevre [28]

| | | |
|---|---|---|
| Gruppe I | Ultraschall 15. bis 22. und 31. bis 35. SSW | (2,2) |
| Gruppe II | Ultraschall bei Indikation | (0,6) |

Kein Unterschied in adverse fetal outcome
Sensitivität (Fehlbildung) vor 24. SSW I : II = 16,6 : 4,9% ($p < 0,001$)

**Tabelle 3.** Ultraschall-Screening und perinatale Mortalität, nach Saari-Kemppainen et al. [7]

>9000 Frauen mit Ultraschall (16. bis 20. SSW)/Kontrollen
4,2‰ / 8‰

Reduktion durch Terminbestimmung, Erkennung von Mehrlingen und Fehlbildungen (50%)

**Tabelle 4.** Cochrane-collaboration

- Archie Cochrane, Epidemiologe 1909–1988
- Cochrane centre in Oxford eröffnet 1992
  (Teil des NHS-research and development programme)
- Ziel: systematic reviews of randomised controlled trials (RCT) evaluating health care
- Up-to-date reviews of RCT accessible through electronic media
- Internationale Zusammenarbeit
  (Schwangerschaft und Geburt: 600 Reviews von 30 Analytikern in 7 Ländern,
  200 neue Studien jährlich)

entdeckten Fehlbildungen bei erfahrenen Untersuchern in großen Zentren innerhalb der Radius-Studie bei 6,8 auf 1000 lag vs. 1,7 auf 1000 bei weniger erfahrenen Untersuchern in kleineren Zentren [6]. Der Hauptgrund für die negativen Ergebnisse der Radius-Studie im Hinblick auf die Effizienz des Ultraschallscreenings liegt aber wohl in der deutlich niedrigeren Sensitivität bei der Entdeckung fetaler Anomalien im Vergleich zu europäischen Studien z.B. aus Skandinavien [7, 8] bzw. Belgien [9]. In der sog. Helsinki-Studie von Saari-Kemppainen et al. [7] an über 9000 Frauen mit routinemäßigen Ultraschalluntersuchungen in der 16. bis 20. SSW im Vergleich zu Kontrollen mit Ultraschalluntersuchungen nur bei Indikationen (Tabelle 3) fand sich bei ebenfalls guter Randomisierung ein deutlicher Unterschied in der perinatalen Mortalität von 4,2 zu 8‰, wobei diese Reduktion im wesentlichen auf Vorteile bei der Terminbestimmung sowie der Erkennung von Mehrlingen und Fehlbildungen (50%) zurückzuführen war. Man hat also insgesamt den Eindruck, daß in der amerikanischen Radius-Studie das Bestreben war, Schwangerschaftsabbrüche möglichst zu vermeiden bzw. insgesamt wenige Konsequenzen aus den sonographisch erhobenen Befunden zu ziehen. Der Radius-Studie müssen also unbedingt die Ergebnisse der anderen randomisierten Untersuchungen gegenübergestellt werden, die sich ebenfalls mit der Frage des routinemäßigen Einsatzes von Ultraschalluntersuchungen in der Schwangerschaft beschäftigt haben. In diesem Zusammenhang kommt der Cochrane-collaboration große Bedeutung zu, deren Charakteristika in Tabelle 4 zusammengefaßt sind. Die Cochrane-Meta-

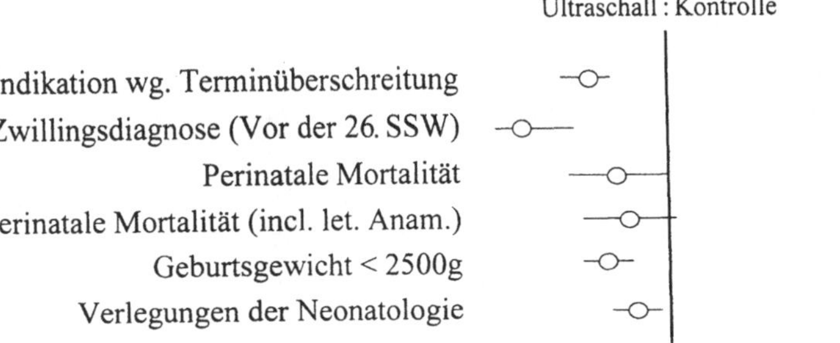



**Abb. 1.** Nutzen der Ultraschalluntersuchungen in der Schwangerschaft. Cochrane-Metaanalyse

**Tabelle 5.** Ultraschallstudien

| Ort | n | Zeitschrift | Jahr |
|---|---|---|---|
| London | 1571 | Br J Obstet Gynecol | 1982 |
| Ålesund | 1628 | Lancet | 1984 |
| Trondheim | 1009 | Lancet | 1984 |
| Glasgow | 877 | BMJ | 1984 |
| Uppsala | 4997 | Lancet | 1988 |
| Helsinki | 9310 | Lancet | 1990 |
| Radius | 15935 | N Engl J Med | 1993 |

analyse (Abb. 1) ergab für die routinemäßigen Ultraschalluntersuchungen während der Schwangerschaft Vorteile im Hinblick auf folgende 6 Punkte: Zwillingsdiagnose, Indikation zur Geburtseinleitung wegen Terminüberschreitung, Geburtsgewicht <2500 g, Verlegungen zur Neonatologie und perinatale Mortalität. Eine von Bucher u. Schmidt [10] durchgeführte Metaanalyse von 4 randomisierten Untersuchungen fand in der Gruppe mit routinemäßigen Ultraschalluntersuchungen ebenfalls bessere Entdeckungsraten für Mehrlingsschwangerschaften, wachstumsretardierte Kinder und schwere Fehlbildungen. Es ist daher überraschend, daß die US-amerikanische Standesvertretung ACOG die Radius-Studie als ausreichende Begründung anführte [11], die bereits in ihrem Technical Bulletin 1993 geäußerte Auffassung bestätigt zu sehen, daß der routinemäßige Einsatz von Ultraschalluntersuchungen in der Schwangerschaft vom Standpunkt einer Kosten-Nutzen-Analyse nicht befürwortet werden kann. Immerhin sollten wir neben der Radius-Studie die zwar kleineren, aber dennoch ebenso gut entworfenen und durchgeführten randomisierten Ultraschallstudien aus Europa (Tabelle 5) berücksichtigen. Chervenak et al. haben in ihrem Beitrag für die Zeitschrift ACOG clinical review unter der Überschrift Advocacy for routine obstetric ultrasound [12] darauf hingewiesen, daß der Hinweis auf die Verfügbarkeit routinemäßiger Ultraschalluntersuchungen dem Konzept der Autonomie der Schwangeren entgegenkommt, zumal auf diese Weise mindestens 3mal so viel kindliche Anomalien entdeckt werden. Bei einer detaillierten Betrachtung der vorliegenden randomisier-

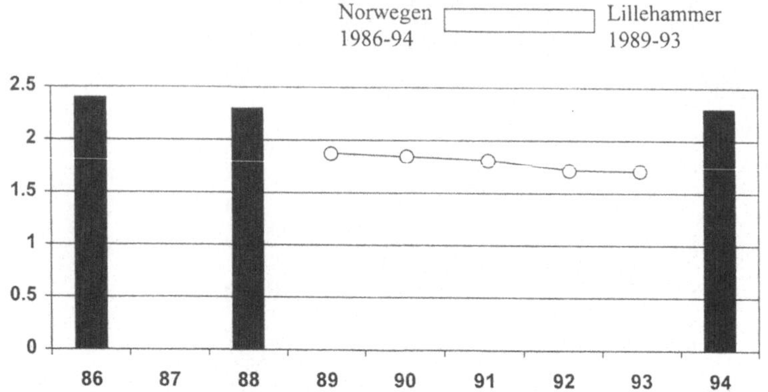


**Abb. 2.** Durchschnittliche Zahl der Ultraschalluntersuchungen

ten Untersuchungen zum Nutzen routinemäßiger Ultraschalluntersuchungen in der Schwangerschaft fällt außerdem auf, daß die durchschnittliche Anzahl von Ultraschalluntersuchungen in der Schwangerschaft in den Kontrollgruppen, in denen der Ultraschall nur bei Indikation eingesetzt werden sollte, immerhin auch zwischen 0,5 (Uppsala-Studie) bzw. 0,6 (Radius-Studie) und 1,8 (Helsinki-Studie) lag, bei nur geringfügig höheren Untersuchungszahlen in den Screening-Gruppen (1,3 bzw. 2,2 und 2,1). Eik-Nes aus Norwegen, der mit seiner Arbeitsgruppe in Trondheim sehr bedeutende Studien zum Nutzen des Ultraschalls in der Schwangerschaft beigesteuert hat [13], konnte bei einem Vergleich der durchschnittlichen Zahlen der Ultraschalluntersuchungen in Norwegen, dessen Einwohnerzahl sich nicht so sehr von der Einwohnerzahl in der Schweiz unterscheidet bzw. der Stadt Lillehammer in den Jahren von 1986–1994 bzw. 1989–1993 zeigen, daß die durchschnittliche Untersuchungszahl nach Einführung des Ultraschall-Screenings nicht nur nicht anstieg sondern eher zurückging und immer unter 2 blieb (Abb. 2). Dieser Autor tritt nach Würdigung seiner eigenen Erfahrung bzw. der Weltliteratur [14] dafür ein, daß die sonographische Untersuchung des Kinds im Mutterleib (fetal exmination) in Zukunft als ebenso normal anzusehen sei wie die Untersuchung der Mutter (maternal examination) in der Schwangerschaft [15].

## Falsch-positive Fehlbildungsdiagnosen in utero

Eine der Hauptsorgen der Gegner von routinemäßigen Ultraschallanwendungen in der Schwangerschaft ist die um falsch-positive Befunde, welche im schlimmsten Fall zu einem Schwangerschaftsabbruch aufgrund falscher Prämissen führen könnten. Die Kritiker/innen des Routineultraschalls in der Schwangerschaft haben mit Recht auf dieses Problem hingewiesen, und der Autor dieses Beitrags war selbst Gutachter in einer independent inquiry into obstetric ultrasound procedures at the university hospital of Wales, bei der im Jahr 1994 der Vorwurf einer Frau untersucht wurde, daß bei 2 ihrer Schwangerschaften die fälschliche Diagnose eines verhaltenen Aborts aufgrund von Ultraschalluntersuchungen gestellt worden war, obwohl sich die Schwangerschaften bei Kontrolluntersuchungen als intakt herausstellten. Die Ursache für diese Katastrophen waren eindeutig unsachgemäße

Handhabung der Ultraschalluntersuchungen und mangelnde Ausbildung. Es liegen zu wenige Studien vor, um die Frage beantworten zu können, ob es sich bei diesem skandalösen und unakzeptablen britischen Fall um eine absolute Rarität oder ein signifikantes Risiko bei der Anwendung von Ultraschall handelt. Rulin et al. [16] kamen in einer prospektiven Untersuchung zur Frage der diagnostischen Verläßlichkeit von Ultraschalluntersuchungen in der Schwangerschaft zu dem Ergebnis, daß diese sehr hoch ist und dadurch adäquates klinisches Verhalten ermöglicht wird. In einer prospektiven Untersuchung in der Yorkshire-Region über 3½ Jahre in 25 Ultraschallabteilungen wurde bei 16% der 2261 Schwangerschaften mit kindlichen Anomalien ein Schwangerschaftsabbruch durchgeführt mit anschließender pathologischer Untersuchung in 97% der Fälle. Nur in 2 Fällen wurde der Schwangerschaftsabbruch aufgrund einer Überschätzung des Grads der kindlichen Anomalien durchgeführt, so daß die sonographische Diagnose in über 99,5% der Fälle korrekt war [17].

## Kosteneffektivität

Im sog. Helsinki-Trial [7] wurde ermittelt, daß die Kosten des Screening-Programms pro Fall im Durchschnitt 102 US $ und die Ersparnisse für das Gesundheitswesen vor allem aufgrund weniger Krankenhausaufenthalte im Vergleich zur Kontrollgruppe pro Fall 182 US $ betrugen, so daß der Nettogewinn durchschnittlich 80 US $ ausmachte. DeVore [18] hat ermittelt, daß dies für die USA eine jährliche Ersparnis von 280 Mio. $ ausmachen würde. Kürzlich haben Leivo et al. aus Finnland bestätigt, daß eine 1malige routinemäßige Ultraschalluntersuchung in der Schwangerschaft dem Gesundheitswesen signifikant Kosten erspart und daß die aktuellen Kosten pro vermiedenem perinatalen Todesfall etwa 21 938 US $ betragen [19].

## Indirekte Hinweise auf die Effektivität von Ultraschall-Screening-Untersuchungen

Die Radius-Studie hat gezeigt, daß routinemäßige Ultraschalluntersuchungen in der Schwangerschaft erst dann effektiv sind, wenn aus den sonographischen Befunden Konsequenzen gezogen werden. Diese können z.B. in einer Änderung der Schwangerenbetreuung bzw. des geburtshilflichen Managements, z.B. bei fetalen Harnwegsobstruktionen, Zwerchfellhernien, Neuralrohrdefekten etc. bestehen [13] oder in einer Karyotypisierung, da das Vorhandensein morphologischer Anomalien beim Kind mit einer viel höheren Rate von Chromosomenstörungen assoziiert ist als die etablierten Indikationen wie mütterliches Alter oder auffälliges biochemisches Marker-Screening. Wir konnten z.B. bei einer Analyse unserer 1003 ersten Fälle von Plazentapunktionen im 2. und 3. Trimenon, die wir zur raschen Karyotypisierung bei auffälligem Ultraschallbefund durchführten, in 220 Fällen Aneuploidien feststellen, das entspricht einer Rate von 22% (Tabelle 6). Im 1. Trimenon lag die Aneuploidierate sogar bei 27,7% (Tabelle 7). Wir stimmen daher mit der Auffassung von Nicolaides [20] überein, daß der Ultraschall heute der wichtigste Einstieg in die Diagnostik von Aneuploidien geworden ist. Die hohe Rate von Aneuploidien, die in Zentren inzwischen Jahr für Jahr über Ultraschallanomalien entdeckt werden, kann als indirekter Hinweis dafür interpretiert wer-

**Tabelle 6.** Plazentapunktionen (late CVS) im II. und III. Trimenon

| | |
|---|---|
| Indikationen: | Auffälliger Ultraschall |
| Technik: | Holzgreve et al. [29, 39] |
| Stand (Juni 1996): | 1003 Fälle |

| Chromosomenanomalien | $n$ |
|---|---|
| 45, X | 46 |
| 47, +18 | 45 |
| 47, +21 | 37 |
| Triploidie | 32 |
| 47, +13 | 21 |
| Andere (einschließlich Mosaikzustände) | 39 |
| Insgesamt | 220 22% |

**Tabelle 7.** Chorionbiopsien (I. Trimenon): Chromosomenstörungen
Indikation: auffällige Ultraschallbefunde, Stand: 21.12.94, $n = 101$

| | |
|---|---|
| 47, +21 | 13 |
| 45, X | 7 |
| 47, +18 | 4 |
| Triploidie | 1 |
| 47, 13q+ | 1 |
| 46, der (20) t (7; 20) | 1 |
| 47, XXY | 1 |

den, daß die Ultraschallmarker für Chromosomenstörungen in der Peripherie im Verlauf der letzten Jahre immer besser bekannt geworden sind und die Zusammenarbeit zwischen den in der Praxis am Screening beteiligten Kolleginnen und Kollegen mit den Referenzzentren offensichtlich deutliche Fortschritte gemacht hat.

## Biologische Sicherheit der Ultraschalluntersuchungen in der Schwangerschaft

Bei der für die Ultraschall-Screening-Untersuchungen verwendeten B-Mode-Sonographie gibt es bisher keinen eindeutigen Hinweis für mögliche schädigende Effekte, zumal die Leistungen und Intensitäten deutlich geringer sind als bei der Duplex-Sonographie im Puls-Doppler-Mode. Rott [21] hat kürzlich den aktuellen Wissensstand über die biologische Sicherheit der Ultraschalldiagnostik zusammengefaßt (Tabelle 8). Z.Z. kommen sowohl sowohl das American institute of ultrasound in medicine als auch das Royal college of obstetricians and gynecologists sowie die sog. Watchdog-Gruppe zu dem Ergebnis, daß B-Mode-Ultraschall-Screening-Untersuchungen in der Schwangerschaft nicht kontraindiziert sind. Salvesen u. Eik-Nes [22] konnten zeigen, daß die psychomotorischen Leistungen im Schulalter bei Kindern mit und ohne Ultraschalluntersuchungen in der Schwan-

**Tabelle 8.** Biologische Sicherheit der Ultraschalldiagnostik, nach Herrit et al. [23]

Empfehlungen

| | |
|---|---|
| • Empfangsverstärkung hoch einstellen<br>• Hautkontakt unterbrechen<br>• Kurze Exponierung der Lungen<br>• Maximale Schallintensität: 100 mW/cm$^2$ | • Puls-Doppler<br>  – Erst Lokalisation über Farbe und Festlegung des Meßorts, Meßorttiefe klein<br>  – Meßzeit möglichst nur 30 s<br>  – Wenig Knochenexposition<br>  – Vorsicht bei Fieber<br>  – Kein Screening |

gerschaft sich nicht unterschieden. Wenn also die empfohlende maximale Schallintensität von 100 mW/cm$^2$ nicht überschritten wird, können im Moment Sicherheitsbedenken nicht als valides Argument gegen Screening-Untersuchungen angeführt werden [23].


## Psychologische Aspekte

Bereits 1982 konnten Campbell et al. [24] zeigen, daß die Real-time-Ultraschalluntersuchungen schon in utero die Eltern-Kind-Bindung fördern. Field et al. [25] berichteten sogar über eine Senkung perinataler Komplikationen, was möglicherweise auf positive Änderungen der Lebensgewohnheiten, z.B. Aufgabe von Rauchen, zurückzuführen ist.

Eine Voraussetzung für eine Nutzung dieser positiven Auswirkungen ohne ein Risiko für eine Verunsicherung der Schwangeren einzugehen, ist aber die Fähigkeit der Untersucher, sich obwohl verbal als auch non-verbal angemessen zu verhalten und bei Interpretationsproblemen erfahrenere Untersucher zügig hinzuzuziehen. In Zukunft werden neben der kontinuierlichen Weiterentwicklung des Ultraschalls durch Bücher und Seminare auch elektronische Hilfsmittel wie z.B. das Platypusprogramm [26] wesentlich dazu beitragen, die diagnostischen Möglichkeiten der Untersucher zu verbessern. Gleichzeitig müssen die Fähigkeiten zur Beratung und einfühlsamen Begleitung geschult werden, um das Angebot der routinemäßigen Ultraschalluntersuchungen in der Schwangerschaft zu einem echten Gewinn für die Schwangere zu machen. Die Tatsache, daß glücklicherweise die überwältigende Mehrheit der Schwangerschaften problemlos verläuft, sollte uns nicht die Augen vor der Tatsache verschließen lassen, daß die wenigen schwerwiegenden Probleme nur zu einem sehr kleinen Prozentsatz über die Ermittlung anamnestischer Risiken festgestellt werden könnten. Auch wenn Schwangerschaft und Geburt zum erfreulichsten im Leben gehören, sind diese Perioden nicht die ungefährlichsten und die Aussage von Charles Darwin kann der auch im Zusammenhang mit der Diskussion um das Angebot eines Ultraschall-Screenings in der Schwangerschaft gelegentlich vorkommenden, in unserer Gesellschaft verbreiteten Technikfeindlichkeit entgegengehalten werden: „Those who want nature must accept losses".

## Literatur


1. Donald I (1965) Ultrasonic echo sounding in obstetrical and gynecological diagnosis. Am J Obstet Gynecol 93:935–941
2. Hofmann D, Holländer HJ, Weiser P (1967) The gynaecological and obstetrical importance of ultrasonic diagnosis. Gynaecologia 164:24–36
3. Sohn C, Holzgreve W (1995) Ultraschall in Gynäkologie und Geburtshilfe. Thieme, Stuttgart, New York
4. Richtlinien des Bundesausschusses der Aerzte und Krankenkassen über die ärztliche Betreuung während der Schwangerschaft und nach der Entbindung. Mutterschaftsrichtlinien. Neue Fassung vom 10.12.1985
5. Ewigman BG, Crane JP, Frigoletto FD, LeFevre ML, Bain RP, McNellis D (1993) The RADIUS study group: a randomized trial of prenatal ultrasound screening in a low risk population: impact on perinatal outcome. N Engl J Med 329:821–827
6. Romero R (1993) Routine obstetric ultrasound. Ultrasound Obstet Gynecol 3:303–307
7. Saari-Kemppainen A, Karjalainen O, Ylostalo P, Heinonen OP (1990) Ultrasound screening and perinatal mortality: controlled trial of systematic one-stage screening in pregnancy. The Helsinki ultrasound trial. Lancet 336:387–391
8. Rosendahl H, Kivenen S (1989) Antenatal detection of congenital malformations by routine ultrasonography. Obstet Gynecol 73:947–951
9. Levi S, Hyjazi Y, Schaaps JP, Defoort P, Coulon R, Buekens P (1991) Sensitivity and specificity of routine antenatal screening for congenital anomalies by ultrasound: the Belgian multicentric study. Ultrasound Obstet Gynecol 1:102–110
10. Bucher HC, Schmidt JG (1993) Does routine ultrasound scanning improve outcome in pregnancy? Metaanalysis of various outcome measures. BMJ 307:13–17
11. Frigoletto FD (1996) Commentary on routine Ob ultrasound. ISUOG: März/April 1996
12. Chervenak FA, McCullough LB, Ledger WJ (1996) Advocacy for routine obstetric ultrasound. ISUOG: März/April 1996
13. Holzgreve W (1990) Sonographic screening for anatomic defects. Semin Perinatol 14: 504–513
14. Eik-Nes SH (1995) Fetal structural disorders – the large series are emerging. Ultrasound Obstet Gynecol 5:364–365
15. Eik-Nes SH (1993) The fetal examination. Ultrasound Obstet Gynecol 3:83–85
16. Rulin MC, Bornstein SG, Campbell JD (1993) The reliability of ultrasonography in the management of spontaneous abortion, clinically thought to be complete: a prospective study. Am J Obstet Gynecol 168:12–15
17. Brand IR, Kaminopetros P, Cave M, Irving HC, Lilford RJ (1994) Specificity of antenatal ultrasound in the Yorkshire Region: a prospective study of 2261 ultrasound detected anomalies. Br J Obstet Gynaecol 101:392–397
18. DeVore GR (1996) Financial implications of routine screening ultrasound. Ultrasound Obstet Gynecol 7:307–308
19. Leivo T, Tuominen R, Saari-Kemppainen A, Ylöstalo P, Karjalainen O, Heinonen OP (1996) Cost-effectiveness of one-stage ultrasound screening in pregnancy: a report from the Helsinki ultrasound trial. Ultrasound Obstet Gynecol 7:309–314
20. Nicolaides KN (1994) Screening for fetal chromosomal abnormalities: need to change the rules. Ultrasound Obstet Gynecol 4:353–354
21. Rott HD (1996) Ultraschalldiagnostik: Neuere Bewertung der biologischen Sicherheit. Dtsch Ärzteblatt 93:1075–1079
22. Salvesen KA, Eik-Nes SH (1995) Is ultrasound unsound? A review of epidemiologic studies of human exposure to ultrasound. Ultrasound Obstet Gynecol 4:293–298
23. Merritt CRB, Kremkau FW, Hobbins JC (1992) Diagnostic ultrasound: bioeffects and safety. Ultrasound Obstet Gynecol 2:366–374
24. Campbell S, Reading AE, Cox DN et al. (1982) Ultrasound scanning in pregnancy: The short-term psychological effects of early real-time scans. J Psychosom Obstet Gynaecol 1:57–61
25. Field T, Sandberg D, Quetel TA et al. (1985) Effects of ultrasound feedback on pregnancy anxiety, fetal activity, and neonatal outcome. Obstet Gynecol 66:525–528

26. Benzie R, Eng F (1996) Time for an electronic colleague? Ultrasound Obstet Gynecol 7:89–91
27. Huntington J, Connell F (1994) Sounding Board – For every Dollar spent the costsaving argument for prenatal care. N Engl J Med 331:1303–1307
28. LeFevre M, Bain R, Ewigman B, Frigoletto F, Crane J et al (1993) A randomized trial of prenatal ultrasonographic screening: Impact on meternal management and outcome. Am J Obstet Gynecol 169:483–489
29. Holzgreve W, Miny P, Basaran S, Fuhrmann W, Beller FK (1987) Safety of placental biopsy in the second and third trimester. N Engl J Med 317:1159
30. Holzgreve W, Miny P, Schloo R and participants of the "late CVS registry" (1990) "Late CVS" International Registry. Compilation of data from 24 centers. Prenat Diagn 10:159–167

Arch Gynecol Obstet (1996) 259 [Suppl]: S 128–S 136

Archives of

# Gynecology and Obstetrics

© Springer-Verlag 1996

# Schwangerschaftsultraschall im neuen KVG

**K. Biedermann**

Kantonales Frauenspital Fontana, CH-7000 Chur, Switzerland

Mit einer gewissen Erleichterung konnten wir Ende April der Presse entnehmen, daß Frau BR Dreifuss den Schwangerschaftsultraschall nun doch in den Katalog der Pflichtleistungen des neuen KVG aufgenommen hat. Diese Aufnahme gilt jedoch nur provisorisch für 5 Jahre und ist mit zusätzlichen Auflagen verbunden (Tabelle 1). Zum einen werden nur 2 der 3 von den Fachgesellschaften geforderten Untersuchungen in der Schwangerschaft zugelassen, nämlich ein Ultraschall in der 10. bis 13. SSW und ein 2. in der 20. bis 23. SSW. Der Drittrimesterultraschall wird nur beim Vorliegen einer Indikation von der Kasse übernommen. Zudem müssen sich die Untersucher seit Inkrafttreten des KVG über die nötige Ausbildung und Erfahrung ausweisen können, womit die Fachgesellschaften nun aufgefordert sind, die notwendigen Anforderungen zu definieren. Neu ist auch die Auflage, daß jede Schwangere in einem ausführlichen Informationsgespräch, das auch in der Krankengeschichte festzuhalten ist, über die Möglichkeiten und Grenzen des Schwangerschaftsultraschalls oriertiert werden muß. Dieses Gespräch, das bisher oft nicht in diesem Umfang durchgeführt worden ist, dürfte die Akzeptanz des Schwangerschaftsultraschalls insofern verbessern, als falsche Erwartungen berichtigt werden können und der Entscheid zum Ultraschall explizit der schwangeren Frau überlassen wird.

Während diese beiden Regelungen, Anforderungsprofil und Informationsgespräch, wünschenswerte Forderungen sind, ist die lediglich provisorische Aufnahme des Schwangerschaftsultraschalls eine Herausforderung an uns, weil die definitive Aufnahme in den Leistungskatalog von einem zusätzlichen Nutzensnachweis abhängig gemacht wurde. Die eidgenössische Leistungskommission

**Tabelle 1.** Schwangerschaftsultraschall nach dem revidierten KVG-Leistungskatalog

- 2 Ultraschalluntersuchungen (10.–13. SSW, 20.–23. SSW) werden von den Leistungsträgern übernommen
- Untersucher müssen über notwendige Ausbildung und Erfahrung verfügen
- Beratungsgespräch vor der Ultraschall-Untersuchung
- Regelung provisorisch für 5 Jahre

(ELK) wie auch Frau BR Dreifuss konnten trotz ausführlichen Unterlagen und Gesuchen nicht davon überzeugt werden, daß der Schwangerschaftsultraschall nützlich und zweckmäßig ist. Welche Ansprüche an diesen Nutzensbeleg gestellt werden, d.h. welche Fragen untersucht und welche Ergebnisse für den Nutzen genügen sollen, blieb bisher jedoch unbeantwortet.

## Anforderungen an die Untersucher

Die SGUMB hat an ihrer Klausurtagung im Februar 1996 einen Vorschlag für den Anforderungskatalog erarbeitet (Tabelle 2), der noch nicht von den betroffenen Fachgesellschaften verabschiedet worden ist und deshalb lediglich als Vorschlag und Diskussionsgrundlage gelten soll. Dieser geht davon aus, daß es für die korrekte Durchführung des Schwangerschaftsultraschalls neben der technischen Ausbildung und Erfahrung auch klinischer Erfahrung bedarf, um die Ultraschallbefunde zu interpretieren und der betroffenen Frau in geeigneter Weise mitzuteilen sowie die möglichen weiteren Abklärungen oder Behandlungen zu besprechen und zu veranlassen. Dazu erachten wir 1 Jahr klinische Tätigkeit in einer anerkannten gynäkologisch-geburtshilflichen Klinik als Minimalanforderung. In Deutschland werden für die Zulassung zum Schwangerschaftsultraschall 18 Monate klinische Ausbildung gefordert.

Zusätzlich sollen insgesamt 5 Tage Ausbildung in Schwangerschaftssonographie geleistet werden, die in Kursen, die von der SGUMB oder einer anderen FMH-Fachgesellschaft respektive einer ausländischen Ultraschallgesellschaft anerkannt sind, absolviert werden können. Die SGUMB will dazu ein breiteres Kursangebot erarbeiten und die Liste der anerkannten Kurse periodisch publizieren. Ferner müssen sich Ärztinnen und Ärzte für die Zulassung zum Schwangerschaftsultraschall über die selbständige Durchführung von 600 Ultraschalluntersuchungen ausweisen, wobei mindestens 200 unter Supervision eines Tutors erfolgen müssen. Darunter ist die jederzeitige Verfügbarkeit und Hilfe eines erfahrenen Ultraschallers zu verstehen, ohne daß dieser während der Untersuchung zugegen sein muß. Auch selber durchgeführte Ultraschalluntersuchungen im Rahmen von Kursen können dabei angerechnet werden. Die restlichen 400 Untersuchungen können selbständig durchgeführt werden, sie müssen aber vollumfänglich dokumentiert und auf Anfrage zur Einsicht bereitgehalten werden. Als Grundlage für den Umfang der Dokumentation dient ein von der SGUMB erarbeitetes Datenblatt, dem auch Bilddokumente der relevanten Befunde angeheftet werden können. Dieses Datenblatt (Abb. 1) kann bei der Sektion Gynäkologie/Geburtshilfe der SGUMB unentgeltlich angefordert werden.

**Tabelle 2.** Anforderungen an die Untersucher

- Mindestens ein Jahr klinische Ausbildung in Gynäkologie/Geburtshilfe
- Mindestens 600 selber durchgeführte und dokumentierte Ultraschall-Untersuchungen in der Schwangerschaft, davon mindestens 200 unter Supervision durchgeführt
- Die Ultraschall-Untersuchungen haben nach einem Minimal-Katalog zu erfolgen und müssen in geeigneter Form dokumentiert werden
- Nachweis der persönlichen Fortbildung (obligatorisch ab 1998)

S 130

Name:

Geb. Datum

| Para: | Gravida: |
| L.P.: | E.T.: |
| Ov.: | korr. T. |
| Mehrlinge: | |

**Normtabelle zur Bestimmung des Schwangerschaftsalters**

| cm | SSL | BPD | cm | SSL | BPD | cm | SSL | BPD |
|---|---|---|---|---|---|---|---|---|
| | | | 2.0 | 8+3 | 11+5 | 4.0 | 10+5 | 17+3 |
| 0.1 | | | 2.1 | 8+4 | 12+0 | 4.1 | 10+5 | 17+5 |
| 0.2 | 6+0 | | 2.2 | 8+5 | 12+2 | 4.2 | 10+6 | 18+0 |
| 0.3 | 6+1 | 6+6 | 2.3 | 8+5 | 12+4 | 4.3 | 11+0 | 18+2 |
| 0.4 | 6+2 | 7+1 | 2.4 | 8+6 | 12+6 | 4.4 | 11+0 | 18+4 |
| 0.5 | 6+3 | 7+3 | 2.5 | 9+0 | 13+1 | 4.5 | 11+1 | 18+6 |
| 0.6 | 6+4 | 7+5 | 2.6 | 9+1 | 13+3 | 4.6 | 11+2 | 19+1 |
| 0.7 | 6+5 | 8+0 | 2.7 | 9+2 | 13+5 | 4.7 | 11+2 | 19+3 |
| 0.8 | 6+6 | 8+2 | 2.8 | 9+3 | 14+1 | 4.8 | 11+3 | 19+5 |
| 0.9 | 7+0 | 8+4 | 2.9 | 9+3 | 14+2 | 4.9 | 11+4 | 20+0 |
| 1.0 | 7+1 | 8+6 | 3.0 | 9+4 | 14+4 | 5.0 | 11+4 | 20+3 |
| 1.1 | 7+2 | 9+1 | 3.1 | 9+5 | 14+6 | 5.1 | 11+5 | 20+5 |
| 1.2 | 7+3 | 9+3 | 3.2 | 9+6 | 15+1 | 5.2 | 11+5 | 21+0 |
| 1.3 | 7+4 | 9+5 | 3.3 | 9+6 | 15+3 | 5.3 | 11+6 | 21+2 |
| 1.4 | 7+5 | 10+0 | 3.4 | 10+0 | 15+5 | 5.4 | 12+0 | 21+4 |
| 1.5 | 7+6 | 10+2 | 3.5 | 10+1 | 16+0 | 5.5 | 12+0 | 21+6 |
| 1.6 | 7+6 | 10+4 | 3.6 | 10+2 | 16+2 | 5.6 | 12+1 | 22+1 |
| 1.7 | 8+0 | 10+6 | 3.7 | 10+2 | 16+4 | 5.7 | 12+1 | 22+4 |
| 1.8 | 8+1 | 11+1 | 3.8 | 10+3 | 16+6 | 5.8 | 12+2 | 22+6 |
| 1.9 | 8+2 | 11+3 | 3.9 | 10+4 | 17+1 | 5.9 | 12+3 | 23+1 |

Rempen 9/90

**Checkliste I. Trimenon**

| | mm | SSW | mm | SSW | mm | SSW |
|---|---|---|---|---|---|---|
| Fruchtsack | | | | | | |
| Herzaktion | | | | | | |
| Kopf J/N | | | | | | |
| Nackenödem | | | | | | |
| Mehrlinge | | | | | | |
| Trennwand | | | | | | |



**Checkliste II. u. III. Trimenon**

| Kopf/Wirbelsäule | SSW | Gesicht | SSW | Rumpf | SSW | Extremitäten | SSW | Nabelschnur/Plazenta | SSW |
|---|---|---|---|---|---|---|---|---|---|
| Kopfform | | Profil | | Herz (Vierkam.) | | obere r/l | | NS-Gefässe | |
| Seitenventrikel | | Frontal | | Magen | | untere r/l | | NS-Insertion | |
| Mittelecho | | | | Diaphragma | | | | Plaz.-Morph. | |
| Cerebellum | | | | Nieren r/l | | Tonus | | | |
| Wirbelsäule | | Bauchwand | | Harnblase | | Atembew. | | Geschlecht | |

☑ unauffällig    Ⓞ pathologisch (Beschreibung auf Rückseite)    ☐ nicht gesehen / nicht untersucht

| Datum | SSW | SSL cm | BPD cm | AD cm | Fe cm | FW | Lage | Plazenta-Sitz | Herz +/- | Bewegung Ja/Nein | Sig. |
|---|---|---|---|---|---|---|---|---|---|---|---|
| | | | | | | | | | | | |
| | | | | | | | | | | | |
| | | | | | | | | | | | |
| | | | | | | | | | | | |
| | | | | | | | | | | | |

Kommentar u. Bilddokumentation auf Rückseite      Copyright by SGUMB 1994 RMü/JKu

**Abb. 1.** SGUMB-Datenblatt für den Schwangerschaftsultraschall

Ab 1998 wird im Rahmen der Fortbildungsordnung (FBO) der Nachweis der geleisteten Fortbildung in Schwangerschaftssonographie obligatorisch. Die SGUMB ist daran, ein regional ausgerichtetes Angebot an Fortbildungskursen zu organisieren, das zum Selbstkostenpreis angeboten werden soll. Diese nicht kommerziell ausgerichteten Kurse sollen allen Interessenten offenstehen. Es ist vorgesehen, die Kontrolle der Ultraschallfortbildung in die Akademie der Schweizerischen Gesellschaft für Gynäkologie (SGGG) zu integrieren, wobei 1 Tag Fortbildung/Jahr (8 h) als Minimum angesehen wird. Dies entspräche nach der heutigen Punkteskala der Akademie einem Jahressoll von 10 Punkten. Für Ärzte und Ärztinnen ohne FMH-Titel in Gynäkologie/Geburtshilfe könnte evtl. die Sektion Gynäkologie/Geburtshilfe der SGUMB die Bestätigung der Fortbildung übernehmen.

Die Ärzteschaft ist aufgefordert, zu Händen der Krankenkassen eine Liste der zum Schwangerschaftsultraschall zugelassenen Ärztinnen und Ärzte zu erstellen. Da heute keine Informationen verfügbar sind, wer bislang Schwangerschaftsultraschall durchgeführt hat und dies auch weiterhin zu tun gedenkt, haben wir eine Umfrage in der Schweizerischen Ärztezeitung und in den Bulletins der SGGG und der SGUMB vorgesehen. Dabei werden auch Fragen gestellt nach Ausbildung und Erfahrung im Ultraschallbereich, um Angaben darüber zu haben, wie viele unserer Kolleginnen und Kollegen die neuen Anforderungen erfüllen.

Diese Anforderungen sollen nach Bereinigung durch die Fachgesellschaften baldmöglichst für die Kolleginnen und Kollegen gelten, die ihre Praxistätigkeit neu aufnehmen. Für jene, die bereits Schwangerschaftsultraschall durchgeführt haben und die Bedingungen nicht erfüllen, werden Übergangslösungen gesucht. Dabei soll im Einzelfall geprüft werden, ob die Erfahrung ausreicht oder ob Auflagen zur Erlangung der Qualifikation gemacht werden müssen. Diese Beurteilung könnte einer Kommission übertragen werden, in der Mitglieder des FMH-Vorstands und der betroffenen Fachgesellschaften (SGGG, SGAM-SGIM, SGUMB) vertreten sind. Es ist uns ein Anliegen, diese Übergangsregelungen großzügig und unter Wahrung wohlerworbener Rechte zu regeln und Versorgungsengpässe zu vermeiden.

## Bisherige Handhabung des Schwangerschaftsultraschalls

Vor Einführung neuer Anforderungsrichtlinien ist es zweckmäßig, die gegenwärtige Situation bezüglich Schwangerschaftsbetreuung und Ultraschallangebot zu berücksichtigen. Mit den neuen Richtlinien soll ja die Qualität gesichert und nicht ein Numerus clausus geschaffen werden. Die zuverlässigsten Daten über den Status quo der Schwangerschaftsbetreuung liefert uns die Statistik der Arbeitsgemeinschaft Schweizerischer Frauenkliniken (ASF). Die Auswertung der Jahre 1994 und 1995, in der rund 44% der Geburten in der Schweiz gemeldet wurden, zeigt, daß über die Hälfte der gemeldeten Schwangerschaften von Fachgynäkologen in der Praxis betreut wurden (Tabelle 3). Rund ¼ wird vom Hausarzt/ärztin betreut und etwa 9% in Polikliniken. Der Ultraschall ist bereits etablierter Bestandteil der Schwangerschaftsbetreuung, da über 90% der Schwangerschaften sowohl in der Früh- als auch in der Spätschwangerschaft ultrasonographisch kontrolliert werden. Bei 27% aller Schwangeren wurde in der Frühschwangerschaft eine Vaginalsonographie durchgeführt, in 4% eine Doppleruntersuchung auf Indikation. Der Anteil erkannter Fehlbildungen liegt mit 2% aller Schwangerschaften im Bereich der realen Inzidenz und belegt eindrücklich, daß der Schwangerschaftsultraschall unter den heutigen Bedingungen bezüglich Erkennung von Fehlbildungen wirksam ist.

**Tabelle 3.** Schwangerschaftsbetreuung in der Schweiz von 1994–1995 (nach ASF-Statistik)

| Gemeldete Schwangerschaften: | 69783 | 44,0% aller Geburten |
|---|---|---|

Schwangerschaftskontrollen:

| Gynäkologen in der Praxis | 38019 | 54,5% |
|---|---|---|
| Hausarzt | 16720 | 24,0% |
| Spital, Poliklinik | 6173 | 8,8% |
| keine Kontrollen | 300 | 0,4% |
| keine Angaben | 8571 | 12,3% |

Ultraschall-Untersuchungen:

| bis zur 20. SSW | 64645 | 92,6% |
|---|---|---|
| nach der 20. SSW | 66917 | 95,9% |
| Vaginalultraschall | 18825 | 27,0% |
| Spezielle Indikation | 14937 | 21,4% |
| Doppler-Ultraschall | 2871 | 4,1% |
| Entdeckte Fehlbildungen | 1453 | 2,1% |

**Tabelle 4.** Umfang der Schwangerschaftsultrasonographie

Ultraschall (10. bis 13. SSW)

- Festlegung des Gestationsalters (Bip, SSL, Fruchtsackgröße)
- Erfassung von Mehrlingen (und der Chorionizität)
- Messung des Nackenödems
- Korrekte Erfassung von schweren Fehlbildungen
  (zB. Anencephalie, Prune Belly-Syndrom, Siamesische Zwillinge)

2. Ultraschall (20. bis 23. SSW)

- Beurteilung des fetalen Wachstums (Bip, Thd, Femur)
- Erfassung von relevanten Fehlbildungen
  (z.B. Spina bifida, Bauchwanddefekte, Nierenagenesie, Zwerchfellhernie, Herzfehler)
- Beurteilung der Plazentalokalisation
- Beurteilung der Fruchtwassermenge

## Umfang der Ultraschalluntersuchung in der Schwangerschaft

Um eine hohe Qualität der Untersuchung zu gewährleisten, muß der Umfang der einzelnen Ultraschalluntersuchung definiert werden. So gehört zum Ersttrimester-ultraschall neben der Festlegung des Gestationsalters auch die Erfassung von Mehrlingen (und deren Chorionizität) oder schweren Fehlbildungen (Tabelle 4). Als bester Marker für chromosomale Aberrationen gilt im 1. Trimester ein verdicktes Nackenödem (>3 mm), dessen Abklärung heute ebenfalls zur Routineuntersuchung gehört. Um die 20. SSW sollen das fetale Wachstum, die Fruchtwassermenge und die Lage der Plazenta ermittelt werden. Zudem gehört der Ausschluß respektive die Erfassung von relevanten Fehlbildungen dazu, insbesondere derjenigen, die Konsequenzen nach sich ziehen. Dazu kann die Planung der Geburt (Spina bifida, Bauchwanddefekte, Zwerchfellhernie etc) gehören, weitere Abklärungen (Genetik, Infektabklärung, Expertenultraschall) oder der Schwangerschaftsabbruch bei letalen respektive schweren Fehlbildungen.

## Evaluation des Nutzens der Schwangerschaftsultrasonographie

Wie schon erwähnt, wurde die definitive Aufnahme des Schwangerschaftsultraschalls in den Leistungskatalog von einem zusätzlichen Nutzensnachweis abhängig gemacht. Diese allgemeine Formulierung läßt offen, welche Fragestellungen und welche Anforderungen in dieser Nutzensevaluation erwartet werden. Vom BSV sind bisher keine Vorstellungen geäußert worden, welchen Fragen Priorität eingeräumt wird oder welche Richtwerte erwartet werden, beispielsweise wie viele relevante Fehlbildungen erfaßt werden müssen, bis von „Wirksamkeit" gesprochen werden kann oder wie viele falsch-positive Befunde das Kriterium der Zweckmäßigkeit noch erfüllen. Kaum lösbar ist die Frage der Wirtschaftlichkeit. Die direkten Kosten, nämlich die Kosten der Ultraschalluntersuchung und daraus abgeleiteter Zusatzabklärungen und Behandlungen, sind relativ einfach abzuleiten, obwohl es auch hier oft schwierig ist, den Nutzen einer einzigen Intervention zuzusprechen. Kaum zu erfassen sind die indikrekten Kosten, nämlich die volkswirtschaftlichen Auswirkungen unter Einbezug von Krankenkassen und den übrigen Sozialausgaben, die zudem zu ethisch fragwürdigen Rückschlüssen führen könnten.

Die SGUMB ist nun in Zusammenarbeit mit der SGGG daran, ein Studienprotokoll auszuarbeiten, um die Frage des Nutzens zu untersuchen. Dabei kommen mehrere Modelle in Frage:

*Wirksamkeitsstudie*

Eine eigentliche Qualitätsstudie könnte zeigen, wie groß der Nutzen des Ultraschalls im Verhältnis zu den Nebenwirkungen ist. Unter „Wirksamkeit" verstehen wir die korrekte Erfassung von auffälligen Befunden und Risiken und die richtigerweise daraus abgeleiteten Interventionen (Tabelle 5, 6), unter Zweckmäßigkeit die Verhinderung von falsch-positiven Befunden mit unnötiger Verunsicherung der Schwangeren und unnötigen Interventionen. Die Zufriedenheit der Schwangeren mit der sonographischen Untersuchungen ist ein gutes Kriterium für die Zweckmäßigkeit.

Eine solche Studie erfordert eine aufwendige Infrastruktur und Datenerhebung, die mit erheblichen Kosten verbunden ist. Sie erfordert von den Studienteilnehmern finanzielles Engagement (z.B. für EDV-Programme zur Datenerhebung) sowie eine relevante Mehrarbeit und von der Studienleitung eine aufwendige Auswertung und Bearbeitung der Daten unter Mitarbeit von anderen Wissenschaftlern wie Epidemiologen und Ökonomen. Unter diesem Aspekt rückt die Kostenfrage für eine solch aufwendige Studie in den Vordergrund, weshalb auf diesen Aspekt noch eingegangen werden soll.

Ein mögliches Flußschema einer solchen Wirksamkeitsstudie ist in Tabelle 5 skizziert.

**Tabelle 5.** Flußplan der Wirksamkeitsstudie

| Ultraschall (10. bis 13. SSW) | |
|---|---|
| Unauffällig | GA korrekt, keine Auffälligkeiten, Nackenfalte<br>➡ Ultraschall mit 20. bis 23. SSW |
| Auffällig | Terminkorrektur<br>Mehrlinge<br>Schwere Fehlbildung<br>Nackenfalte >3 mm<br>➡ Weitere Abklärungen (z. B. second opinion)<br>Interventionen (Genetik, Abbruch)<br>Andere Maßnahmen (z. B. Cerclage, Schonung) |
| **Ultraschall (20. bis 23. SSW)** | |
| Unauffällig | Wachstum, keine Auffälligkeiten, Plazentalage<br>➡ Abschluß |
| Auffällig | Frühe Wachstumsretardierung<br>Wachstumsdiskrepanz bei Mehrlingen<br>Fehlbildungen<br>Plazenta bedeckt inneren Muttermund<br>➡ Weitere Abklärungen (z. B. second opinion)<br>Interventionen (Ultraschall-Ko, Genetik, Abbruch)<br>Andere Maßnahmen (Fetaltherapie, Geburtsplanung)<br>Ultraschall mit 28–30 SSW (bei Plazentatiefsitz) |
| **Abschluß (nach Geburt)** | |
| Unauffällig | Keine Auffälligkeiten |
| Auffällig | Fehlbildungen (korrekt diagnostiziert?)<br>Maßnahmen aufgrund des Ultraschallbefunds:<br>(Geburtsmodus, Interventionen, Verzicht) |
| Befragung der Eltern<br>(Fragebogen, Teilgruppe) | • Subjektive Wirkung von Beratung und Ultraschall<br>• Korrektheit der Ultraschallbefunde |

**Tabelle 6.** Fragestellungen zum Nutzen des Ultraschalls

| | |
|---|---|
| Wirksamkeit | • Erfassungsrate der relevanten Risiken<br>• Erfassungsrate der relevanten Fehlbildungen |
| Zweckmäßigkeit | • Negative Auswirkungen des Ultraschalls?<br>z. B. falsch positive Befunde<br>• Akzeptanz durch Schwangere/Partner |
| Wirtschaftlichkeit | • direkte Kosten (Ultraschall und Abklärungen, Behandlungen)<br>• indirekte Kosten (Folgekosten)<br>• subjektiver „Wert" der Ultraschalluntersuchung<br>„willingness to pay" |

**Tabelle 7.** Willingness-to-pay-Studie – möglicher Flußplan

| | |
|---|---|
| Informationsgespräch | Wahl zwischen Ultraschall und Auszahlung des Betrages<br>Für beide Untersuchungen ist die Wahl offen |
| • Ultraschall gewählt: | Durchführung von zwei Untersuchungen. Betrag geht an Arzt |
| • Geldbetrag gewählt | Betrag geht an Klientin. Ultraschall nur bei klinischer Indikation<br>Bei nachträglichem Wunsch nach Ultraschall wird der Voucher<br>nachträglich eingezogen. |
| Nach der Geburt: | Beurteilung durch die Mutter, ob ihre Wahl richtig war oder ob<br>sie sich in der nächsten Schwangerschaft anders entscheiden würde. |

## *Wirtschaflichkeitsstudie*

Zur Beurteilung der Wirtschaftlichkeit hält das „Handbuch zur Standardisierung der medizinischen und wirtschaftlichen Bewertung medizinischer Leistungen" (BSV, 1996) wörtlich fest, daß für „eine vollständige Bewertung einer medizinischen Maßnahme aus wirtschaftlicher Sicht eigentlich eine volkswirtschaftliche Betrachtungsweise mit allen damit verbundenen direkten und indirekten Folgekosten bzw. Kosteneinsparungen durchgeführt werden müßte" und daß solch umfassende Analysen „eindeutig über die wirtschaftliche Bewertung von medizinischen Leistungen hinausgehen". Wir leiten daraus ab, daß für den Schwangerschaftsultraschall keine solche volkswirtschaftliche Beurteilung erwartet wird.

Die direkten Kosten des Ultraschalls sind noch approximativ zu bemessen, beim Nutzen sieht es hingegen anders aus. Weder der direkte und noch viel weniger der indirekte Nutzen sind zuverlässig erfaßbar. Der einzige Weg, den wirtschaftlichen Nutzen zu erheben, scheint uns in der Beurteilung des subjektiven Werts der Untersuchung durch die schwangere Frau zu liegen: Wieviel ist der Schwangerschaftsultraschall für die betroffene Frau wert oder wieviel wäre sie dazu zu zahlen bereit. Diese willingness to pay ist eine patientenorientierte Beurteilung, die neben den medizinischen Erkenntnissen auch die psychologischen und persönlichen Aspekte miteinbezieht (Tabelle 7). Um nicht sozial schlechter gestellte Frauen zu benachteiligen, müßten die Frauen zwischen dem Ultraschall und der Auszahlung des Betrags für den Ultraschall wählen können. Damit könnten sie direkt entscheiden, ob der Ultraschall für sie persönlich sowie für ihr Kind soviel Wert hat, wie er kostet.

## Finanzierung der Studie

„Die Kosten für die Durchführung der Leistungsevaluation sowie die Kosten für den allfälligen Beizug von Experten trägt der Antragsteller". So steht es im bereits erwähnten „Handbuch zur Standardisierung der medizinischen und wirtschaftlichen Bewertung medizinischer Leistungen". Mit diesem dissuasiv anmutenden, 200 Seiten starken Handbuch zur Gestaltung von Anträgen zur Aufnahme von medizinischen Leistungen in den Pflichtleistungskatalog wurde uns der „Schwarze Peter" der Selbstfinanzierung zugespielt. Wir haben uns deshalb Gedanken gemacht, wie die finanziellen Mittel für diese Nutzenevaluation zusammengetragen werden könnten. Das KVG hat für solche Studien eine Mitbeteiligung der Krankenkassen vorgesehen. Diese können verpflichtet werden, für Leistungen, die unter Studienbedingungen erbracht werden, einen Spezialtarif zu gewähren. Der Schwangerschaftsultraschall könnte demnach für die Studiendauer mit einem besseren Tarif abgegolten werden, um den Mehraufwand zu kompensieren. Auch ein Sponsoring durch die Privatwirtschaft (z.B. Ultraschallgerätehersteller) könnte in Frage kommen, ebenso – in beschränktem Rahmen – könnten die Fachgesellschaften (SGGG und SGUMB) eine Unterstützung gewähren. Zudem müßten auch die zum Schwangerschaftsultraschall zugelassenen Ärztinnen und Ärzte einen Beitrag leisten, beispielsweise für die Beschaffung geeigneter Datenprogramme, die auch anderweitig eingesetzt werden können.

## Schlußbemerkungen

Die Bestrebungen, die Qualität im Bereich des Schwangerschaftsultraschalls zu verbessern und zu sichern, sind nicht nur im neuen KVG vorgeschrieben, sie entsprechen auch den Zielen der SGGG und der SGUMB. Insbesondere der Erfahrungsausweis und die strukturierte Fortbildung sind sinnvolle Maßnahmen zur Qualitätssicherung. Die ganze Diskussion um den Nutzen des Schwangerschaftsultraschalls hat zudem gezeigt, welchen Stellenwert nicht nur die Ärzte, sondern v.a. die betroffenen Frauen dieser Untersuchungsmethode zusprechen. Es ist deshalb erfreulich, daß Frau BR Dreifuss den nach unserer Meinung ungerechtfertigten Entscheid so umgehend revidiert hat. Die uns damit übertragene Aufgabe, zu den bereits vorgelegten Evidenzbelegen noch zusätzliche Daten zum Nutzen des Schwangerschaftsultraschalls vorzulegen, werden wir mit Zuversicht angehen. Die Kolleginnen und Kollegen, die sich mit dieser Untersuchungsmethode befassen, bitten wir um Unterstützung und Mitarbeit an dieser Studie – es werden damit Erkenntnisse gewonnen, die bisher noch nie in diesem Rahmen untersucht worden sind und die auch international Beachtung finden werden.

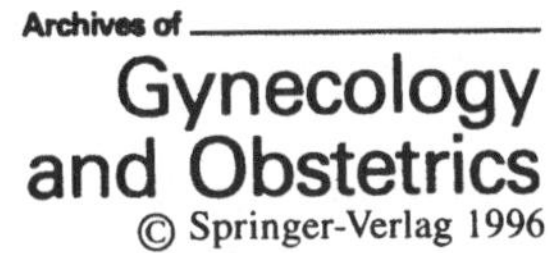
Archives of
Gynecology
and Obstetrics
© Springer-Verlag 1996

5. Hauptthema
Aktuelle Themen der Geburtshilfe „pro und contra"
Sektio oder vaginal-operative Entbindung
*5^{ème} Thème principal*
*Thèmes actuels en obstétrique «pour et contre»*
*Césarienne ou accouchement instrumental par voie basse*

# Place de l'accouchement par voie basse en cas de grossesse multiple – un plaidoyer pour l'accouchement spontané

**P. Hohlfeld, D. Wirthner**

Département de Gynécologie-Obstétrique, CHUV, CH-1011 Lausanne, Switzerland

## Introduction

Le pourcentage des grossesses gémellaires s'élève à environ 1% dans notre population (2.18% des grossesses au CHUV pour la période comprise entre le 1 janvier 1990 et le 31 décembre 1995). La mortalité périnatale est nettement plus élevée (environ 10×) que lors d'une grossesse unique [1–3] et représente environ 10% des décès ayant lieu pendant cette période [4]. L'incidence des complications maternelles et fœtales est nettement augmentée aussi bien pendant la grossesse que lors de l'accouchement.

Les obstétriciens doivent essayer de réduire cette morbidité et mortalité. La clé du problème ne consiste sûrement pas à augmenter le taux de césariennes, mais à réduire la prématurité, principale cause de mortalité. Il faut également offrir une surveillance optimale avant, pendant et après l'accouchement. Pour y parvenir, le diagnostic de grossesse gémellaire doit être posé le plus tôt possible. Il est en effet inacceptable qu'avec les moyens actuels le diagnostic ne soit posé qu'après l'accouchement du premier jumeau!

Malgré de nombreux travaux, il n'existe pas un consensus clairement établi concernant le mode d'accouchement des jumeaux. Certains auteurs ont proposé d'effectuer systématiquement une césarienne quel que soit l'âge gestationnel et la présentation des fœtus [5]. D'autres proposent une césarienne dans toutes les situations où les deux jumeaux ne se présenteraient pas en céphalique [6, 7], seraient prématurés ou de poids inférieur à 1500 grammes [4, 8, 9].

## Accouchement des grossesses gémellaires

### Généralités

La planification de l'accouchement représente une étape importante pour sa réussite. Dès qu'une patiente se présente en salle d'accouchement en début de travail, il est impératif de le signaler rapidement à toute l'équipe médicale. Cette dernière devra comprendre, en plus du personnel habituellement présent, un obstétricien expérimenté, un anesthésiste et un pédiatre néonatologiste (ou deux selon l'âge gestationnel). Les informations concernant la parité, la gestité, l'âge gestationnel, les antécédents obstétricaux, les complications éventuelles doivent leur être transmises. Une échographie confirmera la position des jumeaux. Le mode d'accouchement, déjà discuté lors des contrôles de grossesse précédents, sera confirmé ou infirmé en fonction de ces différents paramètres, de l'expérience de l'équipe médicale présente, des moyens à disposition et de l'attitude obstétricale définie dans le service. On s'assurera que le groupe sanguin et une valeur d'hémoglobine datant de moins d'un mois seront disponibles. Si des flacons de sang ne peuvent être obtenu dans des délais acceptables, deux concentrés globulaires devront être commandés (bien que les transfusions soient devenues de plus en plus rares, il faut se rappeler que les accouchements des jumeaux présentent un risque hémorragique plus important). Une salle d'opération doit être à disposition. Au CHUV, nous accouchons toutes nos grossesses multiples en salle d'opération. Si cette dernière n'est pas disponible, un plateau d'instruments pour césarienne sera préparé en salle d'accouchement. En plus du set d'accouchement prévu pour la section de deux cordons, un appareil d'échographie, un chariot d'anesthésie et deux tables de réanimation pour les nouveau-nés seront préparés.

*Analgésie et anesthésie*

Une analgésie efficace est primordiale lors du travail et pendant l'accouchement des grossesses multiples. Avant 1975, la péridurale était contre-indiquée lors de grossesses gémellaires [10]. En effet, il était communément admis qu'elle augmentait la morbidité et la mortalité du deuxième jumeau en retardant le moment de sa naissance. Les travaux entrepris depuis 1975 [10–13] ont démontré au contraire que la péridurale diminue la morbidité et la mortalité périnatale. Elle augmente les chances de succès en cas de version externe [14, 15] ou de version interne avec grande extraction du deuxième jumeau. En analysant le type d'analgésie prescrite à 226 patientes porteuses de jumeaux au CHUV, nous constatons que 86,7% ont bénéficié d'une analgésie dont 75,7% par péridurale (fig. 1). Dans les autres cas, il s'agit le plus souvent de patientes dont l'accouchement a été très rapide.

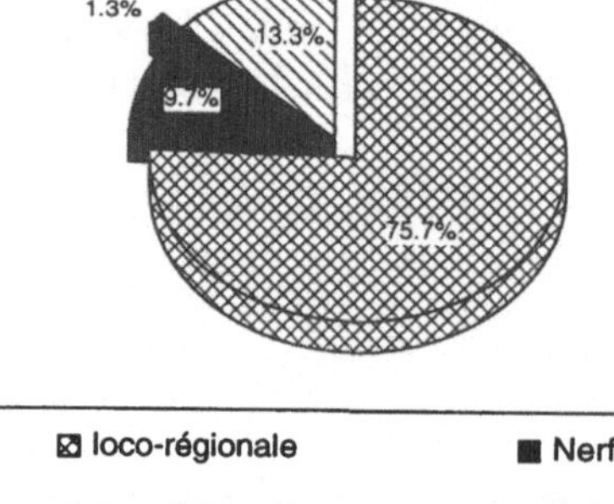


**Fig. 1.** Formes d'analgésie prescrites à 226 femmes ayant accouché de jumeaux à la maternité du CHUV

**Tableau 1.** Présentation des jumeaux

| Premier jumeau | Deuxième jumeau |
| --- | --- |
| Céphalique | Céphalique |
| Céphalique | Non céphalique |
| Non céphalique | Autre |

## Mode d'accouchement

Le mode d'accouchement dépend de plusieurs facteurs. Ces derniers comprennent l'âge gestationnel, le poids estimé des fœtus, la présentation des jumeaux, la présence d'une complication maternelle ou fœtale, l'expérience de l'équipe obstétricale, des équipes d'anesthésie et de néonatologie, et enfin de la collaboration de la patiente. La répartition de la présentation de 231 paires de jumeaux nés au CHUV, était la suivante: dans 57% des cas les deux jumeaux étaient en présentation céphalique; dans 17,3% le premier était en céphalique et le deuxième en siège; dans 2% le premier était en céphalique et le deuxième en transverse. Les 23,7% restant sont représentés par les doubles présentations du siège, l'association d'un premier jumeau en siège avec le deuxième en céphalique ou transverse et les deux en transverse (seulement 4‰ des situations). Dans la littérature, la présentation en céphalique-céphalique représente 45% des cas, la présentation céphalique-siège 35%; les 25% restant représentant les présentations dont le premier jumeau est en siège ou transverse [16]. Nous séparerons les présentations en trois groupes (Tableau 1).

Notons que lors d'accouchement de jumeaux estimés à moins de 600 grammes, la voie basse devrait être préférée, la survie étant exceptionnelle et les désavantages occasionnés par une césarienne importants. En effet, la patiente devra très probablement subir une incision corporéale qui l'obligera lors des grossesses futures à accoucher par césarienne.

### La présentation des deux jumeaux en céphalique

Il est légitime dans ces situations de proposer la voie basse même en présence de jumeaux pesant moins de 1500 grammes [17, 18]. La surveillance devra être rigoureuse. Il ne faudra pas oublier que dans 5% des cas, le deuxième jumeau pourra se tourner en siège ou transverse après l'accouchement du premier jumeau [19].

### La présentation du premier jumeau en céphalique et du deuxième en non céphalique

Le mode d'accouchement de cette présentation est sujet à controverse dans la littérature. Concernant les grossesses dont les fœtus pèsent plus de 1500 grammes, la majorité des auteurs sont d'accords pour proposer une voie basse. Plusieurs études démontrent l'absence d'effet protecteur de la césarienne sur la mortalité ou la morbidité du deuxième jumeau (J2) [20–29]. Toutefois les scores d'Apgar et les pH sont statistiquement plus bas chez J2 [30]. La voie basse sera préférée en tenant compte des contre-indications suivantes concernant J2:

- >3500 grammes
- Souffrance fœtale chronique
- Différence de poids importante (différence de plus de 500 grammes)
- Déflexion de la tête
- Diamètre bipariétal >95 mm.

Quant à la conduite à adopter pour l'accouchement du deuxième jumeau, il y a trois attitudes possibles: la version externe, l'abstention avec accouchement en siège, la version interne et grande extraction.

Le choix entre l'abstention avec accouchement en siège et la version externe est particulièrement discuté. Pour Kaplan et al. il faut tenter d'effectuer une version externe chez J2 et en cas d'échec d'accouchement par voie basse [31]. Sur 142 paires de jumeaux de >1500 grammes se présentant en céphalique-non céphalique, 68% ont accouché par voie basse et dans 75% des cas la version a été un succès. Les auteurs concluent qu'une version externe doit être tentée d'office dans ces situations. A l'inverse, Steven et al. ont étudié trois groupes de patientes: 1) césarienne élective, 2) voie basse, 3) version et voie basse, et n'ont pas trouvé de différence du taux de césarienne entre le groupe 2 et 3. Toutefois, ils ont constaté des hémorragies du post-partum plus importantes chez les patientes ayant subi une version avec comme conséquence une durée de séjour plus longue [32]. Gocke et al. arrivent aux mêmes conclusions que Steven: la morbidité et la mortalité néonatale sont comparables, quelle que soit la présentation de J2 à l'accouchement. Par contre, ils ont constaté plus de complications maternelles ou fœtales [23]. Chauhan et al. ont comparé 23 femmes ayant accouché du deuxième jumeau en siège par grande extraction avec 21 femmes chez qui une version externe de J2 a été préalablement tentée. Ils concluent que la version externe est grevée d'un pourcentage plus élevé de césarienne et de souffrance fœtale que l'accouchement par le siège [33]. En conclusion, aucune étude n'a pu démontrer de façon formelle l'avantage d'une version externe du deuxième jumeau. Dans ce contexte, nous estimons que la version externe doit être réservée à la position transverse de J2.

La version interne et l'extraction est une manœuvre qui demande un entraînement et une grande expérience, des membranes intactes ou fraîchement rompues, une analgésie efficace et un utérus parfaitement relâché. Elle doit être réservée aux échecs de version externe lorsque J2 est en position transverse ou à l'extraction rapide d'un deuxième jumeau avec souffrance aiguë (par exemple lors de décollement placentaire) [34]. Une relaxation utérine maximale peut être rapidement obtenue par injection intraveineuse de nitroglycérine 50–100 mg (Nitronal). Ce vasodilatateur, d'une demi-vie de 2 minutes, présente nettement moins d'effets secondaires que les agonistes $\beta$-adrénergiques et a une très bonne efficacité [15].

Pour les fœtus pesant <1500 grammes, il n'existe pas de données suffisantes permettant d'affirmer que la voie basse ne présente pas de risques majeurs [4, 16, 19]. L'estimation des poids fœtaux déterminée par échographie présentant une marge d'erreur non négligeable, certains auteurs estiment raisonnable de proposer une limite de 1800 grammes (15% d'erreur) [1] pour accepter une voie basse.

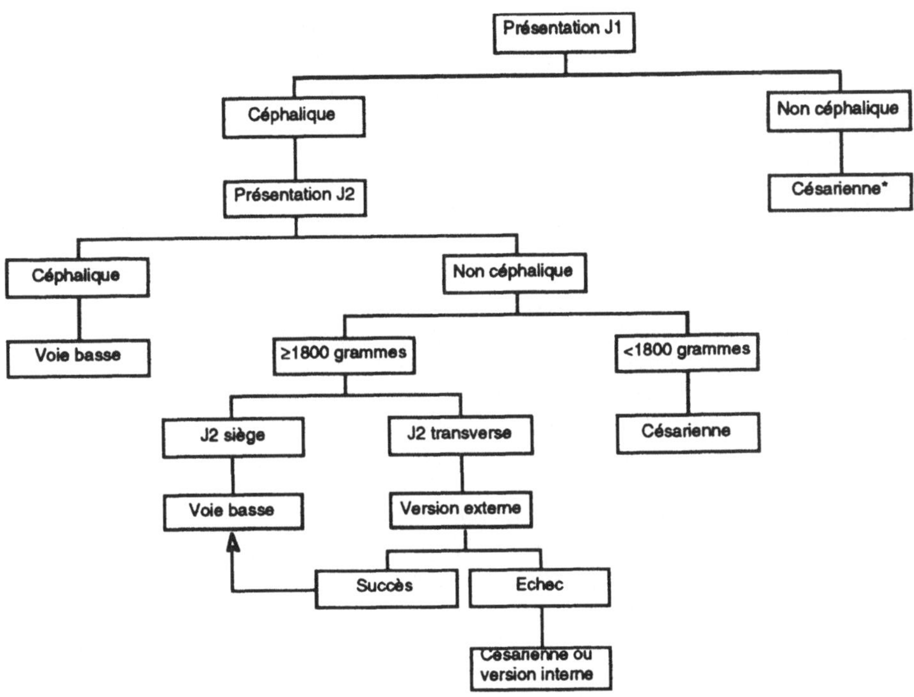



**Fig. 2.** Arbre décisionnel pour l'accouchement des jumeaux. * Dans la situation où les deux jumeaux sont en siège et pèsent plus de 1500 à 1800 grammes, la voie basse peut être proposée chez la multipare

*La présentation des deux jumeaux en non céphalique (siège ou transverse)*

La majorité des équipes propose d'effectuer une césarienne si le premier jumeau se présente en siège. Quelques auteurs remettent en question cette façon de procéder, excepté pour la présentation du premier jumeau en transverse ou la césarienne fait l'unanimité. Pour Hays et al. les candidates à un accouchement du siège peuvent accoucher de jumeaux dont le premier est en siège, pour autant que la dilatation se fasse harmonieusement de même que la descente du mobile fœtal [16]. Le risque d'accrochage des mentons est évalué à 1:83 dans la position siège-céphalique [16] et à 1:540 dans la position siège-siège [35]. Blickstein et al. estiment que pour avoir des valeurs statistiquement interprétables, une étude randomisée devrait comparer les caractéristiques de 1000 accouchements par voie basse avec 1000 césariennes, ce qui rend ce travail difficile à réaliser [35]. Une voie basse est possible chez les multipares dont les fœtus répondent aux critères habituellement en vigueur pour un accouchement du siège.

La figure 2 représente notre arbre décisionnel pour l'accouchement des jumeaux.

*Le travail et l'accouchement*

L'enregistrement du rythme cardiaque des jumeaux devra commencer dès le début du travail. En 1975, Ho et al. ont démontré l'importance du monitoring pendant le travail des grossesses multiples [36]. Idéalement, un cardiotocogramme permettant l'enregistrement simultané des deux jumeaux devrait être disponible. Il existe actuellement des appareils permettant de séparer artificiellement les tracés pour faciliter leur lecture et signalant automatiquement les rythmes cardiaques trop semblables faisant suspecter l'enregistrement à double d'un seul jumeau. Si un tel appareil n'est pas disponible, il est impératif d'enregistrer en même temps les rythmes cardiaques fœtaux et de comparer leur tracé. Il ne faut d'ailleurs pas hésiter, dès la rupture des membranes, à placer une électrode sur le scalp du premier jumeau. Une fois le diagnostic de début de travail posé et la position des jumeaux confirmée, une péridurale sera vivement recommandée. Les membranes seront rompues dès que possible. Il faut se souvenir que la première et la deuxième phase sont généralement plus longues chez les jumeaux. La distension utérine, la compétition entre les jumeaux, le recours rapide à la péridurale sont des facteurs qui permettent d'expliquer cet allongement du travail. En cas de stagnation de la dilatation, il ne faudra pas hésiter à recourir à l'ocytocine.

L'accouchement du premier jumeau se fera selon la même technique que pour l'accouchement d'un fœtus unique. Son cordon sera clampé et sectionné et un contrôle du pH à la naissance sera effectué. La pince de Kocher placée à l'extrémité du premier cordon sera remplacée par un lacet. En effet, il arrive souvent que le cordon remonte dans le vagin lors de la naissance du deuxième jumeau. Une pince de Kocher toujours en place risquerait de blesser le deuxième fœtus. De plus la pince pourrait être gênante lors de manœuvres éventuelles. La perfusion d'ocytocine sera arrêtée dès la naissance du premier jumeau et ceci pour respecter la phase de repos. Le deuxième jumeau sera immédiatement maintenu dans un plan longitudinal et sa position contrôlée par échographie. Un toucher vaginal permettra d'évaluer la hauteur de la présentation, la dilatation du col et l'absence de procidence du cordon. Le rythme cardiaque de J2 sera enregistré. Au besoin la présentation peut être guidée dans le pelvis par une pression sur l'abdomen. Les membranes seront rompues dès que la présentation s'engagera. La perfusion d'ocytocine sera reprise 5 minutes après l'accouchement du premier jumeau. L'usage du forceps sera nécessaire en cas de souffrance fœtale ou pour raccourcir l'expulsion. En cas de vice de présentation ou de souffrance fœtale, il faudra immédiatement établir une stratégie claire. Suivant les moyens à disposition et l'expérience de l'obstétricien, il faudra opter entre une version externe ou une version interne avec grande extraction. Il ne faudra par hésiter à recourir au besoin à une césarienne sur le deuxième jumeau [37–43]. Au CHUV, nous avons eu 17 accouchements (7,5%) combinés voie basse-césarienne sur 226 grossesses gémellaires pendant la période comprise entre le 1 janvier 90 et le 31 decembre 95.

Après la naissance du deuxième jumeau, le cordon sera sectionné de façon à le différencier du premier. Une injection de 5 U d'ocytocine sera prescrite, selon la méthode habituelle de conduite active de la troisième phase du travail.


*Intervalle de temps entre l'accouchement des jumeaux*

Classiquement, il était considéré que le temps compris entre l'accouchement des deux jumeaux devait idéalement être compris entre 15 et 30 minutes. Avec l'amélioration des moyens de surveillance, cet intervalle peut être augmenté sans risque pour J2 [6, 19, 44]. Plusieurs cas d'accouchement ayant eu lieu plusieurs jours après le premier ont été décrits [45, 46]. Wittmann et al. décrivent le cas d'une patiente ayant expulsé son premier jumeau après avoir rompu prématurément les membranes à 19 semaines de gestation et ayant accouché d'un enfant vivant par césarienne 143 jours plus tard à 39 semaines de gestation [46].

### Délivrance et post-partum

Une fois l'accouchement réalisé, il persiste un risque accru d'hémorragie et d'infection. Une perfusion d'ocytocique sur 24 heures permettra de réduire ces risques.

En post-partum, les dépressions ne sont pas rares, surtout si les enfants sont prématurés. Les problèmes liés à l'allaitement sont souvent présents (frustration due au manque de lait, crevasses,...). Les séjours hospitaliers sont souvent prolongés. Le retour à domicile devrait s'accompagner d'une aide à domicile et d'un suivi par une sage-femme.

### Les jumeaux mono-amniotiques

Les jumeaux mono-amniotiques représentent une situation rarissime. Leur incidence varie suivant les auteurs. Elle est évaluée à environ 1:25000 naissances [47]. Les complications suivantes sont plus fréquentes chez les jumeaux uniovulaires [48]:

- Malformation fœtale
- Vices de présentations
- Pathologies liées au cordon (insertion vélamenteuse, vrai et faux nœud, enchevêtrement des cordons)
- Accouchement prématuré
- Mort in utero
- Syndrome transfuseur-transfusé

Le suivi de la grossesse sera rigoureux et la voie basse pourra être proposée aux mêmes conditions que celles valant pour les grossesses biovulaires. Certains auteurs, considérant le risque de complications funiculaires, proposent d'effectuer une césarienne élective [47]. En cas d'accouchement par voie basse il faudra être particulièrement prudent lors de la rupture des membranes et lors de l'accouchement. Bender et al. rapportent le cas d'un prolapsus du cordon du deuxième jumeau entouré autour du cou du premier jumeau et qui a malencontreusement été pris pour une circulaire et sectionné [49].

### Grossesse gémellaire post césarienne

Pendant longtemps, un antécédent de césarienne contre-indiquait la voie basse lors d'une grossesse multiple. Le principal motif évoqué était le risque de rupture lié à la distension utérine. Dans une revue de la littérature anglaise portant sur 30 ans, le risque de rupture utérine a été évalué à 0,7% et 72% des patientes avec une épreuve de travail ont accouché par voie basse [50]. Ces chiffres correspondent aux résultats que nous avons enregistrés lors de l'étude de 1124 utérus cicatriciels grossesses uniques [51]. Il n'y a pas eu dans cette étude de décès suite à une rupture utérine. D'autres auteurs n'ont pas constaté d'augmentation de la morbidité et de la mortalité lors d'accouchement par voie basse après césarienne [22, 52]. Au vu de l'expérience actuelle, il est raisonnable de proposer une voie basse chez les patientes ayant déjà subi une césarienne.

*Grossesses multifœtales*

L'incidence des grossesses multifœtales (plus de deux fœtus) est en augmentation. Le mode d'accouchement de ces grossesses a toujours été très controversé, la majorité des auteurs estimant que l'accouchement par césarienne offre plus de sécurité. Cependant, dès les années 80, il est apparu que la césarienne ne modifiait pas significativement le pronostic des nouveau-nés [53] et certains auteurs ont proposé une approche plus libérale de l'accouchement par voie basse lors de grossesses triples [54, 55]. Dans une étude [56], le pronostic des triplés nés par voie basse était même meilleur que lors d'accouchement par césarienne, ce qui était certainement dû à une maturité plus grande dans le groupe des accouchements normaux. Des publications plus récentes [57, 58] montrent que l'accouchement par voie basse est une option qu'il faut considérer en l'absence de complication car il est associé à de meilleurs scores d'Apgar et à une hospitalisation de plus courte durée pour les enfants [57], voire même à une mortalité périnatale plus faible [58].

## Bibliographie


1. Warenski JC, Kochenour NK (1989) Intrapartum management of twin gestation. Clin Perinatol 16:889–897
2. Rachdi R, Fekih MA, Mouelhi CH, Brahim H (1992) Problèmes posés par l'accouchement de la grossesse gémellaire. Rev Fr Gynécol Obstét 87:295–298
3. Powers WF, Kiely JL (1994) The risks confronting twins: a national perspective. Am J Obstet Gynecol 170:456–461
4. McCarthy BJ, Sachs BP, Layde PM (1981) The epidemiology of neonatal death in twins. Am J Obstet Gynecol 141:252–256
5. Ware H (1971) The second twin. Am J Obstet Gynecol 110:865–873
6. Farooqui M, Grossmann J, Shannon R (1973) A review of twin pregnancy and perinatal mortality. Obstet Gynecol Surv 28:144–153
7. Taylor ES (1976) Editorial. Obstet Gynecol Surv 31:576
8. Chervenak FA, Johnson RE, Youcha S, Hobbins JC, Berkowitz RL (1985) Intrapartum management of twin gestation. Obstet Gynecol 65:119–124
9. Westgren M, Paul H (1985) Delivery of the low birthweight baby by cesarean section. Clin Obstet Gynecol 28:752–762
10. Crawford JS (1975) An apparaisal of lumbar epidural blockade in labour in patients with multiple pregnancy. Br J Obstet Gynecol 82:929–935
11. Weekes AR, Cheridjian VE, Mwanje DK (1977) Lumbar epidural analgesia in labour in twin pregnancy. Br Med J 2:730–732
12. Gullestad S, Sager N (1977) Epidural block in twin labor and delivery. Acta Anaesthesiol Scand 211:504
13. James FM, Crawford JS, Davies P, Naiem H (1977) Lumbar epidural analgesia for labor and delivery of twins. Am J Obstet Gynecol 127:176–180
14. Chervenak FA, Johnson RE, Berkowitz RL, Hobbins JC (1983) Intrapartum external version of the second twin. Obstet Gynecol 62:160–165
15. Abouleish AE, Stephen BC (1994) Intravenous nitroglycerin for intrapartum external version of the second twin. Anesth Analg 78 808–809
16. Hays P, Smelzer JS (1986) Multiple gestation. Clin Obstet Gynecol 29:264–285
17. Troffater K (1988) Management of delivery. Clin Perinatol 15:93–106

18. Phelan JP (1992) Prevention of prematurity. Clin Perinatol 19:411–423
19. Veciana M, Major C, Morgan MA (1995) Labor and delivery management of the multiple gestation. Obstet Gynecol Clin 22:235–246
20. Mazor M, Leibermann D, Dreval A, Witznitzer A, Alyagon A, Insler V (1986) Management and outcome of vertex-breech and vertex-vertex presentation in twin gestation: a comparative study. Europ J Obstet Gynec Reprod Biol 22:69–75
21. Adam C, Allen A, Baskett T (1991) Twin delivery: Influence of the presentation and method of delivery on the second twin. Am J Obstet Gynecol 165:23–27
22. Strong T, Phelan J, Ock Ahn M, Sarno A (1989) Vaginal birth after delivery in the twin gestation. Am J Obstet Gynecol 161: 9–32
23. Gocke S, Nageotte M, Garite T, Towers C, Dorcester W (1989) Management of the nonvertex twin: primary cesarean section, externel version, or primary breech extraction. Am J Obstet Gynecol 161:111–114
24. Greig P, Veille J-C, Morgan T, Henderson L (1992) The effect of presentation and mode delivery on neonatal outcome in the second twin. Am J Obstet Gynecol 167: 901–906
25. Fishmann A, Grubb D, Kovacs B (1993) Vaginal delivery of the non vertex second twin. Am J Obstet Gynecol 168:861–864
26. Acker D, Liebermann M, Hoolbrook H, James O, Philippe M, Edelin KC (1982) Delivery of the second twin. Obstet Gynecol 59:710–711
27. Rabinovici J, Barkai G, Reichmann B, Serr DM, Mashiach S (1987) Randomized management of the second non vertex twin: vaginal delivery or cesarean section. Am J Obstet Gynecol 156:52–56
28. Laros RK, Dattel B (1988) Management of twin pregnancy: the vaginal route is still safe. Am J Obstet Gynecol 158:1330–1338
29. Linasta V, Praserwat PO, Sirimongkolkasem R (1986) Twin pregnancy: intrapartum management of twins presenting other than Vertex-Vertex. J Med Assoc Thai 69:263–272
30. Young BK, Suidan J, Clarel A, Silvermann F, Lusitg I, Wassermann J (1985) Differences in twins: the importance of birth order. Am J Obstet Gynecol 151:915–921
31. Kaplan B, Peled Y, Rabinerson D, Goldman GA, Nitzan Z, Neri A (1995) Succesfull external version of B-twin after the birth of A-twin for vertex non-vertex twins. Europ J Obstet Gynec Reprod Biol 58:157–160
32. Well S, Thorp J, Bowes W (1991) Management of the nonvertex second twin. Surg Gynecol Obstet 172:383–385
33. Chauhan SP, Roberts WE, McLaren RA, roach H, Morrison JC, Martin J (1995) Delivery of the non vertex second twin: breech extraction versus external cephalic version. Am J Obstet Gynecol 173:1015–1020
34. Rabinovici J, Barkai G, Reichmann B, Serr D, Mashiach S (1988) Internal podalic version with unruptured membranes for the second twin in transverse lie. Obstet Gynecol 71:428–430
35. Blickstein I, Weissmann A, Ben-Hur H, Borenstein R, Insler V (1993) Vaginal delivery of breech-vertex twins. J Reprod Med 38:879–882
36. Ho SK, Wu PY (1975) Perinatal factors and neonatal morbidity in twin pregnancy. Am J Obstet Gynecol 122:979–987
37. Bider D, Korach J, Hourvitz A, Dulitzky M, Mashiach S (1995) Combined vaginal-abdominal delivery of twins. Journal of Reproductive Medecine 40:131–134
38. Olofsson P, Rydhström H (1985) Management in second stage of labour in term twin delivery. Acta Genet Med Gemellol 34:213–216
39. Constantine G, Redman CW (1987) Caesarean delivery of the second twin. Lancet March: 618–619
40. Graubard Z, Polon C, Abelmann DJ (1986) Combined vaginal and cesarean delivery of twins. S Afr Med J 70:374–375
41. Blickstein I, Zalel Y, Weissmann A (1991) Cesarean delivery of the second twin after the vaginal birth of the first twin: misfortune or mismanagement. Acta Genet Med Gemellol 40:389–394
42. Rattan PK, Knuppel R, O'Brien WF, Scerbo JC (1986) Cesarean delivery of the second twin after vaginal delivery of the first twin. Am J Obstet Gynecol 154:936–940
43. Leysen B, Roodhooft AM, Buytaert P (1984) Cesarean section for the second twin. Europ J Obstet Gynec Reprod Biol 16:377–379

44. Rayburn W, Lavin J, Miodovnik M, Varner M (1984) Multiple gestation: time interval between delivery of the first and second twins. Obstet Gynecol 63:502–506
45. Omsjø IH, Alsos R (1984) Twin pregnancy: report of a case with 35 days between deliveries. Europ J Obstet Gynec Reprod Biol 17:413–415
46. Wittmann BK, Farquharson D, Wong GP, Baldwin V, Wadsworth LD, Elit L (1989) Delayed delivery of the second twin: report of four cases and review of the litterature. Obstet Gynecol 79 (1989) 260–263
47. Raphael SI (1961) Monoamniotic twin pregnancy. Am J Obstet Gynecol 81:323–330
48. Griffith HB (1986) Monoamniotic twin pregnancy. Br J Clin Pract 40:294–297
49. Bender S, Prebble SE (1961) A rare complication of twin delivery. Br Med J 1:1810
50. Lavin JP, Stephens RJ, Miodovnik M, Barden TP (1982) Vaginal delivery in patients with a prior cesarean section. Obstet Gynecol 59:135–148
51. Hohlfeld P, Vial Y (1996) Place et résultats de l'épreuve de travail après une ou plusieurs césariennes: à propos de 1124 cas. Méd Hyg 54:888–893
52. Brady K, Read JA (1988) Vaginal delivery of twins after previous cesarean section. N Engl J Med 319 (1989) 118–119
53. Ron-El R, Caspi E, Schreyer P, Weinraub Z, Arieli S, Goldberg MD (1981) Triplet and quadruplet pregnancies and management. Obstet Gynecol 57:458–463
54. Feingold M, Cetrulo C, Peters M, Chaudhury A, Shmoys S, Geifman O (1988) Mode of delivery in multiple birth of higher order. Acta Genet Med Gemell 37:105–109
55. Thiery M, Kermans G, Derom R (1988) Triplet and higher-order births: what is the optimal delivery route? Acta Genet Med Gemell 37:89–98
56. Clarke JP, Roman JD (1994) A review of 19 sets of triplets: the positive results of vaginal delivery. Austr New Zealand J Obstet Gynaecol 34:50–53
57. Dommergues M, Mahieu-Caputo D, Mandelbrot L, Huon C, Moriette G, Dumez Y (1995) Delivery of uncomplicated triplet pregnancies: is the vaginal route safer? A case-control study. Am J Obstet Gynecol 172:513–517
58. Wildschut HI, van Roosmalen J, van Leeuwen E, Keirse MJ (1995) Planned abdominal compared with planned vaginal birth in triplet pregnancies. Br J Obstet Gynaecol 102:292–296

Arch Gynecol Obstet (1996) 259 [Suppl]: S 147–S 151

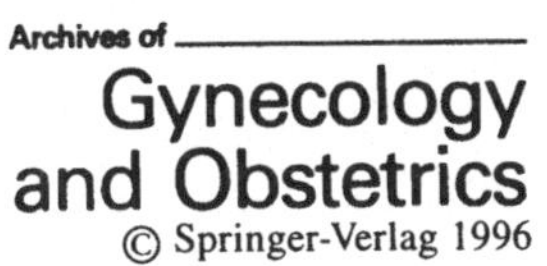
Archives of ______
## Gynecology and Obstetrics
© Springer-Verlag 1996

# Sind vaginal-operative Vorgehensweisen bei Mehrlingsentbindungen noch gerechtfertigt?

## Ein Plädoyer für die Sectio caesarea

**R. Gaudenz**

Frauenklinik, Kantonsspital, CH-4410 Liestal, Switzerland

Da ohnehin schon zu viel sectioniert wird, soll v.a. ein Plädoyer für die kombinierte Geburt (vaginale Geburt von Zwilling A und Sectio caesarea von Zwilling B) falls erforderlich, gehalten werden (Tabelle 1).

Die Fragen könnten auch lauten:

- Wann ist eine Steißextraktion und wann ist eine innere Wendung auf die Füße und die Extraktion von Zwilling B noch opportun?
- Wann ist eine Notfallsectio caesarea bei Zwilling B sicherer?

Aus der Münsterlinger Statistik (Tabelle 2) von 1993–1995 anhand von 527 Zwillingsgeburten geht hervor, daß in den öffentlichen Kliniken lediglich 22% der Zwillinge vaginal entbunden wurden. 51% hatten eine primäre und 25% eine sekundäre Sectio bereits beim Zwilling A. Erwähnenswert ist, daß in der gesamten Statistik kein Fall von innerer Wendung oder Steißextraktion registriert ist.

Eine primäre Sectio caesarea bei Zwillingen ist sicher indiziert bei Zwilling A in Beckenendlage, Zwilling A in Schräg- oder Querlage und bei Zwillingen mit einem geschätzten Kindsgewicht von <1800 g (Tabelle 3).

Wenn man alle zusätzlichen geburtshilflichen Indikationen für eine primäre Sectio caesarea hinzuzählt, hat man für 60% der Fälle eine vertretbare und mehr oder weniger unbestrittene Indikation.

Gemäß Münsterlinger Statistik werden dagegen 80% der Zwillinge sectioniert. Es verbleibt eine Differenz von 20%, bei denen man eine vaginale Probegeburt zumindest anstreben könnte.

Es ist nicht zu übersehen, daß eine primäre Sectio bei Zwillingen der Weg des geringsten Widerstands ist.

**Tabelle 1.** Geburtsmodus bei Zwillingen

| |
|---|
| Primäre Sectio caesarea |
| Vaginale Probegeburt |
| Wendung und Extraktion von Zwilling B |
| Notfallsectio caesarea von Zwilling B |

**Tabelle 2.** Münsterlinger Statistik, Zwillinge 1993–1995, $n = 527$

| | | |
|---|---|---|
| Primäre Sectio | 51% | |
| Sekundäre Sectio bei Zwilling A | 25% | |
| Sekundäre Sectio bei Zwilling B | 2% | |
| Innere Wendung | 0% | |
| Steißextraktion | 0% | |

| | Zwillinge | |
|---|---|---|
| | I | II |
| Pathologisches CTG | 19 | 23 |
| Proth. EP MM vollst. >1 h | 11 | 2 |
| Geburtsstillstand >2 h | 28 | 4 |
| Nabelschnurvorfall | 2 | 3 |
| Nabelschnurumschlingung | 22 | 18 |
| Andere Nabelschnurkomplikationen | 3 | 2 |
| Vorfall, Vorliegen kleiner Teile | 3 | 5 |

**Tabelle 3.** Primäre Sectio caesarea bei Zwillingen

| | |
|---|---|
| Zwilling A in Beckenendlage | Ja |
| Zwilling A in Schräg- oder Querlage | Ja |
| Gewichtsunterschied zugunsten von Zwilling B bei pathologischer Lage von Zwilling B | ? |
| Status nach Sectio (je nach Grund) | ? |
| Zwillinge <32 bis 35. SSW je nach Lage | ? |
| Wachstumsretardierung, Präeklampsie usw. | ? |

Die primäre Sectio ist planbar, zeitsparend, streßfrei und nervensparend, lukrativ, sicher und risikoarm, immer anwendbar und überall voll akzeptiert. Für eine primäre Sectio kann an sich immer ein Grund gefunden werden, wie Frühgeburt oder Übertragung, zu kleiner oder zu großer Bauch, ein ängstliches Paar, eine ältere Erstgebärende, ein vorzeitiger Blasensprung, ein unreifer Portiobefund, Status nach Sectio oder ein Sterilisationswunsch.

Die primäre Sectiorate bei Zwillingen ist so hoch, weil sich die Geburtshelfer vor der Geburt des 2. Zwillings fürchten, die Technik der vaginalen Beckenendlagegeburt und die Wendung auf die Füße und die Extraktion nicht mehr genügend beherrschen (Tabelle 4).

Wenn alle Beteiligten auf eine erlaubte Notfallsectio (5%) bei Zwilling B, falls nötig, vorbereitet wären und sich darauf einrichten würden, könnte man eine Probegeburt anstreben und der Spontangeburt von Zwilling B wieder eine Chance geben.

Für eine Probegeburt werden generelle Voraussetzungen verlangt (Tabelle 5, 6). Eine problemlose spontane Geburt von Zwilling B kann erwartet werden, wenn er sich in Kopflage, in reiner Steißlage mit extended legs, in Schräg- oder Querlage mit Tendenz zur Kopfeinstellung einstellt (Tabelle 7). Schwieriger wird es, wenn sich Zwilling B in unvollkommener oder vollkommener Fußlage einstellt oder wenn es zum unerwarteten Nabelschnurvorfall kommt oder wenn es sich herausstellt, daß es monoamniote Zwillinge sind.

**Tabelle 4.** Behauptungen

Behauptung Nr. 1
- Die primäre Sectiorate bei Zwillingen ist so enorm hoch, weil die Geburtshelfer Angst haben vor dem 2. Zwilling!
- Wenn die Frau, der Geburtshelfer und das Team auf eine erlaubte Notfallsectio (5%) beim Zwilling B, falls erforderlich, vorbereitet wären, könnte man locker auf Zwilling A und dann auf Zwilling B warten!

Behauptung Nr. 2
- Geburtshelfer haben Angst vor dem 2. Zwilling
- Weil sie die Technik der vaginalen Beckenendlagegeburt und die Wendung auf die Füße und die Extraktion nicht mehr beherrschen
- Wenn alle Beteiligten auf eine erlaubte Notfallsectio (5%) beim Zwilling B, falls nötig, vorbereitet wären, könnte man der spontanen Geburt von Zwilling B eine Chance geben!

Behauptung Nr. 3
- Die Hochschuldozenten behaupten, eine Steißextraktion, mit oder ohne innere Wendung auf beide Füße sei ganz einfach!
- Die meisten jüngeren Geburtshelfer haben weder das eine noch das andere je gesehen, geschweige denn selbst durchgeführt
- Die Notfallsectio beim Zwilling B (5–10%) ist die Lösung und bedarf der Legitimation

Behauptung Nr. 4
- Es fehlen ganz klare, gut abgestützte Richtlinien damit sich Leitende ÄrztInnen, OberärztInnen und praktizierende GeburtshelferInnen
- Im schwierigen forensischen Umfeld wieder lockerer an die vaginale Zwillingsgeburt heranwagen
- Die Notfallsectio beim Zwilling B (5–10%) ist die Lösung und bedarf der Legitimation

**Tabelle 5.** Generelle Voraussetzungen für Probegeburt von Zwillingen?

Narkosebereitschaft
Sectiobereitschaft
Anwesenheit des Neonatologen
Kooperative Frau
Parität
Periduralanästhesie
Erfahrener Geburtshelfer
Gutes Hebammen- und Ärzteteam

**Tabelle 6.** Probegeburt bei Zwillingen

| | |
|---|---|
| • Zwilling A und B in Kopflage >35. SSW<br>  PDA, Forceps, Synto erlaubt | Ja |
| • Zwilling B in Beckenendlage<br>  Nicht <35. SSW, keine Wachstumsretardierung,<br>  Zwilling B nicht größer als Zwilling A | Ja |
| • Zwilling B in Schräg- oder Querlage<br>  Kopf Tendenz zu Kopfeinstellung<br>  äußere Schienung der Gebärmutter | Ja |

**Tabelle 7.** Vaginale Geburt von Zwilling B sollte gelingen

| | |
|---|---|
| Kopflage | Ja |
| Reine Steißlage, extended legs | Ja |
| Schräg- oder Querlage mit Tendenz zu Kopfeinstellung | Ja |
| Fußlage, vollkommen, unvollkommen | |
| Nabelschnurvorfall mit HT-Abfall | |
| Monoamniote Zwillinge | |

**Tabelle 8.** Voraussetzungen für eine innere Wendung auf die Füße und ganze Extraktion von Zwilling B

| | |
|---|---|
| Genügend Platz | ? |
| Parität | ? |
| Stehende Fruchtblase | ? |
| Gutes CTG | ? |
| PDA oder Narkose | ? |
| Erfahrener Geburtshelfer | |
| Erfahrene Narkose-/Neonatologieequipe | ! |
| Vollnarkose oder genügend PDA | ? |
| Gutes CTG von Zwilling B | ? |
| $\beta$-Mimetika oder Nitro oder Halothan | ? |
| Reifer, nicht retardierter Zwilling B | ! |
| Stehende Fruchtblase, biamniote Zwillinge | ? |

**Tabelle 9.** Notfallsectio caesarea beim Zwilling B?

| | |
|---|---|
| Schräglage oder Querlage, ohne Geburtsfortschritt (zu Beckenend- oder Kopflage) | Ja |
| Beckenendlage ohne Geburtsfortschritt | ? |
| Beckendlage und schlechtes CTG ohne Geburtsfortschritt | ? |
| Beckenendlage, Vorliegen eines Fußes | ? |
| Fußlage, vollkommen, unvollkommen | ? |
| Nabelschnur- oder Armvorfall | Ja |

Wenn die Voraussetzungen (Tabelle 8) für eine Steißextraktion oder für eine innere Wendung auf die Füße mit ganzer Extraktion von Zwilling B nicht gegeben sind oder wenn sich der Geburtshelfer unsicher fühlt oder die nötige Erfahrung nicht hat, sollte eine Notfallsectio caesarea bei Zwilling B ohne Hektik durchgeführt werden.

Eine Notfallsectio caesarea bei Zwilling B ist durchaus vertretbar bei Schräglage oder Querlage ohne Geburtsfortschritt, bei Beckenendlage mit oder ohne schlechtem CTG ohne Geburtsfortschritt, bei Beckenendlage mit Vorliegen eines Fußes, bei unvollkommener oder vollkommener Fußlage, bei Nabelschnur- oder Armvorfall (Tabelle 9).

In der Literatur ist ein deutlicher Trend in Richtung Sectio beim Zwilling B nach spontaner vaginaler Geburt von Zwilling A zu erkennen. Dabei spielt das Zeitintervall eine Rolle. Innerhalb der ersten 20 min nach der Geburt von Zwilling A muß in 13% interveniert werden, danach in 40% mit einem erhöhten perinatalen Risiko für Mutter und Kind.

**Tabelle 10.** Schwierige Entwicklung von Zwilling B, ich provoziere

Niemand hat mit Wendungen und Extraktionen heute noch eine genügende Erfahrung!
Wer wagt gewinnt?
Mut und Dummheit liegen nahe nebeneinander!
Falls wir mit einem solchen Manöver ein Kind schädigen, fällt das Gutachten der
    Hochschullehrer gegen uns aus!

**Tabelle 11.** Gründe für eine Probegeburt bei Zwillingen aus der Sicht der Mutter

Geburtserlebnis
Befriedigendes Gefühl
Keine Operation
Risiko für kombinierte Geburt nur 2–5%
Dann keine erhöhte perinatale Morbidität
Ein Schritt weg von der Geburtsmedizin

Im englischen Sprachgebrauch wird von der combined delivery gesprochen, d.h. der vaginalen Geburt von Zwilling A und der Sectio caesarea von Zwilling B, die in 3–5, maximal 10% der Fälle gerechtfertigt ist.

Innerhalb der Gesellschaft für Geburtshilfe und Gynäkologie fehlen ganz klare, gut abgestützte Richtlinien, damit sich Leitende Ärzt/Innen, Oberärzt/Innen und praktizierende Geburtshelfer/Innen, im schwierigen forensischen Umfeld wieder lockerer an die vaginale Zwillingsgeburt heranwagen können (Tabelle 10). Die Notfallsectio beim Zwilling B kann in schwierigen Fällen die Lösung sein und bedarf der Legitimation (Tabelle 4).

Es wird dafür plädiert, eine primäre Sectio caesarea da durchzuführen, wo es indiziert ist, der Probegeburt aber wieder eine Chance zu geben mit der Möglichkeit, ggf. eine sekundäre Notfallsectio caesarea bei Zwilling B durchführen zu können (Tabelle 11). Diese Option muß allerdings von vorherein mit dem Paar abgesprochen und klinisch intern vorbereitet sein.

Arch Gynecol Obstet (1996) 259 [Suppl]: S 152–S 155

Archives of

# Gynecology and Obstetrics
© Springer-Verlag 1996

# Spontane Beckenendlagenentwicklung

## Plädoyer für die Natürlichkeit

**W. Stoll**

Frauenklinik, Kantonsspital, CH-5001 Aarau, Switzerland

Die Evolution des Menschen mit der Etablierung des aufrechten Gangs führte zur Schrägstellung des Beckens. Damit mußte der Geburtskanal einen gebogenen Verlauf nehmen, man spricht vom Knie des Geburtskanals. Wir kennen den natürlichen Geburtsverlauf bei der Schädellage mit der geradezu eleganten Deflexionsbewegung des kindlichen Kopf um die Symphyse herum, eben zur Überwindung des Knies des Geburtskanals. Seit es eine wissenschaftliche Geburtshilfe gibt, weiß man, daß 3–5% der Kinder aus Beckenendlage geboren werden.

Auch für die Beckenendlage gibt es einen natürlichen, d.h. unbeeinflußten Geburtsablauf. Grundsätzlich ist ein Verständnis für die Geburtsleitung und für die Regeln des operativen Vorgehens nur bei genauer Kenntnis des Geburtsmechanismus zu erwarten. Der Steiß tritt mit seinem größten Durchmesser, der Hüftbreite, in einem schrägen Durchmesser ins kleine Becken ein und dreht sich beim Vorrücken durch den Geburtskanal so, daß im Beckenausgang die eine Hüfte nach vorne unter die Symphyse und die andere nach hinten über den Damm zu stehen kommt. Die vordere Hüfte wird zuerst sichtbar und bleibt dann stehen, während die hintere Hüfte den Damm vorwölbt und unter starker Lateralflexion der Wirbelsäule durchschneidet. Ist der Damm überwunden, streckt sich die seitlich abgebogene Wirbelsäule wieder gerade, und dabei dreht sich der Rücken nach vorn, weil einerseits die Schultern sich quer im Beckeneingang einstellen und weil andererseits sich die Wirbelsäule nach Geburt der Beine leichter nach hinten als zur Seite zu abbiegen läßt, denn die Schienung des Rumpfs durch die hochgeschlagenen Beine entfällt zu diesem Zeitpunkt. Steiß und schon geborener Rumpfteil sind in der Verlängerung der Führungslinie steil nach oben gerichtet. Der Durchtritt der Schulterbreite erfolgt im geraden Durchmesser, damit dreht der Rücken wieder zur Seite zurück. Der Kopf steht noch schräg. Geht die Geburt spontan weiter, wird die vordere, dann die hintere Schulter geboren. Der nachfolgende Kopf geht in Flexionshaltung durch Becken. Das Hinterhaupt wendet sich nach vorn und bleibt am Unterrand der Symphyse angepreßt, bis Kinn, Gesicht und Stirn über den Damm hervorgetreten sind. Zweimal dreht der Rücken also ganz zur Seite hin, und 2mal dreht er ganz nach vorn zu.

Faszinierender als bei der Geburt aus Schädellage ist der Geburtsmechanismus bei der Beckenendlage, denn die Drehungen und Verbiegungen, die der Geburtskanal der Fruchtwalze in der Dynamik der Preßwehen aufzwingt, laufen vor unseren Augen ab! Allerdings ist die Geburt aus Beckenendlage im Vergleich zur Schädellage mit einer höheren Komplikationsrate für das Kind behaftet. Und deshalb, das sei hier etwas provozierend gesagt, hat man Maßnahmen ersonnen, das Naturgegebene zu verändern, indem man unter forcierter Tokolyse und unter Anwendung manueller Kräfte die Fruchtwalze wendet oder zu wenden versucht, wohl wissend, daß diesem widernatürlichen Tun auch erhebliche Gefahren innewohnen, denn man soll ja das Manöver nur in Bereitschaft zur notfallmäßigen Schnittentbindung durchführen. Mancherorts gilt die Fruchtwalze mit dem Beckenende als vorangehenden Teil schlichtweg als eine Geburtsunmöglichkeit, und man erkennt in dieser Situation eine absolute Indikation zur Schnittentbindung. Gewiß mögen forensische Bedrohungen diese Taktik favorisieren.

All dies führt zur ernüchternden Feststellung, daß unsere jungen Kolleginnen und Kollegen am Ende ihrer Ausbildung gar nicht mehr in der Lage sind, eine Beckenendlagegeburt zu leiten. Kürzlich wurde dieser Sachverhalt in der amerikanischen Literatur diskutiert [1]. Dabei haben die Autoren aus Atlanta im weiteren festgehalten, daß unser Nachwuchs eigentlich nur noch gut in der Sectiotechnik trainiert sei. Es stellt sich die Frage, ob angesichts dieser Situation redlicher Weise nicht auch der seit 1990 gültige Anforderungskatalog unseres Weiterbildungsprogramms zur Erlangung des Spezialarzttitels FMH für die vaginalen geburtshilflichen Operationen wesentlich gekürzt werden soll, indem Beckenendlage, Extraktion und Wendung zu streichen wären.

Es drohte schon einmal eine solche Verarmung. Als in den 50er Jahren die Vakuumglocke eine weite Verbreitung fand, schien es, als ob die Vakuumextraktion die Zangenentbindung verdrängen würde. Die neue Technik wurde als wesentlich einfacher, leicht erlernbar und schonender für die Mutter gepriesen. Glücklicherweise waren noch genügend selbstbewußte Geburtshelfer im Amt, um darzutun, daß der wohl gekonnte Forzepseinsatz eben doch wesentlich mehr zu leisten vermag als der simple Zug an einer Vakuumglocke.

Wir sind an unserer Klinik der Meinung, es sei das Handwerkliche, das Operative unseres Fachgebiets in differenzierter Weise zu pflegen und insbesondere auch weiterzugeben. Die Leitung von Beckenendlagegeburten erachten wir als zur Kernsubstanz des fachlichen Könnens eines Geburtshelfers gehörend. Was soll er denn nur machen, wenn er bar jeglicher Erfahrung und in Unkenntnis des physiologischen Geburtsverlaufs bei einer Beckenendlage einer Überraschungssituation gegenübersteht? Nicht so unrecht hatte Gerhard Martius, als er vor nicht allzulanger Zeit festhielt, wir würden in einer Zeit der geburtsmechanischen Ignoranz leben.

Bei der Beckenendlagegeburt streben wir die sog. Entwicklung nach Bracht an, d.h. wir ahmen soweit wie nur möglich den natürlichen Geburtsverlauf, wie wir ihn eben besprochen haben, nach. Es stellt sich allerdings die Frage, was denn eigentlich unter dem Bracht-Handgriff zu verstehen sei.

Im Mai 1938 hielt Bracht aus Berlin auf dem Internationalen Kongreß in Amsterdam einen Vortrag und zeigte dazu auch einen Film über die Behandlung der Steißlage. Er postulierte, den physiologischen Ablauf der Beckenendlagegeburt nicht zu stören, sondern ihn vielmehr noch zu unterstützen. Bracht empfahl, die physiologische Lordose des Kindes beizubehalten und die, wie er sagte, *„einem wunderbaren Mosaik gleich zusammengefügte Walzenform der Frucht einschließlich aller Extremitäten fest zusammenzuhalten und ihr die ganz zweifellos intendierte Rotation um die Symphyse zu ermöglichen."* Für die 2. Phase des Geburtsablaufs, also nach der Geburt des Nabels, empfahl Bracht besonders für die erstgebärende Frau die Einleitung eines Chloroformrausches, wobei er gleichzeitig Oxytozin verabreichte – und jetzt wird es weniger schön, denn eine 3. Hand schließlich hätte nun von außen her, wie er schrieb, *„nachzudrängen"* [2].

Sein Gegner Thiessen aus Karlsruhe, und hier sei ihm beigepflichtet, sprach dann von der *„geballten Faust"*, die von außen auf den kindlichen Kopf zu drücken hätte [3]. Von außen einwirkende geballte Fäuste passen schlecht in unser heutiges Konzept der natürlichen Geburtshilfe!

Auch Thiessen hielt sich an das Prinzip der möglichst getreuen Nachahmung der Spontangeburt. Und da kritisiert er richtigerweise Bracht, bei dem die Schultern im queren Durchmesser durch den längsovalen Beckenausgang zu treten haben, wo doch beim ungestörten Geburtsablauf der Rücken nach Austritt des Steißes nach vorn dreht, um dann wieder zur Seite zu rotieren zur Geburt der Schultern. Bracht, so Thiessen, würde also, wie bei der Manualhilfe, vorzeitig aktiv und unphysiologisch ins Geburtsgeschehen eingreifen. Deshalb auch der Faustdruck gegen den kindlichen Kopf von außen.

Wichtiger als die Diskussion um den Austritt der Schultern scheint uns Thiessens Postulat zu sein, die Geburt einzeitig oder einphasig, d.h. in einer einzigen Preßwehe ablaufen zu lassen. Thiessen spricht vom „Herausleiten" ohne Narkose, um die volle Wehenkraft zu erhalten. Gerade diese Einzeitigkeit, die vollständige Geburt mit Austritt der Fruchtwalze in einer einzigen Wehe, ist ja auch heute unser Ziel! Sollen wir jetzt von Bracht sprechen oder von Thiessen? Eigenlich lieber von Thiessen.

Wir sind in unserem Fach weiter gekommen. Bracht und Thiessen durchliefen den Zenit ihres Lebens in den 30er Jahren. Uns steht heute eine recht leistungsfähige Hypoxiediagnostik zur Verfügung, und das prospektive Denken dominiert unsere Entscheidungen.

Im Jahr 1984 erschien der umfassende und ausgewogene Bericht der von der Deutschen Gesellschaft für Perinatale Medizin eingesetzten Standardkommission Beckenendlage [4]. Dieser Bericht darf auch heute noch als wegweisend betrachtet werden. Die wichtigsten Punkte für eine anvisierte vaginale Geburt sind der Ausschluß eines Mißverhältnisses, eine lückenlose kardiotokographische Überwachung, die großzügige Indikation zur sekundären Sectio, wenn immer möglich die einzeitige Entwicklung und die Narkosebereitschaft. Nur schon diese wenigen Stichworte zeigen auf, daß heute wohl eher die vaginale Entwicklung als die Schnittentbindung in sorgfältiger Weise zu indizieren ist. Eine Schnittentbindung wird empfohlen bei Frühgeborenen (zwischen der 28. und 34. SSW), bei Kindern >3500 g, beim Vorliegen einer reinen Fußlage und bei irgendwelchen Zusatzrisiken.

Selbstverständlich hat eine umfassende Information der werdenden Mutter und ihres Partners möglichst frühzeitig zu erfolgen. Und hier hat es der Arzt in sehr vielen Fällen in der Hand, die Weichen zu stellen. Es wird wohl ein Leichtes sein, eine Frau zu einer Schnittentbindung zu bewegen, aber soll nur immer die Angst unsere Entscheidung bestimmen, und ist es am Ende nur die geburtsmechanische Ignoranz, von der Martius sprach, die in uns Angst aufkommen läßt? Wenn eine Frau durch ihren betreuenden Arzt auf die erheblichen Risiken einer Spontangeburt bei Beckenendlage hingewiesen wurde, haben wir in der Klinik in der Regel kaum mehr eine Chance, die Frau für eine Geburt per Vias naturales umzustimmen. Gewiß gibt es seltenerweise auch Frauen, die uns dann sagen, sie hätten gar nicht gewußt, daß eine Geburt auf natürlichem Weg möglich wäre.

Zu dieser Information gehört als wichtiger Punkt, daß allenfalls noch sehr spät, z.B. wenn die Leitstelle schon auf Beckenboden steht, noch zur Sectio gewechselt werden muß, denn im Gegensatz zu früher verfügen wir heute über eine zuverlässige Überwachung des Kinds mittels Kardiotokographie. Hypoxie und Trauma, die beiden Faktoren, die sich unheilvoll in ihrer belastenden Auswirkung auf das Kind potenzieren, dürfen nicht zusammentreffen. Es darf kein falscher Ehrgeiz Platz greifen, bei einer aufziehenden Hypoxie nun doch noch die vaginale Entbindung durchzuziehen. Bei einer Schädellage wäre in analoger Situation die Zange gefragt, bei der Beckenendlage wäre das Analoge die Extraktion, und dieser Eingriff ist beim Einling obsolet. Zur späten Sectio wird man sich auch dann entscheiden, wenn die Mutter erschöpft ist und in der Schlußphase nicht mehr aktiv mitmachen kann.

Von grundlegender Bedeutung ist die Narkosebereitschaft. Die Mutter muß darum wissen. Das Anästesieteam steht in der Schlußphase der Geburt am Kopfende des Gebärbetts bereit.

Unser eigenes Vorgehen [5] besteht darin, daß wir den Damm im Zug der Preßwehen möglichst weit dehnen lassen. Wir legen eine Pudendus- oder ausgedehnte Dammanästhesie an. Spätestens zu diesem Zeitpunkt erhält die gebärende Frau eine Oxytozintropfinfusion. Spät, erst wenn wir erkennen, daß der Steiß jetzt durchschneiden würde, legen wir eine breite Episiotomie an. Nehmen wir die Entlastung des höchst angespannten Damms im Anfluten der Wehe vor, stehen die Zeichen günstig für eine vollständige Geburt des Kinds in dieser letzten Preßwehe. Wir halten dabei die Fruchtwalze in der von Bracht empfohlenen Weise. Großzügig bedienen wir uns des Handgriffs nach Veit-Smellie. Jeder Druck von oben ist verboten.

Wenn die letzte Wehe die Fruchtwalze nur bis zum Angulus scapulae zur Geburt bringt, d.h. unten der Nabel geboren ist und damit die Nabelschnur komprimiert wird, ist es ratsam, die Narkose einzuleiten, um die Manualhilfe vorzunehmen. Was passiert denn in Narkose? Das Entscheidende ist wohl, daß die Beckenbodenmuskulatur erschlafft und der Weichteilwiderstand dahinfällt. Der Geburtshelfer macht zu oft den Fehler, daß er in seiner Nervosität mit dem Eingriff beginnt, bevor diese Relaxation erreicht ist. Dem Anästhesisten ist 30–40 s Zeit einzuräumen. Auch wenn am Ende gar nur die Entwicklung des Kopfs Probleme macht, ist es wesentlich gescheiter, durch eine Narkose die Klemmwirkung der Levatoren auszuschalten, als mit der geballten Faust von oben zu drücken.

Hier stellt sich die grundsätzliche Frage, ob denn eine Beckenendlagegeburt per Vias naturales an einer knapp ausgerüsteten Abteilung zu verantworten ist. Die Frage ist zu verneinen. Eine gewisse Zentralisation im Interesse aller Beteiligten muß gefordert werden. Die Sectiobereitschaft und das Stand by eines kompetenten Narkoseteams sind heute Erfordernisse, ohne die es nicht geht.

## Literatur


1. Eller DP, Van Dorsten JP (1996) Reply to Hannah, ME and Hannah, WJ: Feasibility of a randomized controlled trial of planned cesarean section versus planned vaginal delivery for breech presentation at term. Am J Obstet Gynecol 174:1393–1394
2. Bracht E (1965) Zur Beckenendlage-Behandlung. Geburtshilfe Frauenheilkd 25:635–637
3. Thiessen P (1964) Die eigene Geburtsleitung bei Beckenendlage und ihr Gegensatz zur Schul- oder Lehrauffassung. Geburtshilfe Frauenheilkd 24:661–682
4. Berg D (1984) Bericht der Standardkommission „Beckenendlage". Geburtshilfe Frauenheilkd 44:406–408
5. Stoll W (1992) Operative Geburtshilfe heute. Eine Standortbestimmung. Gynakol Prax 16:55–64

Arch Gynecol Obstet (1996) 259 [Suppl]: S 156–S 160

Archives of

# Gynecology and Obstetrics

© Springer-Verlag 1996

# Beckenendlagen

## Plädoyer für die Entbindung durch Sectio caesarea

**U. Lorenz und G. Drack**

Frauenklinik, Kantonsspital, CH-9007 St. Gallen, Switzerland

1975 erschien Fred Kublis berühmte Publikation [4] über die Geburtsleitung bei Beckenendlagen, die ihre Auswirkungen bis heute zeigt. Ausgangssituation war in den 70er Jahren, daß die ungereinigte perinatale Mortalität von Beckenendlagenkindern gegenüber Kindern, die aus Schädellage geboren wurden, mit 5% deutlich erhöht war. Zerebrale Schädigungen waren häufiger nachzuweisen, und niedrige Apgar-Scores traten deutlich häufiger auf als nach der Geburt aus Schädellage. Trotz der flächendeckend eingesetzten Intensivüberwachung unter der Geburt mittels Kardiotokographie und Mikroblutanalyse sowie obligatorischer Bestimmung des Nabelschnur-pHs war die Häufigkeit schwerer fetaler Azidosen bei vaginal geborenen Beckenendlagenkindern notorisch hoch. 50% der Beckenendlagen-Kinder wiesen eine Azidose (pH<7,20) auf; bei doppelt so vielen Kindern war nach vaginaler Beckenendlagengeburt eine schwere Azidose mit pH<7,10 zu verzeichnen [10% gegenüber 5% in einem unselektierten Geburtenkollektiv der Universitäts-Frauenklinik Heidelberg, der damals F. Kubli als Direktor vorstand (Abb. 1)].

Für die höhere fetale Gefährdung des Beckenendlagenkinds gab und gibt es assoziierte und kausale Faktoren. Assoziierte Faktoren sind der höhere Anteil an Frühgeburten, häufigere plazentare Störungen sowie eine höhere Frequenz angeborener Fehlbildungen. Kausale Faktoren sind das Trauma während des Geburtsvorgangs und die subpartale Asphyxie. Umstände, die das traumatische Risiko erhöhen, sind beispielsweise ein Mißverhältnis zwischen den Körpermaßen des Kinds und dem mütterlichen Becken, ein unvollständig eröffneter Muttermund, die erhöhte Vulnerabilität des fetalen Gehirns bei Frühgeburten und bei intrauteriner Asphyxie, dann aber auch eingreifende geburtshilfliche Manöver wie z.B. die ganze Extraktion.

Mitte der 70er Jahre glaubten viele gute Geburtshelfer, die Gefährdung des Kinds durch die intrapartale Asphyxie mit Hilfe der pH-Metrie, der Bestimmung des Apgar-Scores und der semiquantitativen Auswertung des Kardiotokogramms unter der Geburt exakter erfassen zu können.

So konnte Kubli zeigen, daß trotz einer Steigerung der Sectiofrequenz von 35 auf 71% die Rate schwerer fetaler Azidosen (pH<7,10 in der Nabelarterie) bei vaginal entbundenen Beckenendlagenkindern mehr als 10% betrug und damit doppelt so hoch war wie die aller Beckenendlagenkinder (Tabelle 1).

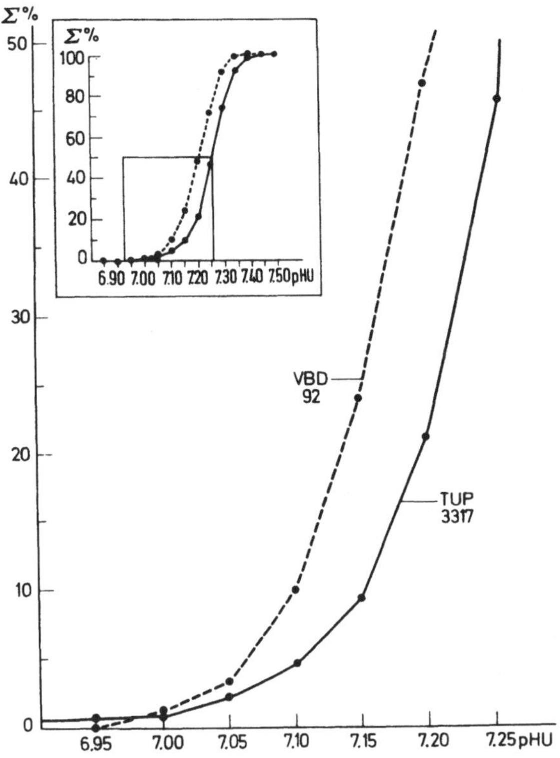



**Abb. 1.** Kumulative Häufigkeit von aktuellen pH-Werten in der Nabelschnurarterie bei 3317 unselektierten Geburten, *TUP* total unselected population, und 92 unselektierten vaginalen Beckenendlagengeburten, *VBD* vaginal breech delivery, aus Kubli [4]

**Tabelle 1.** Frequenz von Schnittentbindungen, Azidosen (pH ≤ 7,10) in der Nabelschnurarterie bei allen Beckenendlagen und bei vaginalen Beckenendlagengeburten an der Universitäts-Frauenklinik Heidelberg von 1971–1974, aus Kubli [4]

| | $n$ | Sectio-frequenz [%] | Azidosen ≤7,10 NA | |
| --- | --- | --- | --- | --- |
| | | | Vaginale Becken-endlagenkinder [%] | Alle [%] |
| 1971 (2. Halbjahr) | 33 | 42 | 5,3 | 3,0 |
| 1972 | 79 | 34 | 15,2 | 10,0 |
| 1973 | 77 | 56 | 5,9 | 3,9 |
| 1974 (bis 31.8.) | 56 | 71 | 12,5 | 5,3 |
| Total | 245 | | 10,6 | 6,1 |

Kublis Folgerung verdient, wörtlich zitiert zu werden: „*Das Risiko der schweren fetalen Azidose in der Austreibungsperiode ist nur dann mit Sicherheit zu vermeiden, wenn systematisch bei Beckenendlagen die abdominale Schnittentbindung vor oder bei Geburtsbeginn durchgeführt wird.*"

In den 80er Jahren wurden demzufolge Beckenendlagen nur noch selten auf vaginalem Weg entwickelt, die Sectiofrequenzen betrugen über 80% [5].

**Tabelle 2.** Frequenz von Azidosen (pH<7,10) in der Nabelschnurarterie nach abdominaler Schnittentbindung bzw. vaginaler Beckenendlagengeburt an der Frauenklinik des Kantonsspitals St. Gallen von 1992–1995

pH <7,10

| SSW | Total | Sectio | Azidose | [%] | Vaginal | Azidose | [%] |
|---|---|---|---|---|---|---|---|
| ≥37 0/7 | 178 | 141 | 8 | 5,7 | 37 | 6 | 16,2 |
| 32 0/7–36 6/7 | 33 | 25 | 2 | 8,0 | 8 | 1 | 12,5 |
| <32 0/7 | 27 | 24 | 1 | 4,2 | 3 | 0 | 0,0 |
| Total | 238 | 190 | 11 | 5,8 | 48 | 7 | 14,6 |

Daran hat sich auch in den 90er Jahren nichts geändert, wie Zahlen aus der St. Galler Frauenklinik zeigen. Zwischen 1992 und 1995 betrug der Sectioanteil bei uns 79,8% (190 Sectionen bei 238 Beckenendlagenkindern – Einlinge, lebend geboren, ohne bekannte Fehlbildungen).

Auch bei uns liegt die Häufigkeit schwerer Azidosen nach vaginaler Beckenendlagengeburt bei über 10% und ist doppelt so hoch wie nach Sectio (Tabelle 2).

An Argumenten gegen eine Ausweitung der Sectioindikation fehlt es nicht: Es stellt sich die Frage nach

- Der mütterlichen Gefährdung
- Der effektiven Bedeutung der fetalen Azidose
- Gesicherten Fakten bezüglich Spätschäden von Beckenendlagengeburten.

Zur mütterlichen Gefährdung: Die Müttersterblichkeit mit 0,2–0,5‰ und die Sectioletalität mit 1,5–2,0‰ ist glücklicherweise niedrig. Hier hat sich im Lauf der letzten 20 Jahre eine deutliche Verbesserung ergeben. 1990 schätzte Wulf die Sectioletalität, bezogen auf das ganze Bundesgebiet, auf 1‰, wobei sie regional, wie aus der bayerischen Perinatalstudie 1983–1985 hervorgeht, noch um ein Beträchtliches niedriger liegen kann, nämlich bei 0,25–0,35‰ [8].

Zur Morbidität führten Baker u. D'Alton 1994 aus, daß zwar nach Sectio häufiger Fieber auftritt (25 vs. 4%), Thromboembolien insgesamt selten, aber etwas häufiger nach Sectio vorkommen (0,4 vs. 0%) und die Transfusionsfrequenz 3mal so hoch ist wie nach vaginaler Geburt (6 vs. 2%). Diese Morbiditätsziffern sind nicht sehr alarmierend [1].

Die Frage nach der effektiven Bedeutung der fetalen Azidose ist ungleich viel schwieriger zu beantworten. Es hat 20 Jahre gedauert, bis sich auch prominente Geburtshelfer von der nicht nur uns, sondern vor allen Dingen Gutachtern lieb gewordenen Vorstellung, die kindliche Asphyxie sei meßbar, verabschieden mußten. Hall brachte es 1989 auf den Punkt [3]: Zerebralparesen nehmen trotz der verbesserten Geburtshilfe nicht ab. Bei mehr als 90% der Fälle bleibt die Ursache für die Zerebralparese unbekannt. Asphyxie ist schwer zu definieren und zu messen; sie ist selten die Ursache für eine Zerebralparese. Weder traditionelle klinische Zeichen noch elektronisches Monitoring erlauben ein zuverlässiges Erkennen der Asphyxie.

Gerade wegen der enormen Bedeutung der Kausalitätsverknüpfung zwischen Asphyxie und Zerebralparese möchte ich 2 weitere bedeutende Geburtshelfer zitieren, die sich mit dieser Frage sehr gewissenhaft und lange auseinandergesetzt haben, Schneider u. Beller [6]:

- *„Es ist nach wie vor nicht klar, wie tief ein pH fallen muss, um Spätschäden zu verursachen"* (F. K. Beller).
- *„Auch die Bedeutung der Dauer einer derartigen fetalen Notsitutation für die Entwicklung einer bestimmten Spätschädigung ist bis zum heutigen Tag nicht bekannt, wobei zwischen Früh- und Termingeborenen grundsätzliche Unterschiede bestehen"* (F. K. Beller).
- *„Ein niedriger Apgar-Score allein ist nicht gleichbedeutend mit einer „Asphyxie"* (H. Schneider).
- *„Auch der Säurebasenstatus im Nabelschnurblut rechtfertigt allein genommen nicht die Diagnose einer Asphyxie und ist sicher nicht geeignet, um Risikovorhersagen für neurologische Entwicklungsstörungen zu stellen...."* (H. Schneider).

Die 3. Frage betrifft Fakten bezüglich Spätschäden von Beckenendlagengeburten. Künzel [5] führte 1990 aus, daß die neurologische Entwicklung von Beckenendlagenkindern unabhängig vom Geburtsmodus ist. Neurologische und psychologische Defizite sind bei Frühgeburten nach vaginaler Beckenendlagengeburt häufiger und neurologische Spätschäden bei Frühgeborenen nach Sectio deutlich seltener. Auch er beklagt, daß seriöse Langzeituntersuchungen zu dieser Frage fast nicht vorhanden sind. Um so interessanter sind daher 2 aktuelle Publikationen.

Danielian et al. [2] konnten an einem großen Untersuchungsgut, das 1387 Beckenendlagenkinder erfaßte, einerseits zeigen, daß hinsichtlich des Geburtsmodus kein Unterschied in der Häufigkeit schwerer neuromotorischer Handikaps bei den am Termin geborenen Beckenendlagenkindern bestand. Für die durch Sectio Geborenen betrug die Rate 2,9%, für vaginal Geborene 1,4%. Andererseits bestätigte auch diese Untersuchung, daß mit dem Phänomen Beckenendlage überdurchschnittlich häufig neuromotorische und psychologische Störungen vergesellschaftet sind: Fast 20% der Kinder weisen solche Störungen auf (20,7% nach Sectio, 18,7% nach vaginaler Geburt). Aufgrund ihrer Ergebnisse kamen die Autoren zu dem Schluß, daß kein Grund bestünde, alle Beckenendlagenkinder am Termin durch Sectio zur Welt zu bringen, und forderten (trotzdem) eine prospektiv randomisierte Studie, um den definitiven Beweis für die sicherste Entbindungsmethode des Beckenendlagenkinds am Termin zu erbringen. Es ist zu bezweifeln, daß eine solche Studie heute noch möglich ist.

Einen sehr pragmatischen Standpunkt nimmt Spellacy ein [7]. Seine 3 Statements beleuchten den aktuellen Stand und unser Dilemma bei der Leitung der Beckenendlagengeburt:

- *„1. Einige neurologisch abnorme Feten mit schwachem Muskeltonus verbleiben bis zum Termin in Beckenendlage. Die neurologische Auffälligkeit bleibt auch nach der Geburt bestehen und wird der Entbindungsart zugeschrieben, wenn vaginal entbunden wurde.*
- *2. Gelingt die Entwicklung des nachfolgenden Kopfes nicht, kann der Geburtshelfer wenig tun, um das Kind zu retten.*
- *3. Es gibt zu wenige Geburtshelfer heutzutage, die noch ausreichende Erfahrung mit der vaginalen Entwicklung von Kindern in Beckenendlage haben."*

## Literatur


1. Baker ER, D'Alton ME (1994) Cesarean section birth and cesarean hysterectomy. Clin Obstet Gynecol 37:806–815
2. Danielian PJ, Wang J, Hill MH (1996) Long term outcome by method of delivery of fetuses in breech presentation at term: population based follow up. BMJ 312:1451–1454
3. Hall DMB (1989) Birth asphyxia and cerebral palsy. BMJ 299:279–282
4. Kubli F (1975) Geburtsleitung bei Beckenendlagen. Gynäkologe 8:48–57
5. Künzel W (1990) Operative Entbindungsverfahren: Indikationen und Vorbedingungen, vaginal-operative Entbindungsmethoden. In: Wulf K-H, Schmidt-Matthiesen H (Hrsg) Klinik der Frauenheilkunde und Geburtshilfe, B7/I. Urban & Schwarzenberg, München Wien Baltimore, S 213
6. Schneider H, Beller FK (1995) Geburtsasphyxie und kindlicher Hirnschaden – Eine Bestandsaufnahme Fortbildungsreihe des Berufsverbandes der Frauenärzte, Nr. 2. Medical Jurisprudenz Congress Management SA, Cham
7. Spellacy WN (1995) Point/counterpoint: I. A viable fetus presenting as a breech in labor needs a cesarean delivery. Obstet Gynecol Surv 50:761
8. Wulf KH (1990) Operative Entbindungsverfahren: Abdominale Schnittentbindung. In: Wulf K-H, Schmidt-Matthiesen H (Hrsg) Klinik der Frauenheilkunde und Geburtshilfe, B7/I. Urban & Schwarzenberg, München Wien Baltimore, S 256

Arch Gynecol Obstet (1996) 259 [Suppl]: S 161–S 177

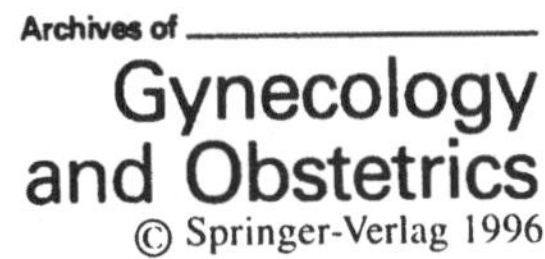

Archives of
**Gynecology
and Obstetrics**
© Springer-Verlag 1996

# Aktuelle Themen der Gynäkologie „pro und contra"
# Was bringt das Screening beim Brustkrebs?

*Thèmes actuels en gynécologie «pour et contre»*
*Qu'apporte le dépistage systématique du cancer du sein?*

# Mammographie-Screening
# als Krebsfrüherkennungsmaßnahme.
# Pro-Standpunkt

**M. G. Koch**

Epidemiologie, PL 9741, S-54694 Karlsborg, Sweden

In der Frage des Mammographie-Screenings liegt nirgends in der Welt so viel gründliches Beobachtungsmaterial vor wie in Schweden. Die Follow-up-Zeiträume liegen hier heute bei 20 Jahren und mehr. Allenfalls in Kanada und in einzelnen Städten der USA (Atlanta) gibt es Zeitserien von bis zu 17 Jahren, oft jedoch mit geringeren Teilnahmeqoten und weniger konsequenter Morbiditäts- und Mortalitätserfassung. Schweden hat zudem seit vielen Jahren relativ zuverlässige regionale und zentrale Krebsregister, eine Bevölkerung, die Gesundheitskontrollangebote mit hohen Beteiligungsquoten annimmt und sehr geringe *Drop-out*-Quoten aufweist, so daß man von einer recht guten Qualität des statistischen Zahlenmaterials ausgehen kann. Hier sei versucht, die vorliegenden Erfahrungen zur Effektivität des Mammographie-Screenings für die Krebsfrüherkennung aufzusummieren.

## Mammographiediskussion in Skandinavien

Es ist nicht leicht, ein vollständiges und aktuelles Bild der Mammographiediskussion in Skandinavien zu geben. Sie schlägt Mitte 1996 gerade in Schweden hohe Wogen, da Politiker unter Spardruck energisch ihre Sparaxt an luxurierende Gesundheitskontrollen und Krankheitsvorbeugungsprogrammen zu legen beginnen. Hier gibt es nämlich seit Jahrzehnten eine kräftige Proliferation von Gesundheitsfunktionären aller Art: Gesundheitsinformateure, Gesundheitsratgeber, Gesundheitsplaner, Diätberater, Freizeitkonsulenten, Spieltherapeuten u. ä. m. Ohne Zweifel ist da viel einzusparen. Der Nutzen aller dieser bestimmt gutgemeinten Programme und Planstellen im wohl teuersten Gesundheitssystem der Welt ist nach wie vor unbewiesen. In den Augen kritischer Beobachter ist er mehr als fraglich. So etwa verteilte man in dem besonders fortschrittlichen Län Skaraborg (etwa entsprechend einem Kanton oder Bundesland) anläßlich einer Gesundheitskampagne T-Shirts und Stirnbänder mit Aufdrucken wie „Befinde Dich wohl!" (*Må bra!*) oder „Sei gesund!". Selbst kleinste Orte (ca. 1000 Einwohner) verfügen über nachts erleuchtete Jogging- und Trimm-Dich-Pfade, und Gesundheitspläne (*Gesundheit für Alle im Jahr 2000!*). -theorien (*Alles kommt vom Fibermangel!*), -vorschläge (*Iß 5 Scheiben Brot täglich*), -projekte (*Familienorientierungssport für 4000 Teilnehmer*) und -programme (*etwa Morgengymnastik bei der Arbeit*) verschiedenster Art hagelten in den „guten Jahren" einer rapide zunehmenden Verschuldung der Öffentlichen Hand über eine folgsame Bevölkerung.

Heute beträgt die öffentliche Verschuldung Schwedens etwa 300000000000 (300 Mrd.) DM mit einem täglichem Zuwachs von rund 20–30 Mio. und jährlichen Zinsen von etwa 25 Mrd. (oder dem 3Fachen des Verteidigungsbudgets) – mit anderen Worten: Es beginnt selbst den Urhebern der wohlfahrtsstaatlichen Betreuungsprogramme zu dämmern, daß das alles nicht mehr zu bezahlen ist. Man beginnt, wie stets in solchen Fällen, am falschen Ende: nicht bei dem populären Kokolores, sondern bei den weniger volkstümlichen Mammographieprogrammen. Das heizt natürlich die Debatte über die Kosten und den Nutzen dieser Methode an.

In solchen Fragen, die hier oft länderübergreifend debattiert werden, schauen die einzelnen Länder Skandinaviens, zumal gut miteinander vergleichbar, stets aufmerksam aufeinander. So etwa hat Norwegen im Bereich der gynäkologischen Zellabstriche (Papanicolaou-Test) die organisierten Gesundheitskontrollen, wie sie Finnland, Schweden und Island durchführen, merkwürdigerweise nicht eingeführt und sich statt dessen auf das wilde Screening als Ergebnis der Einzelinitiative verlassen. Dabei wird so ein Angebot erfahrungsgemäß hauptsächlich von jenen genutzt, die sich eher übertriebene Sorgen um ihre Gesundheit machen. So ist denn heute auch nur in Norwegen die Sterblichkeit an Gebärmutterhalskrebs, die in Schweden, Finnland und Island um etwa 50% gesunken ist, unverändert hoch geblieben. Weltweit wird ja auch der Nutzen gerade dieser Untersuchung nicht mehr bezweifelt.

Vergleicht man die Bemühungen, den Nutzen vorbeugender Untersuchungen und anderer gesundheitspolitischer Einsätze wissenschaftlich zu objektivieren und zu messen, so kann man heute feststellen: Kaum eine andere Methode ist bislang so gründlich und gewissenhaft untersucht worden wie gerade die Mammographie, und zwar seit den 70er Jahren v.a. in Schweden. Wissenschaftliche Studien wurden bislang in Västerås, Stockholm, Göteborg, Kopparberg, Borås, Malmö und am Ende fast im ganzen Land durchgeführt, die durchaus brauchbares Material zutage förderten.

Dabei kann man auch erfahren, wie dennoch die Ansichten v.a. der Laien divergieren können und daß hinter dem, was sich sachlich-wissenschaftlich gibt, oft überraschend starke sekundäre Motive stecken, etwa gesellschaftspolitische Ziele, persönliches Prestige, Karrieredenken, Profitstreben etc. Das alles läßt den Ton der Diskussion nicht selten heftig, gereizt und unsachlich werden. Als am besten informiert erwiesen sich hier die onkologischen Zentren und die Leiter der großen Mammographiezentren. Die dafür eigentlich zuständige Institution SBU – eine zentrale schwedische Behörde „zur Auswertung medizinischer Methodik" – hat sich nicht offiziell zu diesem Thema geäußert, da man das vorliegende Material noch nicht ausgewertet hat. Eine ähnliche Institution, SPRI, hat hingegen ausgezeichnetes Material dazu gesammelt, ausgewertet und publiziert.


## Statistik: Verformbare Zahlen

Internationale Vergleiche sind nicht immer einfach, etwa wenn verschiedene Untersuchungsintervalle, Altersgrenzen und andere Kriterien gewählt wurden.

Während etwa die Amerikaner meist mit jährlichen Untersuchungen arbeiten, hat man in Schweden Intervalle von 18–24 (im Schnitt 21) Monaten gewählt. Nach dem 50. Lebensjahr verlängert man auch in den USA die Intervalle auf 2 Jahre. In Schweden wird jeder Frau über 40 (oder 50 – darin ist man sich noch nicht einig), die seit 1,5 Jahren nicht mehr mammographiert wurde, eine Röntgenkontrolle empfohlen.

Statistische Zahlen können verwirrend tendenziös dargestellt werden. Eine 30%ige Risikoverminderung, welche die erste schwedische Studie zeigte (Angaben von 1985), erwies sich bei genauem Hinsehen als eine 27%ige, die man auch folgendermaßen formulieren kann: „Die Zahl der Todesfälle unter 10 000 Frauen sank von 15 auf 11". Also hat man – wurde eingewandt – lediglich 4 von 10 000 Frauen (also 0,04%) wirklich helfen können. Das klingt nach einem Nutzen im Promillebereich – wiederum irreführend. Man hat auch Rechnungen angestellt, nach denen jährlich etwa 13 665 Frauen mammographiert werden müßten, „um ein einziges Leben zu retten, einen einzigen Todesfall zu verhindern" [12]. Dies wurde in einem typisch desinformierenden *Spiegel*-Artikel [17] sogar auf 63 264 hochgerechnet. – Welche Scheingenauigkeit! Die korrekte Zahl der dazu erforderlichen Mammographien dürfte heute nach konkreten Ergebnissen (etwa 12 auf 30 000 in Älvsborg und 8–10 auf 16 000 im Bohus-Län) bei avancierter technischer Methodik und guter klinischer Erfahrung in der Größenordnung von 2000–3000 liegen.

Der *Spiegel*-Artikel galt dem Vergleich der Mammographie mit der Mammasonographie. Es wird zwar erkennbar, daß der Autor Sonographie und Ultraschall für 2 verschiedene Methoden hält (!), aber immerhin wird die Eignung der modernen Sonographie zur Densitätsdiagnostik korrekt dargestellt. Ihr gutes Auflösungsvermögen und ihre Unbedenklichkeit in puncto Gewebebelastung muß aber gegen andere Facetten der Brustkrebsdiagnostik aufgewogen werden, was uns hier nicht weiter beschäftigen soll. (Der *Spiegel* macht sich's einfach mit der Gewinnung journalistischer Einsichten: Er beruft sich auf die klassische 1-Fall-Statistik des Typs „...eine Laborantin aus Dormagen...")

In Wirklichkeit waren diese in *Lancet* [12] besprochenen und im *Spiegel* [17] zitierten Ergebnisse durch neuere Ergebnisse längst überholt. Im Jahr 1985 hatte man die ersten schwedischen Ergebnisse publiziert, vorsichtig und zurückhaltend in der Auswertung, da noch präliminar. Die dann folgenden Langzeitergebnisse hingegen (bis 1993 bzw. 1995) entsprachen eher den optimistischen als den pessimistischen Erwartungen. Die Zahl der „umsonst Beunruhigten" wird von den Kritikern meist um das Mehrfache übertrieben, ebenso die Kosten der Programme. Es gibt daneben noch besondere Umstände, welche diese Methode erst nach einigen Jahren richtig greifen lassen (s. Fehlerquellen, Prävalenz-Screening). Ergo: Wenn über die Statistik gesagt wird, mit ihrer Hilfe „könne man alles beweisen", so ist dem hinzuzufügen, daß dies nur bei schlechter bzw. fehlerhafter Statistik gilt. Die korrekt gewonnene und behandelte Statistik ist unbestechlich.

Was die Kosten anlangt, so rechnen die mammographierenden Radiologen für ganz Schweden mit 106 Mio. skr jährlich, während die Politiker 500 Mio. errechneten – abhängig davon, was man alles mit hinzurechnet. Umfangreiche Berechnungen – auf schwedische Verhältnisse nicht unbedingt übertragbar – liegen aus den USA vor, wo eine *Physician payment review commission* dem Kongreß schon vor Jahren eine detaillierte Berechnung der Mammographiekosten zustellte [13]. Große Schwankungen zwischen verschiedenen Berechnungsweisen sind durchaus an der Tagesordnung, ohne daß sie auf regelrechte Fehler zurückzuführen sein müssen. Das Berechnen von nicht oder nur schwer Berechenbarem ist eine weit verbreitete Unsitte (s. Anhang, Berechnungen auf Treibsand) und gibt tendenziösen Deformationen viel Raum. Wer hohe Kosten errechnen möchte, rechnet auch noch Parkplatzleute, Kellerreinigung, Telephonistenlöhne und laufende Kapitalzinsen anteilig hinzu – manchmal durchaus vertretbar. Den Gesundheitspolitikern jedenfalls erschien das Ergebnis der ersten Mammographiestudien schon vor über einem Jahrzehnt so erfolgversprechend, daß sich seit 1983 immerhin 23 von 25 Läns für ein Massen-Screening entschieden, das rund 94% der schwedischen Bevölkerung umfaßt.

Bei insgesamt 1 372 000 gescreenten Frauen (etwa 650 000 jährlich) beliefen sich die Gesamtkosten auf 106 Mio. skr/Jahr (oder mehr?). Das wären etwa 0,1% des Gesundheitsbudgets. Viel zu sparen ist hier eigentlich gar nicht. Läßt man die systematische Mammographie mit dem Anschreiben aller Frauen gewisser Alterskohorten durch Eigeninitiative der Frauen oder einzelner Ärzte (sog. wildes Screening) ersetzen, wird die dann fällige Untersuchung etwa 4- bis 10mal aufwendiger. Selbst nur wenige an unheilbarem Brustkrebs erkrankende Frauen erreichen schnell Gesamtkosten (etwa 700 000 skr für die Krankenhaus- und Terminalbetreuung), welche die Screening-Ausgaben deutlich übertreffen. Detaillierte Berechnungen von großer Scheingenauigkeit werden von beiden Seiten vorgelegt, wobei viel schwer zur Quantifizierendes schwungvoll in Zahlen umgesetzt wird. Die Zahlen der Befürworterseite sind m. E. eher nachvollziehbar als die der Kritiker.

Die Befürworter unterschlagen gern, daß die einzusparenden Kosten anderweitig zu einer verbesserten Gesundheitsversorgung beitragen könnten – etwa kürzeren Wartezeiten, mehr Ärzten –, was natürlich auch wieder (schwer quantifizierbar!) zur Frühentdeckung von Tumoren beitragen dürfte. Man schöpft ja heute nicht aus bodenlosen Fässern, sondern muß sich innerhalb eines finanzierbaren Gesamtrahmens bewegen, in dem „finanziell kommunizierende Fachgebiete" zu versorgen sind. Die Gegner hingegen übertreiben gern Kosten und Aufwand, bagatellisieren jedoch oft den nachweislichen Nutzen und das Gewicht vermeidbaren Leids.

## Ambitionsniveau und Gesundheitsbewußtsein

In Schweden hat man seit langem und auch sehr erfolgreich für eine Teilnahme an allen öffentlichen Gesundheitsprogrammen geworben. Doch auch dafür gibt es Grenzen. Das geht auch aus den in Tabelle 1 dargestellten amerikanischen Zahlen hervor. In den gesundheitsbewußten USA etwa bleibt die Teilnahme an vorbeugenden Untersuchungen eigentlich nur im Bereich der Gynäkologie/Mammographie hinter jener in Schweden zurück. Tabelle 1 enthält Angaben der CDC über die Nutzung verschiedener als krebsfrühentdeckend lancierter Screening-Methoden (ungefähre Durchschnittswerte für die relevanten Altersgruppen).

Dem läßt sich entnehmen, daß man der ineffektiven Methode des Brustabtastens in den USA noch immer mehr anhängt als der Mammographie. Die Teilnahme an regelmäßigen Mammographieuntersuchungen scheint in den USA nicht ganz so verbreitet zu sein wie in Schweden (Tabelle 1).

Die Zahlen der ersten beiden Spalten für Schweden in Tabelle 1 sind als Halbzeitwerte zu verstehen, da sie auf nur 1 Jahr bezogen sind. Sie entsprechen also durchaus den höheren Teilnehmerzahlen einer 2-Jahres-Periode, wie aus den beiden letzten Spalten ersichtlich. Hier ist offenbar nur noch wenig zu gewinnen.

**Tabelle 1.** Teilnahme an vorbeugenden Untersuchungen in den USA, nach CDC [1], ergänzt durch Schätzung für Schweden

| Untersuchung (USA) | 1987: Kürzlich [%] | 1992: Kürzlich [%] | 1987: Jemals [%] | 1992: Jemals [%] |
|---|---|---|---|---|
| Gynäkologischer Zellabstrich (Pap) | 70 | 75 | 94 | 96 |
| Brustpalpation | 48 | 55 | 86 | 94 |
| Mammographie | 18 | 38 | 42 | 72 |
| Rektalpalpation (Männer) | 15 | 18 | 47 | 54 |
| (Frauen) | 25 | 32 | 52 | 59 |
| Blutprobe im Stuhl | 11 | 13 | 35 | 39 |
| Proktosigmoideoskopie | 4 | 8 | 18 | 23 |
| Schweden Mammographie Geschätzt | 35 [a] | 45 [a] | 80 | 90 |

[a] Halbzeitwerte, beziehen sich nur auf 1 Jahr

Heute arbeitet man v. a. an einer Verfeinerung der Methode, auch hierin in einer führenden Position.

## Ergebnisse der Mammographie-Screeningprogramme in Schweden

• Die erste große Langzeitstudie in Schweden (WE-Studie genannt) wurde 1976/77 begonnen, 1985 abgeschlossen und umfaßte etwa 80000 Frauen in Dalarna und Östergötland zwischen 40 und 74 Jahren. Beteiligung: 85%, 3 Screenings wurden durchgeführt. Für Frauen über 50 sank die Brustkrebssterblichkeit um etwa 40%. Die Kontrollgruppe umfaßte etwa 55000 nicht gescreente Frauen, die aber dann ab 1983, nach dem Ende der Untersuchung, auch mit einbezogen wurden (1994–1996 erneut retrospektiv ausgewertet!).
• Eine ähnliche Studie in Stockholm (50- bis 64jährige Frauen, nur 2 Screenings) ergab eine Reduktion der Brustkrebssterblichkeit um 38%, und weitere Studien (1977–1982 begonnen) in Göteborg und Malmö erbrachten ähnliche Resultate. Bis 1993 wurden diese Ergebnisse mehrfach bestätigt. Die letzte Zusammenfassung berichtete über die weltweit umfangreichste Mammographiestudie, die jemals durchgeführt wurde [12]. Sie umfaßt nicht weniger als 280000 Frauen und bestätigt eine Verminderung der Brustkrebssterblichkeit um etwa 30%. In der früher schon einmal geschilderten Vergleichspopulation war der Unterschied von anfangs 4 auf inzwischen 18 gerettete Frauen/10000 gestiegen! Dies ist deshalb so relevant, weil es auf etwas hinweist, das für Langzeitverläufe wie die lebenslangen Prozesse der Zellentartung und ihrer immunologischen (und ärztlichen!) Kontrolle typisch ist: Der Nutzen in einem solchen Geschehen wird oft auch erst nach vielen Jahrzehnten sichtbar, so daß nur Langzeitbeobachtungen aussagekräftig sind. Wer dieses Material schon nach wenigen Jahren endgültig auswerten zu können glaubt, denkt zu kurzatmig.
• Nach der Größe und pathologisch-anatomischen Befunden der entdeckten Krebsknoten geordnet, waren die Tumoren der Stadien 0 und 1 (maximal 10 mm) meist

ohne Metastasen und hatten eine 10-Jahres-Überlebensrate von etwa 90%. Bei den über 20 mm großen Tumoren der Stadien 2 und höher lag die 5-Jahres-Überlebensrate hingegen bei unter 50%, bei größeren Tumoren mit Metastasen bei nur etwa 25%. Es war deutlich, daß die Tumoren unter 10 mm fast ausschließlich durch die Mammographie gefunden wurden (und auch anders eigentlich nicht entdeckbar sind), während die Knoten, welche die Frauen selbst spürten, meist über 20 mm maßen und eine schlechte Prognose aufwiesen. Bei nicht palpablen Tumoren zeigte eine brandneue Studie aus den USA, daß in einem 20-Jahres-Überblick rund 95% dieser Patientinnen nach 17 Jahren noch am Leben sind, was die schwedischen Ergebnisse erhärtet [24].

• Der Aufwand ist anhand des Gesamtmaterials etwa folgendermaßen zu beurteilen: rund 200 skr (ca. 36 sfr) pro primärer Screening-Untersuchung, in Stockholm etwa das Doppelte. Dann kommen etwa 1000 skr (180 sfr) pro Abklärungsfall hinzu. Etwa 2–3% der Frauen werden erfahrungsgemäß zu solchen Abklärungsfällen, genauer: 2,7% (0,8–5,1%) der einbestellten Frauen. Die meisten können nach einer 2. Untersuchung beruhigt werden, nur bei wenigen geht die Abklärung weiter. Wo es am Ende zu einer Operation kommt – in weit weniger als 1% der Gesamtfälle, erweisen sich etwa 6–7 von 8 herausgenommenen Tumoren tatsächlich als Krebs (nur 10–20% also werden „umsonst" operiert). Die kleinen Tumoren der Stadien 0–1 lassen viel häufiger brusterhaltende Chirurgie zu als die größeren.

• Konkrete Ergebnisse in überschaubaren Läns: In einer Population von etwa 440000 Menschen (Älvsborgs Län, 40- bis 74jährige Frauen: 75000=17%) sind so jährlich etwa 12 Frauen zu retten. In dem westschwedischen Bohuslän (etwa 310000 Einwohner, 40- bis 74jährige Frauen: 40000=13%) hat man durch die systematische Mammographie allein im Jahr 1995 nicht weniger als 62 Krebsfälle gefunden, davon 52 im Stadium 0–1 (mehr als 90% überleben), nur 10 in den Stadien 2 und höher (weniger als 50% überleben). Da nach schwedischen Statistiken insgesamt etwa $\frac{1}{10}$ aller Frauen irgendwann in ihrem Leben vom Brustkrebs befallen wird, sieht man das als eine gute Investition an (s. unten). Was das an Vermeidung persönlichen Leidens und entsetzlicher Schicksale auch junger Familien bedeutet, braucht man Ärzten gegenüber schwerlich zu betonen.

## Fehlerquellen

Ich möchte die Zahlen, die hier genannt sind, noch weiter kommentieren, um auch Fehlerquellen aufzuzeigen.

### Reifende Methodik

Die frühen Studien ergaben eher zu niedrige Erfolgsresultate, da inzwischen Methodik und Erfahrung weiter gereift sind und die Zahl der unklaren Fälle, die weiter abgeklärt werden müssen, damit laufend weiter sinkt. Das bedeutet bessere Resultate bei geringerem Aufwand. (1–2 von 8 Patienten umsonst zu operieren, wo es um eine suspekte Malignität geht, ist in meinen Augen eine völlig vertretbare Quote. Sinkt diese weiter, gerät man vermutlich bereits in den Bereich falschnegativer Befunde!)

*Abweichungen vom Gruppenverhalten*

Wenn man, wie in den schwedischen Studien geschehen, die zum Screening aufgeforderten und – als Kontrollgruppe – die nicht aufgeforderten Frauen miteinander vergleicht, gibt es 2 nennenswerte Fehlerquellen, welche die Unterschiede in den Gruppenergebnissen reduzieren, also den tatsächlichen Effekt der Mammographie verwischen:

• Von den angeschriebenen Frauen kommen rund 15–25% nicht zum Screening; von ihnen erkranken später einige an Brustkrebs, was diese Gruppe statistisch belastet.
• Vice versa gehen einige nicht aufgeforderten dennoch unaufgefordert zum Arzt oder in eine Klinik und kommen so auf eigene Initiative doch noch zu einer Mammographie (etwa 20–30%). Dabei werden auch operable Tumoren entdeckt, was diese Gruppe statistisch entlastet. Beides zusammen verringert im Endeffekt die Unterschiede zwischen den zum Screening aufgeforderten und den nicht-aufgeforderten Frauen, weil diese Gruppen mit denen der gescreenten bzw. nicht-gescreenten nicht mehr deckungsgleich sind.

*Prävalenz-Screening*

Zu Beginn einer solchen großangelegten Untersuchung mit Massen-Screening werden (wie in einem erstmals befischten, jungfräulichen See anfangs die dicksten Fische) neben kleinen auch sehr große, schon ältere Tumoren gefunden, die z.T. nicht mehr operabel sind und deren Auffinden daher nicht viel nützt. Das verschlechtert anfangs die Bilanz eines Verfahrens, das logischerweise erst nach einer gewissen Anzahl von Jahren, einer Anlaufzeit, in der Prävalenz-Screening zu einem echten Inzidenz-Screening (Wie viele neue tauchen per Zeiteinheit auf?) wird, seine volle Wirksamkeit zeigen kann.

*Unterschiedliche Rückrufursachen*

Es ist ein Trick der Mammographiekritiker, alle verschiedenen Ursachen der erneuten Untersuchung von gescreenten Frauen in einen Topf zu werfen und als falsch-positive Befunde zu bezeichnen. In Wirklichkeit gibt es technisch mißlungene Aufnahmen, die gar keine positiven Befunde ergeben, sondern nur unsichere. Ihre Anzahl sinkt mit zunehmender Erfahrung. So etwa konnte die unbereinigte Rückrufquote anfangs 4,8% (Zahlen aus Westschweden, 80er Jahre) betragen, von denen sich aber weniger als die Hälfte (2,3%) als wirklich unklare Fälle erwiesen, die weiter abgeklärt werden mußten. Nur bei etwa 0,8–0,9% (also wiederum weniger als der Hälfte) dieser Fälle kam es dann zu einer zytologischen Untersuchung, die wieder etwa zur Hälfte zu Befunden führte, die in einer Operation resultierten. Diese entfernt in etwa 80–85% der Fälle einen Krebstumor. Damit also wurde nur bei etwa $^1/_{10}$ der ursprünglich Zurückgerufenen eine Operation ausgeführt, die sich dann aber fast immer als dringend erforderlich erwies.

*Verschiedene Wachstumsgeschwindigkeiten*

In der anderen Richtung wirkt ein Denkfehler, den man als *Length-bias* bezeichnet. Bösartige, niedrig differenzierte, blastische Malignitäten aus unreifen Zellen wachsen schnell, wohingegen weniger maligne Formen, die eher aus reifen, fertig differenzierten Zellen hervorgehen, langsamer wachsen. Da nun die Größe eines Tumors ein wichtiges Kriterium seiner Entdeckbarkeit darstellt, bei asymptomatischen Patienten im Routine-Screening sogar das entscheidende, braucht man sich nur einmal zu überlegen, wie die periodischen Kontrollen im Lauf eines Menschenlebens die kurzen, schnellen und die langgezogenen Tumorentwicklungen mit deutlich unterschiedlicher Wahrscheinlichkeit treffen: Je langsamer das Wachstum, je gutartiger also der Tumortyp, desto wahrscheinlicher wird er bei einem Screening entdeckt. Je bösartiger er ist, desto schneller wächst er – und entgeht einem Screening, das ja nicht beliebig engmaschig gemacht werden kann, und wird damit zum Intervalltumor. Dieser sozusagen durch die variierende Natur der Tumorenart allein bedingte Unterschied in der Entdeckbarkeit ist sehr groß. Ihn wegzurechnen ist schwer. Bei den in letzter Zeit durchgeführten, kontrollierten Studien in Schweden aber fallen diese Unterschiede nicht ins Gewicht, da die Untersuchung anders angelegt war als es die frühen, naiveren Studien waren.

Dasselbe gilt einigen anderen üblichen Fehlerquellen (*lead time bias, length bias, alertness bias, recall bias, participation bias* etc.), die von erfahrenen Statistikern inzwischen alle weitgehend ausgeschlossen werden. Damit sind die Ergebnisse der letzten Jahre recht zuverlässig geworden. Dies gilt vor allem den von britischen Mathematikern und Statistikern britischer Universitäten begleiteten neuesten Untersuchungen, die auf dem letzten Mammographie-Symposium in Falun, März 1996, vorgestellt wurden: Sie sind methodologisch nicht mehr angreifbar.

Die oben angeführten statistisch formulierbaren Ergebnisse, zusammen mit den hier genannten epidemiologischen Erwägungen, sprechen durchweg zugunsten der seriellen Mammographie, werden aber von ihren Gegnern nicht konsequent berücksichtigt. Man sieht also, daß selbst in dem kleinen und homogenen Schweden viel zu bedenken und viel Stoff zum Streiten vorhanden ist.

## Versuch einer Zwischenbilanz für Schweden

Hier sei eine konkrete Bilanz versucht, die z. T. vergleichsfreundliche Zahlen enthält, wie sie *mutatis mutandis* sicher auch für andere Länder präzisiert werden können:

Jährlich werden in Schweden etwa 5500 neudiagnostizierte Brustkrebsfälle bei Frauen registriert (618/Mio. Einwohner), die weitaus meisten in den Altersgruppen 40–74 Jahre. Rund 1500 sterben pro Jahr mit dieser Hauptdiagnose – 27% der Inzidenz. Insgesamt werden in ihrem Leben rund 9% der schwedischen Frauen (1 von 11!) vom Brustkrebs befallen, der auch die bei weitem häufigste Todesursache bei Frauen dieser Alterklassen darstellt. Die Inzidenzzahlen für den Brustkrebs steigen weltweit weiter an, besonders schnell in der Altersgruppe der 25- bis 44Jährigen, was evtl. zu einer Senkung der Altersschwelle für Brustuntersuchungen führen wird.

Um einen Eindruck von relativen Gewicht dieser Zahlen zu geben, aber auch, um die Schwankungen im Zeitverlauf zu zeigen, seien die Zahlen für ganz Schweden für eine Reihe von Jahren angeführt (Tabelle 2).

**Tabelle 2.** Brustkrebsinzidenz in Schweden

| Jahr | 1958...1971 | 1973 | 1974 | 1975 | 1976 | 1977 | 1978 | 1979 | 1980 | 1981 |
|---|---|---|---|---|---|---|---|---|---|---|
| Mammakarzinome | 2493 | 3596 | 3603 | 3757 | 3673 | 3922 | 4172 | 4213 | 4434 | 4275 | 4405 |

| Jahr | 1982 | 1983 | 1984 | 1985 | 1986 | 1987 | 1988 | 1989 | 1990 | 1991 | 1992 |
|---|---|---|---|---|---|---|---|---|---|---|---|
| Mammakarzinome | 4247 | 4273 | 4361 | 4503 | 4638 | 4865 | 4945 | 5147 | 5608 | 5476 | 5251 |

**Tabelle 3.** Krebsfälle 1992

| | Magen | | Lunge | | Prostata | Ovar | Uterus | Kollum | Brust |
|---|---|---|---|---|---|---|---|---|---|
| | Männer | Frauen | Männer | Frauen | Männer | Frauen | Frauen | Frauen | Frauen |
| | 156 | 101 | 1729 | 924 | 5338 | 896 | 521 | 1094 | 5251 |
| Gesamt | 257 | | 2653 | | 5338 | | 2511 | | 5251 |
| | Magen | | Lunge | | Prostata | Unterleib | | | Brust |

Der hier zu notierende, kontinuierliche Anstieg stimmt, genauer analysiert, durchaus überein mit folgender Annahme: Seit den 60er Jahren nahm die allgemeine Mammographieaktivität zu – in der Regie einzelner Ärzte und Kliniken –, was zu einem fortlaufenden Anstieg der registrierten Tumoren führte. Erst ab 1977 kann das z. T. den anfangs noch sehr kleinen Screening-Serien zugeschrieben werden, die dann aber ab 1983 schnell immer größere Zahlen von Frauen umfaßten. Bis 1990 sehen wir einen Anstieg um 1335 Fälle (+31%), während in den 7 Jahren zuvor nur etwa 351 (+9%) neue Fälle hinzugekommen waren. Dies dürfte das typische Vorziehen von Diagnosen bedeuten, da dieser Effekt – wie zu erwarten – ab 1990 markant nachläßt. Das Bild verändert sich nicht wesentlich, wenn man die Zahlen altersbedingt und den Bevölkerungszuwachs berücksichtigt.

Ein Vergleich mit anderen bösartigen Tumorformen für 1992 (Tabelle 3) zeigt, daß jährlich etwa ebenso viele Brustkrebsfälle registriert werden wie Magen-, Lungen- und Unterleibkrebs zusammengenommen.

Zum Vergleich die deutschen Zahlen (prognostiziert für 1996): 41 000 Brustkrebsneuerkrankungen (504/Mio. – unterdiagnostiziert bzw. unterrapportiert?), 13 000 Todesfälle – 32%). Die Sterblichkeit ist also deutlich höher, was aber zumindest teilweise auch das Ergebnis evtl. inkompletter Zahlen darstellen könnte: Rechnet man die 41 000 deutschen Fälle von 504/Mio. auf die 618/Mio. Schwedens hoch, würden daraus rund 50 000, was die 13 000 Todesfälle – die ja schwerer zu übersehen sind – auf 26% schrumpfen ließe. Ob es wirklich so ist oder die Differenz ein echtes Maß für die in Deutschland noch zu machenden Gewinne in diesem Vorsorgebereich ist, muß offen bleiben.

Rund 94% der schwedischen Frauen wird ein etwa 21monatiges Mammographie-Screening angeboten, von dem etwa 80% der Angeschriebenen Gebrauch machen. Dieses Screening kostet jährlich etwa 100–500 Mio. skr (rund 20–100 Mio. sfr). Es führt zur Entdeckung von etwa der Hälfte der jährlich registrierten Brustkrebsfälle, die dabei zu etwa 84% der Fälle noch in einer Größe sind, die eine 90%ige Heilung zuläßt. Unter den übrigen, spontan entdeckten Tumoren sind die meisten von einer Größe, die (u.a. wegen bereits erfolgter Metastasierung) eine nur noch knapp 50%ige Heilungschance aufweist. Damit kann man etwa der Hälfte der an Brustkrebs Erkrankenden markant bessere Überlebenschancen geben und viele Frauen retten. Dies reduziert die Brustkrebssterblichkeit insgesamt um etwa 30%, wobei das Verfahren um so wirkungsvoller werden dürfte, je länger es in großer Skala eingesetzt wird.

Die heutigen Zahlen: Von den zum Screening aufgeforderten schwedischen Frauen kommen rund 75–85% (ca. 650000 jährlich) zur Mammographie – vom Rest nur etwa 20–30%. Zwischen 2 und 3% der mammographisch Untersuchten müssen weiter abgeklärt werden, wobei etwa 1% der Fälle biopsiert wird (Zellprobenentnahme). Rund die Hälfte dieser Patientinnen wird operiert (etwa 0,5% der insgesamt Untersuchten), was bei einem positiven Krebsbefund bei 6–7 von 8 Operierten (75–88%) bedeutet: Die Mammographie fördert bei etwa 3–4‰ der Untersuchten einen Krebs zutage, der dann meistens (etwa 95% von 84%, also in rund 80% der Fälle) geheilt werden kann. Dazu kommen dann noch etwa 0,5–1‰ sog. Intervallkrebse, also Tumoren, die man nicht rechtzeitig erkannt hat oder die so schnell wachsen, daß sie im Zeitintervall zwischen 2 Untersuchungen auftauchen. Diese sind oft sehr bösartig und haben eine schlechte Prognose.

Das Kosten-Nutzen-Verhältnis dürfte schon wegen der so vermiedenen Kosten für inoperable Brustkrebspatienten akzeptabel sein. Der Trend geht heute, nicht zuletzt infolge der guten Langzeitergebnisse, zu einer immer konsequenteren Nutzung des Angebots. Die steht im krassen Gegensatz zu Behauptungen der Mammographiegegner, die oft so tun, als nähmen der Nutzen und die Compliance mit der Zeit ab – das Gegenteil ist der Fall.

Diese Angaben, hier gemittelt, stammen aus der publizierten Literatur, von den schwedischen Mammographiezentren, von der schwedischen Röntgenologenvereinigung – z.T. Ergebnisse noch laufender Studien – und aus dem statistischen Material des onkologischen Zentrums am Universitätsklinikum Göteborgs. Ich selbst bin bezüglich der Mammographieprogramme als Folge meiner Recherchen von einer primär skeptisch-abwartenden zu einer skeptisch-positiven Position gelangt.


## Mammasonographie – Alternative oder Ergänzung?

Wirklich verläßliche Zahlen zur Sonographie fehlen weltweit. Daher läßt sich leider der behauptete Vorteil der Sensitivität der Methode noch nicht belegen. Sicher aber ist, daß sie billiger ist und keine Gewebebelastung durch Strahlen mit sich bringt. In Deutschland ist diese Methode eingeführt z.B. in Dormagen, Freiburg, Marburg, Hannover und einzelnen Kliniken in München und Hamburg. Eine Freiburger Studie von 1995 kam sogar zu dem Ergebnis, daß die Sonographie der röntgenologischen Mammographie „deutlich überlegen" sei und daß röntgenologisch bei mehr als 33% der Krebstumoren ihr Ausmaß unterschätzt wurde, was nur bei 3% der sonographischen Untersuchungen der Fall war. Bei der Untersuchung von 1016 symptomfreien Frauen wurden röntgenologisch 3, sonographisch 4 nicht tastbare Tumoren entdeckt. Es bleibt abzuwarten, ob sich das an größerem Material bestätigt. Andere Untersuchungen favorisieren die Röntgenmethode. Der Nutzen der Mammasonographie als komplettierende Untersuchung dürfte hingegen schon heute unbestritten sein. In weitere Detailfragen möchte ich mich nicht vertiefen.

## Gegenargumentation

Als Gegner einer durch statistische Arbeiten als effektiv beschriebenen Methode kann man natürlich auch mit den Zahlen spielen. Die Anzahl der – durchwegs bekannten – Tricks ist begrenzt. Man kann etwa aus 1 Apfel und 1 Apfelsine 17 Früchte machen, indem man 16 Apfelsinensegmente einzeln zählt. Damit das nicht auffällt, legt man Weintrauben dazu. Ein Apfel und 1 Traube (mit 30 Beeren) und 6 Apfelsinen ergeben so statt 8–37 nicht weniger als 127 Früchte. So etwa kann man zu einer Aufstellung kommen, die besagt, daß 40000 Mammographien 20000 „Verängstigungen/Befindlichkeitsstörungen" verursachen. Diesem Unfug seien einmal konkrete empirische Zahlen gegenübergestellt (Tabelle 4).

Ferner läßt es sich auch, wenn man es darauf anlegt, leicht zeigen, wie „wenig" an Frauenlebensjahren gewonnen wird. Das stimmt, aber auch das muß man erst einmal in den Gesamtrahmen der tatsächlichen Bedingungen und (quantitativen) Fakten stellen, und die sind so:

Insgesamt erkranken im Lauf ihres Lebens etwa 8–11% der Frauen an Brustkrebs. Dieser steht nur für 3% ihrer totalen Mortalität. Das ergibt für alle Frauen einer Bevölkerung einen Totallebensverlust von nur etwa 6 Monaten. Davon ist grundsätzlich nur ein geringer Teil verhinderbar, da nicht einmal unter Idealvoraussetzungen wirklich alle Frauen zur Untersuchung kommen und dann auch nicht alle zu retten sind. Damit ist also das, was hier im optimalen Fall erreicht (verhindert!) werden kann, stets nur ein Bruchteil von diesen 6 Monaten, sagen wir einmal 2–3 Monate, im nicht optimalen Fall noch weniger. Mehr ist sozusagen überhaupt nicht einmal theoretisch möglich! Das muß man erst einmal wissen, sonst ist man angesichts der geringen Gewinne in Lebensjahren schlicht desorientiert. In konkreten Angaben, die etwas Kontrollierbares und Begreifliches bedeuten: Der Brustkrebslebensverlust mag pro Populationsfrau nur 6 Monate betragen, aber pro Patientin mit Mammakarzinom beträgt er 17–18 Jahre. Das ist ein Faktum. Das soll niemand zerreden oder zerrechnen.

Wer nur immer in Frauenjahren pro positivem Biopsiebefund oder sfr pro gewonnenem Frauenlebensjahr oder anderen komplexen Parametern rechnen will, unter denen sich garantiert niemand etwas vorstellen kann, will etwas verwischen. Dadurch wird alles für den Augenblick unkontrollierbar. Vor allem aber kann niemand seine eigenen tatsächlichen Erfahrungen rasch *ad hoc* in diese merkwürdi-

**Tabelle 4.** Verängstigungen und Beunruhigungen nach Mammographie, westschwedisches Material. 1995, 40000 Mammographien auf 100000 Frauenjahre

|  | Nach J. Schmidt | In der Realität |
|---|---|---|
| Krebsverdacht nach Mammographie-Screening | 1500 | 1200 |
| Nach Zusatzmammographie | 600 | 386 |
| Nach Biopsie | ? | 242 |
| Karzinom (nach Operation) | 180 | 194 |
| Unnötig Verängstigte | 20000 | 1006 (48 operierte 158 biopsierte 816 mammographierte) |
| Verminderung Stadium II–IV | 30 | 65 |

gen, unvertrauten Variablen umrechnen (die außerdem jeden internationalen Vergleich verhindern), um einem aus ihnen abgeleiteten Argument zu begegnen. Es ist, als rechnete man die bei einem Diabetiker vermeidbare Beinamputation in „Mannjahreszentimeter" um, um dann festzustellen, daß man nur 0,1 mm davon per 10-Jahres-Periode rettet, was der osteoporotischen Durchschnittsschrumpfung der Bevölkerung im Berner Oberland entspräche... Vorsicht vor jenem Statistiker, der dem Commonsense ständig mit der Puderwippe ins Gesicht fährt!

### Ein Schweizer Phänomen?

Hier nun einige unvermeidliche Worte zu den Kommentaren von Dr. J. G. Schmidt, der sich seit vielen Jahren auf diese Fragen konzentriert hat. Ich habe seine Ausführungen gelesen und stimme ihm in vielem zu. Ohne Zweifel hat er recht, wenn er sagt, die Methoden der exakten Mathematik/Statistik/Logik müßten auch auf diese Fragen angewandt werden, damit hier kein unwissenschaftliches Wunschdenken um sich greife. Er hat m.E. auch recht damit, daß viele heute verbreitete Behauptungen und gutgemeinte Gesundheitsprogramme einer solchen Kritik nicht standhielten. Es ist sicher z.T. sein Verdienst, daß man sich so intensiv und exakt mit der Frage der Nutzennachweisbarkeit befaßt. So weit so gut.

Nun hat aber Schmidt, der für seine Nullhypothese, das Mammographie-Screening erbringe letztlich nichts, bekannt geworden ist, unterlassen, die Folgerungen aus den neuen empirischen Zahlen zu ziehen, die heute aus aller Welt eintreffen, nachdem nun die Beobachtungszeiträume länger und immer länger werden: Die Signifikanz der Erfolge des Mammographie-Screenings nehmen nicht ab, sondern ganz im Gegenteil, deutlich zu. Er selbst weist darauf hin, daß nur ein geringer Teil der entartenden Zellnester in der Brust der Frau später zu Krebstumoren werden – und daß das sehr lange dauert. Also ist es nur logisch, daß auch der Nutzen der frühen Entfernung erst mit einer entsprechenden Latenzzeit sichtbar wird. Diese Erkenntnis kann man, wenn man will, noch eine Weile vor sich herschieben.

Dafür aber sollten nicht die Frauen der Schweiz zukünftig büßen müssen, indem man auf eine sinnvolle medizinische Maßnahme verzichtet.

### Neueste Ergebnisse: ein immer klareres Bild

Die jüngsten Gegenargumente zu Schmidt's Nullhypothese sind die beiden folgenden wissenschaftlichen Publikationen: Die Proceedings vom Falun-Kongreß im März 1996 und J. P. Garnes Habilitationsschrift vom 27. September 1996 über 32 Jahre Brustkrebsstatistik in Malmö.

• Die Gewinne an Menschenleben, die man mit dem Mammographie-Screening macht, treten im schwedischen Material (aber auch in Übersee) erst heute, nach rund 2 Dezennien, immer klarer hervor. In jeder Tumorgruppe, unter jedem denkbaren Einteilungskriterium, ergibt sich *mutatis mutandis* ein ähnliches Bild: Die Frühentdeckung des weiblichen Brustkrebses rettet Leben, und zwar immer mehr, je mehr Beobachtungszeit vergeht. Vermutlich wird man erst am Ende des Lebens der Untersuchungsteilnehmer das volle Fazit wissen – und das ist ja auch logisch. Die Operationsergebnisse werden um so besser, je kleiner die Tumoren bei der Entdeckung sind. Auch hier ist durch eine Weiterentwicklung sowohl der mammographischen als auch der chirurgischen Technik mit weiteren Verbesserungen zu rechnen. Und: Selbst in der Altersgruppe der 40- bis 50jährigen Frauen beginnen die bislang zweifelhaften positiven Ergebnisse sich allmählich statistisch zur Signifikanz hin zu entwickeln – erstmalig konnte ein solches Zahlenmaterial vorgelegt werden. Die Gesamtreduktion der Sterblichkeit an Brustkrebs scheint tatsächlich in der Größenordnung von rund 30% oder mehr bestätigt zu werden und könnte im Lauf der nächsten Jahre weiter zunehmen.

• In voller Übereinstimmung damit stehen die Ergebnisse einer Habilitation über *Invasive breast cancer in Malmö 1961–1992 – An epidemiological study* von J. P. Garne, die jedem einschlägig Interessierten empfohlen sei. In einem ungewöhnlich gründlich bearbeiteten Material, das in seiner akademischen Diskussion am 27. 9. 1996 an der Universität von Malmö jeder statistischen Kritik standgehalten hat, hat der Autor die 30-Jahres-Daten aller verfügbaren Register genutzt, hat alle Fehlerquellen aufgedeckt und untersucht und ist dabei zu folgendem Ergebnis gekommen: Ab Mitte der 70er Jahre kam es zu einem markanten Absinken der Brustkrebsmortalität bei den Frauen Malmös um nicht weniger als 43% (95% CI: 26–56%), und der Autor faßt zusammen:

*"In a multivariate model including axillary nodal status and tumour size we found that the Linell-Ljungberg histological classification provides significant prognostic information."*

Und:

*"Breast cancer specific survival increased significantly in the mid-1970s coinciding with the introduction of mammographic screening... The decrease was achieved by a comprehensive team effort in breast cancer management. It seems that mammographic screening and medical adjuvant treatment both contributed to the decrease and that these two modalities may act in a synergistic way."*

**Normatives Element**

Den 20 000 „Verängstigungs-/Befindlichkeitsstörungen" der tabellarischen Zusammenstellung von J. Schmidt sind in Tabelle 4 die tatsächlichen „Verängstigungen/Beunruhigungen" für ein großes westschwedisches Material gegenübergestellt (Tabelle 4).

Dies bedeutet, daß man durch den Einsatz von den in Tabelle 5 dargestellten finanziellen Mitteln (außer den Kosten für das Mammographie-Screening sind die Summen jetzt nur geschätzt!) also sagen wir einmal für 1,8 Mio. sfr 65 Frauen eine 90%ige Chance des 10-Jahres-Überlebens gibt statt eine 25 bis 30%ige. Das wären etwa 15 000 sfr/Person oder 25 000 sfr pro „gerettetes Frauenleben" (aber auch der Rest muß ja abgeklärt/behandelt/operiert werden – ist ja auch etwas wert; ein wichtiger Teil der normalen medizinischen Tätigkeit!). Teuer? Mag sein, aber nicht mehr teuer, verglichen mit den Pflegekosten. Soweit ist es relativ und eine Bewertungsfrage.

Außerdem muß man davon noch die andernfalls angefallenen Kosten abziehen, da man den Frauen ja nicht verbieten kann, zum Arzt zu gehen (wildes Screening). Das ist viel teurer per Patientin und evtl. insgesamt ähnlich viel – falls nur etwa 25% der Frauen eine Mammographie erhalten – bei eindeutig schlechterem Endergebnis! Von den 1,8 Mio. sfr sind also nur gewisse Anteile überhaupt einzu-

**Tabelle 5.** Kosten-Nutzen-Verhältnis

| Kostenfaktor mit Kosten | Einzelkosten [sfr] | Kosten [sfr] |
|---|---|---|
| 40000 Mammographie-Screening-Untersuchungen à 200 skr | 36 | 1440000 |
| 48 Operationen à 10000 skr | 1800 | 172800 |
| 158 Biopsien à 2000 skr | 360 | 28440 |
| 816 Mammographien à 1000 skr | 180 | 146880 |
| Summe | | 1788120 |

sparen, allenfalls umzulasten. Dazu kommt, daß die reinen Pflegekosten einer einzigen Patientin mit inoperablem Mammakarzinom leicht bei etwa 700000–900000 skr liegen, also ein großer Teil der Screening-Kosten wieder kompensieren wird.

Verängstigungen, die der Rede wert waren, traten also in Schweden keine 20000, sondern ca. 1000 auf 40000 Mammographien auf, also 1 von 40 mammographierte Frauen (2,5% statt den 50% von J. Schmidt) oder 5 pro Karzinomfall. Das sehen schwedische Frauen offenbar als zumutbar an, denn sie kommen immer konsequenter zu den Untersuchungen.

Man sieht heute in Schweden:

- Steigende Teilnahme und Akzeptanz
- Sinkende Kosten
- Sinkende falsch-positive (ca. 80% Operationstreffer)
- Sinkende falsch-negative (5% → 1%)
- Verkürzte und allgemein akzeptierte Beunruhigungszeit (der Ausdruck Verängstigung ist bereits Anti-Mammographie-Screening-präjudizierend gewählt)
- Steigende Überlebensaussichten der frühen Stadien (>90%)
- Steigende Effektivität durch einen kontinuierlichen Übergang von einem Prävalenz-Screening zu einem immer ausgeprägteren Inzidenz-Screening.

Daß in Schweden die Teilnahmequoten unaufhaltsam weiter ansteigen – von ca. 70–75% vor einigen Jahren auf nunmehr 90–92% der angeschriebenen Frauen, gibt eine Bilanz des hier angesprochenen normativen Anteils (Akzeptanz) in der Screening-Frage. Ob man das auch bezahlen will oder nicht, ist eine weitere normative Frage. Die Schweden wollen. Es wäre verwunderlich, wenn Schweizer Frauen das alles so ganz anders sähen.

## Anhang

*Grundsätzliches zum Diskussionsverlauf*

Oft werden in einer Debatte dem Opponenten Argumente hingeworfen wie einem Hund ein Kauknochen – damit er beschäftigt ist. Hat er das Argument widerlegt, was ihn Zeit und Mühe kostet, verschiebt man den Ansatzpunkt und bezweifelt etwas anderes. Folgt der Opponent auch diesen Vorgaben und widerlegt er auch diese Einwände, verschiebt man die Torpfosten völlig und sagt, das sei ja gar nicht so entscheidend, sondern... Dieses Spiel kann endlos weitergehen, indem man auf die Vergeßlichkeit der Menschen baut und am Ende wieder von vorn anfängt.

Damit zeigt der so Taktierende letztlich nur, daß er Argumente gar nicht zu beachten gewillt ist. Das Debattieren ist nur Zeitgewinn und *comme-il-faut*, die Argumente sollen den Opponenten nur beschäftigen und den Zuhörer verwirren. Man hat, faktenresistent, die eigene Ansicht längst fertig: Man will – je nach Themenkreis – etwas ganz Bestimmtes selbst erreichen (etwa an der Mammographie verdienen, an billige Drogen herankommen o. ä. m.). Was diesen Wünschen im Weg steht, wird bekämpft – irgendwie, mit großen Mengen von Scheinargumenten, die man selbst gar nicht richtig ernst meint, die also tatsächlich nur als „Kauknochen" für die Widersacher fungieren. Daher hat es auch keine Folgen, wenn jemand die vorgeschützten Argumente schlüssig widerlegt.

Um sich diese sinnlose Arbeit ungeeigneter Mühen mit ungeeigneten Mitteln am ungeeigneten Objekt zu ersparen, müßte man eigentlich in jeder Diskussion vorweg fragen:

- Meinen Sie dies wirklich ernst, oder ist das nur ein hinhaltender Einwand? (*Dann erspare ich mir die Mühe.*)
- Falls Sie es ernst meinen, sind Sie dann auch bereit, Ihre Ansicht wirklich zu ändern, wenn ich diesen Punkt widerlege, oder gibt es noch andere, wichtigere Gesichtspunkte? (*Dann gehen wir doch gleich zu diesen über.*)
- Wenn die auch widerlegt sind, sind Sie dann bereit, Ihre Ansicht zu ändern? (*Sonst sparen wir uns doch die Zeit.*)
- Was wäre denn geeignet, welche Fakten, welche Ereignisse, welche Ergebnisse, Beobachtungen und Zeugnisse, um Ihre Absicht überhaupt ins Wanken zu bringen? (*Dann sprechen wir doch gleich über solche.*)
- Gibt es solche Argumente überhaupt? Ist es möglich, daß Sie Ihre Ansicht ändern? (*Wenn nicht, lassen wir doch die Diskussion gleich ganz.*)

So etwa sollte man, ganz konsequent, jede ideologisch oder durch anderweitigen Eifer (*ira et studio*) gefärbte Debatte beginnen. Das würde viel Zeit und Ärger sparen – und dem Zuhörer viele leere und verwirrende, die Sachlage oft nur verdunkelnde Wortgefechte.


*Berechnungen auf Treibsand*

Es ist eine schwer auszurottende Unsitte, immer wieder alles Mögliche und Unmögliche auszurechnen, darunter etwa auch, was etwas Unberechenbares wert wäre, wenn man es berechnen könnte. Mit größter Exaktheit wird angegeben, was 1 Jahr verlorenen Lebens wert ist, teilt dazu etwa die Ausbildungskosten eines umgekommenen Luftwaffenpiloten durch die Anzahl der Einwohner – und glaubt, so die Kosten eines Lebensverlusts quantifiziert zu haben. Dieser Unfug hat nicht einmal Methode.

Dabei ist es offensichtlich, daß niemand sagen kann, wie groß des Piloten zu erwartende Lebensleistung – etwa in Schweizer Franken ausgedrückt – sein würde. Niemand kennt seinen durchschnittlichen Anteil an Krankheiten und Autounfällen, an den Parkplatz-, Müll- und Abgasproblemen des Landes, niemand weiß, welche Sozialleistungen er im Alter in Anspruch nehmen werde, welche Operationen oder Strahlenbehandlungen fällig würden, ja, ob er vielleicht einmal ein Flugzeug verlieren oder gar mitten in einen bewohnten Häuserblock abstürzen würde – was kostete das alles? Vielleicht wäre sein früher Tod gar eine Riesenersparnis?

Sind seine Lebenshaltungskosten während der Studienjahre ein Teil seiner Ausbildungskosten? Muß das alles mit dem Inflationstakt hochgerechnet werden? Was hätte er sonst studiert, gemacht oder gekostet? Was alles soll man mitrechnen, was weglassen? Mit diesen Vorentscheidungen steigt und fällt die Summe, die man am Ende erhält – ganz nach Belieben.

Nicht, daß es unwichtig wäre, zu wissen und zu präzisieren (es geht jedoch oft nicht), was die Gesellschaft etwa das Rauchen kostet. Gehören Zigaretten wirklich zu den Lebenshaltungskosten? Doch wohl eher nicht, da sie das Leben um durchschnittlich 9 Jahre verkürzen. Was aber sind verlorene Lebensjahre wert? Sind sie eine Ersparnis für die Renten- und Pensionskassen oder große Kosten für die Krankenhäuser? Eine Entlastung für die Altersheime und das Budget der Gemeinden? Oder ein Verlust an Schaffenskraft und Lebenserfahrung? Was ist die Kompetenz eines Menschen im Ruhestand noch wert? Wo bleiben die Kosten für 100000 kurze Arbeitspausen à 5 min/Zigarette? Ist das ein Produktionsausfall oder eine leistungssteigernde Erholungspause? Wie sollten die Umsatzsteuerverluste bei allgemeinem Rauchstopp, die Sozialkosten für die Arbeitslosigkeit in der Zigarettenindustrie und in den Lungenkliniken berücksichtigt werden? Wenn nur ein einziger der so entstandenen Arbeitslosen straffällig oder süchtig wird – was kostet das (Polizei, Ermittlung, Entzug, Schutzmaßnahmen, Schäden, Gericht, Strafvollzug) die Gesellschaft am Ende? Was alles gehört zur Bilanz? Ist Leben teurer oder Sterben? – So viele Fragen, so wenig verbindliche Antworten.

Solche Vorbedingungen wären zu klären, ehe man sich daran macht, eine Endsumme zu errechnen. Mit diesen Vorannahmen bestimmt man auch den Ausfall der gesamten Bilanz – erst nach solchen, oft groben Annahmen rechnet man mit pseudo-exakter Sozioökonobiomathematik noch die 3. Stelle nach dem Komma aus. Dabei befaßt sich diese Art der Berechnungen nicht selten mit Fragen der Art: „Wie rot wäre das Meer, wenn es rot wäre?" – „Ist Beethovens Fünfte schöner als ein herrlicher Braten? Oder sollte die Wohnung lieber etwas wärmer sein?" Alle Zahlen, die hier ständig als Kosten errechnet werden, sind höchst unsicher. Viel zuverlässiger sind konkrete Angaben etwa über Operationen, Krankschreibungen, Überlebensraten und Todesfälle.


## Literatur


1. CDC (1996) Trends in cancer screening. MMWR Morb Mortal Wkly Rep 45:57–61
2. Cederblom S (1995) Mammografi lönar sig. Dagens Politik 12.12: 22
3. Cederblom S (1995) Mammografierbjudande lönar sig i längden. Läkart 92:4865–4868
4. Cederholm S (1995) Dyrt lägga ned mammografin. Fria ord, Göteborgs-Posten 28.12.
5. Cederholm S (1996) SBU bör använda originaltexter. Läkt 93: Korrespondens
6. Cederholm S (1996) ‚Princip' går före att rädda kvinnors liv. Göteborgs-Tidning, in press
7. Johansson C (1995) Älvsborg stoppar mammografiscreening. Landstingsvärlden 34:12
8. Lidbrink E (1995) Mammographic screening for breast cancer. Aspects on benefits and risks. Avhandling, Karolinska Institut, Stockholm
9. Lindqvist U (1995) ‚Sluta sparka på sköterskor'. Intervju Med Gösta Tibblin, SBU, Göteborgs-Posten 11.11:12
10. Lundgren B (1996) Årskostnaden 106 milj kr; 2,7% efterundersöks. Läkt 93:126
11. Miller AB, Lindsay J, Hill GB (1976) Mortality from cancer of the uterus in Canada and its relationship to screening for cancer of the cervix. Int J Cancer 17:602–612

12. Nyström L, Rutqvist LE, Wall S, Lindgren A, Lindqvist M, Rydén S et al (1993) Breast cancer screening with mammography: overview of Swedish randomized trials. Lancet 341:973–978
13. Physician payment review commission (1989) The cost of providing screening mammography: report to congress. PPRC, Washington DC
14. Public health service (1991) Healthy people 2000: national health promotion and disease prevention objectives – full report with commentary. US Dept HHS, PHS, Washington DC, PHS 91-0212
15. SBU (1995) Aktuell statistik. Fyra av tiotusen har nytta av mammografiscreening. Med Vet Prax 3:37
16. SBU (1996) Missledande Kritik. Forskning Framsteg 1:49
17. Spiegel (1996) Das Gefühl, da ist was. Spiegel 6:158–162
18. Svane G, Törnberg S (1996) Bröstcancerdöd ökar 40 procent. Dagens Nyheter 31.1. Debatt: A4
19. Sydsvenska Dagbladet (1996) Stötande besparing. Sydsv Dagbl 1.2
20. Tabár L, Fagerberg G, Chen HH, Duffy SW (1995) Efficiency of breast cancer screening by age. Cancer 75:2507–2517
21. Västra Stockholms Sjukvårdsområde (1995) Prioriteringsunderlag för beställarstyrelsen. Insatser mot cancer. Rapport, Stockholm 8-15
22. Werkö L (1995) Förebyggande vård måste utvärderas noga. Svenska Dagbl 7.3:4
23. Werkö L (1996) SBU uttalar sig inte om screening utan underlag. Läkt 93:Korrespondens
24. Letton AH, Mason EM, Ramshaw BJ (1996) 20-year review of a breast cancer screening project: 95% survival of patients with nonpalpable cancers. Cancer 77:104–106
25. Swedish cancer society and Swedish board of health and social welfare (1996) The impact of breast cancer screening with mammography in women aged 40–49 years. Int Conf, Falun 1996, March 21–22

Arch Gynecol Obstet (1996) 259 [Suppl]: S 178–S 198

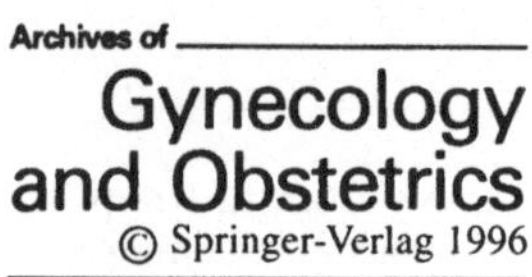
Archives of
# Gynecology and Obstetrics
© Springer-Verlag 1996

# Was bringt das Screening beim Brustkrebs?
# Contra-Standpunkt

**J. G. Schmidt**

Institut für Klinische Epidemiologie, Furrenmatten 2, CH-8840 Einsiedeln, Switzerland

## Das Bild des Brustkrebses als bösartige Erkrankung in der Brust und seine heutige Korrektur

In der Epidemiologie, bei genauer Betrachtung aber auch bei klinischen Studien, geht es um Untersuchungsergebnisse in Form von Häufigkeitszahlen oder Wahrscheinlichkeiten – Risikowahrscheinlichkeiten oder Erfolgswahrscheinlichkeiten. Dieses probabilistische Denken erfordert eine mentale Abstraktionsfähigkeit, die oft überfordert, und die Welt abstrakter Zahlen wird zudem häufig als zu „kalt" abgelehnt – besonders bei einer schrecklichen Erkrankung wie dem Brustkrebs. Das ärztliche Alltagsdenken sowie auch die Vorstellungswelt der Patienten orientiert sich vielmehr an Bildern von Krankheiten, ihren Mechanismen und deren Bedrohlichkeit. Ich will deshalb einführend das emotionale Bild des Brustkrebses als bösartige Erkrankung, die in der gefühlsbeladenen Brust lokalisiert ist, mit dem heutigen Wissensstand konfrontieren.

Die Gefährlichkeit des Brustkrebses kann anhand des klinischen Verlaufs z.B. derjenigen der weiblichen koronaren Herzkrankheit gegenübergestellt werden. Das Lebensrisiko einer 50jährigen Frau, einen Herzinfarkt zu erleiden und an der koronaren Herzkrankheit zu versterben, ist mehrfach größer als das gefürchtete Risiko, an einem Brustkrebs zu erkranken und daran zu sterben. Überraschend ist vielleicht für viele, daß die koronare Herzkrankheit in gut ⅔ der Fälle zum Tod führt und sich somit klinisch relativ bösartig verhält, während der Brustkrebs nur in knapp ⅓ einen tödlichen Verlauf nimmt (Tabelle 1) [1]. Wenn also der Brustkrebs

**Tabelle 1.** Wie maligne ist Brustkrebs im Vergleich? Nach Grady et al. [1]

|  | Erkrankungsrisiko[a] [%] | Sterberisiko[a] [%] | Letalität [%] |
|---|---|---|---|
| Brustkrebs | 10 | 3 | 30 |
| Herzinfarkt | 46 | 31 | 67 |

[a] Lebenszeitwahrscheinlichkeit einer 50jährigen Frau

**Tabelle 2.** Wie maligne ist Brustkrebs? 83 unselektionierte Frauen, nach Nielsen et al. [2]

| Maligne Zellen in der Autopsie[a] | Manifeste Krankheit während Lebenszeit | Todesursache Brustkrebs | |
|---|---|---|---|
| 21 | 6 | 3 | |
| 25% | 7% | 4% | Aller Frauen |
| | 29% | 14% | Aller Mamma-Karzinome |

[a] In situ und invasive

in unserem Alltagsdenken als bedrohliches (Krankheits-)Bild erlebt wird, so kann man feststellen, daß eine Patientin mit Brustkrebs eine deutlich weniger gefährliche Krankheit hat als eine Patientin mit einer koronaren Herzkrankheit. Im Erleben hat die subjektive Bedrohlichkeit mehr Gewicht und bestimmt die Krankheitsangst, die objektive Gefährlichkeit zeigt aber, daß in bezug auf Brustkrebs übertriebene Vorstellungen diese Angst nähren. Es ist in unserer Diskussion deshalb nicht sehr hilfreich, zu sehr das Bild der schwer leidenden terminalen Brustkrebspatientin und damit bewußt oder unbewußt das Gefühl unserer schwer erträglichen therapeutischen Hilflosigkeit zu evozieren, was dann mächtig nach Erleichterung durch Aktivismus verlangt, der nicht mehr gebührend kritisch hinterfragt werden kann.

Ein gutartigeres Bild der Brustkrebserkrankung wird auch durch Autopsiestudien nahegelegt (Tabelle 2) [2]. Etwa bei 1/4 aller Frauen zeigen sich post mortem histologisch maligne Brustdrüsenveränderungen, die aber nur bei einem Bruchteil von knapp 1/3 als Brustkrebs vor dem Tod klinisch manifest geworden waren. Nur in 1/7 der Fälle mit maligner Brustdrüsenveränderung war der Brustkrebs die Todesursache, d.h. in 85% hatte die krebsige Veränderung der Brust nicht zum Tod geführt. Es geht auch hier nicht darum, dem Brustkrebs eine gewisse Bedrohlichkeit abzusprechen, sondern diese in eine weitere Perspektive zu setzen. Es wird nämlich unmittelbar ersichtlich, daß ein Brustkrebs-Screening den Nachteil haben kann, daß histologisch maligne Veränderungen entdeckt werden, die klinisch gutartig sind und lebenslänglich nie Probleme gemacht hätten. Dem Nutzen der Früherkennung steht somit ein Nutzen der „Späterkennung" gegenüber [3], d.h. Frauen mit lebenslang klinisch stummem Brustmalignom fahren sicher am besten, wenn sie gar nie zu Brustkrebspatientinnen gemacht werden. Eine umfassende Perspektive verlangt einen Blick auf die gutartige Seite des Brustkrebses genauso wie auf die bösartige Seite. Wie auch immer der Wert und die Notwendigkeit des Brustkrebs-Screenings schließlich beurteilt werden, so ist eine allmähliche Korrektur am Bild „Brustkrebs" von Vorteil. Wenn eine zu maßlose Sicht des Bösartigen angesichts der unerträglichen Todesbedrohung zu undurchdachtem Aktivismus führen kann, ist andererseits nämlich zu vermuten, daß das überbedrohliche Bild bei Frauen auch dazu führt, sich der Diagnose nicht zu stellen, auch wenn es klug wäre.

Das mystische Bild des Brustkrebses als bösartige Erkrankung, die in der emotional beladenen Brust lokalisiert ist, muß indessen nicht nur in bezug auf Bösartigkeit und Bedrohlichkeit korrigiert werden, sondern auch in bezug auf das Bild einer lokalen Brusterkrankung. Häresie sei erlaubt: Die Brust wird ja nicht unmittelbar und keineswegs in jedem Fall durch den „Brustkrebs" zerstört, sondern durch die chirurgische Behandlung; die Brustoperation hat – mindestens historisch ge-

**Tabelle 3.** Mastektomie plus Bestrahlung vs. Mastektomie allein

|  | Follow-up [Jahre] | Brustamputation | Plus Bestrahlung |
|---|---|---|---|
| Manchester[a] | 34 | 43% höhere Mortalität durch Bestrahlung | |
| NSABP[a] | 5 | Kein Unterschied | |
| CRC[a] | 10 | Kein Unterschied | |
| Oslo[a] | 10 | Kein Unterschied | |
| Stockholm[a] | 13,5 | Kein Unterschied | |
| Denmark prämenopausal[a] | 5 | 14% geringere Mortalität unter Bestrahlung | |
| Denmark postmenopausal | 5 | Kein Unterschied | |
| Metaanalyse[b] | 16 000 Patientenjahre | 652 Gesamtmortalität | 675 |

[a] Sacks u. Baum [4]
[b] Cuzick et al. [5]

**Tabelle 4.** Brusterhaltende Operation plus Bestrahlung vs. brusterhaltende Operation allein, nach Price et al. [6]

|  | Follow-up [Jahre] | Lokalrezidiv | | Überlebensrate | |
|---|---|---|---|---|---|
|  |  | Mit Radiatio [%] | Ohne Radiatio [%] | Mit Radiatio [%] | Ohne Radiatio [%] |
| NSABP | 9 | 12 | 43 | 69 | 68 |
| Uppsala-Orebro | 3 | 2 | 8 | 94 | 91 |
| Ontario | 3,6 | 6 | 26 | 92 | 91 |
| Milano | 3,3 | 0,3 | 8,8 | – | – |

sehen – mehr die Qualität einer radikalen Inquisition gegen das Böse als einer durch wissenschaftliche Evidenz und sorgfältige Beobachtung gestützten Vorgehensweise. Erst heute, in den 90er Jahren dieses Jahrhunderts, liegen die Ergebnisse wissenschaftlicher Untersuchungen in einer komfortablen Fülle vor, die das Bild des „Brustkrebses" als Krankheit der Brust in Frage stellen oder zumindest stark relativieren.

Die in Tabelle 3–5 dargestellten Ergebnisse [4–7] lassen erkennen, daß die lokale Tumoreradikation durch eine adjuvante Bestrahlung einerseits und die radikale chirurgische Brustentfernung andererseits die Sterblichkeit nicht zu ändern vermögen [8]. Es existiert nur eine Studie [9], die die Wirkung der Brustoperation mit einer unoperierten Vergleichsgruppe verglich, die mit Tamoxifen behandelt wurde; die Sterblichkeit war bei den operierten Patientinnen nicht besser (es handelt sich allerdings um eine einzige kleine Studie, die lediglich an einer ausgewählten Gruppe älterer Patientinnen durchgeführt wurde). Überdies zeigt ein Vergleich der von Halsted mit seiner radikalen Methode operierten Patientinnen mit einer historischen, nicht operierten Kontrollgruppe kaum einen Unterschied in der Brustkrebssterblichkeit (eine historische Kontrolle hat allerdings keine abschließende Aussagekraft) [10].

**Tabelle 5.** Operationsradikalität und Verlauf nach Jacobson et al. [7]

| | Follow-up [Jahre] | Überlebensrate | |
| --- | --- | --- | --- |
| | | Brustamputation [%] | Brusterhaltung[a] [%] |
| NSABP | 8 | 71 | 71 |
| Gustave-Roussy | 10 | 80 | 79 |
| Milano | 13 | 69 | 71 |
| Danish Group | 6 | 82 | 79 |
| NCI | 10 | 75 | 77 |

[a] Plus Bestrahlung

Diese Ergebnisse können somit folgendermaßen zusammengefaßt werden:

Lokale Brustkrebseradikation und Mortalität

Radikale Operation
vs. → kein Unterschied
Minimale Operation

Lokale Bestrahlung
vs. → kein Unterschied
Keine Bestrahlung

(Minimale) Operation
vs. → nicht bekannt
Keine Operation

Wie wir sehen werden, kann die Früherkennung dennoch eine gewisse Brustkrebsmortalitätsreduktion bewirken, was darauf schließen läßt, daß die frühzeitige lokale Therapie in einer Untergruppe von Patientinnen eine gewisse kurative Wirkung hat. Wie diese Wirkung zustandekommt, ist allerdings nicht klar. Es könnte ebenso sein, daß eine frühzeitige Reduktion der Tumormasse, die das System und seine Möglichkeiten der Selbstheilung überlastet, die Wirkung ausmacht, als daß ein Unterbruch in eine streng lokale Ausbreitung erzielt wird. Wie bereits in Tabelle 4 ersichtlich war, ist das lokale Rezidiv nach der lokalen Tumorentfernung und seine Verhütung durch eine radikale lokale Tumorkontrolle nicht direkt verantwortlich für die weitere Dissemination. *„Ipsilateral breast tumour recurrence proved to be a powerful independent predictor of distant disease. However, it is a marker of risk for, not a cause of, distant metastasis. While mastectomy or breast irradiation following lumpectomy prevent expression of the marker they do not lower the risk of distant disease"* [11]. Auch eine Invasion der axillären Lymphstationen zeigt sich nicht als der direkte Weg der Krankheitsausbreitung. *„The involved regional lymph nodes are a warning of the poor prognosis not the cause of it"* [12]. Somit müßten der Tumor in der Brust und der Befall der regionalen Lymphknoten sozusagen auf die auffälligsten „Metastasen" eines primär systemischen Geschehens betrachtet werden, bei welchem die Wirkungsweise einer Mastektomie oder Lumpektomie in der Reduktion der Tumormasse besteht. Das Bild des „Brustkrebses" als lokale Brusterkrankung entspricht einer falschen Vorstellung.

Für die Belange der Früherkennung erweist sich die operationale Differenzierung des Brustkrebses in 3 Untergruppen als wirklichkeitsgerecht:

- Primär gestreut wachsende Brustkrebse (deren ungünstiger Verlauf auch durch eine frühzeitige Therapie nicht verändert werden kann),
- Klinisch gutartige Brustkrebse (die durch ein Screening unnötig entdeckt werden),
- Brustkrebse mit vorwiegend lokoregionärer Ausbreitung der Tumormasse (die durch eine Früherkennung beeinflußt werden können).

Die 3. Gruppe mit einem möglichen Früherkennungsnutzen macht dabei eine eher kleine Minderheit der Brustkrebse aus. *„Many breast cancers are systemic from inception (and outcome cannot be altered by early local treatment), many are clinically benign (and early local treatment does not change the good prognosis). Breast cancer appears to be systemic from its inception in many cases and locally progressive in some"* [13].

Der histologisch definierte Brustkrebs zeigt somit klinisch ein vielfältiges Bild, welches am ehesten einer im ganzen Körper stattfindenden systemischen Erkrankung entspricht, die mehrheitlich klinisch gutartig ist. Die „bösartige Krankheit in der Brust" ist eher die Ausnahme als die Regel, auch wenn es sie gibt. In vielen Fällen bringt eine „Späterkennung" deshalb mehr Glück als die Früherkennung, in anderen nicht voraussagbaren Fällen kann eine Früherkennung die Rettung sein. Krebszellen in der Brust können harmlos sein, in anderen Fällen sind sie Ausdruck einer verhängnisvollen Krankheitsentwicklung. Brustkrebs zeigt in der überwiegenden Zahl der Fälle einen klinisch gutartigen Verlauf, wobei Wirtsfaktoren (Selbstheilungskraft und Abwehrkraft) den Verlauf vielleicht weit stärker bestimmen als das Vorhandensein der Krebszelle als Agens (s. unten).

Es darf also nicht übersehen werden, daß sich die Frage des Brustkrebs-Screenings gegenüber einem solchen differenzierten (Krankheits-)Bild stellt. Gegenüber dem herkömmlichen kruden Krebsbild macht dieses viel differenziertere Bild von vornherein nicht nur mögliche Vorteile, sondern auch Grenzen der lokalen Krebsbekämpfung sowie mögliche Nachteile eines Krebs-Screenings sichtbar. Die Frage, die zu beantworten bleibt, ist somit nicht, ob die Brustkrebsfrüherkennung wirksam ist oder nicht, sondern in wie vielen Fällen dadurch Vorteile und in wie vielen Fällen Nachteile entstehen.


**Früherkennungsstudien: Von den ersten beeindruckenden Erfolgen zu den mageren Ergebnissen der neuesten Studien**


Die herkömmliche Perzeption der Rolle der Brustkrebsfrüherkennung wurde historisch geprägt von den ersten entsprechenden Studienergebnissen, die bis etwa 1985 vorlagen. Alle bis dannzumal abgeschlossenen Studien zeigten eine überzeugende (relative) Brustkrebsmortalitätsreduktion zwischen 31 und 70% [14–18]. Ab 1988 begann die Publikation einer Reihe später begonnener und abgeschlossener Studien aus Malmö [19], Edinburgh [20], Stockholm und Kanada [21, 22], die allesamt eine statistisch nicht signifikante Reduktion zwischen bescheideneren 3 und 29% auswiesen (Tabelle 6). In einer zusammenfassenden Metaanalyse aller Schwedischen Studien blieb eine insgesamt statistisch klar signifikante Brustkrebsmortalitätssenkung von 25% übrig; diese Reduktion beschränkt sich auf die Altersgruppe der 50- bis 69Jährigen; keine Reduktion, in Übereinstimmung mit

**Tabelle 6.** Ergebnisse der Studien zum Mammographie-Screening

| Studien | HIP | Utrecht | Nijmegen | K'berg-Ö'götland | Florenz | Malmö | Edinburgh | Stockholm | Kanada | Schweden Alle (inkl. Göteborg) |
|---|---|---|---|---|---|---|---|---|---|---|
| Publikationsjahr | 1971 | 1984 | 1984 | 1985 | 1986 | 1988 | 1990 | 1991 | 1992 | 1993 |
| Studiengröße | 61 000 | – | – | 134 900 | – | 42 300 | 45 100 | 59 100 | 39 400 | 283 000 |
| Studiendesign | RCT | Case-control | Case-control | RCT (nicht individuell) | Case-control | RCT | RCT | RCT | RCT | RCT Metaanalyse |
| Brustkrebs-mortalitätssenkung | 39% | 70% | 52% | 31% | 43% | (4%) | (17%) | (29%) | (3%) | 24% |
| Brustkrebs-mortalitätssenkung absolut per 100 000 Frauenjahre | 11,1 | – | – | 8,2 | – | (1,4) | (7,7) | (6,9) | (0,6) | 8 |

der kanadischen Studie [23], erfolgte bei Frauen unter 50 Jahren, eine nur geringe Senkung erfolgte bei Frauen ab 70 [24].

Diesen historischen Rückgang der Früherkennungswirksamkeit vollständig schlüssig zu erklären, ist schwierig. Einerseits kann angesichts der methodischen Fortschritte in der Durchführung von Studien eine größere Fehlerhaftigkeit der frühen Studien angenommen werden, die zu übertriebenen Ergebnissen geführt hat. Dies trifft zweifellos für die 3 Fallkontrollstudien aus Utrecht, Nijmegen und Florenz zu, sowie teilweise für die erste Schwedische Studie aus Koppaberg/Östergötland, in welcher die Randomisierung nicht individuell erfolgte, was Ungleichheiten in Studien- und Kontrollgruppe möglich macht. Andererseits sind aber auch (historische) Unterschiede in der allgemeinen medizinischen Versorgung und in der Brustkrebsbehandlung denkbar, welche die Früherkennungswirkung mit der Zeit abgeschwächt haben. So ist denkbar, daß im New York der 60er und 70er Jahre und der dort bekannten medizinischen Unterversorgung ärmerer Bevölkerungsschichten im organisierten Screening-Programm Frauen finanziell und institutionell einen viel besseren Zugang zur medizinischen Versorgung im Sinn einer rein klinischen Abklärung von Brustveränderungen und im Sinn einer besseren Behandlung des Brustkrebses bekamen, was die Ergebnisse der HIP-Studie beeinflußt hat. Die externe Validität der HIP-Studie wird zudem in Frage gestellt, da die Screening-Leistung mit der damaligen Technologie und Erfahrung deutlich schlechter war als in den späteren Schwedischen Studien (Tabelle 7). Obwohl 43% der erfaßten Brustkrebsfälle in der Studiengruppe Metastasen aufwiesen und nur 27% in der ersten Schwedischen Studie, bewirkte das Screening in der HIP-Studie paradoxerweise eine größere Mortalitätssenkung [25].

Historische Veränderungen von Begleitumständen in der medizinischen Versorgung und Therapie sind eine mögliche Erklärung, wieso das Mammographie-Screening in Kanada (fast ein Jahrzehnt später als in Schweden) ohne präventive Wirkung blieb. Mit dem Beginn der kanadischen Studie stand die Wirkung der adjuvanten Tamoxifenbehandlung fest [26], was die Brustkrebsbehandlung veränderte. In Kanada wurde zudem die Wirkung der Mammographie zusätzlich zur periodischen klinischen Brustuntersuchung untersucht, während in Schweden nur mittels Mammographie gescreent wurde.

Diese Analyse der konsekutiven Studienergebnisse zeigt jedenfalls, daß unser Bild von der Wirksamkeit des Brustkrebs-Screenings anfänglich von vielversprechenden Studienergebnissen geprägt worden ist, die heute relativiert werden müssen.

**Tabelle 7.** Früherkennung, schwedische Studie und der HIP-Trial im Vergleich, nach Schmidt [25]

|  | HIP-Trial | Schwedische Studie |
| --- | --- | --- |
| Beginn der Studie | 1963 | 1977 |
| Compliance [%] | 65 | 89 |
| Prävalenz im 1. Screen | 2,7/1000 | 5,0/1000 |
| Metastasen [%] | 43 | 27 |
| Sterbereduktion [%] | 37 | 31 |

## Methodische Fortschritte in der Evidenzbeurteilung: aussagelose Studien und vom relativen zum absoluten Risiko

Unser Bild über den Wert der Früherkennung hat sich in der historischen Festsetzung aus Trugschlüssen genährt, die damals als „wissenschaftliche Studien" galten. Noch immer werden z.B. Veränderungen der Tumorstadienverteilung durch eine Früherkennung als Erfolgsargument verwendet, obwohl die entsprechenden Fallstricke und statistischen Artefakte seit Jahren beschrieben worden sind.

Der Length bias sei hier beispielhaft gezeigt, welcher dazu führt, daß Screening-entdeckte Karzinome immer eine bessere Prognose haben müssen als klinisch bemerkte Tumoren, auch wenn die Früherkennung am Verlauf nichts zu verändern vermag (Abb. 1). Eine gute Selbstheilungskraft kann ein Krebswachstum über lange Zeit oder sogar dauerhaft eindämmen, was ein Erkennen der Krankheit in einem „frühen" Stadium erlaubt; versagt hingegen die Abwehrkraft oder ist der Krebs zu aggressiv, schreitet die Krankheit schnell voran und zeigt sich praktisch von Anfang in bereits fortgeschrittenem Stadium. In einem Screening werden aus diesem Grund die Karzinome mit einer guten Prognose vollständig erfaßt, während schnellwachsende Karzinome „durch die Maschen fallen". Aus diesem und anderen Gründen sind prognostische Vergleiche zwischen Karzinomen, die beim Screening entdeckt wurden mit solchen, die durch die klinische Manifestation erkennbar geworden sind, irreführend und aussagelos [3].

Darüber hinaus kann nicht ohne weiteres davon ausgegangen werden, daß das TNM-Stadium die Prognose direkt bestimmt und eine Verhinderung fortgeschrittener Stadien auch tatsächlich kurativ wirksam ist; der Zusammenhang zwischen TNM-Stadium und Prognose kann durch einen Confounding bias vorgetäuscht werden (s. Abb. 2). Die Beziehung zwischen TNM-Stadium und Prognose wäre dann ein Epiphänomen eines anderen Zusammenhangs [25]. Tatsächlich legen die bereits oben dargestellten Daten zur Natur und Verlaufsweise des Brustkrebses den Schluß nahe, daß in Wirklichkeit ein verborgenes systemisches Stadium gleichzeitig die lokoregionäre Krankheitsäußerung und die Prognose bestimmt. Damit führt eine Verbesserung der TNM-Stadienverteilung nicht notwendigerweise zu einer Verbesserung der Prognose.

Das bedingungslose Früherkennungs-Credo und das oben genannte krude Krankheitsbild des Brustkrebses sind indessen historisch durch statistische Trugschlüsse dieser Art zementiert worden.

Die jüngste methodische Entwicklung in der Interpretation dieser Studien betrifft indessen nicht mehr diese nachgerade bekannten statistischen Fehlüberlegungen, die mindestens in den führenden Fachzeitschriften kaum mehr zur Publikation gelangen; und randomisiert kontrollierte Studien zum Brustkrebs-Screening, die frei sind von diesen statistischen Artefakten, liegen heute in genügender Zahl vor (Tabelle 6). Es ist der Wechsel von relativen zu absoluten Risiken in der Angabe der Wirkgröße einer Intervention, der immer mehr Diskussionsraum bekommt [27]. Einerseits ist nur mit der absoluten Risikoverminderung (Risikodifferenz) eine für die Patientin praktisch relevante Wirkgröße vorhanden, andererseits ist nur über absolute Risikoangaben ein Größenvergleich zwischen erwünschten und unerwünschten Wirkungen möglich. Wenn also das Mammographie-Screening in Schweden zu einer Brustkrebsmortalitätssenkung von 25% geführt hat, wird damit eine volksgesundheitliche Größe ausgedrückt, die kaum etwas mit der Perspektive der individuellen Frau zu tun hat. Solche volksgesundheitlichen Größen sind dann adäquat, wenn die Wirkung allgemeiner öffentlicher

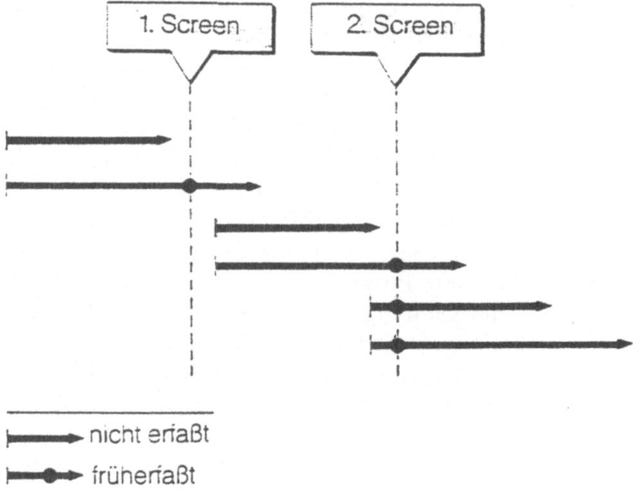



**Abb. 1.** Im Gegensatz zu prognostisch günstigen, langsam wachsenden Karzinomen (——→) werden schnell wachsende Tumoren (→) mit schlechter Prognose durch die Vorsorgeuntersuchung oft nicht erfaßt, weil sie bereits im Intervall zwischen 2 Screening-Untersuchungen zu klinisch faßbaren Tumoren wachsen können (length bias •)

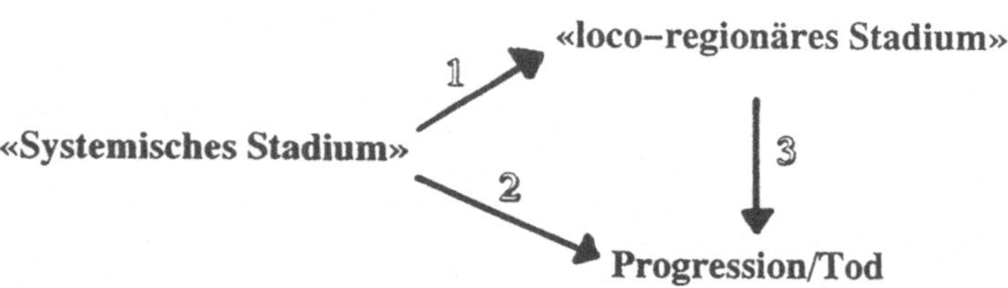



**Abb. 2.** Modell eines disseminierten Wachstums des Mammakarzinoms, *1* konfundierende Assoziation, *2* kausale (unabhängige) Assoziation, *3* unechte (abhängige) Assoziation, kausal nur in Fällen streng lokaler Determination des Verlaufs, nach Schmidt [25]

Maßnahmen (z.B. Eindämmung der Luftverschmutzung oder restriktivere Waffengesetze) bemessen werden soll. Für Maßnahmen, die an der einzelnen Frau durchgeführt werden, ist hingegen nur eine individuelle Perspektive über den zu erwartenden Nutzen und Schaden in Form absoluter Risiken wirklich informativ und sinnvoll.

In der historischen Entwicklung haben sich allerdings eine rein klinische und rein epidemiologische Sichtweise nebeneinander herangebildet und zeigen aufgrund der personellen Trennung zwischen Klinik und Epidemiologie noch heute auch gerade hierzulande noch eine gewisse Persistenz. In den führenden Fachzeitschriften hat sich das Maß der Risikodifferenz hingegen als logischer Standard durchgesetzt. Dies leuchtet schnell ein: Tatsächlich bedeutet eine 25%ige Sterbereduktion bei einem Mortalitätsrisiko von jährlich 10% etwas ganz anderes als eine 25%ige Sterbereduktion bei einem Mortalitätsrisiko von jährlich 0,1%. Im 1. Fall ist ein Patient mit einer Nutzungschance von 1:40 (oder 25/1000 Patientenjahre) betroffen, im 2. Fall beträgt die Nutzenschance 1:4000 (oder 0,25/1000 Patientenjahre). Diese Wirkgrößenangabe wird oft auch als Number needed to treat bezeichnet (was mathematisch dem reziproken Wert der Risikodifferenz entspricht, wie das Beispiel zeigt).

## Was bringt das Brustkrebs-Screening?

Generell wird gemäß den einschlägigen Kriterien von Wilson u. Jungner als Voraussetzung für ein sinnvolles Screening gefordert, daß die angezielte Erkrankung häufig sein muß. Was ist häufig? Nun ist das Mammakarzinom bei Frauen der häufigste Krebs und trifft je nach Berechnungsgrundlage und Screening-Intensität bis zu 10% der Frauen. In deutlich weniger, in etwa 3% aller weiblichen Sterbefälle, ist der Brustkrebs indessen Todesursache (Tabelle 1). Damit ist der häufige Brustkrebs letztlich so selten Todesursache, daß die Gesamtsterblichkeit sogar durch einen gänzlichen Wegfall der Brustkrebstodesfälle kaum signifikant verändert würde. Eine signifikante Veränderung der Gesamtmortalität zu erwarten und den Nutzen eines Brustkrebs-Screenings davon abhängig zu machen, so kann argumentiert werden, ist deshalb verfehlt. Andererseits kann aber auch argumentiert werden, daß eine Todesursache, deren Prävention sich nicht auf die Rate der Gesamtsterbefälle niederschlagen kann, eben für sinnvolle präventive Maßnahmen zu selten ist. Was stimmt nun? Eine sinnvolle Antwort läßt sich so nicht finden, sondern nur durch eine Gegenüberstellung des Ausmaßes erwünschter und unerwünschter Wirkungen und deren vergleichende Bewertung.

Die zusammengefaßten Ergebnisse der Studien aus Schweden, die zuletzt publiziert worden sind [24], sind in Tabelle 8 dargestellt. Wie sich zeigt, läßt sich durch ein Mammographie-Screening in der Altersgruppe zwischen 50 und 70 Jahren die Brustkrebssterberate um nahezu 30% senken. Was heißt das bei einer genaueren Betrachtung? In Tabelle 6 war ersichtlich, daß die Schwedische Mortalitätssenkung „übersetzt" heißt: 8 Brustkrebstodesfälle in 100 000 Frauenjahren, d.h. eine Nutzenchance von rund 1:1000 innerhalb von 10 Jahren. Lohnt sich dieser Nutzen?

Obwohl diese Frage nicht einfach mit Ja oder Nein beantwortet werden kann, so läßt sich doch zunächst einmal feststellen, daß eine solche Größenordnung in anderen Lebensbereichen als vernachlässigbar gilt. Würde eine Frau z.B. auf das Autofahren (von etwa 40 km täglich bzw. 1150 km monatlich) verzichten, könnte sie ihr Sterberisiko um rund 4mal mehr senken als mit einer Teilnahme am Brustkrebs-Screening [28]. Dieses vermeidbare Unfallsterberisiko bei regelmäßiger Autobenützung wird indessen ohne weiteres in Kauf genommen und ist nie Gegenstand von Befürchtungen und Präventionsdiskussionen. Offenbar wird einem vermeidbaren Verkehrsunfalltod ein ganz anderer Wert gegeben als einem verhütbaren Krebstod, wobei sich allerdings der Verdacht aufdrängt, daß das Krebsproblem aufgrund eines teilweise überholten Wissens und der entsprechend verzerrten Bilder, wie eingangs erläutert, im Vergleich zum Unfallrisiko tatsächlich unrichtig und verzerrt wahrgenommen wird. Während das Aufgeben des Autofahrens als relativ großer Verlust empfunden wird, so läßt sich überdies vermuten, scheint man

**Tabelle 8.** Früherkennung, nach Nyström et al. [24]

| Altersgruppe | Reduktion der Brustkrebstodesfälle |
| --- | --- |
| 40–74 | 25% |
| 40–49 | Keine |
| 50–69 | 29% |
| 70–74 | Marginal |

**Tabelle 9.** Früherkennung in der Praxis, nach Schmidt [29]

| Auswirkung | Pro 100 000 Frauenjahre | Pro verhütetem Krebstodesfall |
| --- | --- | --- |
| Verhüteter Krebstod | 6,2 | – |
| Krebsfallzunahme | 52 | 8,4 |
| Verlängerung der Krankheitsphase | 180 | 30 |
| Positive Mammographie | 1500 | 250 |
| Früherkennungsmammographien | 39 000 | 6300 |

zu glauben, daß die Krebsverhütung umsonst zu haben ist (umsonst, nicht nur weil es ja die Krankenkasse bezahlen würde, sondern weil man nachteilige Auswirkungen und Nebenwirkungen übersieht). Wie oft bei Vergleichen, mag auch diese Gegenüberstellung zwischen Krebstod und Unfalltod hinken und beantwortet die gestellte Frage, ob sich die Brustkrebsfrüherkennung lohnt, noch nicht.

Eine sinnvolle Antwort läßt sich, wie bereits gesagt, nur finden durch eine Gegenüberstellung des Ausmaßes erwünschter und unerwünschter Wirkungen. Und in dieser Beziehung taugt der Vergleich mit dem Autofahren auf jeden Fall, um darauf aufmerksam zu machen, daß die zunächst vielleicht als unbedeutend empfundenen Nebenwirkungen gegenüber einer so kleinen Zahl verhüteter Krebstodesfälle nicht mehr vernachlässigbar sind.

Die Bilanz von erwünschten und unerwünschten Auswirkungen eines Mammographie-Screenings ist in Tabelle 9, basierend auf den 7- bzw. 9-Jahres-Ergebnissen der Kopparberg/Östergötland- und der Malmö-Studie [29], dargestellt. Es zeigt sich, daß etwa ein krebsverdächtiges Mammographieresultat lediglich in 1 von über 200 Fällen zu einem Nutzen führt. Es zeigt sich, daß von etwa 30 frühentdeckten Brustkrebsen nur eine Patientin profitiert, bei den anderen wird ohne gesundheitlichen Gewinn die Krankheitsphase verlängert bzw. die unbeschwerte Zeit vor der Krebsdiagnose verkürzt. Wie bereits oben begründet, nimmt zudem die Zahl der Krebsfälle durch die Früherkennung zu, so daß für einige Frauen auch das Risiko besteht, eine Krebsdiagnose zu bekommen und zu einer Krebspatientin zu werden, während sie ohne Screening unbeschwert gelebt hätten, ohne die Krebsgeschwulst je zu bemerken. Andererseits brachte das Screening einer gewissen Zahl von Frauen auch den Vorteil, daß ihr Tumor in einem frühen Stadium entdeckt wurde, wo heute eine weniger eingreifende Operation durchgeführt wird.

Diese Ergebnisse zeigen das Dilemma auf, welches ein Mammographie-Screening mit sich bringt. Es kann bei wenigen Frauen einen Brustkrebstod verhüten, was in diesen einzelnen Fällen einen großen Gewinn, ein großes Glück bedeutet. Andererseits werden eine mehrfache Zahl von Frauen das Pech haben, gesundheitliche Nachteile in Kauf nehmen zu müssen, ohne einen Nutzen zu haben. Dieses Dilemma läßt sich nicht „medizinisch" lösen, das Mammographie-Screening ist vielmehr ein eigentliches Glückspiel, bei dem es ebenfalls häufiger Verliererinnen als Gewinnerinnen gibt.

Setzt eine Frau auf das Mammographie-Screening, so könnte sie mit sehr viel Glück die 1 von 1000 sein, die dank der Früherkennung in den nächsten 10 Jahren nicht an Brustkrebs stirbt. Mit 99,9% wird ihr dieses Glück hingegen nicht zuteil werden, obwohl sie mit einer Wahrscheinlichkeit von etwa 15% das Pech haben wird, mit einem Krebsverdacht im ersten Röntgenbild konfrontiert zu werden, oder in 0,5% das Pech, eine unnötige Krebsdiagnose zu erhalten, die ihr ohne Screening erspart geblieben wäre.

Setzt eine Frau auf einen Screening-Verzicht, könnte sie mit großem Pech gerade die 1 von 1000 sein, die in den nächsten 10 Jahren deshalb an Brustkrebs stirbt, oder die 1 von 300, bei der wegen der fortgeschritteneren Tumorgröße bei einer allfälligen Brustkrebserkrankung die ganze Brust statt nur der Krebsknoten entfernt wird. Mit einer Chance von 99,9 bzw. von 99,7% wird sie von diesem Pech verschont bleiben und vermeidet gleichzeitig *das Risiko*, von den genannten gesundheitlichen Nachteilen getroffen zu werden.

Wer soll da sagen können, was mehr Glück und weniger Leiden bringt, was richtig ist? Wie irreführend ist es doch da, mit den Einzelschicksalen tragischer Brustkrebssterbefälle, die ja auch mit dem Screening keineswegs verschwinden werden, Stimmung zu machen und Frauen zur Mammographie zu drängen! Die Darstellung dieser Perspektive, vor welcher letztlich jede Frau steht, die sich für oder gegen eine Screening-Mammographie entscheidet, ist in der medizinischen Fachwelt bisher wenig üblich. Wie bereits erwähnt, haben sich die medizinischen Fachrichtigungen historisch auf 2 Schienen entwickelt:

- Die der Prävention verpflichteten Schreibtischärzte (Präventivmediziner), welche mit bevölkerungsweiten Berechnungen eindrucksvolle Zahlen verhütbarer Sterbefälle vorlegen, ohne wahrzunehmen, welchen gesundheitlichen Auswirkungen die gescreenten Frauen insgesamt ausgesetzt werden.
- Die praktisch-klinisch tätigen Ärzte, die mit den durchgeführten Studien die Wirkung der Früherkennung bestätigt sahen und ihre Tätigkeiten ausdehnen konnten, ohne sich die Größenordnung der Wirkung bei ihren einzelnen Patientinnen weiter zu überlegen.

Aufgrund dieser in der Medizin noch vorherrschenden verzerrten Perspektiven wird das Mammographie-Screening als medizinisch notwendig hingestellt, obwohl die Entscheidung für oder gegen ein Mammographie-Screening letztlich gar keine medizinische, sondern eine gesellschaftliche Frage ist bzw. eine weltanschauliche Frage des individuellen Umgangs mit (kleinen) Risiken [30].

Mit der klinischen Epidemiologie als übergreifendes Fach der Quantifizierung von Wirkungen beim Einzelpatienten hat sich aber auch in der Medizin eine neue umfassendere Sicht und wissenschaftliche Disziplin herangebildet. *„Traditionally, clinical medicine focuses on mechanisms of diseases in individuals. This perspective, quite often, tends to ignore the epidemiological and quantitative significance of such mechanisms. Therefore, it is often assumed that early detection necessarily interrupts the mechanisms of further dissemination and that early detection necessarily represents a benefit. Classical epidemiology, on the other hand, has mainly focused on a population perspective and, therefore, welcomes as a key success the statistically significant reduction in mortality of a disease that is a serious health problem. This perspective tends to ignore the clinical significance of such a success and is unaware of the individual perspective and the total health impact on the potential patients. Both traditional approaches, thus, tend to see breast cancer screening from a limited and biased perspective. It is the relative innovative approach of ‚clinical epidemiology‘ which brings the various perspectives together, putting the relevant clinical events both into a quantitative and individual perspective. However, this change of paradigm, though inevitable, takes time and is facing considerable dissent"* [31].

Das Mammographie-Screening wird deshalb seit einigen Jahren von einer Reihe von Autoren skeptisch beurteilt. So schreibt etwa der amerikanische Epidemiologe Eddy: *„It is recommended that practitioners present the estimates of benefits, harms, and costs to their patients and let them choose a screening strategy that suits their personal history and preference"* [32]. Die kanadischen Chirurgen Wright u. Mueller kommen in ihrem Aufsatz Screening mammography and public health policy: the need for perspective zum Schluß: *„Since the benefit achieved is marginal, the harm caused is substantial, and the costs incurred are enormous, we suggest that public funding for breast cancer screening in any age group is not justifiable"* [33]. Die englische Fachärztin M. Maureen Roberts, welche selbst an Brustkrebs starb, war vor ihrem Tod klinische Direktorin des Edingburgh breast screening project; sie schrieb im BMJ: *„I believe that a rethink is required before the screening programme goes much further. I feel sad to be writing this; sad because naturally after so many years I am sorry that breast cancer screening may not be of benefit. I am also sad to seem to be critical of the many dear and valued collegues I've worked with over the years, particularly those who have made such a magnificant contribution to the care and welfare of women with breast cancer. But they will recognise that I am telling the truth. I ask them to bring breast cancer screening into its proper perspective and ask again what we really wish to achieve in terms of benefit for women with the disease"* [34]. Auch die Checkliste Gesundheitsberatung und Prävention von Bucher u. Gutzwiller sagt zur Mammographie: *„Ein bevölkerungsweites Screening aller Frauen ist nicht zu empfehlen"* [35].

In Anbetracht dieser Korrekturen in der methodisch-wissenschaftlichen Entwicklung in der Medizin und in Anbetracht der Erkenntnis, daß eine Entscheidung für oder gegen das Brustkrebs-Screening letztlich keine medizinische, sondern eine gesellschaftlich-kulturelle Frage darstellt, ist es ein Glück, daß ein systematisches Mammographieprogramm in der Schweiz bisher nicht etabliert worden ist. Dies bedeutet natürlich nicht unbedingt, daß ein solches Programm auf keinen Fall angeboten werden soll. Die Schweiz kann sich aber heute aufgrund einer reiferen Perspektive entscheiden, ein allfälliges Programm könnte heute auf vernünftigen und besonnenen Grundlagen ohne falsche Versprechen eingeführt werden.

Dazu gehört sicher, daß den Frauen die Nutzensperspektive und das Entscheidungsdilemma genau darlegt werden und daß auf unangemessene Bedrohungsszenarien verzichtet wird.

Die allfälligen Zielsetzungen, möglichst alle Frauen in ein Screening-Programm hineinzuführen, entspräche der einseitigen Interessenslage und überholten Perspektiven der herkömmlichen Präventivmedizin. Vom Standpunkt einer unbedingten Krebsprävention müßten Frauen (und ihre Ehepartner) nämlich genauso dringend angehalten werden, ihre ersten Kinder ja vor dem 20. Altersjahrs zu zeugen und auf die Welt zu bringen; sicher bestünden auch Möglichkeiten, ein solches Vorhaben mit finanzieller Unterstützung junger Paare aus gemeinschaftlichen Geldern der Krankenkassen oder des Staats wirksam zu fördern. Frauen, die in jungen Alter gebären, haben nämlich ein mehr als doppelt so geringes Brustkrebsrisiko wie Frauen, die erst mit 35 ihr erstes Kind auf die Welt bringen.

Weil hier aber die Frage des Abwägens von Interessen und Gütern offensichtlich und einer bereits sozial eingeübten praktischen Vernunft zugänglich ist, hätte eine solche Krebsprävention kaum eine Chance. Beim Brustkrebs-Screening, so scheint es, muß die gleiche praktische Vernunft hingegen erst noch ihren Weg finden, um die letztlich gleichen, hinter medizinischer Wissenschaft kaschierten Fragen erkennen zu können.

(Zwar läßt sich die panische Moderne [36] nicht mehr von der Bedrohung durch das Fegefeuer beeindrucken, und die einträglichen Gelder für die damals fachlich zuständige Kirche aus dem Handel von Ablaßbriefen sind längst versiegt. Das gesellschaftliche Muster scheint hingegen unverändert. Man zahlt steigende Prämien, um sich der neuen Theologie der Absicherungsmedizin zu versichern. Das Ausmaß der Panik vor dem letztlich doch nicht vermeidbaren Sterben verunmöglicht vorderhand noch eine stärkere Rolle einer aufgeklärten Besonnenheit, die zur Kenntnis nimmt, daß die fachlich zuständige Medizin offensichtlich vom Sterben und Ertragen von Unsicherheit und Risiken kaum mehr versteht als jede und jeder auf der Straße auch.)

Wie stark ein unrealistisches und unaufgeklärtes Wunschdenken nach Absicherung die Mammographiediskussion beherrscht, zeigt der auch vom Nationalen Krebsbekämpfungsprogramm in die Welt gesetzte Glaube [37], die Mammographie, wenn normal, gebe auch die Sicherheit, keinen Brustkrebs zu haben (die moderne Kirche, die Absolution verspricht und sich dadurch Einfluß zu sichern versucht). Es ist indessen schon lange klar, daß eine unauffällige Mammographie keine größere Sicherheit gibt als wenn eine Screening-Mammographie unterbleibt, denn ein Brustkrebs ist erst ab einer gewissen Größe in der Mammographie sichtbar. Mit einer negativen Mammographie ist eine Frau deshalb nicht 100%, sondern nur 99,8% sicher, bis zur nächsten Untersuchung keinen tastbaren Brustkrebs zu entwickeln. Wird auf eine Screening-Mammographie verzichtet, ist diese Sicherheit aufgrund der letztlich geringen Krebshäufigkeit praktisch gleich groß, nämlich etwa 99,4% [29]. Ist eine Frau sicher, wenn sie mit 99,8% Wahrscheinlichkeit krankheitsfrei ist? Ist sie nicht sicher, wenn diese Wahrscheinlichkeit nur 99,4% beträgt? Das subjektiv zweifellos oft vorhandene Gefühl der Sicherheit nach einer unauffälligen Mammographie beruht auf falscher Information und Täuschung. Man kann den panischen Wunsch nach unaufgeklärter Mystifizierung der Absolutionsmacht moderner Diagnosemaschinen als legitime Meinungsfreiheit anerkennen; für die Aufgabe der Medizin ist eine intellektuelle Dissektion hingegen unverzichtbar, die anfängt, solche kollektiven Täuschungen von wirklichen Fachkenntnissen, die uns weiterführen, zu unterscheiden.

Ein allgemeiner Entscheid für oder gegen ein Mammographie-Screening ist ein Abwägen, ob die gesundheitlichen Vorteile oder gesundheitlichen Nachteile höher bewertet werden, und ob die im Gesundheitswesen immer knapper werdenden Resourcen und die fachlichen Anstrengungen in einem Mammographie-Screening wirklich am besten investiert sind. Das macht die Entscheidung nicht unbedingt einfacher. Eine solche Entscheidungsfindung, die nicht einfach, wie bisher üblich, von einer einseitigen Perspektive der (Präventiv)Medizin vorgegeben wird, ist gesellschaftliches und politisches Neuland, ohne daß dazu etablierte Normen existieren. Es wäre aber allzu bequem, einfach die EU-Praxis nachzumachen, um europakompatibel zu sein, oder die WHO für uns entscheiden zu lassen. Ich glaube, daß es ein Glück ist, daß die Schweiz bisher gezögert hat, die internationale Mode mitzumachen und auch in der neuen Verordnung zu Präventivmedizin die Screening-Mammographie als Kassenleistung auf Frauen mit erhöhtem Risiko (familiärer Belastung) beschränkt hat. Ob ein Mammographie-Screening aller Frauen zwischen 50 und 70 gesundheitlich mehr nützt als schadet und eine sinnvolle Prävention ist, muß noch ohne Zorn und Eifer ausdiskutiert werden.

**Offene Fragen**

Die Zahlen in Tabelle 9 stammen aus einer detailierten Analyse der Schwedischen Studienergebnisse im Jahr 1988. Obwohl die darin dargestellten Häufigkeiten von Mammographieuntersuchungen und der frühentdeckten Krebszahlen von 1995 im wesentlichen noch gültig und auf der Basis neuerer Schwedischer Daten nur leicht zugunsten des Screenings zu korrigieren sind (persönliche Mitteilung Dr. M.G. Koch, Karlsborg), könnten neue, auf die Schweiz bezogene Hochrechnungen (in Form von Sensitivitätsanalysen, welche auch die kanadischen Ergebnisse einbezieht) für die weitere Diskussion nützlich sein.

*Konkurrierende Mortalität und Gesamtmortalität*

Wichtig sind insbesondere auch die Erfassung und Bewertung der Langzeiteffekte. So zeigen einerseits die jüngsten Ergebnisse der Schwedischen Mammographiestudien im 16-Jahres-Verlauf mindestens in einer Grafschaft offenbar eine relative Brustkrebsmortalitätsreduktion von gut 50% (bei initial 50- bis 59jährigen Frauen), was auf eine anhaltende und zunehmende präventive Wirkung nach den ersten 5–10 Jahren schließen läßt (persönliche Mitteilung Dr. M.G. Koch, Karlsborg). Andererseits gilt es nach den Regeln der klinischen Ökonomie ein sog. Discounting zu berücksichtigen [38], ein Mortalitätsgewinn, der erst in ferner Zukunft eintritt, hat nicht den gleichen Wert wie eine Mortalitätssenkung, die schon bald nach der Durchführung der präventiven Maßnahme zum Zug kommt. Eine wichtige Parallele zu dieser primär ökonomischen Überlegung besteht auch medizinisch gesehen als epidemiologisches Discounting [31]. Wird durch das heutige Screening ein Brustkrebstodesfall „erst" in ferner Zukunft (z.B. in 15 Jahren) verhütet, dann steigt mit zunehmender Dauer die Wahrscheinlichkeit, daß eine andere Krankheitsursache vorher zum Tod führt (kompetitive oder konkurrierende Mortalität). Dies läßt sich illustrieren (Tabelle 10). In den 9 Jahren Beobachtungsdauer war in der Malmö-Studie bei Frauen mit einem fortgeschrittenen Karzinom (Stadium II und III) in 20–30% eine andere Krankheit Todesursache. Bei Frauen mit einem Frühkarzinom (Stadium I) kam hingegen in über 70% der Fälle eine andere Todesursache zum Zug [19]. Damit hat eine präventive Wirkung, die erst in ferner Zukunft zum Zug kommt, auch aus medizinischen Gründen nicht den gleichen Wert wie eine schon bald eintretende Wirkung, denn diese Wirkung wird zunehmend bedeutungsloser.

**Tabelle 10.** Konkurrierende Mortalität, Malmö-Studie, 9 Jahre Follow-up, nach Andersson et al. [19]

| Tumorstadium | Proportionale Mortalität | |
| --- | --- | --- |
| | Brustkrebs [%] | Andere Ursachen [%] |
| I | 28 | 72 |
| II | 70 | 30 |
| III | 81 | 19 |

Um die praktische Bedeutung der Verhütung von Brustkrebstodesfällen im Wechselspiel konkurrierender Todesursachen näher zu definieren, wären deshalb Auswertungen der Gesamtmortalität wichtig. Zudem ist nicht von der Hand zu weisen, daß ein derart massenhaft eingreifendes Programm auch zu unerwünschten Todesfällen führen könnte, welche angesichts der – wie gezeigt – geringen absoluten Mortalitätsreduktion nicht mehr vernachlässigbar sind. Man weiß z.B. gerade aus Schweden, daß bei Krebspatienten, v.a. in den ersten 2 Jahren nach der Krebsdiagnose, die Suizidrate mehrfach zunimmt [39]. Angesichts der oben dargestellten Vorverlegung der Diagnose durch die Früherkennung und der Zunahme der Krebsfälle durch das Screening bestände hier eine Möglichkeit, daß ein Screening-Programm auch Sterbefälle produzieren könnte.

Bisher publizierte Ergebnisse zeigten keinen Einfluß des Mammographie-Screenings auf die Gesamtmortalität [29], inzwischen umfassen die Schwedischen Studien allein 2,5 Mill. Beobachtungsjahre an fast 300 000 Frauen, ohne daß jedoch Daten zur Gesamtmortalität publiziert worden sind [24]. Ist eine so aufwendige und belastende Maßnahme wie das Brustkrebs-Screening, welche die Sterblichkeit (an einer spezifischen Krankheit) reduzieren will, von signifikantem gesundheitlichem Gewinn, wenn sich an der Sterblichkeit insgesamt nichts verändert? Diese Frage sollte gestellt und die Wirkung des Screenings auf die Gesamtsterblichkeit ausgewertet werden.

*Utility-Analysen*

Für die Bewertung der dargestellten erwünschten und unerwünschten Auswirkungen eines Screenings könnten Utility-Analysen weiterhelfen [31]. D.h., daß möglichst repräsentative Bewertungen vorgenommen werden, in welchen die Vor- und Nachteile in ihrer Wirkung auf die (subjektive) Lebensqualität in Befragungen Betroffener eruiert wird. Auch wenn als Meßlatte in solchen Analysen oft monetäre Einheiten (z.B. Dollars [27]) verwendet werden, handelt es sich dabei primär um eine Analyse des Gesundheitswerts und erst sekundär um eine ökonomische Bewertung, wenn dann gleichzeitig Überlegungen angestellt werden, wo das (knappe) Geld am besten ausgegeben werden soll. Nun kann man argumentieren, daß jede Frau selbst entscheiden soll, denn der subjektive Wert des Screenings sieht für jede individuelle Frau anders aus und noch so repräsentative Utility-Analysen sind für die einzelne Frau deshalb von beschränkter Aussage. Aus solchen Gründen sind Utility-Analysen bis zu einem gewissen Grad umstritten. Nun stellt sich aber vielleicht auch die Frage, ob die Gesellschaft über allgemeine Krankenkassenleistungen für die Kosten aufkommen soll oder ob die Screening-Kultur als individuelle Option von den Benützern selbst getragen werden soll. Zudem fließen in Utility-Analysen auch die Wertungen von Frauen ein, die Vor- oder Nachteile des Screenings selbst erfahren haben, so daß die Ergebnisse solcher gutgemachter Studien auch für die einzelne Frau eine wichtige Information sind. Schließlich gilt es zur Kenntnis zu nehmen, daß solche Wertungen ohnehin dauernd implizit vorgenommen werden, etwa wenn Ärzte oder die Krebsliga den Patientinnen oder der Öffentlichkeit gegenüber Empfehlungen abgeben.

Diese (impliziten) Wertungen erfolgen heute indessen oft auf einseitigen medizinischen Modellen, dienen oft zu einseitig der Verfolgung institutioneller Interessen und lassen den Wertungsprozeß im unklaren. Utility-Analysen haben deshalb auch die wichtige Funktion [27], die Bewertungen explizit zu machen und zu klären, wer aufgrund welcher Kriterien den Wert eines Mammographie-Screenings überhaupt bestimmen soll. Utility-Analysen wären ein wichtiges Mittel, um den anstehenden Entscheid über die Einführung eines systematischen Mammographie-Screenings gesellschaftlich transparent zu machen und mit ihnen könnte die Gefahr verkleinert werden, daß lediglich lautstarke Interessengruppen und von Medien angeheizte Emotionen bestimmen, wie die Gelder im Gesundheitswesen eingesetzt werden. In dieser Beziehung sollte es auch offensichtlich sein, daß nicht andere, vielleicht noch weniger effiziente medizinische Maßnahmen, die heute (noch) praktiziert werden, eine Gleichbehandlung eines allfälligen Mammographie-Screenings rechtfertigen sollen, sondern nur ein klarer Entscheid, daß ein Mammographie-Screening merklich mehr Leiden verhütet als es schafft und daß die Mittel so am besten eingesetzt wären.

*Mortalitätsrückgang durch Früherkennung oder Behandlungsfortschritte?*

Die Entwicklung der Brustkrebs-Mortalität in England nach der Einführung eines systematischen Screenings zeigt, daß der daraufhin einsetzende merkliche Mortalitätsrückgang aufgrund des zeitlichen Beginns kaum etwas mit dem Screening zu tun hat, sondern viel eher mit den gleichzeitigen therapeutischen Fortschritten, v.a. mit der breiten Einführung von Tamoxifen in die adjuvante Behandlung [26, 40]. In den USA nahmen bereits ab Mitte der 70 Jahre als Folge der Brustkrebserkrankung der Gattinen von Präsident und Vizepräsident die Screening-Aktiviäten zu, was – wie auch heute in England nach der Einführung des Screenings – zu einer markanten Zunahme der Brustkrebsfälle führte [40, 41]. Die Zunahme der Rate diagnostizierter Brustkrebse um 33% zwischen 1973 und 1988 in den USA erfolgte, ohne daß sich die Brustkrebsmortalität veränderte [42].

Adjuvantes Tamoxifen führt zu einer durchschnittlichen Mortalitätsreduktion von 15–20% [43]. Wie aus Abb. 3 ersichtlich, beträgt diese Mortalitätsreduktion bei frühentdecktem Brustkrebs ohne Lymphknotenbefall jedoch lediglich 5%, während bei fortgeschrittenem Brustkrebs mit Lymphknotenbefall die Mortalität um 16% gesenkt werden kann. Die Resultate für die adjuvante Chemotherapie sehen in dieser Beziehung genau gleich aus [43]. Im Gegensatz zur Zeit der Einführung der Mammographieprogramme in Schweden haben somit inzwischen Fortschritte in der Behandlung seit 1990 die Brustkrebsmortalität merklich gesenkt. Die kanadische Studie, die keine Wirkung des Mammographie-Screenings auf die Brustkrebsmortalität zeigen konnte, begann, als die Einführung der adjuvanten Tamoxifenbehandlung die Brustkrebsbehandlung veränderte (in Kanada wurde zudem die Wirkung der Mammographie zusätzlich zur periodischen klinischen Brustuntersuchung untersucht, während in Schweden nur mittels Mammographie gescreent wurde).

Es stellt sich deshalb die Frage, ob die (mammographische) Früherkennung heute noch die gleiche Wirkung bringen kann angesichts dieser therapeutischen Verbesserungen, die v.a. bei den bereits fortgeschrittenem Brustkrebs wirksam scheinen. Jedenfalls betrachtet auch der englische Chirurg und Präsident des nationalen britischen Koordinationskomitees für Brustkrebsstudien, Michael Baum, eine Neubeurteilung für nötig, bei welcher geklärt wird, ob die Ressourcen nicht besser für die weitere Entwicklung von wirksamen systematischen Therapien statt für das Screening eingesetzt werden [26]. Es darf bei solchen Überlegungen nicht übersehen werden, daß diese therapeutischen Fortschritte wirklichen Patientinnen

# Tumorrezidive

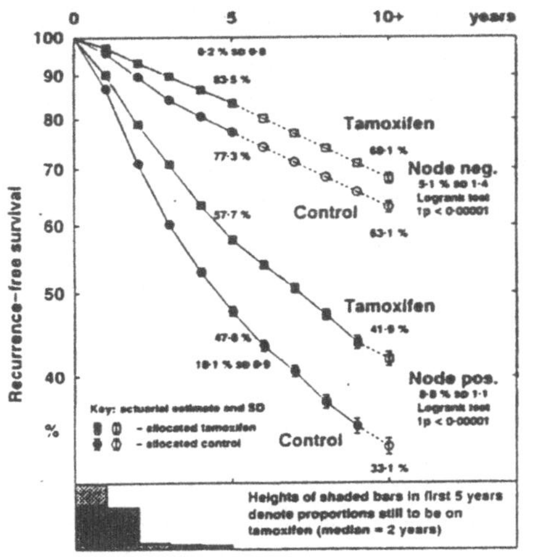

# Mortalität

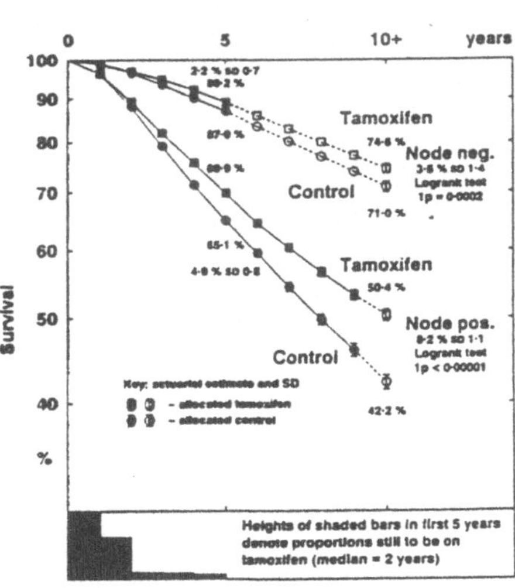

**Abb. 3.** Adjuvante systemische Therapie; Antiöstrogen, Tumorrezidive und Mortalität, nach Early breast cancer trialists collaboration group [43]

zugute kommen, ohne daß gesunde Frauen in beträchtlicher Zahl den potentiell nachteiligen Auswirkungen eines Screenings ausgesetzt werden.

## *Wirksamere Hilfe durch neue Wege und innovative Forschung?*

Die eingangs ausführlich dargelegten Unklarheiten über die Wirksamkeit einer lokalen Tumorkontrolle in der Brust und die Fortschritte der systemischen Therapie lenken das Forschungsinteresse schließlich auch in eine weitere Richtung. Ist die Krebszelle als Krankheitsagens denn der entscheidende Faktor im Krankheitsgeschehen? Statt von der Aggressivität der Krebszelle als Determinante des Verlaufs ließe sich auch vom Zustand des Wirts als bestimmendem Faktor ausgehen. Bei 25% aller Frauen können, wie eingangs in Tabelle 2 dargestellt, Brustkrebszellen gefunden werden; es ist durchaus denkbar, daß nicht nachweisbare Brustkrebszellen bei einem noch größeren Anteil von Frauen vorkommen. Wieso wachsen viele dieser Brustkrebse nicht einmal zu einer klinisch manifesten Krankheit aus, während sie in anderen Fällen zum Tod führen? So kommt der kanadische Chirurg Devitt zum Schluß: *„[The evidence] suggests [that growth and disseminated appearance of ‚breast' cancer is] an ongoing systemic failure of growth control"* [12]. Und der bekannte kalifornische Aids-Forscher Levy: *„In several ways the challenges of AIDS resemble the challenges of cancer. Maintaining tumour dormancy or HIV latency may be easier to attain than the long-sought cure"* [44].

Schon heute sind Wirtsfaktoren bekannt, welche die Prognose bestimmen. So hat das soziale und emotionale Netz einen Einfluß auf das Überleben von Brustkrebspatientinnen [45], und schwere Lebensereignisse scheinen die Rezidivrate in einem beträchtlichen Ausmaß mitzubestimmen [46]. Zudem existieren auch bereits erste Daten aus einer kontrollierten Studie, welche eine Verdoppelung der

Überlebenszeit unter „supportive group therapy" bei Patientinnen mit metastasierendem Mammakarzinom zeigen [47]. Eine innovative Forschung, welche Hypothesen der Komplementärmedizin über die Selbstheilungsfähigkeit des Körpers mit moderner klinisch-epidemiologischer Methodik zu verifizieren versucht, läßt ebenfalls mehr erwarten als das in bezug auf die Lebensqualität problematische Screening.

Es gilt deshalb auch zu klären, ob durch eine allfällige Einführung eines Mammographieprogramms in der Schweiz nicht Resourcen gebunden würden, die möglicherweise sinnvoller für neue Forschungsansätze zur Verbesserung der Krebsanfälligkeit und für gruppentherapeutische Unterstützungsprogramme für Krebskranke zu verwenden sind.

## Schlußfolgerung

Ob ein Mammographie-Screening gesundheitlich mehr nützt als schadet und eine sinnvolle Prävention ist, muß noch ohne Zorn und Eifer ausdiskutiert werden. Von seiten der Medizin sind einige offene Fragen zu klären und die Unsicherheitsmargen darzulegen, die bei der Schätzung von erwünschten und unerwünschten Auswirkungen bestehen. Zudem könnten Utility-Analysen (Befragungen repräsentativer Gruppen über die Bewertung von Vor- und Nachteilen) die Entscheidungsfindung über Wert und Wertlosigkeit dieser präventiven Maßnahme transparenter machen. Letztlich handelt es sich um eine gesellschaftlich-politische und weltanschauliche Frage, die nicht von der Perspektive der Medizin und ihrer institutionellen Interessenslage beantwortet werden kann. Die Entscheidung, nicht an die Medizin zu delegieren und diese Verantwortung zu erkennen, ist Neuland für die nicht-medizinische Öffentlichkeit. Darüber hinaus deutet einiges darauf hin, daß sich mit therapeutischen Fortschritten und mit einer innovativen Forschung, welche statt der Krebsbekämpfung die Stärkung der Abwehrkraft zum Ziel hat, heute mehr erreichen läßt als mit der problematischen Früherkennung.

Vielleicht besteht die Lösung darin, die Entscheidung zur Screening-Mammographie den einzelnen Frauen selbst zu überlassen unter der Voraussetzung, daß eine adäquate Information über Vor- und Nachteile erfolgt und daß gleichzeitig eine maximale Screening-Qualität gewährleistet ist. Zu dieser Information gehört die Mitteilung, daß es unsicher und eine Glückssache ist, ob eine Frau Vor- oder nur Nachteile durch ein Screening erleidet.

## Literatur


1. Grady D, Rubin SM, Petitti DB, Fox CS, Black D, Ettinger B, Ernster VL, Cummings SR (1992) Hormone therapy to prevent disease and prolong life in postmenopausal women. Ann Intern Med 117:1016–1037
2. Nielsen M, Jensen J, Andersen J (1984) Precancerous and cancerous breast lesions during lifetime and at autopsy. Cancer 54:612–615
3. Schmidt JG (1992) Früherkennung und Umgang mit Risikofaktoren. In: Kochen MM (Hrsg) Allgemeinmedizin. Hippokrates, Stuttgart, S 133–149
4. Sacks NP, Baum M (1993) Primary management of carcinoma of the breast. Lancet 342:1402–1408
5. Cuzick J, Stewart H, Rutqvist L, Houghten J, Edwards R, Redmond C, Peto R, Baum M, Fisher B, Host H et al (1994) Cause-specific mortality in long-term survivors of breast cancer who participated in trials of radiotherapy. J Clin Oncol 12:447–453

6. Price A, Robinson L, Corner J, Yarnold JR (1995) Treatment of breast cancer. Lancet 343:427–428
7. Jacobson JA, Danforth DN, Cowan KH, d'Angelo T, Steinberg SM, Pierce L, Lippman ME, Lichter AS, Glatstein E, Okunieff P (1995) Ten-year results of a comparison of conservation with mastectomy in the treatment of stage I and II breast cancer. N Engl J Med 332:907–911
8. Bailar JC III (1995) Surgery for early breast cancer – can less be more? N Engl J Med 333:1496–1498
9. Gazet JC, Markopoulos C, Ford HT, Coombers RC, Bland JM, Dixon RC (1988) Prospective randomised trial of tamoxifen versus surgery in elderly patients with breast cancer. Lancet I:679–681
10. Henderson C, Canellos GP (1980) Cancer of the breast – The past decade. N Engl J Med 302:17–30, 78–90
11. Fisher B, Anderson S, Fisher ER, Redmond C, Wickerham DL, Wolmark N, Mamounas EP, Deutsch M, Margolese R (1991) Significance of ipsilateral breast tumour recurrence after lumpectomy. Lancet 338:327–331
12. Devitt JE (1994) Breast cancer: have we missed the forest because of the tree? Lancet 244:734–735
13. Schmidt JG (1990) Response to Dr Shapiro's dissent. J Clin Epidemiol 43:235–239
14. Shapiro S, Strax P, Venet L (1971) Periodic breast cancer screening in reducing mortality from breast cancer. JAMA 215:1777–1785
15. Collette HJA, Day NE, Rombach JJ (1984) Evaluation of screening for breast cancer in a nonrandomized study (the DOM project) by means of a case-control study. Lancet I: 1224–1226
16. Verbeek ALM, Hendriks JH, Peeters PH, Sturmans F (1984) Reduction of breast cancer mortality through mass screening with modern mammography. First results of the Nijmegen project 1975–81. Lancet I:1222–1224
17. Tabár L, Fagerberg CJ, Gad A, Baldetrop L, Holmberg LH, Grontoft O, Ljungqvist U, Lundstrom B, Manson JC, Eklund G et al (1985) Reduction in mortality from breast cancer after mass screening with mammography. Lancet I:829–832
18. Palli D, Del-Turco MR, Buiatti E, Carlis S, Ciatto S, Toscani L, Maltoni G (1986) A case-control study of the efficacy of a non-randomized breast cancer screening program in Florence (Italy). Int J Cancer 38:501–504
19. Andersson I, Aspegren K, Janzon L, Landberg T, Lindholm K, Linell F, Ljungberg O, Ranstam J, Sigfusson B (1988) Mammographic screening and mortality from breast cancer: the Malmö mammographic screening trial. BMJ 297:943–948
20. Roberts MM, Alexander FE, Anderson TJ, Chetty U, Donnan PT, Forrest P, Hepburn W, Huggins A, Kirkpatrick AE, Lamb J et al (1990) Edinburgh trial of screening for breast cancer: mortality at seven years. Lancet 335:241–246
21. Frisell J, Eklund G, Hellstrom L, Lidbrink E, Rutqvist LE, Sornell A (1991) Randomized study of mammography screening – preliminary report on mortality in the Stockholm trial. Breast Cancer Res Treat 18:49–56
22. Miller AB, Baines CJ, To T, Wall C (1992) Canadian national breast screening study: 2. Breast cancer detection and death rates among women aged 50 to 59 years. Can Med Assoc J 147:1477–1488
23. Miller AB, Baines CJ, To T, Wall C (1992) Canadian national breast screening study: 1. Breast cancer detection and death rates among women aged 40 to 49 years. Can Med Assoc J 147:1459–1476
24. Nyström L, Rutqvist LE, Wall S, Lindgren A, Lindqvist M, Ryden S, Andersson I, Bjurstam N, Fagerberg G, Frisell J et al (1993) Breast cancer screening with mammography: overview of Swedish randomised trials. Lancet 341:973–978
25. Schmidt J (1988) Die Brustkrebs-Vorsorgeuntersuchung: Die kritische und praktisch relevante Beurteilung wissenschaftlicher Daten. Argument (Berlin) AS 178:100–122
26. Baum M (1995) Screening for breast cancer, time to think – and stop? Lancet 346:436–437
27. Guyatt G, Sackett DL, Sinclair JC et al. (1995) Users' guides to the medical literature – IX. A method for grading health care recommendations. JAMA 274:1800–1804
28. Wettstein W (1994) Wenig Nutzen, aber viel Angst. Weltwoche 31:18
29. Schmidt JG (1990) The epidemiology of mass breast cancer screening: a plea for a valid measure of benefit. J Clin Epidemiol 43:215–225

30. Bouvier P, Doucet H, Jenneret O, Raymond L, Strasser T (1995) Ethische Fragen bei der Früherkennung. Schriftenreihe SGGP 43
31. Schmidt JG (1992) Natural history of breast cancer. Lancet 339:810
32. Eddy DM (1989) Screening for breast cancer. Ann Intern Med 111:389–399
33. Wright CJ, Mueller CB (1995) Screening mammography and public health policy: the need for perspective. Lancet 346:29–32
34. Roberts MM (1989) Breast screening: time for a rethink? BMJ 299:1153–1155
35. Bucher H, Gutzwiller F (Hrsg) (1994) Checkliste Gesundheitsberatung und Prävention. Thieme, Stuttgart New York
36. Krass S (1996) Das Prinzip Risiko. NZZ-Folio 7:28–29
37. Bundesamt für Gesundheitswesen und Schweizerische Krebsliga (1996) Nationales Krebs-Bekämpfungsprogramm. Brustkrebs: Fakten und Handlungsbedarf
38. Drummond MF, Stoddart GL, Torrance GW (1987) Methods for the economic evaluation of health care programmes. Oxford University Press, Oxford
39. Allebeck P, Bolund C, Ringback G (1989) Increased suicide rate in cancer patients. A cohort study based on the Swedish cancer-environment register. J Clin Epidemiol 42:611–616
40. Quinn M, Allen E (1995) Changes in incidence of and mortality from breast cancer in England and Wales since introduction of screening. BMJ 311:1391–1395
41. Bailar JC, Smith EM (1986) Progress against cancer? N Engl J Med 314:1226–1232
42. Swanson GM, Ragheb NE, Lin CS, Hankey BF, Miller B, Horn-Ross P, White E, Liff JM, Harlan LC, McWhorther WP et al (1993) Breast cancer among black and white women in the 1980s. Changing patterns in the United States by race, age, and extent of disease. Cancer 72:788–798
43. Early breast cancer trialists' collaborative group (1992) Lancet 339:1–15, 71–85
44. Levy JA (1995) HIV research: a need to focus on the right target. Lancet 345:1619–1621
45. Hislop TG, Waxler NE, Coldman AJ, Elwood JM, Kan L (1987) The prognostic significance of psychosocial factors in women with breast cancer. J Chron Dis 40:729–735
46. Ramirez AJ, Craig TK, Watson JP, Fentiman IS, North WR, Rubens RD (1989) Stress and relapse of breast cancer. BMJ 298:291–293
47. Spiegel D, Bloom JR, Kraemer HC, Gottheil E (1989) Effect of psychosocial treatment on survival of patients with metastatic breast cancer. Lancet II:888–891

Arch Gynecol Obstet (1996) 259 [Suppl]: S 199 – S 305

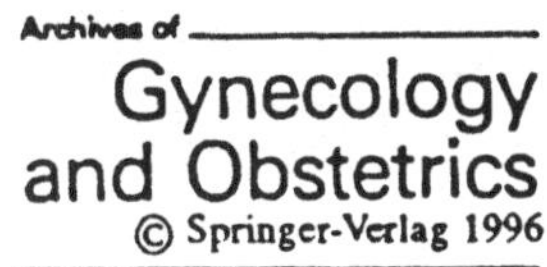


# Posterpräsentation und Freie Mitteilungen
## *Présentation des posters et communications libres*

## Posterpräsentation
### *Présentations des posters*

## Schwangerschaft / *Grossesse*

**Vorsitz / *Présidence:*** Ursula Froster

## Mütterliche Parvovirus B19-Virämie in graviditate, ein Fallbeispiel

M.Bleichenbacher(1), Th. Hess(1), S.Yoon(2), C.Merlo(2), B.Schüssler(1)
Frauenklinik Kantonsspital Luzern (1), Medizinische Klinik Kantonsspital Luzern (2)

**Einführung:** Parvovirus B19-Infekte sind bekannt für Kinderkrankheiten (5th disease, Ringelröteln, Erythema infectiosum), gefürchtet als fetale Problemkrankheit (Aborte, Hydrops fetalis) und haben oft asymptomatische Verläufe bei Adulten. Ein klinisch schwer verlaufender mütterlicher Infekt in graviditate, wie in unserem Fallbeispiel, veranschaulicht die Problematik von Diagnostik und Management.

**Fallbeispiel:** 34jährige IIIP/IVG wird notfallmässig in der 35.SSW zugewiesen wegen septischen Zustandsbilds und fehlenden Ansprechens auf Antibiose. Anamnestisch vorausgegangene Influenza, klinisch Status febrilis, Pharyngitis, Arthralgien/Myalgien, Erythem und sehr reduzierter AZ, Labor mit erhöhtem CRP, Leucocytose, Thrombocytopenie, Gerinnungsstörung und negativen Blutkulturen. Fetale Zustandsbeurteilung ausser leichter Tachykardie im CTG ohne Pathologie. Sectio bei Verdacht auf DIC und nicht adäquat therapierter Sepsis. IPS-Betreuung der Mutter bei Atelektasen, Pleura- und Pericardergüssen, $O_2$-Sättigungsproblemen und Hb-Sturz 3 Tage postoperativ. Kein neonataler Infekt nachweisbar.

**Diskussion:** Schwere Verläufe bei Adulten selten, in graviditate Uebertragung nur in ca. 10%, gehäuft mit Hydrops fetalis oder Abort. Differentialdiagnostisch v.a. Sepsis oder rheumatisches Fieber mit Gerinnungsproblematik im Vordergrund. Diagnostik mittels Serologie und PCR-Virusnachweis im Blut und Knochenmark. Therapie rein symptomatisch. Prävention auf Mundschutz beschränkt (Tröpfcheninfektion). Impfung angeblich in Entwicklung (Kapsidproteine).

**Schlüsse:** Der Parvovirus B19-Infekt ist wichtig bei fetalen Infekten, typischerweise eine Kinderkrankheit und selten bei Adulten (Durchseuchungsrate ca 40-60%).

## BEHANDLUNG EINER ANAEMIE IN DER SCHWANGERSCHAFT BEI BETA-THALASSAEMIE MINOR MIT ERYTHROPOIETIN EINE FALLVORSTELLUNG

Ch. Breymann, C. Hüttner, E. Visca, R. Huch, A. Huch
Dept. f. Frauenheilkunde, Klinik f. Geburtshilfe, Universitätsspital Zürich

**Einleitung:** Humanes rekombinantes Erythropoietin stimuliert die HbF Synthese von Patienten mit Thalassaemie. Wir berichten über den Einsatz von rhEPO bei einer Patientin mit beta-Thalassaemia minor und Anämie in der Schwangerschaft.

**Patientin**: 23 jährige I Para/I Gravida mit beta-Thalassaemia minor (HbA2 0.054%) in der 32. SSW, mikrozytäre, hypochrome Anämie, Hb-Wert 9,6g/dl. Serumferritin mit 8µg/l erniedrigt. Vit. B12 und Folsäurewerte im Normbereich.

**Therapie**: Die Patientin erhielt zweimal pro Woche rhEPO (300 U/kg), i.v. und Fe-III-saccharat (100mg) i.v. im Abstand von 24h. Laborkontrollen: Erythropoiese: EPO-Spiegel, Retikulozytenflowzytometrie, F-Retikulozyten, Hb-gesamt, HbF, Eisenhaushalt: Ferritin, Transferrinsättigung, hypochrome Erythrozyten.

**Ergebnisse**: Bereits in der ersten Behandlungswoche kam es zu einem deutlichen Anstieg der jungen Retikulozyten und zeitversetzt der absoluten Retikulozytenzahl. Der HbF Anteil blieb in der ersten Woche konstant (10,0%) und stieg in der zweiten Woche auf 13,2% an. Nach der vierten Gabe von rhEPO/Eisen lag der Hb Wert bei 11,0 g/dl. Die Ferritinwerte stiegen von 8 µg/l auf maximal 88 µg/l. Der Anteil der hypochromen Erythrozyten stieg von 11,8% auf maximal 26,9%. Die EPO-Spiegel sanken kontinuierlich ab (63,6 U/l auf 30,6 U/l).Postpartal lag der Hb-Wert bei 10,6 g/dl.

**Schlussfolgerungen**: In dem vorgestellten Fall konnte eine Anämie in der Schwangerschaft bei Thalassaemie mit rhEPO in Kombination mit parenteralem Eisen behandelt werden. Neben einem absoluten Hb -Anstieg kam es auch zu einem prozentualen Hb-F Anstieg, was zu einer Verringerung der Hämolyse von Erythrozyten führt. Trotz steigender Ferritinwerte kam es zu einem Anstieg hypochromer Erythrozyten. Dies zeigt, dass auch bei bestimmten Thalassaemiepatienten die Zufuhr von Eisen während gesteigerter Erythropoiese nötig ist.

## Fruchtwasserdynamik bei einem Feten mit beiseitiger Nierenagenesie

Graf K., Tränkner F.*, Biedermann K., Steiner R.A.,
Kantonales Frauenspital Fontana, Chur
Spital Davos *

**Einleitung:**
Im zweiten Trimenon wird die fetale Urinproduktion zur Hauptquelle des Fruchtwassers. Feten mit beidseitiger Nierenagenesie entwickeln deshalb zwischen der 15. und 17. SSW ein Ahydramnion, das zur weiteren Abklärung führt. Zur besseren Darstellbarkeit wird eine Amnionfüllung durchgeführt, wobei die instillierte Flüssigkeit aufgrund der schnellen Fruchtwasser-Resorption innert Stunden wieder verschwindet. Wir beobachteten einen Fall mit ungewöhnlich langer Verweildauer des instillierten Flüssigkeitsvolumens, die an der Diagnose zweifeln liess.

**Kasuistik:**
Die 34-jährige, methadonabhängige III-Gravida, II-Para wurde in der 18. SSW wegen Ahydramnie zugewiesen. Bei Status nach CVS (46 xx) wurde ein Blasensprung mittels indigocarmin-blau angereichertem Ringerlaktat (120 ml) ausgeschlossen. Blase und Nieren konnten nicht nachgewiesen werden. Erst zwei Wochen später zeigte der Fruchtwasserindex eine Abnahme auf 8 mm, worauf erneut 180 ml Ringerlaktat instilliert wurden. Der FWI von 3 cm blieb erneut über zwei Wochen konstant, bis in der 23. SSW wieder ein Ahydramnion vorlag. Die ultrasonographische Verdachtsdiagnose „beidseitige Nierenagenesie" führte dann zur Schwangerschaftsbeendigung. Histologisch wurde die beidseitige Nierenagenesie mit Fehlen von Ureteren und Harnblase bestätigt. Ferner zeigte sich eine Lungenhypoplasie und eine rudimentäre Uterusanlage. Die Plazenta war unauffällig.

**Schlussfolgerung:**
Eine Persistenz von instillierter Amnionflüssigkeit über zwei Wochen im zweiten Trimenon spricht nicht gegen das Vorliegen einer beidseitigen Niereninsuffizienz. Wegleitend zur Diagnose sind in diesen Fällen die konstant fehlende Harnblase und das erneute Ahydramnion.

## Schwangerschaftsfettleber: Ein Fallbericht und Literaturübersicht

A. Schumacher, R. Ulrich, H. Brühwiler
Frauenklinik, Kantonsspital, 8596 Münsterlingen

**Einleitung:**
Die Schwangerschaftsfettleber ist mit einer Inzidenz von 1 : 13'000 bis 15'000 Geburten eine seltene, aber lebensbedrohende Schwangerschaftserkrankung. Eine Kasuistik mit günstigem Ausgang wird vorgestellt.

**Fallbericht:**
Notfallmässiger Eintritt der 33-jährigen P I G II in der 39. SSW mit massiver Emesis, Oberbauchschmerzen und Ikterus. Labor: massiv erhöhte Transaminasen, Hyperbilirubinämie, Hyperurikämie, schwere plasmatische Gerinnungsstörung bei normalen Tc, negative Hepatitisserologie, keine Entzündungszeichen. Geburtseinleitung bei Verdacht auf Fettleber. Postpartale Atonie. Transfusion von 9 FFP und 2 Ec-Konzentraten. Rasche Erholung des Allgemeinzustandes und der Leberwerte.

**Diskussion:**
Differentialdiagnostisch sind vor allem die virale Hepatits und das HELLP-Syndrom auszuschliessen. Beweisend für die Diagnose ist einzig die Leberbiopsie, die aber bei Gerinnungsproblematik risikoreich ist. Die Aetiologie ist unbekannt. Als einzige Therapiemöglichkeit gilt die umgehende Entbindung unter supportiver Intensivtherapie.

**Einflüsse von NO-Synthase-Blockern und Endothelin-Antagonisten während der Schwangerschaft auf den Schwangerschaftsverlauf und auf die Gefässfunktion der A. uterina bei der Ratte.**

Wight E, Küng C, Moreau P, Takase H, Lüscher TF
Departement für Frauenheilkunde, Klinik für Gynäkologie,
Universitätsspital, 8091 Zürich und Abteilung für Kardiologie
Universitätsspital/Inselspital, 3010 Bern.

**Ziel der Arbeit:** Charakterisierung der Auswirkungen einer experimentell erzeugten endothelialen Dysfunktion auf die Schwangerschaft (SS), insbesondere in Hinblick auf die Entwicklung einer SS-induzierten Hypertonie und Präeklampsie.

**Material und Methode:** Schwangere und nicht schwangere Wistar-Ratten (12 - 14 Wochen alt) wurden in je 4 experimentelle Gruppen eingeteilt: Gruppe A erhielt Bosentan (Ro 47-0203, Roche, Basel), einen Endothelin-A/B-Rezeptor Antagonist, 25 mg/d; Gruppe B erhielt L-Arginine-Methylester = L-NAME, einen NO-Synthase-Blocker, 25 mg/d (Abbott Laboratories North Chicago USA) und Gruppe C Bosentan und L-NAME beginnend am 3. Gestationstag. Alle Medikamente wurden per os verabreicht.Die Kontrollgruppe D erhielt keine Medikation. Klinische Daten (Gewichts-zunahme, Blutdruck (BD)) wurden wiederholt im Verlaufe der SS bestimmt. Zwischen dem 18. und 21. Gestationstag wurden die Tiere in tiefer Narkose geötet, die A. uterina präpariert und im Myographsystem nach Mulvany aufgespannt. Unter isometrischen Bedingungen wurde die Gefässantwort auf Endothelin-1 (ET-1), Noradrenalin (NA), Angiotensin I und II (Ang I/II) sowie Azetylcholin (Ach) gemessen. Daneben wurden Zahl und Grösse der Feten und das Ausmass einer allfälligen Proteinurie bestimmt. Die statistische Auswertung erfolgte mittels ANOVA.

**Resultate:** Jegliche Medikation führte zu einer verminderten Gewichts-zunahme während der SS ($p < 0{,}001$). L-NAME-behandelte schwangere und nicht schwangere Ratten zeigten einen BD-Anstieg im weiteren Verlauf (von $109 \pm 11$ auf $178 \pm 29$ bzw. von $117 \pm 14$ auf $181 \pm 10$ mmHg; $p < 0.0001$). Bosentan erwies sich bezüglich BD-Anstieg als protektiv nur zu Beginn der SS ($p < 0.01$). Die L-NAME-Behandlung in der SS erhöhte die Rate intrauterin abgestorbener Feten ($p < 0{,}01$), führte zur Wachstums-retardierung überlebender Feten ($p < 0{,}01$) und zur Proteinurie ($p < 0{,}001$). Bosentan konnte die L-NAME-Effekte bezüglich intauterinem Fruchttod und Proteinurie teilweise antagonisieren ($p = 0.09\text{-}0.05$). Die Sensitivität ($EC_{50}$) der A. uterina gegenüber Ach ist erhöht während der SS ($p < 0.005$), Bosentan verstärkt diesen Effekt ($p < 0.05$). L-NAME vermindert die Sensitivität gegenüber Ach nur in nicht schwangeren Tieren ($p < 0.001$). Ein vermehrtes Ansprechen gegenüber ET-1 wird in der SS nach L-NAME-Exposition gefunden ($p < 0{,}05$).

**Zusammenfassung:** Das Endothel, speziell endotheliale Mediatoren wie Stickstoffmonoxid (NO) und ET-1 scheinen bezüglich des SS-Verlaufs bei der Ratte von zentraler Bedeutung zu sein. Exposition gegenüber L-NAME in der SS führt zu einem, der Präeklampsie ähnlichen, klinischen Bild.

# Posterpräsentation
## *Présentations des posters*

## Endokrinologie / *Endocrinologie*

**Vorsitz / *Présidence:*** W. Stoll

## KONVENTIONELLE IN VITRO FERTILISATION AN DER UNIVERSITÄTSFRAUENKLINIK BERN 1995

E. Berger, A.W. Brandenberger, H.R. Linder, P. Glanzmann,
N. Bersinger, M.H. Birkhäuser
Universitäts-Frauenklinik Bern

### Ziel der Arbeit:

Erfassung der Schwangerschaftsraten des konventionellen IVF Programms an der Universitätsfrauenklinik Bern 1995.

### Methode:

1995 wurden 79 IVF Punktionen bei Patientinnen mit primärer und sekundärer Sterilität durchgeführt. Hauptindikationen waren tubare und multifaktorielle Sterilität. Patientinnen mit schwerer andrologischer Sterilität wurden ab September 95 mit ICSI behandelt.

### Resultate:

| | | |
|---|---|---|
| Punktionen: | 79 | |
| Alter (Jahre): | 23-42 | |
| Embryotransfer: | 73 | (92% der Punktionen) |
| Embryos/Transfer: | 2.47 | |
| Klinische Schwangerschaften | 22 | (28% pro Punktion, 30% pro Transfer) |
| Klin. Schwangerschaften inkl. Kryokonservation: | 26 | (33% pro Punktion) |
| Aborte: | 3 | (+ 1 nach Kryokonservation) |
| Erwartete Lebend- | 28% | pro Punktion (inkl Kryokonservation) |
| geburtenrate: | 26% | pro Transfer (ohne Kryokonservation) |
| Implantationsrate/Embryo | 17.8% | |

### Schlussfolgerungen:

Das konventionelle IVF an unserer Klinik zeigt in den letzten 3 Jahren eine kontinuierliche Steigerung der Schwangerschaftsraten. Mit zunehmender Qualität des Programms wurde ab Mitte Jahr die Anzahl transferierter Embryonen auf prinzipiell 2 reduziert, ohne dass die Schwangerschaftsrate abnahm. Eine Steigerung der Schwangerschaftsrate pro Punktion ist noch möglich, da viele Patientinnen noch kryokonservierte Pronukleide für einen späteren Transfer zur Verfügung haben.

## Grossesses spontanées après administration d'analogues de GnRH lors de FIVETE

K.Sylvan, D.Chardonnens, I.Comte, PG.Bianchi et A.Campana
Département de Gynécologie et Obstétrique, Hôpital Cantonal de Genève

Nous présentons trois cas de patientes admises dans un protocole de FIVETE. Dans notre clinique, nous utilisons un protocole long avec administration d'analogues de GnRH dont le début se fait en milieu de phase lutéale.
Le premier cas rapporté est celui d'une patiente nulligeste de 33 ans ayant dans ses antécédents cinq années de stérilité primaire attribuée à des facteurs tubaires, masculin et à une anovulation. Lors d'une deuxième tentative de FIVETE, une grossesse est survenue pendant la période d'administration d'analogue de GnRH. Elle a accouché à terme d'un garcon en bonne santé.
La deuxième patiente est âgée de 26 ans, elle présente une stérilité secondaire de 3 ans en raison d'un facteur tubaire. Une grossesse est survenue au cours du deuxième cycle de FIVETE lors de l'administration d'analogue de GnRH. La grossesse s'est terminée par une fausse-couche précoce.
La troisième patiente, âgée de 28 ans, présente une stérilité primaire de deux ans sur oblitération tubaire, endométriose modérée et facteur masculin. La grossesse a été découverte alors qu'elle était sous analogue de GnRH , peu de temps avant le début des injections de HMG. Il s'agit d'une grossesse gémellaire actuellement au deuxième trimestre.
Discussion: Ces cas suggèrent que les analogues de GnRH peuvent être administrés inopinément au début d'une grossesse méconnue. Cela a été démontré chez 1% des patientes traitées par analogues de GnRH eu vue d'une FIVETE.
Aucun effet tératogène n'a été clairement démontré à ce jour.

**Der Einfluss einer Hormonsubstitutionstherapie in der Postmenopause auf die Körperzusammensetzung**

Hänggi W (1), Lippuner K(2), Jaeger Ph(2), Birkhäuser MH (1), Horber FF (3)
(1) Abteilung für Frauenheilkunde und Geburtshilfe und (2) Medizinische Poliklinik, Universität Bern, Bern, und (3) Schlossklinik, Mammern, Schweiz

### Ziel der Arbeit:

Vergleich der Wirkung einer herkömmlichen oralen und transdermalen Hormon-Substitutions-Therapie mit derjenigen von Tibolon (Tib), einem synthetischen Steroid mit gemischt östrogener, progestagener und leicht androgener Wirkung, auf die Körperzusammensetzung.

### Methode:

In einer offenen, 2-jährigen Vergleichsstudie wurden postmenopausale Frauen einer Kontrollgruppe (n=26) zugeordnet oder randomisiert mit (1) Tib 2,5mg/Tag (n=28), (2) peroralem Östradiol (E2), 2mg/Tag (n=26) oder (3) transdermalem Östradiol (E2-Pflaster), das 50µgE2/Tag freisetzt (n=20), behandelt. Bei den Gruppen (2) und (3) wurde jeweils Dydrogesteron, 10mg/Tag per os während 14 Tagen pro Zyklus (28 Tage) zugegeben. Die Körperzusammensetzung wurde vor Therapiebeginn, sowie nach 6, 12, 18 und 24 monatiger Behandlungsdauer mittels DXA (Hologic® QDR 1000 W) bestimmt.

### Resultate:

Die Gesamtkörperfettmasse (TBF) zeigte einen Anstieg (p<0.05) in der Kontrollgruppe (+ 3.6 ± 1.5%) sowie in der transdermalen E2-Gruppe (+ 4.7 ± 2.2%), nicht aber in der oralen E2 (-1.2 ± 2.4%) und Tib (+ 1.6 ± 2.2%) -Gruppe. Dies beruhte vorwiegend auf einer Erhöhung der Fettmasse des Körper-Stammes (p<0.05) nicht aber der Beine. Die Gesamt-Körper-„Lean-Mass" (LBM) wies eine Abnahme (p<0.02; 2-Way-ANOVA) in der Kontrollgruppe (-1.7 ± 0.7%) sowie in der oralen E2-Gruppe (-1.4 ± 0.6%) auf, nicht aber in der transdermalen E2-Gruppe (+ 0.3 ± 0.8%) oder der Tib-Gruppe (+ 0.4 ± 0.5 %). Weiterhin wurden im Vergleich mit der oralen E2-Behandlung die LBM-Werte bei den mit Tib behandelten Frauen erhöht (p<0.05). Hierbei handelte es sich hauptsächlich um Veränderungen des Körper-Stammes (p<0.05) und nicht der Beine.

### Schlussfolgerung:

Die Menopause führt zu einer Zunahme der TBF sowie einer Abnahme der LBM. Erstere wird durch perorales E2 oder Tib verhindert, letzere durch transdermales E2 oder Tib.

**Prävention der postmenopausalen Osteoporose: Vergleichsstudie mit Tibolon, oralem und transdermalem Oestradiol**

Lippuner K (1), Hänggi W (2), Birkhäuser MH (2), Jaeger Ph (1)
(1) Medizinische Poliklinik und (2) Abteilung für Frauenheilkunde und Geburtshilfe, Universität Bern, Bern, Schweiz

### Ziel der Arbeit:

Vergleich einer herkömmlichen oralen und transdermalen Hormon-Substitutions-Therapie mit der von Tibolon, einem synthetischen Steroid mit gemischt oestrogener, progestagener und leicht androgener Wirkung, in der Prävention des postmenopausalen Knochenverlustes.

### Methode :

In einer offenen, 2-jährigen Vergleichsstudie wurden insgesamt 140 postmenopausale Frauen entweder einer Kontrollgruppe zugeordnet oder randomisiert mit (1) Tibolon 2,5 mg/Tag, (2) Oestradiol (E2) 2mg/Tag per os oder (3) transdermalem E2 Pflaster mit einer Wirkstoffreisetzung von 50 µg/Tag, behandelt. Bei den Gruppen (2) und (3) wurde jeweils Dydrogesteron, 10 mg/Tag per os während 14 Tagen pro Zyklus (28 Tage) zugegeben. Die Knochendichte (BMD) wurde vor Therapiebeginn, nach 6, 12, 18 und 24 monatiger Behandlungsdauer mittels DXA-Methode (Hologic® QDR 1000W) bestimmt.

### Resultate:

BMD-Veränderungen in bezug auf den Ausgangswert (Mittelwert % ± SEM)

| Gruppe (n) | 6M vs 0 | 12M vs 0 | 18M vs 0 | 24M vs 0 |
|---|---|---|---|---|
| **LWS (L2-L4)** | | | | |
| Tibolon (30) | 0.54±0.38* | 0.83±0.62* | 2.32±0.76* | 1.99±0.68* |
| Orales E2 (28) | 1.13±0.40* | 2.15±0.65* | 2.78±0.81* | 2.41±0.85* |
| Transdermales E2(26) | 1.15±0.66* | 1.45±0.70* | 1.17±0.81* | 0.53±0.71* |
| Kontrollen (31) | -1.61±0.49 | -2.16±0.65 | -2.72±0.62 | -3.44±0.71 |
| **Schenkelhals** | | | | |
| Tibolon (30) | 0.11±0.76 | 1.71±0.82 | 2.38±0.77 | 2.81±0.87* |
| Orales E2 (28) | 1.05±0.57 | 3.34±0.86* | 2.42±1.02 | 2.79±0.75* |
| Transdermales E2(26) | 1.52±0.52 | 3.47±0.81* | 3.14±0.95 | 3.01±0.87* |
| Kontrollen (31) | -0.54±0.68 | -0.01±0.73 | 0.81±0.72 | -1.62±0.70 |

* p < 0,001versus Kontrollen (ANOVA für wiederholte Messungen mit post-hoc Dunnett's t-test) Zwischen den Behandlungsgruppen wurden keine signifikanten Unterschiede festgestellt.

### Schlussfolgerung:

Alle 3 Behandlungsformen sind zur Prävention des postmenopausalen Knochenverlustes in vergleichbarem Ausmass wirksam.

# Azoospermie oder doch nicht ?

J Stutz, Ph Scheurer , M Häberle, MK Hohl
Kantonsspital Baden, Frauenklinik

## Einleitung

Seit der Einführung von mikrochirurgischer epididymaler Spermaaspiration und testikulärer Spermaextraktion (MESA/TESE) am
Kantonsspital Baden 1995 werden uns Patienten zur Abklärung und
Therapie bei Azoospermie zugewiesen. Bei unserer eigenen Kontrolle
stiessen wir zufällig auf vereinzelt motile Spermien nach Ultrazentri-
fugation. Wir untersuchten retrospektiv, wieviele dieser Patienten eine
sogenannte „virtuelle" Azoospermie hatten und wie erfolgreich die
intrazytoplasmatische Injektion mit diesen wenigen Spermien ist.

## Material und Methode

Die Azoospermie konnten wir bei allen 23 Patienten im Routine-
Spermio-gramm bestätigen. Nach Zentrifugation mit 3´000 G zeigte sich
jedoch nur noch bei 13 Patienten eine echte Azoospermie. 10 zeigten
vereinzelt motile Spermien. Bei 6 dieser Patienten führten wir eine ICSI
mit ejakulierten Spermien durch. Die anderen 4 Paare hatten noch keine
Therapie aus verschiedenen Gründen.

## Ergebnisse

Bei den 6 Therapiezyklen kam es bei allen zu einem Embryonen-
transfer. Es resultierten zwei klinische Schwangerschaften, zwei
Patientinnen sind noch in der Lutealphase und zwei Patientinnen
wurden nicht schwanger.

## Diskussion

Beim Vorliegen einer auswärts diagnostizierten Azoospermie lohnt es
sich, die Spermaaufbereitung mittels Zentrifugation nach Percollgradient
mit 3´000 G durchzuführen, da sich vereinzelt bewegliche Spermien
finden, die für die Anwendung einer intrazytoplasmatischen Spermainjektion mit ejakulierten Spermien geeignet sind. Aufwand und
Invasivität sind so deutlich kleiner als bei einer operativen Spermaextraktion aus dem Hoden (TESE).

# Freie Mitteilungen
## *Communications libres*

## Perinatologie / Schwangerschaft
### *Périnatologie / Grossesse*

**Vorsitz / *Présidence:*** Ph. Extermann, R. Zimmermann

## Le pronostic vital des nouveau-nés prématurés: appréciation des gynécologues-obstétriciens et résultats à Lausanne.

O. Bachelard, P. Hohlfeld: Maternité CHUV Lausanne
C. L. Fawer: Service de pédiatrie CHUV Lausanne

**But de l'étude :** Mesurer l'appréciation que les gynécologues-obstétriciens ont de la mortalité et de la morbidité des nouveau-nés selon l'âge gestationnel et le poids de naissance, ainsi que l'attitude qui peut en découler. Puis confronter cette évaluation avec les résultats obtenus dans le centre de référence au service des médecins sollicités.

**Méthode :** Nous avons distribué un questionnaire anonyme aux médecins de notre spécialité, travaillant dans notre région. L'analyse statistique de ces données a été comparée aux résultats obtenus de 1989 à 1995 dans l'unité de néonatalogie du CHUV, avec un follow-up régulier dans l'unité de développement (1989-94).

**Résultats :** Les taux de mortalité stratifiés par âge gestationnel et poids de naissance sont décrits, ainsi que les taux de handicap sévère. Nous observons une sous-estimation du pronostic néonatal entre 25 et 33 semaines, ainsi que pour les poids compris entre 500 et 2000 g. Le taux de handicap sévère pour les nouveau-nés de moins de 28 semaines ou de moins de 1500 g est surestimé. En outre, l'appréciation des gynécologues-obstétriciens se distribue de façon hétérogène pour les âges gestationnels compris entre 26 et 29 semaines, de même que pour les poids de naissance entre 600 et 1000 g. En moyenne, les médecins interrogés ont estimé que l'âge gestationnel minimal pour pratiquer une corticothérapie était de 26 semaines, et qu'une césarienne pour souffrance foetale se justifiait au plus tôt à 27 semaines révolues.

**Conclusion :** L'appréciation livrée par les médecins spécialistes ne concorde pas complètement avec les récents progrès réalisés par nos collègues pédiatres au sein d'une unité spécialisée. Les implications de ce décalage sont cependant minimes au vu de l'efficacité de la collaboration entre les différents services d'obstétriques concernés, comme le montre le très faible nombre de naissances à moins de 34 semaines de gestation ayant eu lieu dans les autres hôpitaux de la région. Nos résultats soulignent en outre la nécessité d'une information constante, interdisciplinaire et au sein de notre spécialité, permettant une appréciation optimale des situations obstétricales précaires entre 24 et 33 semaines.

## 200 Chorionbiopsien am Kantonsspital Olten Erfahrungen und Ergebnisse

G. Beck, E. Niklaus
Frauenklinik, Kantonsspital Olten

**Ziel der Arbeit:** Erfassung des weiteren Schwangerschaftsverlaufs nach invasiver Pränataldiagnostik unter Berücksichtigung von Indikation und diagnostischer Sicherheit.

**Patientinnen:** Für die Studie wurden 200 konsekutive Chorionbiopsien (CVS) der Jahre 1988 - 1996 erfasst.

**Methode:** Anlässlich der am KSO durchgeführten CVS wurden die Patientinnendaten inklusive Indikation, Chorionsitz, Biopsiemenge, Anzahl der untersuchten Mitosen und Resultate fortlaufend erfasst.

**Resultate:** Die untersuchten Frauen waren durchschnittlich 32,2-jährig. 75 % befanden sich im Alterssegment 30 - 39 Jahre. Häufigste Indikation für ein CVS waren "Alter", gefolgt von "Wunsch", "Chromosomenanomalie" eines Elternteiles und "pathologischer Ultraschallbefund". Die CVS wurden mehrheitlich transabdominal (190 von 200) in der 11./12. SSW entnommen. Die mittlere Biopsiemenge betrug 21 g. 192 Karyotypen waren normal. Es fanden sich 2 Down Syndrom, 1 Klinefelter, 3 balancierte Translokationen und 2 Mosaike. Die letzteren wurden mittels Amnionzellkulturen weiter abgeklärt und waren eukaryotisch. Die molekulargenetische Diagnostik zeigte in 2 Fällen bei einer autosomal rezessiven Erkrankung einen homozygoten Defekt. In 1 (0,5 %) Fall kam es innerhalb von 3 Wochen nach der Chorionbiopsie zu einem missed abortion. Ausserdem wurde 3 mal, d.h. in 1,5 % der Fälle ein Spätabort in der 18. - 22. Woche registriert sowie ein intrauteriner Fruchttod (IUFT) in der 38. SSW. Die 3 Spätaborte sowie auch der IUFT hatten keinen erkennbaren Zusammenhang mit dem CVS.

**Schlussfolgerungen:** Die transabdominale Chorionbiopsie ist eine risikoarme und verlässliche Methode für die frühe cyto- und molekulargenetische Diagnostik.

## Intrapartale Uterusruptur - drei Kasuistiken und Literaturübersicht

D. Behrens, I. Hösli, K. Hildebrand, F. Stoz und W. Holzgreve
Universitätsfrauenklinik, Kantonsspital Basel

### Einführung:

Die Uterusruptur unter der Geburt ist eine seltene, für Mutter und Kind lebensbedrohliche Komplikation. Anhand dreier Kasuistiken und des Vergleichs mit der Literatur werden Aetiologie und Symptomatik der Uterusruptur diskutiert und wichtige Aspekte dieser Komplikation beleuchtet.

### Material:

Kasuistik 1: 42 j. 0P IIIG, 42. SSW. Uterusruptur nach acht Stunden nach Applikation eines Prostagladin E2 Vaginalovulums.
Kasuistik 2: 37 j. IP IIIG, 39. SSW. Uterusruptur unter PDA nach sieben Stunden nach Beginn der Wehenunterstützung mittels Oxytocin.
Kasuistik 3: 42 j. IIIP IVG, 40. SSW. Uterusruptur nach vier Stunden nach Beginn der Wehenunterstützung mittels Oxytocin.

### Ergebnisse:

Als häufigste Risikofaktoren der Uterusruptur unter der Geburt nennt die Literatur das Alter der Gebärenden, Pluriparität, Status nach Sectio caesarea, fetale Makrosomie, Weheninduktion bzw. -unterstützung mittels Prostaglandinen oder Oxytocin und Uterusfehlbildungen. Als häufigste Symptome werden maternale Tachycardie, fetale Bradycardie, vaginale Blutung und Abdominalschmerz genannt. Alle drei Patientinnen waren ältere Gebärende, eine erhielt ein Prostaglandin E2 Vaginalovulum, zwei erhielten Oxytocininfusionen, einmal bestand ein Status nach Sectio caesarea und einmal ein Status nach zwei laparoskopischen Adnexeingriffen. Eine Patientin hatte dreimal komplikationslos geboren. Zur Indikation zur Schnittentbindung führten je einmal akuter Abdominalschmerz, fetale Bradycardie und starke vaginale Blutung.

### Schlussfolgerungen:

Bei älteren Gebärenden ist immer mit der Möglichkeit einer Uterusruptur zu rechnen, insbesondere bei Pluriparae oder bei Status nach Sectio caesarea. Der Einsatz von wehenunterstützenden Pharmaka sollte hier besonders kritisch indiziert werden.


## Arabin-Pessar - Die Alternative in der Prophylaxe der Zervixinsuffizienz?

N. Deseö, R. Gaudenz, H. Bassand
Geburtshilflich-Gynäkologische Klinik, Kantonsspital Liestal

### Einführung

Der heutige Standard bei der Prophylaxe der Zervixinsuffizienz besteht in operativen Massnahmen. Meistens wird eine Form der Cerclage durchgeführt, selten der totale Muttermundverschluss. Diesen Vorgehensweisen ist die Narkose bzw. die Hospitalisation gemeinsam. Die Entfernung der Cerclage oder das Wiedereröffnen des Muttermundes ist allenfalls aufwendig und unangenehm. Es interessierte uns, welchen Stellenwert das Arabin-Pessar in der internationalen Literatur und in der Praxis an unserer Klinik hat.

### Material

Im Jahre 1995 wurde an Hand von 3 Patientinnen mit belasteter Anamnese in Bezug auf Frühgeburtlichkeit bei Verdacht auf Zervixinsuffizienz die klinische Anwendung des Arabin-Pessars ab der 13. - 29.SSW bis in Terminnähe geprüft.

### Ergebnisse

Bei allen 3 Schwangeren konnte eine erneute Frühgeburt erfolgreich vermieden werden. Die Methode zeichnete sich durch einfache Anwendung und gute Verträglichkeit aus. Therapiebedingte Hospitalisationen blieben aus. In zwei Fällen erfolgte die Geburt wenige Stunden nach Pessar-Entfernung.

### Schlussfolgerungen

In der Literatur führt das Arabin-Pesssar unberechtigterweise ein Schattendasein. An unserer Klinik scheint es sich als kostengünstige und einfache Behandlungmethode mit guter Patienten-Compliance in der Prophylaxe der Zervixinsuffizienz zu bewähren. Seit der Pessar-Einführung mussten wir auf keine operativen Cerclagen mehr zurückgreifen.

## VERSION CEPHALIQUE EXTERNE: BILAN DE 13 ANS.

Ph. Extermann, O. Irion, K. Schwarz, F. Béguin.
Département de Gynécologie et d'Obstétrique, HCUG, Genève.

**Introduction:** la version céphalique externe (VCE) à terme est une manoeuvre dont l'efficacité a été démontrée par plusieurs études randomisées, mais dont la sécurité mérite d'être évaluée dans de larges collectifs.

**Patientes:** 1432 patientes avec une présentation podalique à terme sont entrées dans cette étude entre 1982 et 1995.

**Résultats:** 297 patientes (20,8%) ont été exclues de l'étude pour diverses raisons. Sur les 1135 tentatives de VCE effectuées, 742 (65,4%) ont réussi et 393 ont échoué. Le taux de césariennes a été de 12,8% après version réussie et de 64,9% après échec de version (p<0.0001). Les complications suivantes ont été observées: hémorragies vaginales 10 (0,9%); bradycardies transitoires 96 (8,5%). Deux morts in utero (1,8%o) sont survenues après VCE; dans les 2 cas, aucune relation causale avec la manoeuvre n'a pu être établie.

**Conclusions:** la VCE réalisée selon un protocole strict après une sélection rigoureuse des cas permet de réduire de moitié le nombre de présentations podaliques à terme dans des conditions de sécurité tout à fait acceptables. La VCE contribue ainsi à la réduction du taux de césariennes.

## Monitoring der fetalen Anämie bei Blutgruppeninkompatibilität mit Doppler-Ultraschall

K. Faisst, R. Zimmermann, J. Kurmanavicius, R. Huch, A. Huch
Klinik und Poliklinik für Geburtshilfe, Departement Frauenheilkunde, Universitätsspital Zürich

### Einführung:

Die rechtzeitige Indikation fetaler Transfusionen zur Behandlung einer fetalen Anämie bei Blutgruppeninkompatibilität kann bisher in der klinischen Routine nur mit invasiven Methoden (Amniozentese, Cordozentese) gestellt werden.

Neuere Ergebnisse von Mari et al. (1995) demonstrieren, dass mit der Dopplersonographischen Messung der systolischen Maximalgeschwindigkeit ($V_{max}$) in der fetalen A. cerebri media (MCA) ein Parameter zur Verfügung steht, mit dem bei Anämie eine viskositätsbedingte Zunahme der Blutflussgeschwindigkeit nachgewiesen werden kann.

Anhand einer Fallbeschreibung soll die Dynamik von $V_{max}$ in der fetalen MCA bei einem Feten mit therapiebedürftiger Rhesusinkompatibilität im longitudinalen Verlauf demonstriert werden.

### Patientin und Methode:

Bei einem Rhesus-positiven (Gennachweis im Fruchtwasser), nicht hydropischen Feten wurde bei einem Delta E-Wert in Zone III nach Liley die Indikation zur fetalen Transfusion gestellt (insgesamt 9 Transfusionen). $V_{max}$ der fetalen MCA wurde Dopplersonographisch jeweils vor und nach fetaler Transfusion gemessen und den entsprechenden fetalen Hämoglobinwerten gegenübergestellt.

### Ergebnisse:

Liegen die $V_{max}$-Werte in der fetalen MCA deutlich über den Normwerten von Mari et al., sind mit einer Ausnahme alle fetalen Hb-Werte $\leq$ 9.5g%. Dagegen sind bei normalen Vmax-Werten die fetalen Hb-Werte $\geq$ 9.7g%. Unmittelbar nach fetalen Transfusionen mit Anstieg der Hb-Werte sinken die Maximalgeschwindigkeiten in der fetalen MCA.

### Schlussfolgerungen:

Mit der Bestimmung der systolischen Maximalgeschwindkeit in der fetalen MCA existiert ein reproduzierbarer Parameter, der *nicht-invasiv* anämiebedingte hämodynamische Veränderungen erfassen kann, der Anhaltspunkte liefert über das Ausmass der fetalen Anämie und der den Therapieerfolg einer Transfusion direkt nachweisen kann.

# Freie Mitteilungen
*Communications libres*

## Perinatologie / Schwangerschaft
*Périnatologie / Grossesse*

**Vorsitz / *Présidence:*** P. Dürig, K. Biedermann

## Gruppe-B-Streptokokken: DNA-Sonde vs. konventionelle Kultur

D.Surbek[1], R.Frei[2], W.Holzgreve[1]
Universitäts-Frauenklinik Basel[1] und Bakteriologisches Labor, Kantonsspital Basel[2]

**Einführung**: Gruppe-B-Streptokokken (GBS) sind die wichtigsten Erreger der neonatalen Frühsepsis. Die Infektion wird antepartal oder sub partu aquiriert. Die intrapartale Antibiotikagabe gilt als einzige wirksame Prophylaxe; diese wird bei mütterlicher GBS-Kolonialisation und zusätzlichen Risikofaktoren (z.B. Frühgeburt) empfohlen. Da der aktuelle materne GBS-Trägerstatus bei Geburtsbeginn meist nicht bekannt ist und eine Kultur bis 48h dauert, werden kürzerfristige bakteriologische Untersuchungsmethoden gesucht. Bisher geprüfte Schnelltests weisen bei geringer Keimdichte eine zu schlechte Sensitivität auf. Wir untersuchten einen neuen Test zum GBS-Nachweis mittels DNA-Sonde.

**Material und Methode**: Bei 217 konsekutiven Schwangeren der Poliklinik anfangs 3. Trimenon wurden simultan jeweils 2 Vaginalabstriche entnommen. Einer wurde routinemässig auf Blutagar 48h inkubiert und anschliessend mittels Agglutinationstest auf GBS untersucht. Beim anderen wurde der *Accuprobe™*-Test (Gen-Probe, San Diego, Ca, USA) durchgeführt, bei welchem nach 16h Inkubation in selektiver Todd-Hewitt-Bouillon eine Chemoluminiszenz-markierte, spezifische DNA-Sonde zur GBS-Identifikation mit der bakteriellen RNA hybdridisiert wird.

**Resultate**: Von den 217 Schwangeren zeigten 11,5% eine positive Kultur und 16,6% einen positiven DNA-Sonden-Test. Die Sensitivität des neuen Gensondentests war mit 92% deutlich besser als die der Kultur (63%). Ein Neugeborenes entwickelte eine frühe GBS-Sepsis, wobei die Kultur in der Schwangerschaft negativ war und der DNA-Sondentest positiv.

| *n = 217* | Kultur positiv | Kultur negativ |
|---|---|---|
| DNA-Sonde positiv | 23 | 13 |
| DNA-Sonde negativ | 2 | 179 |

**Schlussfolgerungen**: Der GBS-Nachweis mittels DNA-Sonde zeigte in unserer Untersuchung eine überlegene Sensitivität und ist schneller als die konventionelle Kultur, obwohl immer noch eine gewisse Inkubationszeit notwendig ist (16h). Gemäss anderer Studien kann diese ohne nennenswerten Verlust an Sensitivität evtl. auf 8h reduziert werden. Im Vergleich sind die Kosten des DNA-Sondentests nur unbedeutend grösser. Ein Einsatz in gewissen klinischen Situationen wie bei vorzeitigem Blasensprung oder imminenter Frühgeburt scheint sinnvoll.


## Akuter Myokardinfarkt peri-/postpartal

M. Enezian, N. Erb, P. Gurtner
Gyn./Geb. Abteilung, Spital Interlaken

### Fallbericht

Wir berichten über eine 34-jährige II-Para, welche ca. 3 Std. nach einer problemlosen Spontangeburt einen akuten infero-posterioren Myokardinfarkt erlitt, mit typischer Symptomatik, sowie EKG- und Enzymveränderungen. Unter einer konservativen Infarkttherapie mit Liquemin, Nitraten und Aspirin trat nach 3 Tagen ein Reinfarkt auf, weshalb eine notfallmässige Koronarangiographie veranlasst wurde. Wider Erwarten fanden sich nur geringe Veränderungen der Koronararterien.

### Literatur-Uebersicht

Die vorhandenen Arbeiten der letzten Jahre, die sich mit kardiologischen Problemen in der Spätschwangerschaft und im Postpartum befassten, wurden durchgesehen und zu unserem Fall, sowie untereinander in Beziehung gebracht.

### Diskussion

Wir stellen zur Diskussion, inwieweit sich aus geburtshilflicher Sicht therapeutische Konsequenzen, resp. Strategien ableiten lassen. Von speziellem Interesse ist die Rolle der Uterotonika, wie auch des Stillens, in der Pathogenese von peripartalen koronaren Komplikationen. Können Empfehlungen gegeben werden für das unmittelbare Vorgehen oder im Hinblick auf eine nachfolgende Schwangerschaft ?

## Frühgeburtlichkeit und vorzeitige Portioreifung: Einfluss der sonographischen Zervixlängenmessung auf unnötige therapeutische Interventionen.

C. Unger, J.C. Rageth, B. Kernen, E. Saurenmann,
Spital Limmattal, Gynäkologie und Geburtshilfe, CH - 8952 Schlieren

### Einführung:
Bei vorzeitigen Kontraktionen mit Portioreifung ist es klinisch schwierig zu unterscheiden, ob eine Frühgeburt droht oder nicht. Bisher gab es keine zuverlässigen Zeichen, um ernsthafte von harmlosen vorzeitigen Kontraktionen zu unterscheiden.

### Ziel und Methode:
Es wurde untersucht, welche Konsequenzen die 1993 bei uns eingeführte vaginalsonographische Zervixlängenmessung auf die Hospitalisationsdauer von Schwangeren mit drohender Frühgeburt hat, wenn intravenöse Tokolyse auf jene Fälle beschränkt wird, bei denen sonographisch eine Zervixverkürzung auf weniger als 3 Zentimeter nachgewiesen werden kann.

### Ergebnisse:

| | 1992 **ohne** sonographische Zervixmessung | 1994 **mit** sonographischer Zervixmessung |
| --- | --- | --- |
| Hospitalisationen wegen vorzeitiger Portioreifung und/oder vorzeitiger Wehentätigkeit | 44 | 36 |
| Hospitalisationstage total bei diesem Kollektiv | 965 | 443 (46%) |
| Fälle mit Hospitalisation während mehr als 10 Tagen | 32 | 12 |
| Frühgeburten < 37 0/7 SSW | 11 | 10 |

### Schlussfolgerungen:
Die vaginale sonographische Zervixlängenmessung gibt ein objektives Mass für die Zervixverkürzung bei vorzeitiger Wehentätigkeit. Sie hilft zwischen ernsthaften und weniger ernsthaften Frühgeburtsbestrebungen zu unterscheiden und war damit geeignet, unnötige therapeutische Interventionen bei Schwangeren mit vorzeitiger Wehentätigkeit und/oder vorzeitiger Portioreifung deutlich zu reduzieren.

---

## Les signes et symptômes lors de HELLP syndrome: Etude rétrospective portant sur 54 patientes

C. Wirz, K. Raszka, P. Hohlfeld.
Dépt de gynécologie-obstétrique, CHUV, 1011 Lausanne.

**But:** Etudier les symptômes et signes présentés par les patientes souffrant d'un HELLP syndrome. Proposer un protocole de prise en charge initial.

**Patientes:** 54 patientes présentant un HELLP syndrome pour la période comprise entre le 1.1.89 et le 31.12.95 (incidence 0.5% des naissances).

**Méthode:** Etude rétrospective analysant les caractéristiques suivantes: Age maternel, gestité, parité, âge gestationnel à l'apparition des premiers symptômes et à l'hospitalisation, motif d'admission, valeurs de laboratoire à l'entrée, bien-être fœtal.

**Résultats:** L'âge maternel moyen était de 28 ans (20-42). 38 (70,3%) des femmes étaient primigestes. Les premiers signes et symptômes sont apparus en moyenne dès la 31ème semaine (21-40). Ils se répartissaient de la façon suivante:

| | |
| --- | --- |
| Barre épigastrique | 80 % |
| Hypertension (≥140/90) | 74 % |
| Hyperréflexie | 57 % |
| Protéinurie | 56 % |
| Céphalées | 33 % |

A l'admission le pourcentage des valeurs pathologiques de laboratoire se distribuait de la façon suivante:

| | |
| --- | --- |
| Transaminase (ASAT≥3SD) | 87 % |
| Thrombopénie moyenne (<100 et >50 G/l) | 50 % |
| Thrombopénie sévère (≤50G/l) | 19 % |
| Hémoglobine (≤100g/l) | 5 % |

46 (82%) des nouveaux-nés étaient prématurés (≤36 sem.) dont 8 (14%) ≤28 semaines. Aucun décès maternel n'est à déplorer.

**Conclusions:** Une barre épigastrique doit faire rechercher le HELLP syndrome et doit faire penser à un hématome sous-capsulaire du foie. Les examens d'entrée doivent au minimum comprendre une formule sanguine, le dosage des transaminases et de la LDH et une étude de l'hémostase. Une maturation pulmonaire par stéroïdes doit être débuté en cas de prématurité ≤32 sem; un traitement par sulfate de magnésium et un traitement antihypertenseur sont souvent nécessaires.

## HELLP-SYNDROME von 1992 bis 1995

B. Weidmann, G.Drack, U.Lorenz
Frauenklinik Kantonsspital St. Gallen

### Einleitung
Von 1992-1995 wurden an der Frauenklinik des Kantonsspitals St. Gallen 32 Frauen mit unterschiedlich stark ausgeprägtem HELLP-Syndrom entbunden.

### Methode
Retrospektive Auswertung der Krankenakten.

### Resultate
24 (75%) der Frauen waren Erstgebärende, 8 (25%) Mehrgebärende. Es bestanden 28 Einlings- und 4 Zwillingsschwangerschaften.

22 (69%) der Entbindungen fanden vor der 37 0/7 SSW, 18 (56%) vor der 34 0/7 SSW und 11 (34%) vor der 32 0/7 SSW statt. Bei 29 von 32 Frauen erfolgte die Geburt durch Sectio.

35 Kinder wurden lebend geboren, einmal war es zum intrauterinen Fruchttod gekommen. 23 der 36 Kinder wiesen ein Geburtsgewicht unter 2000g auf, 17 wogen weniger als 1500g und 5 weniger als 1000g. In vier Fällen war eine schwere Azidose im Nabelschnurblut nachzuweisen. 26 Kinder mussten postpartal auf die neonatologische Beobachtungs- oder Intensivstation verlegt werden.

Die ausserordentliche Vielfalt des HELLP-Syndroms wird an unserem Patientengut ebenso gezeigt, wie die zum Teil notwendig werdende Inanspruchnahme aller intensiv-medizinischen Möglichkeiten eines Zentrumsspitals.

### Schlussfolgerungen
Obwohl das HELLP-Syndrom ausgesprochen selten vorkommt, verlangt die Schwere und Bedrohlichkeit dieser Erkrankung andauernde Aufmerksamkeit der Geburtshelfer, ständige Präsenz aller intensiv-medizinischen Bereiche und optimale interdisziplinäre Zusammenarbeit.

## Purpura thrombotique thrombocytopénique chez une patiente enceinte de 33 semaines et témoin de Jehova: cas clinique.

D.Wirthner, P.Hohlfeld.
Dépt de gynécologie-obstétrique, CHUV, 1011 Lausanne.

Le purpura thrombotique thrombocytopénique (PTT) est un syndrome rare associant une thrombopénie, une anémie hémolytique, un état fébrile, une atteinte du système nerveux central et une atteinte rénale. Cette pentade n'est retrouvée que chez 40% des patientes. Le mauvais pronostique lié à cette affection s'est amélioré ces dernières années avec le recours à la plasmaphérèse et aux corticoïdes.

**Cas clinique:**
Patiente de 33 ans, IG 0P, se présentant en clinique pour malaise et fatigue à 33 semaines d'aménorrhée. Une semaine avant, une hypertension à 160/100 avec une protéinurie modérée avait été traitée par un β–bloquant. La patiente, témoin de Jehova, avait refusé l'hospitalisation. A l'entrée , la patiente présente une HTA à 170/100 sans hyperréflexie, une protéinurie massive, une thrombocytopénie sévère à 5 G/L, une hémolyse, une cytolyse hépatique. Le fœtus est mort in utero. Elle nous est alors transférée. Un traitement par magnésium et labetalol est instauré. La patiente refuse catégoriquement l'emploi de tout dérivé sanguin et ceci malgré le risque de décès clairement évoqué. L'accouchement est provoqué par des prostaglandines intracervicales. La patiente expulse 16 heures plus tard sans aucun saignement. Les suites sont marquées par l'apparition d'une hypoxémie et d'un état d'agitation nécessitant une sédation. il y a persistance de la thrombopénie avec apparition d'un anémie sévère La survenue d'une déficience multiorganique provoquera le décès deux jours plus tard.

**Discussion:**
Le PTT fait partie, avec le HELLP et le syndrome hémolytique urémique (HUS), des microangiopathies thrombotiques. Les principales caractéristiques cliniques permettant de les différentier sont les suivantes:

|                        | HELLP | PTT     | HUS  |
| ---------------------- | ----- | ------- | ---- |
| Reins première cible   | non   | non     | oui  |
| Foie première cible    | oui   | non     | non  |
| Hypertension           | oui   | parfois | oui  |
| Symptômes neurologiques| oui   | oui     | rare |
| Thrombi hyalins        | non   | oui     | oui  |

**Conclusions:**
Le diagnostique de PTT doit être rapidement posé, car la mortalité maternelle s'élève à 80% dans le cas de PTT non traité.
En cas de refus formel de recevoir des dérivés sanguins par une personne capable de discernement, un procès-verbal sera co-signé par l'équipe de soin dans le dossier médical.

# Freie Mitteilungen
## Communications libres

# Reproduktionsmedizin
## Médecine de la procréation

**Vorsitz / *Présidence:*** A. Campana, J. Birkhäuser

## INTRAVENÖSE IMMUNOGLOBULINE BEI HABITUELLEN ABORTEN

R. Lachat, A.W. Brandenberger, M.H. Birkhäuser
Universitäts-Frauenklinik Bern

### Einleitung:

Im Rahmen einer Pilotstudie wurden Patientinnen mit rezidivierenden Aborten unbekannter oder immunologischer Ursache mit Intravenösen Immunglobulinen (IVIG) behandelt.

### Einschlusskriterien:

Patientinnen (<42 Jahre) mit 3 oder mehr konsekutiven Aborten und gleichem Partner. Ausschluss von Uterusanomalien, Chromosomendefekten der Eltern, endokrinologischen oder infektiösen Ursachen. Keine Hinweise für IgA Mangel.

### Behandlung:

IVIG (Sandoglobulin) 0.3 g/kg KG Infusionen nach positivem HCG. Wiederholen der Infusionen alle 3 Wochen bis zur 14. Schwangerschaftswoche.

### Resultate:

| | | |
|---|---|---|
| Primäre habituelle Aborte: | 14 | |
| Sekundäre habituelle Aborte: | 2 | |
| Alter: | 30,4 | (22-42) |
| Anzahl Aborte: | 4,1 | (3-7) |
| positive Phospholipid Antikörper: | 5/16 | (31%) |
| Lebendgeburten: | 13/16 | (81%) |
|     davon mit abortus imminens: | 3/13 | |
| Erneuter Abort: | 3/16 | (19%) |

### Beurteilung:

Die Patientinnenzahlen unserer Studie sind noch sehr klein. Der Nutzen von IVIG in der Therapie habitueller Aborte ist umstritten. Bisher gibt es nur zwei prospektiv randomisierte, placebokontrollierte Studien mit kontroversen Resultaten: die eine mit präkonzeptionellem Therapiebeginn zeigte einen positiven, die andere mit postkonzeptionellem Beginn keinen Effekt. Wir empfehlen diese Therapie im Rahmen von prospektiv randomisierten Studien, wie z.B. derjenigen, welche 1996/97 in Europa geplant ist.

## EFFET D'UNE ANTIBIOTHERAPIE DE LONGUE DUREE SUR LA MOTILITE DES SPERMATOZOIDES

M.Junod; St. Fink; W.Hänggi; M.Birkhäuser Universitäts-Frauenklinik Bern

**But de l'étude:** Effet d'une antibiothérapie de 3 mois sur la motilité des spermatozoïdes chez des hommes avec suspicion de prostatite chronique.

**Patients et méthodes:** Dans une étude prospective, 59 hommes issus de la consultation de stérilité de l'UFKB, présentant un spermiogramme pathologique, ont été investigués du point de vue andrologique de juin 1994 à novembre 1995. Chez les hommes ayant une suspicion de prostatite chronique, un spermiogramme avec bactériologie a été effectué avant et après antibiothérapie de 3 mois. Les troubles hormonaux et anatomiques ( p.ex. varicocèle) ont été exclus. En comparaison, il a été effectué dans un groupe contrôle de 47 hommes, deux spermiogrammes à trois mois d'intervalle, sans aucune antibiothérapie pendant ce temps.

**Résultats:** Parmi les 59 patients, 15 (25%) ont montré un trouble hormonal ou anatomique ou ne se sont pas présentés au contrôle après 3 mois; ainsi, nous avons pu conserver 44 patients pour notre étude. Une amélioration de la motilité des spermatozoïdes a été observée chez 18 patients (41%), chez 5(11%) la motilité à long terme s'est normalisée et chez 10(23%) la motilité à long terme dépasse 20%. En comparant l'évolution du groupe contrôle, on note une différence significative dans le sens d'une augmentation de la motilité à long terme. Les autres paramètres n'ont pas montré de changements significatifs. 15 hommes (34%) présentaient une bactériospermie. Il n'a pas été observé d'amélioration de la motilité en comparant les groupes bactériologie positive ou négative.

**Conclusions:** Malgré une tendance à l'amélioration de la motilité après antibiothérapie, aucune différence significative ne peut être mise statistiquement en évidence, mis à part la motilité à long terme. La bactériospermie n'augmente pas le succès thérapeutique d'une antibiothérapie.
Ainsi, l'amélioration de la fertilité est manifeste, moins bons sont les résultats des paramètres de laboratoire.

## MODULATION DE L'ACTIVITE PROTEOLYTIQUE DU TROPHOBLASTE PAR DES FACTEURS ENDOMETRIAUX

P.Bischof, M. Martelli, A. Campana
Département de Gynécologie et d'Obstétrique, Université de Genève

L'invasion trophoblastique pendant l'implantation et la placentation est considérée comme dépendante de la sécrétion des métalloprotéases et plus particulierement de celle des gélatinases par le trophoblaste invasif. Les cellules cytotrophoblastiques (CTB) ne sont pas constitutivement invasives, elles acquièrent et perdent cette propriété de manière strictement contrôlée autant spatialement que temporellement. Il a été montré que plusieurs cytokines (EGF, Il-1beta, TGF beta) et protéines de la matrice extracellulaire (laminine, fibronectine) stimulent ou inhibent les gélatinases et/ou l'invasion des CTB dans le Matrigel. Comme ces régulateurs potentiels sont également des produits endométriaux, nous avons analysé les effets des milieux conditionnés par différentes cellules endométriales sur la sécrétion des gélatinases et l'activité invasive des CTB.

Les CTB et les cellules déciduales ont été isolées à partir de produits d'avortements du premier trimestre et les cellules endométriales à partir d'uteri prélevés par hystérectomies réalisées chez des femmes non atteintes de cancer. Les différentes cellules ont été cultivées 48h dans du RPMI en absence de sérum et les milieux dilués 1:2 lorsqu'ils ont été réutilisés pour y cultiver des CTB. L'activité gélatinolytique des milieux de culture a été analysée par un dosage qualitatif (zymographie) et quantitatif et l'effet modulateur de l'invasion trophoblastique a été examiné par un test d'invasion.

Le milieu conditionné par les cellules stromales déciduales inhibe de manière significative l'invasion du Matrigel par les CTB et leur sécrétion de gélatinases A et B. En revanche, les milieux conditionnés par des cellules glandulaires endométriales ou déciduales, ou par les cellules endométriales stromales n'exercent pas ces effets. Les cellules endométriales stromales lorsqu'elles sont décidualisées in vitro (par l'oestradiol et la progestérone) inhibent de manière dose-dépendante l'activité gélatinolytique des CTB. Cette activité inhibitrice ne peut pas être due au TIMP (tissue inhibitor of metalloproteinase) car cet inhibiteur est séparé des gélatinases lors de la zymographie. Il faut donc considérer que d'autres facteurs d'origine déciduale exercent cet effet inhibiteur. Un candidat potentiel pourrait être le LIF (leukemia inhibitory factor) car cette cytokine produite par l'endomètre décidualisé inhibe significativement l'activité gélatinolytique des CTB de manière dose-dépendante.

Nous concluons que les cellules stromales de l'endomètre décidualisé contrôlent l'invasion trophoblastique lors de l'implantation et de la placentation.

## Inseminazione intrauterina (IIU): valutazione dei risultati in relazione all'età della donna, alla qualità dello sperma, al numero totale di spermatozoi per inseminazione e all'analisi basata sulle tabelle di sopravvivenza.

P.G. Bianchi, N. Jaquenoud, D. Sakkas, A. Stalberg, I. Comte, T. Pache, D. Walker and A. Campana.
Clinique de Stérilité et d'Endocrinologie gynécologique, Département de Gynécologie et d'Obstétrique, Hôpitaux Universitaires de Genève, Suisse.

**Scopo dello studio:**
Effettuare l'analisi dei risultati di IIU provenienti da una vasta popolazione di pazienti. I tassi di gravidanza sono presentati (i) in relazione all'età della donna e al numero totale di spermatozoi per inseminazione, (ii) in relazione alla terapia ormonale e (iii) all'analisi basata sulle tabelle di sopravvivenza.

**Selezione delle pazienti:**
Lo studio è basato su 332 coppie sterili che hanno effettuato 1115 cicli di IIU intraconiugale con seme preparato mediante lavaggio. L'indicazione all'IIU era un test postcoitale anormale dovuto a un fattore maschile o a un fattore cervicale.

**Risultati:**
La media del numero di cicli per paziente era di 3,4, il tasso globale di gravidanza 18,7% e il tasso di gravidanza per ciclo di 5,6%. Il risultato della terapia è stato influenzato negativamente dall'età della partner superiore a 39 anni e/o da un numero totale di spermatozoi per inseminazione <1 milione. Non si è registrata alcuna gravidanza in donne di più di 44 anni o in casi con un numero totale di spermatozoi mobili nell'ejaculato inferiore a un milione.

**Conclusioni:**
Questo studio ha confermato i risultati di studi precedenti che hanno mostrato l'importanza del numero di spermatozoi mobili per inseminazione in relazione al risultato della terapia. Le donne di più di 40 anni hanno meno probabilità di ottenere una gravidanza da IIU. L'IIU tuttavia continua ad essere un'alternativa atrattiva nella terapia della sterilità, in particolare a causa del costo-beneficio in relazione alla fecondazione in vitro.

# EINFÜHRUNG DER INTRACYTOPLASMATISCHEN SPERMIEN-INJEKTION (ICSI) AN DER UNIVERSITÄTSFRAUENKLINIK BERN

A.W. Brandenberger, P. Glanzmann, H.R. Linder, E. Berger, N. Bersinger, M.H. Birkhäuser
Universitäts-Frauenklinik Bern

### Einleitung:
Die intracytoplasmatische Spermieninjektion (ICSI) stellt eine vielversprechende Therapiemethode der schweren männlichen Subfertilität dar. Wir beschreiben die ersten Resultate nach Einführung dieser Technik an unserer Klinik.

### Methode:
Zwischen Mitte September 1995 und Mitte Januar 1996 wurden die ersten ICSI durchgeführt. Indikation war die schwere männliche Subfertilität oder ein Status nach Nicht-Fertilisation im konventionellen IVF.

### Resultate:
| | | |
|---|---|---|
| Punktionen mit ICSI: | 32 | |
| Fertilisationen nach ICSI: | 31 | |
| Embryotransfer: | 29 | (93,5%) (1 mal Kryokonservation wegen OHSS) |
| Embryos/Transfer: | 2.03 | |
| Klinische Schwangerschaften: | 11 | (34% pro Punktion, 38% pro Embryotransfer) |
| Aborte: | 0 | |
| Fruchtsack im Ultraschall pro transferiertem Embryo: | 24,5% | |
| Injizierte Oocyten: | 301 | |
| 2 PN: | 154 | 51,1% |
| 1 PN: | 22 | 7,3% |
| 3 PN: | 16 | 5,3% |
| Unbefruchtet: | 94 | 31,2% |
| Lyse: | 15 | 5,0% |

### Schlussfolgerungen:
Nach entsprechendem Training stellt die ICSI Methode eine effektive Therapiemethode für die schwere männliche Subfertilität dar. Die Resultate der ersten Punktionen lassen sich mit denen grosser Kliniken mit langer Erfahrung vergleichen. Wertvolle Unterstützung erhielten wir während der Einführung von Dr. Senn (CHUV Lausanne).

# Mikrochirurgische epididymale Spermaaspiration (MESA) und testikuläre Spermaextraktion (TESE) kombiniert mit intrazyto-plasmatischer Spermainjektion (ICSI)

## Eine erfolgreiche Therapie bei Azoospermie

M Häberle, Ph Scheurer, F Hering, MK Hohl
Kantonsspital Baden, Frauenklinik

### Ziel der Arbeit:
Erster Erfahrungsbericht mit der reproduktionsmedizinischen Therapie der obstruktiven und non-obstruktiven Azoospermie. Fertilisierungs- und Schwangerschaftsraten nach intraztyoplasmatischer Spermainjektion epididymaler und testikulärer Spermien.

### Material und Methode
Bei drei Paaren mit einer primären Sterilität bei non-obstruktiver Azoospermie wurde eine intrazytoplasmatische Spermainjektion nach testikulärer Spermaextraktion durchgeführt. Die Ursachen waren zweimal ein intratestikulärer Reifungsstopp und einmal eine komplette postentzündliche Obliteration der Samenwege. Bei einem Paar konnte bei Aplasie der Vas deferens mit mikrochirurgisch gewonnenen epididymalen Spermien eine intrazytoplasmatische Spermainjektion durchgeführt werden.

### Resultate
Testikuläre Spermaextraktion: In drei Therapiezyklen wurden 59 Eizellkumuluskomplexe gewonnen, wovon 45 Eizellen in der Metaphase II waren. Nach Injektion waren 24 intakt, wovon 18 normal fertilisierten. (75 %). 9 Zygoten wurden kryokonserviert und es kam zu drei Embryotransfers. Wir erzielten zwei intakte Schwangerschaften. MESA: In einem Therapiezyklus konnten 10 Eizellen gewonnen werden, wovon 8 in der Metaphase II waren. Nach der Injektion waren 3 Eizellen intakt, wovon alle fertilisierten. 3 Embryonen wurden transferiert, die Patientin ist aktuell noch in der Lutealphase.

### Schlussfolgerungen
Selbst die schwerste Form der männlichen Subfertilität, die Azoospermie, lässt sich heute sehr erfolgreich reproduktionsmedizinisch therapieren. Mit der mikrochirurgischen epididymalen Spermaaspiration oder der testikulären Spermaextraktion lassen sich genügend vitale Spermien gewinnen um eine erfolgreiche intraztyoplasmatische Spermainjektion durchzuführen. Die Fertilisierungs- und Schwangerschaftsrate mit diesen Spermien ist identisch mit denen ejakulierter Spermien.

# Caractéristiques reproductives de la population genevoise.

J.Pedrazzoli*, A. Campana*, A. Morabia**.

Département de Gynécologie et Obstétrique*, division d'épidémiologie clinique**, HCUG, Genève

**But de l'étude** : Décrire la variabilité de la vie reproductive, de la ménarche à la ménopause, dans la population féminine genevoise.

**Patientes** : 1032 patientes âgées de 30 à 74 ans, résidentes à Genève sont entrées dans cette étude entre janvier 1992 et octobre 1993.

**Méthodes** : Un échantillon randomisé stratifié a été sélectionné d'après une liste officielle du canton de Genève publiée chaque année. Une lettre a été envoyée à cet échantillon de femmes. Ces femmes ont été reçues dans une antenne clinique mobile et le questionnaire a été rempli avec l'aide d'un personnel qualifié.

**Résultats** : L'habitante genevoise "typique" a sa ménarche à l'âge de 13 ans, elle a des cycles réguliers de 28 jours et une menstruation d'une durée de 5 jours. Elle a 26 ans lors de la naissance de son premier enfant et 31 lors de celle de son dernier enfant (qui est le plus souvent le deuxième). Sa vie reproductive s'étend sur 37 ans et sa ménopause survient à l'âge de 50 ans.
Le groupe des femmes jeunes rapporte un âge plus précoce de la ménarche. Les femmes avec un niveau de scolarité bas ont des enfants à un âge plus jeune. Soixante-sept pour cent des femmes n'ont jamais utilisé de contraception orale et 23 % sont nullipares. Vingt pour cent des femmes ont eu leur première grossesse à l'âge de 30 ans ou plus tard. Par ailleurs, 11 % des femmes ont souffert d'un problème de stérilité (pas de grossesse durant 2 ans de rapports non protégés).

**Conclusions** : Dans cette première étude concernant la vie reproductive des femmes à Genève, la nulliparité et la survenue d'un premier enfant tardivement sont inhabituellement fréquentes, notamment en comparaison avec les femmes américaines ou chinoises. La distribution observée de la vie reproductive pourrait expliquer l'incidence élevée de cancer du sein dans la population genevoise.

# Freie Mitteilungen
## *Communications libres*

## Gynäkologie
## *Gynécologie*

**Vorsitz / *Présidence:*** S. Meyer, J. Eberhard

**Titel:**
**Die Vaskularisation der ableitenden Harnwege bei der Frau:**
**Eine anatomische Untersuchung**
J. Kunz
Gyn.-gebh. Abt. Schweizerische Pflegerinnenschule, Zürich

**Ziel der Arbeit:**
Kenntnisse über Topographie und Vaskularisation der ableitenden Harnwege schaffen die Voraussetzung iatrogene Läsionen und ischämische Nekrosen bei therapeutischen oder palliativen Eingriffen im kleinen Becken weitgehend zu vermeiden.

**Material und Methode:**
Nach intravaskulärer Kunstoff- und Tuscheinjektion bei toten Hunden und menschlichen Leichen wurden die ureteralen Gefässe präparatorisch und histologisch dargestellt.

**Resultate:**
Die arterielle Versorgung des Ureters beim Menschen zeigt in Uebereinstimmung mit den Befunden beim Hund, dass der Ureter segmental versorgt wird und die ureteralen Arterien untereinander anastomosieren.

**Schlussfolgerungen:**
Bei operativen Eingriffen, vor allem bei massiven gynäkologisch-geburtshilflich bedingten pelvinen Blutungen darf die arterielle Blutzufuhr über die A. iliaca interna durch Ligatur oder Embolisation unterbrochen werden ohne Risiko einer ischämischen Nekrose des Ureters, da ausreichend Kollateralen und Anastomosen die arterielle Versorgung des Urogenitaltraktes sicherstellen.

Ultraschall-Osteodensitometrie am Calcaneus in der Gynäkologie.
Möglichkeiten und Grenzen einer neuen Methode
P. Hadji /H.G. Bohnet
Gemeinschaftspraxis Bohnet, Knuth und Seeler; Hamburg

In dieser Pilotstudie über die Akzeptanz, Zuverlässigkeit und Reproduzierbarkeit der Ultraschall-Osteodensitometrie wurde zusätzlich der Grad der Östrogenversorgung bzw. der ovariellen Erschöpfung mit den Ergebnissen der Knochendichtemessung unter Einbeziehung einer detaillierten Anamneseerhebung korreliert.
<u>Material und Methode:</u> Bei 403 Pat. wurden Messungen am Calcaneus mit dem "Achilles"-Gerät der Fa. LUNAR durchgeführt. Erfaßt wurden Speed Of Sound (SOS) und Broadband Ultrasound Attenuation (BUA). In einer morgentlichen Serumprobe wurden die Gonadotropine und E2 bestimmt.
<u>Ergebnisse:</u> Die Messungen am Calcaneus beidseits ergaben einen Korrelationskoeffizienten von r = 0,93. Bei 31 Pat. erfolgte in einem Zeitraum von 6-12 Wochen eine Wiederholungsmessung ohne signifikant unterschiedliche Werte. 41 Pat. hatten eine osteoporoserelevante Fraktur erlitten und bei 31 Pat. war eine Osteoporose per DXA oder QCT diagnostiziert worden.

| Tab. 1 | n | E2 (pg/ml) | FSH (IU/L) | Vit. D (pg/ml) | SOS li (m/s) | SOS re (m/s) | BUA re (dB/MHz) | BUA li (dB/MHz) | Alter/ Jahren |
|---|---|---|---|---|---|---|---|---|---|
| mit Osteop. | 31 | 65 | 41 | 23 | 1509* | 1494* | 108* | 109* | 55 |
| ohne Osteop. | 371 | 59 | 40 | 23 | 1526* | 1525* | 114* | 113* | 51 |
| mit Fraktur | 41 | 39* | 53* | 22 | 1516* | 1504* | 111* | 108* | 55* |
| ohne Fraktur | 332 | 64* | 38* | 23 | 1526* | 1525* | 114* | 114* | 52* |
| perimenop.P. | 108 | 82* | 22* | 22 | 1531* | 1527* | 115 | 114 | 47 |
| postmenop.P. | 128 | 41* | 56* | 23 | 1520* | 1517* | 114 | 112 | 56 |

<u>Schlußfolgerung</u> Unsere ersten Erfahrungen mit der QUS bestätigen die gute Korrelation der Ergebnisse der QUS mit der DXA- und QCT-Methode in bezug auf die Frakturvorhersage. Zusätzlich zeigten sich bei den nach Menopausenstatus differenzierten Ergebnissen signifikante Unterschiede bei SOS, BUA, FSH und E2. Unsere Ergebnisse lassen den Schluß zu, daß ein E2-Spiegel von < 60 pg/ml, erhoben am Vormittag ggf. nach vorausgegangener abendlicher Substitution, für einen Östrogenmangel spricht, insbesondere wenn die FSH-Konzentration 50 IU/L übersteigt. Mit der Ultraschall-Osteodensitometrie steht ein neues Screening-Verfahren für Pat. in der Peri-/Postmenopause zur Verfügung, welches erstmalig eine wirkungsvolle Prävention der sek. Osteoporose möglich erscheinen läßt.

**Ein Vergleich von Knochendensitometriemethoden -
Ultraschalldensitometrie versus DPX-Densitometrie**
A. Faulenbach, R. Gaudenz, C. Kraenzlin, K. Varga
Klinik für Gynäkologie und Geburtshilfe Kantonsspital Liestal

**Einführung:**
Die Osteoporose ist die häufigste Stoffwechselerkrankung des Knochens. Ca. 20-30% der über 60-jährigen Frauen leiden darunter. Dadurch wird die Osteoporose zunehmend zu einem sozialmedizinischen Problem.

**Ziel der Arbeit:**
Im Rahmen dieser Arbeit soll eine sonographische Methode zur Erfassung einer Osteoporose, nämlich die Ultraschallknochendensitometrie, gemessen mit dem „Achilles" Ultraschalldensitometer (Lunar Corp.), vorgestellt und mit der ionisierenden Densitometrie, gemessen mit dem DPX-L-Densitometer (Lunar Corp.) verglichen werden.

**Material:**
An einem Patientenkollektiv von 100 Frauen im Alter zwischen 23 und 95 Jahren, wurde am selben Tag sowohl eine Ultraschallknochendensitometrie als auch eine DPX-L-Densitometrie durchgeführt.

**Methode:**
Mit dem Ultraschallknochendensitometer wurden am rechten Os calcaneus folgende Parameter bestimmt: SOS (= speed of sound), BUA (= broadband ultrasoud attenuation) und daraus der Stiffness Index berechnet. Radiologisch wurde unter Benutzung eines Dual-Energy-X-Ray-Absorptiometer (DEXA) mit dem DPX-L-Densitometer die BMD (= bone mineral density) der Wirbelsäule und von 3 verschiedenen proximalen Femurregionen gemessen.

**Resultate:**
Die Untersuchung weist darauf hin, dass die beiden verglichenen Techniken verschiedene Eigenschaften des Knochens widerspiegeln. So werden wahrscheinlich mit der Ultraschalldensitometrie nicht nur die Knochendichte, welche als BMD der ionisierenden Densitometrie angegeben wird, sondern zusätzlich Daten über die Knochenqualität, welche von der SOS (beeinflusst durch die Elastizität und Dichte des Knochens) und der BUA (beeinflusst durch die Architektur und Dichte des Knochens) abhängt, gemessen.

**Schlussfolgerung:**
Die Ultraschalldensitometrie stellt eine Technik dar, die einfach anzuwenden ist, ionisierende Strahlung vermeidet, einen geringen Kostenfaktor darstellt und trotz geringer Korrelation zu BMD-Werten der ionisierenden Densitometrie ein Frakturrisiko mit guter klinischer Präzision aufzeigen kann. Deshalb stellt die Ultraschalldensitometrie eine passende initiale Diagnosemethode zur Identifizierung von Frauen dar, welche ein Risiko für osteoporotische Frakturen besitzen.

**KRITISCHE BETRACHTUNG DER INTRAMUSKULÄREN METHOTREXAT-GABE BEI DER THERAPIE DER EXTRAUTERINGRAVIDITÄT**
J. Hohlweck, I.Hösli, W. Holzgreve
Universitäts-Frauenklinik, Kantonsspital Basel

**Einführung:**
Darstellen der Hauptindikation für den Einsatz von Methotrexat (MTX) bei der Behandlung der Extrauteringravidität (EUG) an der UFK Basel. Dabei soll die Möglichkeit der patientinnenorientierten Individualisierung, aber auch deren Grenzen aufgezeigt werden. Vergleich des therapeutischen Vorgehens und der Resultate mit den Empfehlungen und Therapieergebnissen der aktuellen Literatur.

**Material und Methoden:**
Retrospektiv exemplarische Aufarbeitung der Daten von 6 Patientinnen mit einer EUG, die mit einer i.m. MTX-Gabe behandelt wurden. Dabei wurden 3 Frauen ohne vorhergehende operative Intervention mit je 50 mg/m$^2$ MTX nach Stovall therapiert. Auf Grund eines postoperativen HCG-Anstiegs, am ehesten infolge eines Throphoblastrestes, wurden 3 Patientinnen nach laparoskopischer Intervention ebenfalls mit der einmaligen MTX-Gabe behandelt.

**Resultate:**
Bei 3 Patientinnen mit persistierendem Throphoblastgewebe nach Laparoskopie konnte nach MTX-Gabe bei 2 Frauen ein HCG-Abfall (< 2,5 mIU/ml) erreicht werden. Bei einer Patientin musste auf Grund einer eventuell unzureichenden MTX-Dosierung bei steigenden HCG-Werten laparotomiert werden. Von den 3 Patientinnen, die primär mit MTX behandelt wurden, reichte bei 2 Patientinnen die alleinige MTX-Gabe aus. Bei der 3. Patientin wurde zunächst bei einem hohen HCG-Wert (5480mIU/ml) eine MTX-Gabe versucht. Nach einem erneuten HCG-Anstieg wurde jedoch eine Salpingektomie durchgeführt.

**Schlussfolgerung:**
Folgt man den therapeutischen Empfehlungen von Stovall (HCG < 5000 mIU/ml und sonographischem Befund < 3,5 cm), so ist die Therapie der EUG mit MTX einerseits ein eigenständiges Therapiekonzept bei der nichtinvasiven Behandlung der EUG, andererseits eine additive Therapieform bei persistierendem Trophoblastgewebe nach laparoskopischer Intervention.

## Genitale Chlamydieninfektionen: Wie zuverlässig ist der Nachweis bei symptomatischen und asymptomatischen Frauen mittels IF und PCR?

Ch. M. Honegger, P. Sakmann*, G. Giudici, W. Stoll

Frauenklinik und *Institut für Mikrobiologie Kantonsspital Aarau

**Ziel der Arbeit:**

Erfassen der Häufigkeit sowie der Nachweiszuverlässigkeit von Chlamydien aus dem Zervikalkanal bei symptomatischen und asymptomatischen Frauen mittels Immunfluoreszenz (IF: Chlamyset) und Polymerase Chain Reaction (PCR: Amplicor).

**Patientinnen:**

Insgesamt 224 Frauen, die unsere Klinik im Rahmen einer Routinekontrolle oder eines gynäkologischen Leidens konsultierten, wurden unselektioniert mittels IF und PCR auf das Vorliegen von Chlamydien im Zervikalkanal hin untersucht.

**Methode:**

Im Rahmen der Spekulumuntersuchung erfolgte bei allen Frauen eine Abstrichentnahme auf Chlamydien für IF und PCR aus dem Zervikalkanal. Gleichzeitig wurden mittels Fragebogen allfällige Symptome oder Risiken für genitale Infekte erfasst.

**Resultate:**

110 Frauen zeigten Symptome eines genitalen Infektes, 114 waren asymptomatisch. Beeindruckend ist die grosse Diskrepanz in der Nachweishäufigkeit von Chlamydien mittels IF und PCR. Mit der IF resultierte für symptomatische Frauen eine Nachweisrate von 45%, bzw. von 46% bei Frauen ohne Symptome. Die PCR ergab lediglich bei 11% der symptomatischen und bei 7% der asymptomatischen Frauen einen positiven Chlamydiennachweis.

**Schlussfolgerungen:**

Die ideale Nachweismethode für gynäkologische Chlamydieninfekte gibt es noch nicht. Bei der IF müssen falsch positive, bei der PCR falsch negative Ergebnisse postuliert werden.

## Une nouvelle technique d'endométrolyse thermique : le Cavaterm™

P.-M. Genolet, E. Chardonnens, P. De Grandi
Département de Gynécologie et Obstétrique - CHUV - 1011 Lausanne

**But** : Montrer la simplicité, l'innocuité et l'efficacité d'une nouvelle méthode de destruction de l'endomètre comme alternative thérapeutique à l'hystérectomie en cas de saignements utérins fonctionnels sévères résistants au traitement médical.

**Patientes** : Femmes préménopausées avec hyperménorrhée ou ménorrhagie résistantes au traitement médical, en l'absence de myomes sous-muqueux et après exclusion de néoplasie et malformation utérines.

**Méthode** : Sous anesthésie générale, spinale ou locale, on débute par un curetage pour mesure de la longueur utérine, histologie et réduction de l'épaisseur de l'endomètre. Le ballonnet de silicone situé à l'extrémité d'un cathéter thermiquement isolé est introduit dans l'utérus et gonflé de glycine 1.5% jusqu'à une pression de 180 mm Hg. Par l'intermédiaire de l'unité centrale, le liquide est porté à une température autorégulée de 70-75 °C et homogénéisé. L'énergie moyenne utilisée durant les 15 minutes de traitement est de 20 W.

**Résultats** : Aucune complication peropératoire après 86 traitements. Douleurs postopératoires de courte durée et cédant aux analgésiques. Sortie de l'hôpital dans les heures après l'intervention. Le follow-up à 24 mois (7 patientes), 12 mois (48 patientes) et 6 mois (14 patientes) montre un succès global supérieur à 90%. Le résultat immédiat de la thermolyse et après 6 mois est illustré par des images hystéroscopiques.

**Discussion** : L'endométrolyse thermique au Cavaterm™ représente une méthode simple et sans courbe d'apprentissage. Elle s'appuie sur une technologie sûre et est dépourvue de complications peropératoires, du fait de la séparation entre énergie délivrée et tissus ainsi que de l'absence de liquide de distension utérine. Ses résultats sont superposables à ceux obtenus par les autres types d'endométrectomie.

# Freie Mitteilungen
## *Communications libres*

# Psychosomatik
## *Psychosomatique*

**Vorsitz / *Présidence:*** Saira Renteria, Pia Buchegger

### Evénements stressants et cancer du sein


A.P. Brunelli Dahlqvist (1), P. Schäfer (1), M. Bernstein (2), A. Morabia (2).
(1) Département de Gynécologie et Obstétrique, HUG, Genève.
(2) Division d'Epidémiologie clinique, HUG, Genève.



**But :**   Evaluer,par une étude "cas-témoins" basée sur un échantillon de la population genevoise, l'association entre les événements stressants ou graves de la vie et le cancer du sein.

**Matériel et Méthode :**   Femmes de 35 à 74 ans, résidentes à Genève, entre le 1er janvier 1992 et le 31 octobre 1993, invitées à répondre à un questionnaire soumis dans le Bus Santé 2000 par des enquêteurs (-trices ) ne sachant pas s'il s'agissait de cas ou de témoins, et sans que le but de l'étude ne soit spécifié aux participantes.Les questions posées couvraient la majorité des facteurs de risque connus ou postulés pour le cancer du sein.

Les femmes interrogées pouvaient évoquer tous les événements psychologiquement difficiles, subis au cours des dix dernières années. Elles évaluaient sur une échelle analogique l'intensité de l'événement ( à situer entre 0 et 8 cm, l'événement considéré comme grave se situant sur la portion allant de 4 à 8 cm).

Les témoignages de 171 patientes, suivies pour leur premier cancer du sein, soit 49,7 % des cas éligibles rapportés par le Registre Genevois du Cancer (n= 344), pendant la période citée, furent comparés à ceux de 872 témoins, ayant également accepté de participer à cette grande enquête sur la santé des femmes.

**Résultats :**   Les femmes avec cancer du sein rapportent deux fois plus souvent que les témoins au moins un événement grave au cours des dix dernières années ( OR = 2,1 ; CIà 95% = 1,5 à 2,9 ). Ces femmes rapportent aussi un nombre plus élevé d'événements graves au cours des derniers dix ans : les odds ratios comparés à l'absence d'événement sont de 1,6 pour un événement, 2,6 pour deux événements et 2,9 pour trois et plus d'événements au cours des dix dernières années. On note également une plus grande fréquence d'événements récents chez les femmes avec cancer du sein.

**Conclusion :**   Ces résultats confirment ceux déjà présentés par d'autres études. Sans qu'on puisse établir de relation concrète, il apparait que :

-les événements stressants ont une importante influence sur la santé physique.

-les femmes avec cancer du sein font part de plus d'événements graves dans les dix ans précédant le diagnostic de cancer.

-il est postulé que la façon de gérer le stress peut également influencer le risque de développer un cancer du sein.


### Vaginismus - Ueberlegungen zur Therapie


A. Schwendke-Kliem, Ch. Keller, W. Stadlmayr, B. Vogel, I. Gasser, A. Kärpf, J. Bitzer
Abteilung für Sozialmedizin/Psychosomatik, UFK Basel



**Einführung:**
Laut ICD-10 ist Vaginismus definiert als ein Spasmus der die Vagina umgebenden Beckenmuskulatur, wodurch der Introitus vaginae verschlossen wird. Die Immissio ist unmöglich oder schmerzhaft. Wenn der Vaginismus eine sekundäre Reaktion auf lokale Schmerzen ist, sollte diese Diagnose nicht verwendet werden. Wenig Untersuchungen belegen die Häufigkeit dieses Symptoms, obwohl es eine erhebliche Einschränkung der Lebensqualität der Patientin bedeutet. Ebenfalls unklar ist bisher, wie der weitere Verlauf von nicht therapierten Patientinnen mit Vaginismus ist.

**Material:**
Die diagnostischen Massnahmen und therapeutischen Interventionen von 10 Patientinnen mit Vaginismus, die in unserer Abteilung behandelt werden, wurden nach folgenden Fragen ausgewertet:
- Psychopathologische Befunde
- Biographische Events
- Umgang mit dem Symptom
- Körperbildschema
- Partnerschaftliche Interaktion
- Besondere Merkmale der Arzt-Patientin-Beziehung.

**Methode:**
- Gynäkologisch-geburtshilfliche Anamnese
- Auswertung tiefenpsychologisch-orientierte Interviews
- Krankenaktenbewertung zum Verlauf
- Kommentare, Material und Interpretationen aus Supervisionen.

**Ergebnisse:**
- Biographische Events: auffallend häufig körperlich und seelische grenzüberschreitende Uebergriffe durch wichtige Bezugspersonen
- Stark durch Schamgefühl besetzter Umgang mit dem Symptom
- Kumulation von Negativerfahrungen, repetitive Traumatisierungen
- Ausgeprägte narzisstische Störung
- Dissoziative Störung im Bereich des Körperbildes
- Aufgrund dieser Befunde sind unseres Erachtens ausschliessliche und/oder früh einsetzende verhaltenstherapeutische Massnahmen kontraindiziert.

**Schlussfolgerungen:**
Durch Früherkennung des Symptoms Vaginismus könnten schwer therapierbare Chronifizierungen und erneute Traumen besser vermieden werden.

**Invalidisierendes Schmerzsyndrom ohne organische Ursache fünf Jahre nach abdominaler Hysterektomie - Aspekte psychosomatischer Theorie im Rahmen einer Einzelfalldarstellung**

I. Gasser, W. Stadlmayr; A. Kärpf, A. Schwendke, B. Vogel, Ch. Keller, J. Bitzer
Abteilung für Sozialmedizin/Psychosomatik, Universitäts-Frauenklinik Basel

**Einführung:**
Zur Erforschung von Patientinnen mit Schmerzsyndromen ohne organischen Befund bietet sich die Einzelfalldarstellung im Sinne einer sogenannten "reflektierten Kasuistik" an, bei der neben der biographischen Anamnese auch das Erleben des Behandlers und die Sicht der dazugehörigen Theoriemodelle zusammengebracht werden.

**Material:**
Fünf Jahre nach abdominaler Hysterektomie leidet eine 49jährige Patientin an Schmerzen, die von der Narbe ausgehen; operative Revision und andere Diagnostik ergaben keinen Anhalt für ein organisches Korrelat der Beschwerden; die Patientin hat die IV-Berentung beantragt; sie ist seit etwa einem Jahr in unserer Sprechstunde.

**Methode:**
Ausgehend von einer Situation, in der die Patientin ein anderes Erklärungsmodell für ihre Situation hat als die Ärzte, soll die Situation des Krankheitsausbruches genauer untersucht und im Anschluß daran ein Modell des symbiotischen Funktionskreises der Mutter-Kind-Interaktion dargestellt werden. Die beiden Autoren stellen die jeweilige Situation (Krankheitsvorstellung, Krankheitsbeginn, Krankheitsdynamik) und die das Verständnis erweiternde, psychosomatische Theorie (nach Uexküll, Th. v.) parallel und gemeinsam dar.

**Ergebnisse:**
Der Behandler benötigt eine neue Vorstellung von Krankheit und ein anderes Erklärungsmodell für deren Entstehung (Ausbruch und verursachende Dynamik) sowie einen sicheren Umgang mit der eienen Psychodynamik.

**Schlussfolgerungen:**
Die vordergründige Verständnislosigkeit der Patientin steht in Widerspruch zum Eingehen einer gefühlsmässigen Bindung, die die Basis der Behandlung bildet.

**Chronische Unterbauchschmerzen: Befragung von Patientinnen nach diagnostischer Laparoskopie**

Ch. Keller, W. Stadlmayr, A. Schwendke, B. Vogel, I. Gasser, A. Kärpf, J. Bitzer
Abteilung für Sozialmedizin/Psychosomatik, Universitäts-Frauenklinik Basel

**Einführung:**
Die Laparoskopie stellt meist das Endglied der diagnostischen Abklärung bei Unterbauchbeschwerden dar. Sie gilt für den Arzt als exakteste und objektivste Untersuchungsmethode zur definitiven diagnostischen Zuordnung der Beschwerden. Bisher gibt es wenige Untersuchungen darüber, wie die Patientinnen diesen Eingriff, die präoperative Aufklärung und Enddiagnose erleben und inwieweit sich dadurch ihr Krankheitsverständnis verändert.

**Material und Methode:**
Ein Fragebogen mit insgesamt sieben Hauptfragen zum Aufklärungsgespräch vor und nach der Operation, zur mitgeteilten Diagnose und dem weiteren Behandlungsablauf sowie zum Beschwerdeverlauf und der Beurteilung der Patientin, was ihr am meisten geholfen habe, wurde allen Patientinnen zugeschickt, die anhand des Operationsregisters in den vergangenen sieben Jahren eine diagnostische Laparoskopie wegen chronischer Unterbauchschmerzen hatten. Die Patientinnen wurden gebeten, ihre Initialen und das Geburtsdatum anzugeben mit dem Hinweis, dass dies uns die Auswertung der Fragebogen erleichtern würde. Von 122 verschickten Fragebögen kamen 43 zurück (Rücklaufquote 35,3%).

**Ergebnisse:**
25% der Patientinnen waren mit dem prä- und postoperativen Gespräch unzufrieden. Bei ungefähr 50% war die Behandlung mit der Laparoskopie beendet. 50% der Patientinnen blieben beschwerdefrei, fast 50% wurden erneut, teilweise mehrfach, operiert. Mehr als die Hälfte der Patientinnen empfanden das ärztliche Gespräch als wichtigste Hilfe.

**Schlussfolgerung:**
Aus den Ergebnissen lässt sich die Hypothese ableiten, dass dem prä- und postoperativen Gespräch eine erhebliche Bedeutung für die Verarbeitung von chronischen Unterbauchbeschwerden zukommt, wohl am ehesten im Sinne der kognitiven Neuorientierung. Diese Hypothese muss anhand grösserer Zahlen überprüft werden.

**Psychosomatische Betreuung stationärer Patientinnen in der Gynäkologie - Ergebnisse eines Konsiliardienstes durch Gynäkologen/ innen**

W. Stadlmayr, J. Bitzer, A. Schwendke, B. Vogel, I. Gasser, A. Kärpf, C. Keller;
Abt. f. Sozialmedizin/ Psychosomatik, Universitätsfrauenklinik Basel;

**Einführung:**
Die psychosomatische Betreuung stationärer Patientinnen in der Geburtshilfe und Gynäkologie kann grundsätzlich durch externe, wechselnde psychiatrische Konsiliarärzte, durch konstante, mit dem Fach speziell vertraute Liason- Psychiater oder durch psychologisch- psychotherapeutisch ausgebildete Gynäkologen erfolgen. Bisher gibt es keine vergleichenden Untersuchungen über Spezifität und Effizienz dieser verschiedenen Konzepte.

**Material:**
Im Basler Konzept betreuen psychosomatisch ausgebildete Gynäkologen/ innen stationäre Patientinnen entweder auf Anfrage der Patientinnen selbst oder der Stationsärzte/ innen und des Pflegepersonals.

**Methode/ Untersuchungsparameter:**
Prospektive Erfassung der Leistungen des integrierten psychosomatischen Dienstes durch einen selbst entwickelten Auswertungsbogen mit folgenden Parametern: Anfragemodus, Problemstellungen, Ablauf der Betreuung, Probleme der Interaktion zwischen den Betreuern, Setting, diagnostische und therapeutische Interventionen, anfängliche und erweiterte Diagnose; Auswertung der ersten 20 Patientinnen bei 4 -5 Konsultationen/ Monat.

**Ergebnisse:**
Die häufigsten Anfragen kommen von der Schwangerenabteilung, vom Wochenbett, seltener von der Gynäkologie; die häufigsten Leistungen sind Kriseninterventionen und diagnostische Abklärungen; Auslöser für die Anfragen sind meist Bewältigungsprobleme und Partnerschaftskonflikte, selten sind sog. psychosomatische "Symptombildungen".

**Schlussfolgerungen:**
Es besteht steigender Bedarf an gemeinsamen Teambesprechungen.

# Posterpräsentation
*Présentations des posters*

## Photodynamische Therapie
*Thérapie photodynamique*

**Vorsitz / *Présidence:*** M. Litschgi

## Korreliert die Fluoreszenzintensität mit der Wirkung der photodynamischen Therapie (PDT) in verschiedenen Geweben *in vivo* nach Gabe zweier verwandter Photosensibilisatoren der Chloringruppe?

D. Dobler-Girdziunaite, A. Kurmanaviciene, H.J. Altermatt[1], H.-B. Ris[2], U. Haller, H. Walt
Forschungsabteilung Gynäkologie, Departement für Frauenheilkunde, Universitätsspital Zürich
[1]Pathologisches Institut der Universität, und [2]Klinik für Thorax-, Herz-, und Gefässchirurgie, Inselspital Bern

### Ziel der Arbeit:
Ziel dieser Studie war eine Analyse der Wirkung von PDT auf normales Gewebe. Gleichzeitig interessierte uns, ob dabei die Fluoreszenzintensität mit der PDT-Wirkung korreliert und ob zwei verwandte Photosensibilisatoren der Chloringruppe sich ähnlich oder unterschiedlich verhalten.

### Material und Methode:
Ein äthanollöslicher - (meso-Tetrahydroxyphenylchlorin, m-THPC) und ein wasserlöslicher Photosensibilisator (m-THPC-MD, beide von Scotia Pharmaceuticals, Guildford, UK) wurden verwendet. Pro Photosensibilisator wurden 7 Minipigs i.v. mit einer Konzentration von 0.1mg/kg injiziert. Nach Zeitintervallen von 12h und 1, 2, 3, 4, 5 und 7 Tagen wurden im Dunkeln Biopsien verschiedener Gewebe entnommen und bei -80°C eingefroren. Zur histologischen Untersuchung und zur Messung der Fluoreszenzintensität wurden Kryoschnitte von je 6 μm Dicke angefertigt. Die Fluoreszenzintensität wurde am Fluoreszenzmikroskop, ausgerüstet mit einer gekühlten CCD-Kamera, untersucht und gemessen. Bei einer Kontrollgruppe wurde von den gleichen Organbereichen ebenfalls Gewebeschnitte untersucht. Nach Entnahme der Biopsien wurden die Versuchstiere intrathorakal mit Laserlicht der Wellenlänge 652 nm bei einer Dosis von 10 J/cm2 und 20 J/cm2 bestrahlt. Von entsprechenden Geweben wurden Schnittserien hergestellt, Hämalaun-Eosin gefärbt und die Nekroseausbreitung morphometrisch bestimmt.

### Resultate:
Bei m-THPC setzte die Wirkung der PDT bereits vor Erreichen der maximalen Fluoreszenz ein. Die Fluoreszenzintensität korrelierte bei m-THPC-MD gut mit dem photodynamischen Effekt.

### Schlussfolgerungen:
Um korrekte Parameter bei PDT (Konzentration des jeweiligen Photosensibilisators, Dosis des Laserlichts) für die Klinik zu erhalten, sind diese Resultate von grosser Bedeutung.

## Apoptose und Nekrose als zytotoxische Charakteristika bei photodynamischer Therapie (PDT)

Crompton, N.E.A., Saydan, N., Ozsahin, M., Dobler-Girdziunaite, D.*, Jentsch, B.*, Haller, U.*, Walt, H.*
*Institut für Medizinische Radiobiologie der Universität Zürich und des Paul Scherrer Instituts. *Forschungsabteilung Gynäkologie, Departement für Frauenheilkunde, Universitätsspital Zürich.*

### Einführung:

PDT ist eine neue Therapieform, speziell geeignet zur Behandlung maligner Tumoren. Die Wirkungsmechanismen der PDT sind jedoch noch nicht genau bekannt. Dies trifft besonders auf die Art der zytotoxischen Wirkung bei PDT zu: Reagieren behandelte Zellen durch Apoptose oder durch Nekrose?

### Material und Methode:

TK6 menschliche B-lymphoblasten und menschliches Vollblut werden 24h mit dem Fotosensibilisator FOSCAN (Chlorinderivat, Scotia Pharmaceuticals, Guildford, UK) inkubiert und mit einer Dosis von 2.5 (bzw 0.25) Joule Laserlicht (652 nm) bestrahlt. Um den Zelltod-typus definieren zu können, wurde Elektronenmikroskopie und zweiparametrische Durchfluss-Zytometrie eingesetzt. Damit werden allfällige apoptotische Chromatinkörper in den behandelten Zellen nach PDT erkannt.

### Ergebnisse:

Einen Tag nach Laserlicht-Exposition starben die Zellen infolge zytotoxischer PDT-Wirkung. Die Art der Wirkung bestand vor allem in der Nekrose und viel weniger oder kaum in der Apoptose.

### Schlussfolgerungen:

Es hat sich gezeigt das nach PDT Zellen bevorzugt durch Nekrose sterben. Dies als die primäre zytotoxische Wirkung ist sehr erwünscht, weil dadurch kaum eine ungewollte, modifikatorische Veränderung der behandelten Zellen zu erwarten ist.

## Photosensibilisierung vulvärer Condylomata acuminata zur photodynamischen Therapie

M.K. Fehr, P. Wyss, H. Walt, U. Haller, C.F. Chapman, T. Krasieva, Y. Tadir
Klinik für Gynäkologie, Departement Frauenheilkunde, Universitätsspital Zürich, Beckman Laser Institute and Medical Clinic, University of California Irvine

**Einführung:**
Die photodynamische Therapie mit topisch applizierter 5-Aminolävulinsäure (ALA) zeigt hohe komplette Remissionsraten bei einer Reihe von Hautkrankheiten. Topisch applizierte ALA penetriert die abnorme Keratinschicht gut und wird in der erkrankten Haut zu photosensibilisierenden Konzentrationen von Protoporphyrin IX metabolisiert, was deren photodynamische Zerstörung ermöglicht. Ziel war es, die Selektivität der Photosensibilisierung von vulvären Condylomata acuminata mittels verschiedenen ALA Konzentrationen und Zeitintervallen zu studieren.

**Material und Methoden:**
Bei 24 Patientinnen mit typischen vulvären Condylomen, wurde 20% ALA Creme oder 2.5% ALA Salbe auf das äussere Genitale aufgetragen. Nach 1, 3, 6 oder 24 Stunden erfolgte die in vivo Fluoreszenzdiagnostik mittels intensivierter CCD Kamera. Anschliessend wurde mindestens ein typisches Condylom des Vestibulum oder der kleinen Labien mit angrenzender normaler Haut exzidiert und mittels Fluoreszenzmikroskopie (gekühlte CCD Kamera) untersucht.

**Resultate:**
In vivo Fluoreszenzdiagnostik zeigte schwache, jedoch selektive Fluoreszenz der Condylome eine Stunde nach ALA Applikation. Nach längeren Zeitintervallen nahm die Intensität der Fluoreszenz der Läsionen zu, die unbehaarte Haut des Vestibulum und der kleinen Labien begann jedoch auch zu fluoreszieren, sodass dort die Selektivität der Fluoreszenz verschwand. In der behaarten, keratinisierten Haut blieb die Selektivität der Fluoreszenz bis zum 24 Stunden-Intervall bestehen (Faktor 3.5-6.5). Die Fluoreszenzmikroskopie zeigte starke Fluoreszenz in den basalen Epithelschichten nach kurzen Zeitintervallen, nach 6 Stunden fluoreszierte das gesamte Epithel und nach 24 Stunden nur noch die oberflächlichen Epithelschichten. Nach 3 Stunden zeigte das Epithel der Condylome, welche mit der 20%igen Creme behandelt wurden, eine signifikant höhere Fluoreszenz als nach Applikation der 2.5% Salbe. Die höchste Selektivität der Fluoreszenz des Condylom-Epithels verglichen mit der der umgebenden Haut zeigte sich jedoch nach 90 Minuten mit der 2.5% Salbe (Faktor 4.5).

**Schlussfolgerungen:**
Selektive Fluoreszenz von vulvären Condylomen kann nach unselektiver topischer Applikation von ALA induziert werden. Niedrige Dosierung und kurze Zeitintervalle führen zu bester Selektivität in der unbehaarten Haut, da dort ALA die kaum keratinisierte normale Haut zu penetrieren vermag. Klinische Studien zur Evaluation der selektiven photodynamischen Zerstörung von vulvären Condylomata sind angezeigt.

## Das maligne Neuroblastom bei *Drosophila* als Modell für präklinische Studien in der Photodynamischen Therapie (PDT)

A. Lumpert, P. Schweizer, U. Haller, H.Walt
Forschungsabteilung Gynäkologie, Departement für Frauenheilkunde, Universitätsspital Zürich; Institut für Medizinische Radiobiologie der Universität Zürich und des Paul Scherrer Institutes

**Ziel der Arbeit:**
Prüfung, ob die Fruchtfliege *Drosophila* für präklinische PDT- Studien geeignet ist, da sie als höherer und anderweitig gut erforschter Organismus anzusehen ist. Dunkel- und Phototoxizität von Photosensibilisatoren in adulten *Drosophila*. Ermitteln der zeitlichen Verhältnisse zwischen Inkubation und Lichtapplikation und Untersuchung der Therapierbarkeit des malignen Neuroblastoms.

**Material:**
*Drosophila*-Teststämme: w- Stamm (Tumorempfänger), l(2)gl- Neuroblastom - Stamm (Tumorspender). Zwei Photosensibilisatoren: *m*THPC und *m*THPC-MD (*meso*-tetra(hydroxyphenyl)-Chlorin, Scotia Pharmaceuticals, Guilford, UK). Laserlicht: 652nm, 25mW (8.45 J/cm², Diodenlaser, Applied Optronics, USA).

**Methode:**
In vivo Kultivierung der malignen Neuroblastome. Analysieren der Dunkeltoxizität und der Wirkung der PDT nach quantitativer, intraperitonealer Injektion (0,1µl) von *m*THPC und *m*THPC-MD bei Ganz- und Teilkörperbestrahlung.

**Resultate:**
Eine Dunkeltoxizität war im geprüften Dosisbereich für *m*THPC (0,01 - 0,1 mg/ml) und für *m*THPC-MD (0,1- 0,5 mg/ml) nicht nachweisbar. Phototoxizität war bei den niedrigsten Konzentrationen nicht zu finden. In Abhängigkeit von der Inkubationszeit des Photosensibilisators, zeigte sich bei den höheren Konzentrationen eine stärkere Phototoxizität nach 24h für *m*THPC und 3 Tage für *m*THPC-MD im Vergleich zu den Inkubationszeiten 48h für *m*THPC und 6 Tage für *m*THPC-MD. Die Verträglichkeit der PDT für den Wirt ist bei Teilkörperbestrahlung deutlich höher.

**Schlussfolgerung:**
Die Fruchtfliege *Drosophila* eignet sich als (wenig aufwendiges) Modell für *in situ* Studien von Parametern der PDT nach systemischer Applikation von Photosensibilisatoren mittels intraperitonealer Mikroinjektion.

**Fraktionierte Laserlichtapplikation verstärkt den Effekt der Photodynamischen Therapie (PDT) in vitro.**
S.B. Müller, D. Dobler-Girdziunaite, U. Haller, H. Walt
Forschungsabteilung Gynäkologie, Departement für Frauenheilkunde, Universitätsspital Zürich

### Ziel der Arbeit:

Die PDT basiert auf der kombinierten intrazellulären Wirkung eines Farbstoffes (Photosensibilisator) mit sichtbarem Licht (Laserlicht) spezifischer Wellenlänge, wodurch ein photochemisch induzierter Zelltod erzeugt wird. Durch Variationen der Konzentration, der Inkubationszeit des Photosensibilisators, sowie der Art und Dauer der Laserbestrahlung können Variationen in der PDT-Wirkung erzielt werden. In dieser Studie wurde der Effekt der PDT bei Mammakarzinomzellen des Menschen in vitro untersucht. Dabei gelangte ein äthanol- und ein wasserlöslicher Photosensibilisator der Chloringruppe zum Einsatz. Die Laserbestrahlung erfolgte in Form von Fraktionen unterschiedlicher Dauer. Die Auswirkungen auf das Zellüberleben wurden im Hinblick auf eine klinische Anwendung getestet.

### Material und Methode:

Die PDT erfolgte an einer etablierten, östrogenabhängigen Mammakarzinomzell-Linie (MCF-7) bei einer Wellenlänge von 652nm. Die Laserbestrahlungsfraktionen (Argon-Ionenlaser Innova 310 und Farbstofflaser CR-599, Uniblitz) wurden im Sekunden und Millisekunden-Bereich verwendet. Die beiden Photosensibilisatoren meso-Tetrahydroxyphenylchlorin (m-THPC, äthanollöslich) und meso-Dihydroxyphenylchlorin (m-THPC-MD, wasserlöslich, Scotia Pharmaceuticals, Ltd., England) wurden in Konzentrationen von 2 und 4µg/ml verwendet und während 4h (m-THPC) und 24h (m-THPC-MD) inkubiert. Zur Ermittlung der PDT Wirkung wurden die überlebenden Zellkolonien nach Fixierung und Färbung (Giemsa-May-Grünwald) unter dem Stereomikroskop ausgezählt (Koloniebildungstest).

### Resultate:

Für beide Photosensibilisatoren zeigte sich bei einer Konzentration von 2µg/ml und einer Inkubationszeit von 4h für m-THPC und 24h für m-THPC-MD eine fraktionierte Laserbestrahlung während 2min als effektiver als eine kontinuierliche Exposition gleicher Dauer. Lichtimpulse im Bereich von Millisekunden (50msec) schränkten dabei das Zellüberleben am stärksten ein.

### Schlussfolgerungen:

Die PDT mittels fraktionierter Laserlichtapplikation dürfte im Hinblick auf eine Optimierung der PDT in der klinischen Anwendung von grosser Bedeutung sein. Die gegenüber einer kontinuierlichen Lichtapplikation effektivere, fraktionierte Form öffnet neue Möglichkeiten. Zur Erzielung desselben Effekts könnten zukünftige Anwendungen der PDT mit geringerer Konzentration des Photosensibilisators und/oder kürzerer Dauer der Laserbestrahlung durchgeführt werden.

# Posterpräsentation
## *Présentations des posters*

## Onkologie
### *Oncologie*

**Vorsitz / *Présidence:*** E. Dreher

## Adnextorsion in der 36. SSW: Möglicher Zusammenhang mit einem Hyperstimulations-syndrom nach einer In-vitro-Fertilisation?

A Andenmatten, C Urech-Ruh, M Häberle, MK Hohl

### Kasuistik

Bei primärer Sterilität mit pathologischem ovulatorischem Faktor (Clomid-resistent) seit 3 Jahren wurde eine HMG-Stimulation mit 75 E/d durchgeführt. Geplant war ein Zyklus mit Geschlechtsverkehr. Wegen übermässiger ovarieller Reaktion musste auf die In-vitro-Fertilisation ausgewichen werden. Nach Transfer von 3 Embryonen kam es zu einer Einlingsgravidität.
Anschliessend hat die Patientin ein mittelschweres Hyperstimulations-syndrom entwickelt mit einem Durchmesser der Ovarien von 9 cm und mässiggradigem Aszites.
Wegen vorzeitiger Wehentätigkeit wurde in der 33. SSW eine iv-Tokolyse durchgeführt. In der 36. SSW trat die Patientin notfallmässig wegen massiven, nicht beherrschbaren rechtsseitigen Flanken-schmerzen wieder ein. Trotz intensiver Diagnostik konnte keine Ursache für die Schmerzen gefunden werden. Wegen Therapieresistenz entschloss man sich zur primären Sectio caesarea mit Exploration des Abdomens. Ueberraschenderweise fand man eine torquierte, nekrotische Adnexe rechts von 10 x 8 x 5 cm. Die Histologie ergab einen benignen Tumor (Fibrothekom).

### Diskussion

In der Literatur findet man keine Angaben zur Persistenz vergrösserter Ovarien nach HMG Stimulation in der Schwangerschaft. Wir haben die Diagnose sonographisch verpasst, weil das Ovar retrouterin lag. Die Diagnostik retrouterin gelegener solider Tumoren ist sicher schwierig. Unklar ist , ob hier ein Zusammenhang mit der ovariellen Stimulation vor der Schwangerschaft besteht.

## Les tumeurs synchrones de l'endomètre et de l'ovaire

A.L. Benoit[1], J.-F. Delaloye[1], C. Genton[2], F. Levi[3], P. De Grandi[1]
[1]Département de Gynécologie-Obstétrique, CHUV, [2]Institut Universitaire de Pathologie, [3]Registre Vaudois des Tumeurs, Lausanne

**But:** Uniformiser les traitements des tumeurs synchrones de l'endomètre et de l'ovaire.

**Patientes:** De 1975 à 1995, 30 patientes dont l'âge moyen est de 58 ans (35 ans -72 ans) ,ont été réparties en 7 groupes selon l'histologie des 2 tumeurs: 18/30 présentaient un adénocarcinome (adénoca) utérin (UT) et un adénoca ovarien (OV); 3/30 un adénoca papillaire UT et un carcinome (ca) papillaire OV; 4/30 un adénoca UT et un ca papillaire ou muqueux OV; 2/30 un ca indifférentié UT et un adénoca OV; 1/30 un adénoca et une tumeur de la granulosa; 1/30 un adénoca UT et un carcinosarcome OV; 1/30 un adénoca UT et un ca indifférentié OV.
Toutes les patientes ont subi une hystérectomie et une annexectomie bilatérale sans traitement complémentaire (5/30),associées à une curiethérapie (Cs )(2/30), à une radiothérapie (RT)(2/30), à une chimiothérapie (CT)(1/30), à une RT puis Cs (9/30), à une CT puis RT (2/30), à une CT puis RT puis CS(7/30), à une hormonothérapie (6/30).

**Méthode:** Analyse rétrospective.

**Résultats:** Chez 8/18 patientes souffrant d'un adénoca UT et/ou OV,nous avons trouvé des lésions d'endométriose associées.La survie globale est de 71 mois. Elle varie de 19 mois après chirurgie seule à 116 mois après chirurgie et traitement complémentaire.

**Conclusion:** Ce collectif est si hétérogène qu'il est impossible de proposer un traitement standard. La chirurgie doit être la plus cytoréductrice possible. Le traitement complémentaire doit être adapté à la tumeur UT ou OV présentant le stade le plus avancé.

## Das Lymphom als gynäkologischer Tumor - eine Fallsammlung

A.Dörflinger, P. Kuhn, W. Hänggi, E. Dreher
Universitäts-Frauenklinik und Kantonales Frauenspital Bern

### Ziel der Präsentation

Anhand von vier Patientinnen soll auf die Differentialdiagnose *Lymphom* bei gynäkologischen Tumoren eingegangen werden.

### Patientinnen

- 76jährige Patientin: 1994 Radiotherapie wegen Zervixkarzinom Stadium IIb. 1995 Schmerzen im kleinen Becken und reduzierter AZ. Histologie eines in die Vagina reichenden Tumors: hoch malignes, blastäres Non-Hodgkin Lymphom
- 48jährige Patientin: 1982 Non-Hodgkin Lymphom. Nach CHOP-Therapie komplette Remission. 1992 Vaginaltumor, der sich ischiorektal ausbreitet. Histologie: mittelgrosszelliges malignes Non-Hodgkin Lymphom vom intermediären Grad.
- 66jährige Patientin: 1990 12 x 10 cm messender Tumor im Bereich des rechten Ovars, das linke Ovar zeigt ebenfalls einen kleinen Tumor. Histologie: hochmalignes Non-Hodgkin Lymphom vom B-Zelltyp .
- 26jährige Patientin: 1990 wenig differenziertes, mittelgrosszelliges Plattenepithelkarzinom Stadium IIIb. Während kombinierter Radio- und Chemotherapie AZ-Verschlechterung: eine Knochenmarkbiopsie zeigt ein hochmalignes blastäres Non-Hodgkin Lymphom (Burkitt-Typ), das retrospektiv der Histologie der Portio entspricht.

### Diskussion

Obwohl sich mehr als 80 % der neu aufgetretenen Lymphome primär als Lymphknotenschwellungen des Hals- und Thoraxbereiches oder als Milztumor manifestieren, ist eine Beteiligung des Genitaltraktes nicht ungewöhnlich.

Unsere Fallzusammenstellung zeigt, dass bei gynäkologischen Tumoren mit unklarer Histologie an ein Lymphom gedacht werden muss. Die nötigen Spezialuntersuchungen bestätigen die Verdachtsdiagnose.

## Comparative Genomische Hybridisierung (CGH) eines Keimzelltumors des Ovars (Dysgerminom) und Vergleich mit dem testikulären Analogon, dem Seminom

M. Hüsler, B. Iwers, S. du Manoir[1], F. Bannwart[2], U. Haller, H. Walt
Forschungsabteilung Gynäkologie, Departement für Frauenheilkunde, Universitätsspital Zürich, [1] NIH, Bethesda, USA, [2] Stadtspital Triemli, Institut für Pathologie, Zürich

**Ziel der Arbeit:** Darstellung des Genoms eines archivierten Dysgerminoms mittels CGH und Vergleich mit dem biologischen Gegenstück des Hodens, dem Seminom; Etablierung dieser neuen Methode in der Forschungsabteilung Gynäkologie.

**Material:** DNA, extrahiert aus 8 μm dicken Paraffinschnitten eines routinemässig formalinfixierten Dysgerminoms aus dem Jahre 1987; DNA und Metaphasechromosomen aus dem Blut eines gesunden, männlichen Probanden. System für die Auswertung der hybridisierten Präparate, bestehend aus: Fluoreszenzmikroskop mit verschiedenen spezifischen Filtersystemen, gekühlter CCD-Camera zur Aufnahme der Fluoreszenzbilder, einem Apple Macintosh Quadra 950 Computer mit CGH Software zur Bildverarbeitung und zur Erstellung von Fluoreszenz- Intensitäts- Profilen.
**Methode:** Modifiziertes CGH- Protokoll nach Speicher et al.1995*; DNA des Tumors und Kontroll-DNA wurden nach Markierung entweder mit Biotin oder Digoxigenin auf den Metaphasechromosomen hybridisiert. Bei spezifischen Wellenlängen wurden dann jeweils 2 CCD-Aufnahmen von mindestens 10 Metaphasen gemacht. Die Software verglich, nach der manuellen Identifikation der Chromosomen, die Fluoreszenzintensitäten der detektierten DNAs. Aus den errechneten Daten wurden Kurven erstellt und mit Standardchromosomen (G-Bänderung) so verglichen, dass man Amplifikationen oder Deletionen der Tumor-DNA direkt einer Chromosomenregion zuordnen konnte. Die Auflösungsgrenze dieser Methode liegt in dem Bereich einer Standard G-Bänderung (ca. 400 Banden).

**Resultate:** Deutliche Amplifikationen fanden sich bei den Chromosomen 7, 10, 12, X, 15, 16, 17, 20, 21, und der chromosomalen Regionen 1pter-32, 1p13ter-q31, 2pter-q22, 6p, 8pter-q23, 9q22-qter, 18pter-11.2. Eine Überrepräsentation eines Teils des kurzen Arms von Chromosom 12, ein typisches Merkmal bei Keimzelltumoren, wurde gefunden. Weiterhin Amplifikationen von Teilen der Chromosomen 7, 8, 15, 21, X.
**Schlussfolgerungen:** Ein Vergleich der CGH-Daten des beschriebenen Dysgerminoms mit denjenigen eines Seminoms (Speicher et. al.1995*) zeigt analoge Veränderungen der DNA der Chromosomen 8, 10, 12p, und X. Unterschiede der DNA der Chromosomen 1, 2, 6, 7, 9, 15, 16, 17, 18, 20, 21 wurden gefunden. Diese Ergebnisse zeigen eine teilweise genomische "Verwandtschaft" zwischen dem Dysgerminom und dem Seminom. Weitere CGH-Analysen mit einer Reihe von Dysgerminomen sind in Arbeit und werden den genomischen Ursprung der Zellen, welche zu diesem Keimzelltumor führen, erhellen können.

- unterstützt von der Hartmann Müller- Stiftung Zürich

*Am J Pathol 1995,146:1332- 1340

## 25 ans d'hystérectomie élargie selon Wertheim-Meigs pour carcinome du col.

N. Koch, J.-F. Delaloye, S. Pampallona, P. De Grandi
Département de Gynécologie-Obstétrique, CHUV, Lausanne

**But:** Analyse de la survie et des complications de l'hystérectomie élargie selon Wertheim-Meigs.

**Patientes:** De 1970 à 1994, 122 patientes ont subi une hystérectomie élargie et une lymphadénectomie pelvienne selon Wertheim-Meigs: 116/122 ont été évaluables. Leur âge moyen était de 41 ans (19-71 ans). Les stades FIGO se répartissaient en Cis (3/116), IA1 (3/116), IA2 (9/116), IB (87/116), IIA (11/116) et IIB (3/116). Les types histologiques se répartissaient en carcinome épidermoïde (95/116), adénocarcinome (8/116), carcinome adénosquameux (7/116), cancers indifférenciés (2/116) et autres (4/116). Au moment de l'intervention 27/116 patientes (23.5%) présentaient des métastases ganglionnaires isolées (15.5%) ou multiples (8%).

**Méthode:** L'analyse a été rétrospective.

**Résultats:** A 5 ans la survie sans récidive est de 77.4% et la survie globale est de 78.8%. Elle est de 100% pour le stade IA, de 77% pour le stade IB et de 60% pour le stade IIA. Elle n'a pas été calculée pour le stade IIB, l'effectif étant trop petit.
Les complications ont été évaluables chez 112/116 patientes. Elles comprennent des infections urinaires (33/112), des états fébriles (19/112), des ileus (7/112), des hématomes (7/112), des lymphocèles (7/112) et autres (22/112).

**Conclusion:** L'hystérectomie élargie selon Wertheim-Meigs garde toute sa place dans le traitement des stades précoces du cancer du col utérin.

# Freie Mitteilungen
*Communications libres*

## Perinatologie / Schwangerschaft
*Périnatologie / Grossesse*

**Vorsitz / *Présidence:*** Renate Huch, O. Irion

## Referenzkurven des Resistance Index der Aa. uterinae in Abhängigkeit der Plazentalokalisation

I. Florio, J. Kurmanavicius, R. Huch, A. Huch

Klinik und Poliklinik für Geburtshilfe, Departement Frauenheilkunde, Universitätsspital Zürich

**Ziel der Arbeit:**
Erstellung von Referenzwerten des Resistance Index (RI) der Aa. uterinae unter Berücksichtigung der Plazentalokalisation, mittels statistisch korrektem Studiendesign.

**Material:**
1412 Dopplersonographische Erstuntersuchungen an gesunden Patientinnen mit Einlingsschwangerschaften mit vollständiger Dokumentation der plazentaren und nichtplazentaren A. uterina und einem Schwangerschaftsalter von 24 bis 42 Wochen.

**Methode:**
Ultraschall Duplex System (Acuson Model 128XP/10), Hochpassfilter 100 Hz, Dopplerfenster 3-5 mm, Schallkopf 4 MHz Vektor Array. Untersuchung der Patientinnen in halbliegender Position, Darstellung der uterinen Gefässe, exakte Identifikation durch Farbdoppler, Indexberechnung bei klarem Signal von 6 Herzzyklen auf der Spektral Doppler Anzeige. Berechnung des RI für plazentare und nicht-plazentare A. uterina, zusätzliche Mittelung. Statistische Auswertung in Anlehnung an Bland und Altman[1], Royston[2]: Grundüberlegung ist die separate Betrachtung von Median und Standardabweichung der Variable zu jedem Schwangerschaftsalter. Berechnung von Median und Standardabweichung mittels Regressionsanalyse; Erstellung von 5. und 95. Perzentile als Median +/- 1.645 x Schwangerschaftsalters-abhängige SD.

**Resultate:**
Es lässt sich ein hochsignifikanter Zusammenhang (p<0.0001) zwischen Plazentalokalisation und dem uterinen arteriellen peripheren Widerstand, ausgedrückt als Median des RI, nachweisen. Bei eindeutiger Seitenlokalisation der Plazenta zeigt die plazentare A. uterina einen niedrigeren RI (0.40 +/- 0.082) als die nichtplazentare A. uterina (0.48 +/- 0.099). Die Ursache hiefür liegt hauptsächlich in der Trophoblast-induzierten Wandlung der plazentaren Spiralarterien in uteroplazentare Arteriolen. Mit fortschreitendem Schwangerschaftsalter zeigen beide Parameter in etwa konstante Werte, dies ist beim Median des RI der plazentaren A. uterina deutlicher als beim RI der nichtplazentaren A. uterina.

**Schlussfolgerung:**
Für die klinische Anwendung ist bei möglicher Lokalisation der Plazenta der RI der plazentaren A. uterina zu verwenden. Eine Mittelung des RI der plazentaren und nichtplazentaren A. uterina erscheint in Fällen ohne exakte Seitenlokalisation der Plazenta sinnvoll. Ist nur die nichtplazentare A. uterina zugänglich, so ist Vorsicht geboten im Hinblick auf die diagnostische Wertigkeit allfälliger pathologischer Befunde.

1: Bland M., Altman DG. Statistics as applied to doppler ultrasound studies. In: Pearce JM, ed. Doppler Ultrasound in Perinatal Medicine. Oxford: Oxford University Press, 1992: 17-59

2: Royston P. Constructing Time-Specific Reference Ranges. Statistics in Medicine 1991, 10: 675-690.

## Ist das C-reaktive Protein ein geeigneter Marker zur Vorhersage eines Amnioninfektionssyndroms?

Iris Jahnke, Gundula Hebisch, Renate Huch, A. Huch
Klinik für Geburtshilfe, Departement Frauenheilkunde, Universitätsspital Zürich

**Einleitung:** Zu den häufigsten Ursachen für vorzeitigen Blasensprung (VBS) und Frühgeburtlichkeit gehört das Amnioninfektionssyndrom (AIS), das sich u.a. mit Fieber, Leukozytose und Linksverschiebung manifestiert. Häufig liegt der Indikation zur Schwangerschaftsbeendigung ein CRP-Anstieg zugrunde.

**Fragestellung:** Nach VBS sollte der Verlauf von CRP beschrieben und auf Vorhersagekraft für AIS und Chorioamnionitis geprüft werden.

**Kollektiv:** Es wurden 24 Schwangere nach VBS mit mindestens drei CRP-Werten vor Geburt erfasst. Die Diagnose AIS erfolgte nach klinischem Befund, die der Chorioamnionitis mittels Plazentahistologie.

**Ergebnisse:** Die CRP-Werte reichten von 3 bis 118 mg/l, die Leukozyten (in 1000/μl) von 7.9 bis 27.7, die Stabkernigen (in %) von 7.0 bis 52.5. Die Plazentahistologie ergab in 22 Fällen eine Chorioamnionitis, in einem Fall den Infektausschluss, von einem Fall lag kein histologischer Befund vor. Das CRP war weder bei allen Patientinnen mit AIS noch bei Chorioamnionitis konstant erhöht. Andererseits bestand nicht bei allen Patientinnen mit erhöhtem CRP ein Verdacht auf AIS. Bei 22 Kindern wurde kein Infekt diagnostiziert, davon starben drei an den Folgen der Frühgeburtlichkeit, antepartal verstarben 2 Kinder an fulminanter Sepsis.

**Zusammenfassung:** Sensitivität, Spezifität, positiver und negativer Vorhersagewert für AIS und Chorioamnionitis werden für CRP berechnet. Dieser Parameter ist ungenügend zur Vorhersage von AIS und Chorioamnionitis. Das neonatale Outcome war trotzdem in der Regel gut. Todesfälle traten jedoch auch ohne klinisches Korrelat auf. Deshalb ist es erforderlich, nach einem geeigneteren Parameter zu suchen.

## Diagnostic prénatal des malformations cérébrales

S. Gerber, Y. Vial, C.L. Fawer*, R. Laurini**, P. Hohlfeld.
Département de gynécologie obstétrique, * département de pédiatrie, ** institut d'anatomo-pathologie, CHUV Lausanne.

**Introduction:** La complexité de l'anatomie cérébrale et les aléas techniques de son examen échographique rendent son évaluation prénatale difficile. L'apport de l'échographie endovaginale permet de palier à ces obstacles.

**Méthode et résultats:** De janvier 1993 à décembre 1995, nous avons diagnostiqué 55 cas de malformations cérébrales, qui comprenaient 21 cas d'hydrocéphalies, 20 cas de non fermeture du tube neural (13 anencéphalies, 5 myélo-méningocèles et 2 encéphalocèles antérieures), 5 cas d'agénésie du corps calleux, 2 holoprosencéphalies, 3 hémorragies cérébrales, 3 malformations complexes et 1 kyste de la fosse postérieure. Parmi ces cas on relève 7 anomalies chromosomiques ( 2 T21, 3 T13, 1 T18 et 1 triploïdie ). L'échographie endovaginale a permis d'améliorer le diagnostic nosologique dans 20 cas. Une ITG a été pratiquée dans 40 cas. Un foetus est mort in-utero. 14 grossesses sont allées jusqu'à terme.Deux enfants sont décédés dans les suites immédiates . Les douzes enfants survivants ont été suivis à l'étude prospective.

La concordance échographique a été contrôlée soit par autopsie soit par bilan néonatal. Cette dernière s'est avérée parfaite et complète lors de tout bilan par échographie endovaginale. Par contre lors d'échographie abdominale uniquement, la concordance a été partielle dans environ 10 % des cas.

Le suivi pédiatrique des enfants nés avec une malformation cérébrale met en évidence un développement normal chez 3 enfants, 7 présentent un développement psycho-moteur légèrement retardé et 2 ont un retard modéré à sévère.

**Conclusion:** L'apport de l'échographie endovaginale a permis d'améliorer la pertinence de nos diagnostics dans les malformations cérébrales. Il a facilité notre décision thérapeutique dans un certain nombre de cas où la destruction cérébrale était majeure. Par contre dans les cas où le cortex cérébral n'est pas diffusément lésé, le pronostic prénatal reste difficile à prévoir.

## NO/cGMP-System: Bedeutung für die Kontraktilität des menschlichen Uterus ?

A. Küng, U. v. Mandach, R. Huch, A. Huch
Klinik und Poliklinik für Geburtshilfe, Universitätsspital Zürich

### Ziel

Der Einfluss von Stickstoffmonoxid (NO) bzw. von zyklischem Guanosinmonophosphat (cGMP), dem second messenger von NO, auf die Kontraktilität des menschlichen Uterus, soll durch quantitative Bestimmung von cGMP in Uterusextrakten untersucht werden.

### Kollektiv und Methode

Bei Schwangeren am Termin wurden anlässlich einer primären (n=10) oder sekundären Sectio (n=10) Myometriumproben entnommen und jeweils ohne bzw. mit L-Arginin, dem physiologischen Substrat der NO-Synthase, inkubiert. Nach Homogenisierung und weiterer Verarbeitung der Gewebeproben mittels einer selbstevaluierten Methode wurde die cGMP-Konzentration in den Myometriumextrakten bestimmt.

### Ergebnisse

Bisher liegen aus den beiden Gruppen die Resultate von drei Schwangeren vor. Die cGMP-Konzentrationen betrugen bei zwei Schwangeren ohne Wehen (prim. S.) 39 (ohne L-Arginin) bzw. 56 (mit L-Arginin) fmol/mg Gewebe. Die Schwangere mit Wehen (sek. S.) wies cGMP-Konzentrationen von 41 (ohne L-Arginin) bzw. 52 (mit L-Arginin) fmol/mg Gewebe auf.

### Diskussion

Aufgrund der Ergebnisse aller Gewebeproben soll diskutiert werden, ob und wie das NO/cGMP-System beim Menschen die uterine Kontraktilität mitbestimmt. Dazu sollen die Resultate aus Versuchen an Ratten vergleichend herangezogen werden, die signifikant höhere cGMP-Konzentrationen kurz vor dem Geburtstermin (keine Wehen) als unter der Geburt und damit letztlich einen kontraktilitätshemmenden Effekt von NO auf den Uterus zeigten (Yallampalli, Endocrinology 1994, 134:1971-4).

## Bedeutung pränataler Ultraschallbefunde für das Outcome der Gastroschisis

Gundula Hebisch*, Iris Jahnke*, J. Wisser*, H.U. Bucher**, M. Schwöbel***, A. Huch*

Klinik für Geburtshilfe* und Klinik für Neonatologie**, Universitätsspital Zürich (USZ), Chirurgische Klinik, Kinderspital Zürich***

**Einleitung:** Die Prognose der Neugeborenen mit Gastroschisis wird aus pädiatrischer Sicht als sehr gut beurteilt (Inzidenz ca. 1:2400 mit 90-100% Überlebenden). Diese Bauchwanddefekte werden zunehmend pränatal mit Ultraschall (US) verifiziert.

**Fragestellung:** Welche pränatalen Manifestationsformen und Assoziationen mit postpartalen Zusatzrisiken zeigt die Gastroschisis?

**Methode:** Alle Schwangerschaften (SS), bei denen vom 1.1.89 bis 12.2. 96 im USZ durch US eine Gastroschisis diagnostiziert wurde, wurden nach Behandlung des Kindes analysiert.

**Resultate:** Insgesamt wurde bei 26 Kindern die US-Diagnose einer Gastroschisis gestellt, davon in 3 Fällen eine komplexe Spaltbildung (2x Amnionband-Syndrom, 1x Thorakoabdomino-schisis). Als Bruchinhalt wurde 21mal Darmschlingen angegeben, bei den komplexen Fällen alle abdominalen, z.T. auch thorakalen Organe; einmal wurden keine Angaben gemacht. Mehrmals wurden im Verlauf der SS eine Zunahme von Wanddicke und Darmlumens, Veränderungen der Peristaltik bzw. die Perfusion in den eventrierten Abschnitten dokumentiert. In 4 Fällen wurde die SS vorzeitig beendet, zweimal kam es zum intrauterinen Fruchttod. Postpartal zeigte ein Kind zusätzlich ein Alagille-Syndrom und drei Kinder einen Volvulus mit nekrotischem Darm. Zwei davon verstarben mit 2 Wochen bzw. 4 1/2 Jahren an einem Kurzdarmsyndrom, ein weiteres Kind am ersten Lebenstag an einer Luftembolie.

**Zusammenfassung**: Pränatale Doppler- und ultrasonographische Befunde und mögliche Zusammenhänge mit postpartalen Problemen des eventrierten Darms bei Gastroschisis werden anhand des Kollektivs des USZ diskutiert. Da auch trotz initial guter Prognose schwerwiegende Probleme auftreten können, ist eine Suche nach neuen prognostischen Markern zur pränatalen Erfassung eines Hochrisikokollektives in dieser Gruppe zu fordern.

## Kombinierte Lungenreifung mit Celestone und Thyreotropin Releasing Hormon (TRH) bei Frühgeborenen <34.SSW: Klinische Erfahrungen, Nebenwirkungen und Neonatales Outcome

K. Hildebrand, I. Hösli, A.C. Almendral, W. Holzgreve
Universitätsfrauenklinik Basel

**Einführung:** Die fetale Lungenreifung steht unter multihormonaler Kontrolle, neben den Corticosteroiden sind Schilddrüsenhormone relevant. Zu Steroiden zusätzlich gegebenes TRH (plazentagängig) hat folgende Effekte: Synergismus bei Surfactant-Produktion/-Ausschüttung, vermehrter Elastineinbau in Lungengewebe, schnellere Clearance der Lungenflüssigkeit, günstiger Einfluss beim Switch auf postnatale Atmungsweise. Klinische Studien: Morales 1989: verbesserte L/S-Ratio, kürzere Beatmungszeit. Ballard 1992: Reduktion chron. Lungenkrankheit. Knight 1994: Reduktion RDS, Mortalität. ACTOBAT 1995: nur in Untergruppen positive Wirkungen, z.T. vermehrt RDS, viele mütterl. NW.

**Material/Methode:** Prospektiv vergl. Pilotstudie (1992-94) zur Evaluation:
1. Nebenwirkungen: N=248 kontrollierte TRH-Anwendungen
2. Neonatales Outcome bei FG 27.-33. SSW: Testgruppe (Celestone + TRH) N=42, Kontrollgruppe (Celestone allein) N=37.
Indikationen: pPROM 30%, Wehen 25%, Präeklampsien 20%, Blutungen 8%, Retardierungen 7%, andere 10%.
Dosierung: Celestone 2 x 12 mg i.m. in 24 Std, TRH 4 x 400 yg i.v. in 24 Std.

**Resultate:**
1. Nebenwirkungen: *Mütterlich*: BD-Anstieg 33%, BD-Abfall 10%, Pulsanstieg 7%, Nausea 11%, Erbrechen 3%, Kopfschmerzen 6%, selten Pulsabfall, Schwindel, Flush, Sodbrennen, Diarrhoe. *Fetal:* Tachykardien 12%, leichte variable Dezelerationen 9%.
2. Neonatales Outcome: FG der Testgruppe 2 Wochen jünger, 250 Gramm leichter, häufiger pPROM, aber keine stat. signif. Unterschiede für RDS, BPD, jedoch deutlicher Trend zu weniger IVH und Mortalität.

**Diskussion/ Schlussfolgerungen:**
1. Nebenwirkungen (mütterlich und fetal): häufig, jedoch meistens harmlos, immer reversibel. Bei vorbestehender Hypertonie unbedingt Stabilisierung BD vor Therapie sowie gute Monitorisierung erforderlich.
2. Neonatales Outcome: Bestätigung der günstigen Wirkung der kombinierten Lungenreifung. Wegen diskrepanter Ergebnisse aus der ACTOBAT-Studie soll Anwendung nur innerhalb von grossen randomisierten kontrollierten Studien stattfinden (CH: antenatal TRH trial - europäische Multizenterstudie)

# Freie Mitteilungen
## *Communications libres*

# Geburtshilfe
## *Obstétrique*

**Vorsitz / *Présidence:*** U. Eggimann, G. Drack

## Ist die Symphysiotomie obsolet?

D. Ehm, F. Germiquet, M. Aljinovic, U. Herrmann
Frauenklinik Regionalspital Biel

### Einleitung:

Die Symphysiotomie wurde erstmals Ende des 18. Jahrhunderts in Paris von Sigault durchgeführt. In der geburtshilflichen Lehre Europas und den USA wird sie nur selten erwähnt. Wir präsentieren einen Fall wo durch rasche Symphysiotomie bei Beckenendlage mit Kopfbeckenmissverhältnis das Kind problemlos entbunden werden konnte.

### Kasuistik:

Eine 35-jährige Gravida I tritt am Termin unerwartet in den Gebärsaal ein. Das Kind ist in einer ersten Beckenendlage, der Steiss ist sichtbar. Spontaner Blasensprung 11/2 Stunden vor Spitaleintritt. Wehenbeginn 1 Stunde vor Eintritt. Anschliessend problemlose Steissgeburt ohne Notwendigkeit einer Armlösung. Der nachfolgende Kopf kann weder nach Bracht, noch nach Veit-Smellie entwickelt werden. Durchführung einer geschlossenen Symphysiotomie in Narkose. Anschliessend Entbindung eines normalgewichtigen Knaben mittels Handgriff nach Veit-Smellie. Die postpartale pädiatrische Untersuchung ergab das Vorliegen einer Skaphozephalie bei prämaturer Kraniosynostose.

### Schlussfolgerung:

Die Symphysiotomie hat als relativ einfach durchzuführende Operation in ausgewählten Fällen auch in der modernen Geburtshilfe ihren Platz (Beckenendlage, Schulterdystokie).

## Periduralanästhesie durch den Geburtshelfer: Erfolgsrate und Komplikationen in einer prospektiven Studie

H. Brühwiler, G.K. Schüpfer*, F. Krähenmann
Frauenklinik, Kantonsspital, 8596 Münsterlingen
*Institut für Anästhesie und Reanimation, Kantonsspital, 6004 Luzern

### Ziel der Arbeit

In der Schweiz wird nur noch an wenigen Spitälern die Periduralanästhesie (PDA) unter der Geburt vom Geburtshelfer appliziert. An unserer Klinik dagegen wird seit über 15 Jahren die PDA zur Geburt, nicht aber zur primären Sectio, vom geburtshilflichen Kaderarzt gelegt. Um die Qualität dieser Praxis zu überprüfen wurde eine prospektive Studie durchgeführt.

### Material und Methode

Prospektive Erfassung aller Patientinnen mit PDA unter der Geburt von 1992 und 1993 in einem standartisierten Protokoll. Applikation der PDA mit der Infusionsmethode.

### Resultate

In den 2 Studienjahren erhielten 214 Patientinnen (9.9% aller Geburten) eine PDA. In rund 85% bestand die Indikation in nicht tolerierbaren Schmerzen und/oder Geburtsstillstand.
Der Periduralraum wurde in 74.3% im ersten, in 18.3% im zweiten und in 7.4% im dritten oder vierten Punktionsversuch aufgefunden. Das Einführen des Katheters gelang in 81.6% im ersten Versuch Der Erfolg der PDA wurde in 91.5% als "gut", 5.7% als "mässig" und in 2.8% als "schlecht" beurteilt. Die Erfolgsrate war unabhängig vom Grad der Erfahrung des Punkteurs. Frühkomplikationen traten bei allen 214 PDA-Patientinnen nicht auf, insbesondere keine Duraperforationen und keine Hypotonien.

### Schlussfolgerungen

Die Erfolgsrate der vom Geburtshelfer applizierten PDA ist vergleichbar mit jener von Anästhesisten, die eine gute Wirkung in 84.6% (Gerig und Kern 1985) bis 95% (Farabow et a al 1993) berichten. Die Rate an Duraperforationen liegt in der Literatur bei bis 4.2% und an Kopfschmerzen im Wochenbett zwischen 4 - 10% (Norris et al 1994).
Die Qualität und Sicherheit der PDA ist auch bei Applikation durch den Geburtshelfer gewährleistet. Durch die selbständige Anwendung der PDA durch den Geburtshelfer ist diese Analgesieform auch in kleineren Spitälern jederzeit rasch verfügbar.

## VERGLEICH DES GEBURTSVERLAUFS UND GEBURTSMODUS BEI TAMILISCHEN UND NICHT TAMILISCHEN FRAUEN

E.A. Daly, I.M. Hösli, R.E. Widmer, M.P. Schnegg, W. Holzgreve
Universitäts-Frauenklinik, Kantonsspital Basel

### Einführung:

Hypothese: Tamilische Frauen haben auf Grund soziokultureller Unterschiede, Sprachschwierigkeiten, Geburtsängsten und evtl. veränderter Ess- und Lebensgewohnheiten häufiger prolongierte Geburtsverläufe, häufiger vaginal operative Geburten und Sectiones als ein entspechendes Vergleichskollektiv.

### Material und Methode:

Retrospektive Auswertung von 80 Geburtsprotokollen der UFK Basel 1995. Kollektiv 1 (K1): n= 40 tamilische Frauen, Kollektiv 2 (K 2), n=40 nicht tamilische Frauen, die nach dem Zufallsprinzip als matched pairs ausgewählt wurden und sich in Bezug auf Alter, Parität und SSW nicht unterschieden. Untersuchte Parameter: Gewichtszunahme in der Schwangerschaft, Geburtsdauer (EP und AP), Anästhesieverfahren, Geburtsmodus, Kindsgewicht. Statistische Auswertung mittels T-Test und Chi2 Test.

### Resultate:

Statistisch signifikanter Unterschied in EP im K1 (362 min) vs. K2 (345 min). Kein statisitisch signifikanter Unterschied jedoch unterschiedliche Verteilung bei: Spontangeburtsrate: K1 (65%) vs K2 (77,5%); Vaginal operative Entbindungen: K1(22,5%) vs K2 (10%); PDA: K1 (32,5%) vs K2 (27,5%); längere AP: K1 (54 min) vs. K2 (36 min); durchschnittl. Gewichtszunahme: K1 (12,5 kg) vs K2 (14,5kg); Kindsgewicht: K1 (3183g) vs K2 (3326g).

### Schlussfolgerung:

Bisher konnten wir unsere Hypothese mit dieser Untersuchung statistisch nicht bestätigen, wenn auch deutliche Unterschiede aufgezeigt wurden. Lediglich eine signifikant längere EP wurde bei den tamilischen Frauen festgestellt. Somit könnte es sich bei unserer Annahme um ein rein statistisches Problem bei zu kleinen Fallzahlen oder aber um ein Vorurteil handeln. Eine retrospektive Auswertung der letzten Jahre wird deshalb dieser Untersuchung angeschlossen werden.

## WIE SICHER SIND WASSERGEBURTEN?
### Prospektive Frauenfelder Geburtenstudie mit über 5000 Geburten

V Geissbühler, J. Eberhard
Frauenklinik, Thurgauisches Kantonsspital, Frauenfeld
Chefarzt: PD Dr. med. J. Eberhard

**Ziel der Arbeit:** Die Beliebtheit und Akzeptanz der Wassergeburt ist gross. Die erste Auswertung mit 600 Wassergeburten (1994) an unserer Klinik zeigte die gleiche Sicherheit für Mutter und Kind wie andere Gebärmethoden. Wegen der immer noch steigenden Popularität der Wassergeburten fühlen wir uns verpflichtet, die Sicherheit für Mutter und Kind in unserer prospektiven Geburtenstudie an einer grösseren Anzahl zu überprüfen.

**Methode:** Seit dem 1.11.91 erfassen wir alle Geburten prospektiv. Bis Ende 1995 konnten 5634 Geburten erfasst und ausgewertet werden; davon waren 1361 Wassergeburten. Mit Hilfe eines standardisierten Fragebogens werden subjektive Fragen (Geburtserlebnis, Schmerzintensität) sowie objektive Angaben zum Geburtsverlauf (Episiotomierate, Blutverlust, Nabelschnur-pH, etc.) erhoben.

**Resultate:** Die Häufigkeit der Wassergeburten (W) hat im Beobachtungszeitraum (1.11.91-31.12.95) deutlich zugenommen: von 10% aller Spontangeburten (Kopflage, Einlinge) auf momentan 40%. Die Episiotomierate ist mit 19% die niedrigste, bei Maiastuhlgeburten (M) ist sie 34%, bei Bettgeburten (B) 43%. Damm-intakt gebären bei W/M/B: 30/25/26%. Dammrisse III und IV sind bei allen Gebärmethoden gleich häufig. Der Blutverlust (Hb g/l) ist am geringsten bei Wassergeburten mit 3,9g/l. Keinerlei Schmerzmittel brauchten 73% der Wassergeburten. Betrachtet man die Risikofaktoren unter der Geburt, so ist im Kollektiv der Wassergeburten der risikofreie Anteil am grössten, bei den Bettgeburten mit 67% am kleinsten.

**Schlussfolgerungen:** Alternative Gebärmethoden, welche bisher unbekannt waren, können unter Berücksichtigung der üblichen Sicherheits- und Überwachungsmassnahmen ohne Nachteil für Mutter und Kind problemlos in einen Klinikalltag integriert werden. Wünsche erfüllen heisst z.B. auch weniger Episiotomien, weniger Schmerzmittel. Unter Berücksichtigung dieser Daten kann die Frage "Wie sicher sind Wassergeburten?" mit einem überzeugten "sehr sicher" beantwortet werden.

## GEBURTSERLEBNIS, GEBURTSSCHMERZEN UND ANALGESIE BEI WASSER- UND LANDGEBURTEN
### Prospektive Frauenfelder Geburtenstudie mit über 5000 Geburten

J. Hischier, V Geissbühler, J. Eberhard
Frauenklinik, Thurgauisches Kantonsspital, Frauenfeld
Chefarzt: PD Dr. med. J. Eberhard

**Ziel der Arbeit**: Seit der Einführung alternativer Gebärmethoden in der Frauenklinik des Kantonsspitals Frauenfeld sind fünf Jahre vergangen. Die Sicherheit für Mutter und Kind konnte eindrücklich demonstriert werden. Die Einflussfaktoren auf das Geburtserlebnis bezüglich Schmerzerlebnis und Analgesie werden nach wie vor kontrovers und je nach persönlicher Ansicht beurteilt. Unsere prospektive Studie soll bei der Beantwortung dieser Fragen helfen.

**Methode**: Im Zeitraum vom 1.11.91 bis 31.12.95 wurden alle Geburten (n=5634) prospektiv erfasst. Bei 4346 Frauen konnten mit Hilfe eines standardisierten Fragebogens neben den objektiven Angaben zum Geburtsverlauf auch subjektive Daten erhoben werden. Geburtserlebnis, Schmerzerlebnis und Analgesie wurden mit Hilfe einfacher Fragen und visueller Analogskalen erfasst: Wassergeburten (W): n=1228, Maiastuhlgeburten (M): n=711, Bettgeburten (B): n=1249, Romaradgeburten (R): n=60.

**Resultate**: Die erwarteten und erlebten Schmerzen werden bei W/M/B/R als gleich stark angegeben. 3/4 der Gebärenden haben starke bis unerträgliche Schmerzen. Zwischen erlebten Geburtsschmerzen und Geburtserlebnis besteht kein Zusammenhang, am ausgeprägtesten sieht man dies bei den Wassergeburten (r=0,26). Das beste Geburtserlebnis zeigen die Wassergeburten, und zwar signifikant (p<0,01). Die höchste Rate an Wunscherfüllung sehen wir bei den Wassergeburten mit 60%. Zufriedenheit mit der Analgesie äusserten bei W/M/B/R über 90%.

**Schlussfolgerungen**: Alternative Gebärmethoden wie Wassergeburten zeigen ein subjektiv besseres Geburtserlebnis. Sie lehren uns, dass nicht die erlebten Schmerzen und/oder die Schmerzfreiheit das Entscheidende sind, sondern die persönliche Wunscherfüllung bezüglich der Gebärart. Eine Betreuung und Umgebung, welche die Wunscherfüllung unterstützen, sind wichtige Voraussetzungen; letzteres ist mit klassischer Geburtsmedizin in einem Kantonsspital, wie unsere Studie zeigt, sehr wohl möglich.

## KINDLICHE UND MÜTTERLICHE GEBURTS- UND WOCHENBETTPARAMETER BEI WASSER- UND LANDGEBURTEN
### Prospektive Frauenfelder Geburtenstudie mit über 5000 Geburten

A. Lebrecht, V Geissbühler, J. Eberhard
Frauenklinik, Thurgauisches Kantonsspital, Frauenfeld
Chefarzt: PD Dr. med. J. Eberhard

**Ziel der Arbeit**: Die Einführung alternativer Gebärmethoden stiess primär auf grosse Skepsis. Es wurde befürchtet, dass sich kindliche und mütterliche Geburts- und Wochenbettparameter verschlechtern würden und damit die erreichten Verbesserungen in der modernen Geburtsmedizin verloren gingen. Mit Hilfe unserer prospektiven Frauenfelder Geburtenstudie wollen wir zeigen, dass die Sicherheit für Mutter und Kind wie auch die erreichten Fortschritte in der modernen Geburtsmedizin unverändert weiter bestehen.

**Methode**: Seit dem 1.11.91 werden alle Geburten in der Frauenfelder Frauenklinik prospektiv erfasst. Mit Hilfe eines standardisierten Fragebogens konnten bis Ende 1995 5634 Geburten erfasst und ausgewertet werden. Verglichen werden kindliche und mütterliche Geburts- und Wochenbettparameter der drei häufigsten Spontangebärarten: Wasser- (W), Maiastuhl- (M) und Bettgeburten (B) (Kopflage, Einlinge): W=1361, M=884, B=1867.

**Resultate**: Die drei Kollektive unterscheiden sich bezüglich Kindsgewicht, Geburtstermin und Geburtsdauer nicht. Der 5-Min.-Apgar (m=9,8) und der arterielle Nabelschnur-pH-Wert (m=7,28) sind ebenfalls praktisch identisch. Verlegungsbedürftige neonatale Komplikationen waren bei W = 0,5%, M = 0,7%, B = 1,4% vorhanden. Mütterliche Infektionen wie fieberhafte Verläufe, HWI, putride Lochien und Pyelonephritiden sind selten. Gleiches gilt für den Antibiotikaverbrauch im Wochenbett: W = 3,25%, M = 2,8%, B = 5,75%.

**Schlussfolgerungen**: Alternative Gebärmethoden können unter Berücksichtigung geburtsmedizinischer Errungenschaften ohne Gefährdung der Sicherheit von Mutter und Kind im Alltag einer grösseren Klinik integriert werden. Wasser- und Maiastuhlgeburten sind genauso sicher wie die klassische Bettgeburt. Voraussetzung ist eine sichere Überwachung und eine sorgfältige Geburtsleitung.

# Freie Mitteilungen
*Communications libres*

## Reproduktionsmedizin
*Médecine de la procréation*

**Vorsitz / *Présidence:*** P. J. Keller, M. Germond

## Le CA125 dans le plasma séminal: Correlation avec le taux de fertilisation en F.I.V.E.T.E.

A. Meisser, P. Bischof, A. Campana
Clinique de Stérilité et d'Endocrinologie Gynécologique, Genève

### Introduction :
Le marqueur du cancer de l'ovaire CA125 est présent dans le plasma séminal, à des taux qui peuvent être considérables. Sa fonction dans l'appareil reproducteur masculin n'est pas connue, son origine pourrait être les vésicules séminales. Nous avons voulu voir si la concentration de CA125 dans le plasma séminal pouvait être en relation avec le taux de fertilisation des ovocytes en FIVETE.

### Méthode :
Nous avons mesuré la concentration de CA125 dans 100 échantillons de plasmas séminaux, obtenus lors de la préparation du sperme en vue de FIVETE.

### Résultats :
La concentration du plasma séminal en CA125 ne présente pas de corrélation avec le taux de fertilisation, lorsque la population FIVETE totale est considérée. Une corrélation positive (p<0.001) est toutefois observée entre la concentration de CA125 et le taux de fertilisation pour les échantillons de patients normospermiques, qui n'est pas observée pour les patients ayant un facteur masculin. Les taux de CA125 chez les normospermiques sont statistiquement plus faibles (115.1+/-80.4 U/ml) chez les patients qui ont obtenu moins de 50% de fertilisation que chez ceux dont la fertilisation dépasse 50% (274.8+/-216.7, p=0.0001).

### Conclusion :
Les taux de CA125 sont abaissés dans le plasma séminal des patients normospermiques qui n'obtiennent que des taux médiocres de fertilisation en FIVETE, sans explication apparente. Le CA125 pourrait donc servir de marqueur de la non-fécondabilité du sperme chez les patients normospermiques, pour diriger les patients vers d'autres techniques de PMA, telles l'ICSI.

## Hormonbestimmungen unter Therapie mit einem neuen antiandrogen wirksamen Ovulationshemmer

G.S.Merki-Feld, B.Hogg, A.Jäger, P.J.Keller
Klinik für Endokrinologie, Departement Frauenheilkunde, Universitätsspital Zürich

### Einführung:
Drospirenon ist ein Gestagen, welches tierexperimentell eine antiandrogene Partialaktivität zeigt. Wir untersuchten, ob sich dieser Effekt im Serumspiegel der Androgene und des SHBG (sexualhormonbindendes Globulin) nachweisen lässt.

### Material:
Die Untersuchungen wurden mit einem Ovulationshemmers (OH) mit 30µg Ethinylestradiol (EE) und 3mg Drospirenon durchgeführt.

### Methode:
Die Hormonbestimmungen erfolgten vor Einnahmebeginn, sowie nach 3 und 13 Behandlungszyklen. Für die Auswertung wurden die Probandinnen in zwei Gruppen aufgeteilt. Frauen der Gruppe I hatten mindestens drei Monate lang keine Hormonpräparate, solche der Gruppe II mindestens vier Monate bis Studienbeginn einen monophasischen OH mit Gestoden oder Norgestimat eingenommen.

### Resultate:
Testosteron, freies Testosteron und Androstandiolglukuronid fielen in Gruppe I signifikant gegenüber dem Ausgangswert ab.
In Gruppe II fand sich ein Abfall von Testosteron um 35%, freiem Testosteron um 70 % und Androstandiolglukuronid um 16% nach 13 Zyklen. SHBG stieg nach 3 Zyklen in beiden Gruppen signifikant an.

### Schlussfolgerung:
Die Resultate sprechen für eine antiandrogene Partialwirkung des Drospirenon auch beim Menschen.

## Kryokonservierung von Zygoten mit und ohne Sucrose: Die Sucrose vermindert die Schwangerschaftsrate

P Minikus, M Häberle, MK Hohl, P Scheurer
Kantonsspital Baden, Frauenklinik

### Ziel der Arbeit
Retrospektiver Vergleich zweier Kryokonservierungsmethoden von Zygoten (mit und ohne Sucrose): In den meisten Zentren ist die Kryokonservierung von Zygoten mit Sucrose üblich. Wir selber haben diese Methode übernommen und waren mit den Ergebnissen nicht zufrieden. Deshalb haben wir aufgrund der Erfahrungen des Jones Institute for reproduction of medicine auf ein anderes Schema ohne Sucrose umgestellt. Untersucht und verglichen wurden retrospektiv Ueberlebensrate der aufgetauten Zygoten, Teilungsrate, Transferrate, Schwangerschaftsrate pro Transfer und Implantationsrate.

### Methodik
Ueberzählige Zygoten wurden in einem rapid freezing programm (2 h) von 1992 - 1993 kryokonserviert (Schema 1) in HEPES gepuffertem Earles Medium mit Propylenglykol 1,5 M und Sucrose 0,1 M.
Von 1993 - 1995 wurden die überzähligen Zygoten mit einem rapid freezing programm (3 h) kryokonserviert mit DULBECCO´s Phosphatpuffer und Propylenglykol 1,5 M ohne Sucrose (Schema 2)

### Resultate
Es wurden nach Schema 1 (respektive Schema 2) 90 (103) Auftauzyklen mit total 301 (328) Zygoten durchgeführt. Dabei überlebten 147 (197) Zygoten. Ueber-lebensrate 48,8 % (60 %) und 56 (134) entwickelten sich zu Embryonen weiter. Teilungsrate 38 % (68 %).

Es kam zu 37 (71) Embryonentransfers, wobei 53 (119) Embryonen intrauterin transferiert wurden. Transferrate 41 % (69 %). Es traten 5 (14) Schwanger- schaften ein. Dies ergibt eine Schwangerschaftsrate pro Zyklus von 5,6 % (13,6 %). Schwangerschaftsrate pro Embryo-transfer 13,5 % (19,7 %). Implantationsrate 9,4 % (11,8 %).

### Diskussion
Die Kryokonservierungsmethode ohne Sucrose zeigt bezüglich Ueber- lebensrate, Teilungsrate, Transferrate und Schwangerschaftsrate einen statistisch signifikanten Vorteil gegenüber der Methode mit Sucrose.

## Injection intracytoplasmique de spermatozoïdes motiles ou immobilisés: la destruction de la membrane du flagelle avant ICSI est indispensable à la décondensation nucléaire du spermatozoïde, mais pas à l'activation de l'oeuf.

Senn A., Germond M., De Grandi P.

Unité de Stérilité, Département de Gynécologie-Obstétrique, CHUV, 1011 Lausanne.

**But de l'étude**: L'injection intracytoplasmique de spermatozoïdes (ICSI) est maintenant une technique bien établie qui permet d'obtenir une fécondation dans des cas de stérilité masculine extrême. Une période d'apprentissage durant laquelle les aspects techniques sont progressivement maîtrisés est expérimentée par la plupart des centres. Nous présentons ici notre propre expérience sur l'utilisation de spermatozoïdes motiles ou immobilisés avant l'injection.

**Matériel et méthodes**: Une ICSI a été proposée aux patientes dont le conjoint souffrait de stérilité masculine sévère. Les spermatozoïdes ont été lavés deux fois par centrifugation sur un gradient discontinu de Percoll et resuspendus dans du polyvinylpyrrolidone juste avant l'ICSI. Lors des premières expériences, les spermatozoïdes n'ont pas été immobilisés. Plus tard, l'équipement a été modifié afin de permettre un dommage local du flagelle avant l'injection. Les ovocytes ont été observés soigneusement 3-4-h et 16-18 h après ICSI afin de mettre en évidence la présence du spermatozoïde dans l'espace périvitellin (EPV) ou des signes de fécondation.

**Résultats:**
1) Dans la première série, 88 injections sur 333 étaient de fausses ICSI, puisque le spermatozoïde a été retrouvé nageant dans l'EPV, soit 3-4-h (40 oeufs) ou 16-18 h (48 oeufs) après ICSI. Le taux de 1 PN était de 13% dans les deux cas. Parmi les 233 oeufs injectés avec succès, les taux de 1 PN et de 2 PN étaient de 21% et 23% respectivement.
2) Lors de la seconde série d'expérience, toutes les injections ont été considérées comme réussies; le taux de 1 PN a baissé de 21% à 11% et le taux de 2 PN a augmenté de 23% à 65%. Le fait de séparer la tête du flagelle avant l'injection n'a pas amélioré ces résultats.
**Conclusion:** Le taux plus élevé de 1 PN observé lorsque des spermatozoïdes motiles sont injectés suggère que l'activation dépend plus du stimulus biomécanique de l'injection que du spermatozoïde lui-même. La décondensation de la tête du spermatozoïde dépend cependant d'une ouverture de la membrane cellulaire au niveau du flagelle.

**Stimulation ovarienne en vue de FIV avec deux gonadotrophines urinaires HMG ou FSH-HP: une analyse rétrospective**

Chanson A., Germond M., Singh L., Raszka K., Farina M., Senn A., De Grandi P.
Unité de Stérilité, Département de Gynécologie-Obstétrique, CHUV, 1011 Lausanne.

**Introduction**: La quantité variable d'hormone lutéinisante (LH) présente dans les préparations commerciales de gonadotrophines urinaires a soulevé les questions suivantes: 1) le protocole de stimulation folliculaire doit-il être adapté au type de préparation utilisé; 2) la concentration de LH a-t-elle une incidence sur la qualité ovocytaire et les résultats de la FIV. Les résultats des FIV obtenus après stimulation ovarienne avec de la gonadotrophine urinaire humaine ou de l'hormone folliculo-stimulante hautement purifiée (Metrodin HP, Serono) ont été comparés lors de cycles initiés dans notre unité entre janvier 1993 et décembre 1995. La plupart des méthodes de laboratoire n'ont pas changé au cours de cette période.

**Matériel et méthodes**: Les cycles de FIV ont été sélectionnés à partir d'une base de données FIV existante en utilisant les critères suivants; 1) stimulation avec une dose de départ de 150-225 UI/jour de gonadotrophines suivant une désensibilisation avec un analogue de la GnRH (Decapeptyl, Ferring) initié le 23ème jour du cycle précédent, 2) des patientes ≤ 35 ans, 3) une collecte d'ovocytes ayant eu lieu entre le 11ème et le 16ème jour de stimulation. L'induction d'ovulation a été réalisée lorsque les ultrasons ont montré ≥ 3 follicules d'un diamètre supérieur à 17 mm. Les concentrations sériques d'estradiol (E2 en nmol/l; DELFIA, Wallac) ont été utilisées afin de confirmer la maturité des follicules. Dans le groupe HMG, un taux d'environ 1 nmol/l d'E2 était attendu. Dans le groupe FSH-HP, cette valeur seuil devait être évaluée à nouveau et la décision clinique d'induire l'ovulation a été basée principalement sur les résultats des ultrasons. Des analyses statistiques ont été réalisées en utilisant le "unpaired two-tail Student's t-test" ou des tables de contingences.

**Résultats:**

|  | HMG | FSH-HP | p |
|---|---|---|---|
| Cycles | 314 | 116 | |
| E2 le jour d'HCG (moyenne ± SD) | 10.0±5.7 | 7.1±3.6 | 0.0001 |
| Follicules (moy ± SD) | 17.6± 7.2 | 16.3± 7.1 | 0.107 |
| Ovocytes (moy ± SD) | 11.6± 6.6 | 11.3± 6.2 | 0.654 |
| Ampoules (moy ± SD) | 30.8± 5.9 | 26.6± 6.9 | 0.0001 |
| Taux de fécondation (moy ± SD) | 57.7± 33.6 | 73.3± 24.3 | 0.0001 |
| Score embryonnaire (moy ± SD) | 28.8± 12.3 | 27.1±10.6 | 0.220 |
| Transferts (%) | 255 (81.2%) | 107 (92.2%) | 0.008 |
| Grossesses cliniques (%) | 80 (25.5%) | 28 (24.1%) | 0.870 |

**Conclusion:** Comparée aux HMG, la FSH-HP; 1) nécessite moins d'ampoules pour obtenir un nombre similaire de follicules et d'ovocytes récoltés, 2) conduit à un meilleur taux de fécondation sans affecter la qualité des embryons et le taux de grossesse, 3) induit des taux sériques d'E2 plus bas, avec la conséquence que les paramètres hormonaux pour l'induction de l'ovulation par l'administration d'HCG devront être réadaptés.

**L'éclosion assistée d'embryons congelés-décongelés augmente le taux de grossesse chez des patientes ayant déjà subi plusieurs échecs de nidation.**

[1]Germond M., [1]Senn A., [1]Nocera D., [2]Rink K., [2]Delacrétaz G., [1]De Grandi P.
1/ Unité de Stérilité, Département de Gynécologie-Obstétrique, CHUV, 1011 Lausanne et 2/ Laboratoire d'Optique Appliquée, EPFL, 1015 Lausanne.

**Introduction**: Le taux d'implantation réduit d'embryons congelés-décongelés peut être expliqué en partie par un effet du processus de congélation sur l'aptitude de l'embryon à éclore. Une diminution du volume des blastocystes provenant d'embryons partiellement endommagés par la congélation-décongélation, ou une augmentation de la résistance de la zone pellucide (ZP) pourraient être tous les deux responsables de ce défaut d'éclosion. Le but de cette étude est d'évaluer si des embryons humains congelés-décongelés ont une meilleure chance de s'implanter lorsque un trou est percé dans la zone pellucide dans le but d'assister l'éclosion.

**Matériel et méthodes**: Une éclosion assistée (EA) a été proposée à 36 patientes ayant déjà subi au moins deux transferts d'embryons infructueux, au moment de la décongélation des embryons cryoconservés restant. Les patientes ont reçu un traitement immunosuppresseur et des antibiotiques deux jours avant et cinq jours après le transfert. Avant chaque transfert (ET), la ZP a été percée à l'aide d'un rayon laser à diode de 1.48 µm et le score embryonnaire cumulé (SEC) = Σ(nombre de blastomères x grade)) a été déterminé. Les grossesses cliniques (GC) ont été définies par la présence d'une activité cardiaque.

**Résultats:**

| SEC | EA | ET | GC | GC/ET % | Taux d'implantation Sacs/embryons (%) |
|---|---|---|---|---|---|
| ≤20 | Non | 42 | 0 | 0.0% | 0/86 (0.0%)a |
|  | Oui | 28 | 3 | 10.7% | 3/61 (4.9%)a |
| >20 | Non | 44 | 0 | 0.0% | 0/127 (0.0%)b |
|  | Oui | 20 | 8 | 40.0% | 11/55 (20.0%)b |
| TOTAL | Non | 86 | 0 | 0.0% | 0/213 (0.0%)c |
|  | Oui | 48 | 11 | 22.9% | 14/116 (12.1%)c |

a: $P = 0.1174$; b, c: $P = 0.0001$

**Conclusion:** Les résultats indiquent qu'en cas d'échecs répétés d'implantation, l'éclosion assistée avec un laser à diode de 1.48 µm augmente significativement le taux de grossesse après le transfert d'embryons cryoconservés. La généralisation de cette méthode à d'autres indications nécessite des investigations complémentaires.

# CYCLE OVULATOIRE CHEZ UNE PATIENTE PRESENTANT U SYNDROME DE TURNER 45,X NON-MOSAÏQUE.

Lourenço A.*, Dahoun S.**, Chardonnens D.*, Campana A.*
*Département de Gynécologie et Obstétrique, Hôpital Universitaire de Genève.
**Division de Génétique Médicale, Hôpital Universitaire de Genève.

**Introduction:** Le syndrome de Turner associe classiquement un retard d croissance, une amènorrhée primaire, une agenesie ovarienne et un karyotype 45,X Cependant, le syndrome de Turner peut avoir des manifestations phénotypiques e génotypiques diverses.

**Observation:** Nous décrivons le cas d'une femme, V. B., agè de 22 ans che laquelle un syndrome de Turner a été diagnostiqué à l'âge de 11 ans, lors du bila d'un retard de croissance. Cependant, une puberté normale est survenue avec de ménarches spontanées à l'âge de 14 ans et des cycles réguliers de 29 jours se son instalés par la suite. Le phénotype est sans particularité et la taille à l'âge adulte es de 1,47 cm.Le karyotype 45,X, a été établi à partir de 122 cellules de san périphérique et de 50 fibroblastes en culture (banding GTG). Aucune évidence d mosaïque n'a été retrouvée soit par cytogénétique classique ou par *fluorescent in sit hybridization* (FISH) interphasique.

L'étude du cycle effectuée s'est basée sur des échographies par voie vaginale à parti du 13ème jour du cycle et des dosages hormonaux en phase folliculaire et en phas lutéale. L'échographie a montré la croissance d'un follicule dominant et des signe indirectes d'ovulation (diminuition du diamètre moyen du follicule de 17 à 8 mm au 15ème jour du cycle. Les dosages hormonaux de FSH, LH, on montré des valeur normales pour une phase folliculaire, et des valeurs de progestérone au 21éme 22éme et 23éme jour compatibles avec une phase lutéale adéquate.

**Discussion:** Dans le groupe des patientes 45,X, la survenue de ménarche spontanées est rare et normalement associé à un profil hormonal anormal, des cycle irréguliers et une ménopause précoce. Cependant rarement cette fonction ovarienn peut permettre une grossesse. La plupart de ces grossesses sont survenues chez de patientes présentant une mosaïque avec la présence d'une lignée 46, XX. Quand l présence d'une telle lignée ne peut pas être démontrée, l'incidence de menstruatio spontanée varie entre 5-8%, résultant probablement de  la présence d'u chromosome X caché (46,XX).

# Freie Mitteilungen
*Communications libres*

# Onkologie
*Oncologie*

**Vorsitz / *Présidence:*** A. Almendral, O. R. Köchli

## LA CURIETHERAPIE POST-OPERATOIRE EST-ELLE INDIQUEE EN CAS D'ADENOCARCINOME DE L'ENDOMETRE DE BON PRONOSTIC (FIGO IA-IB, G1-G2)?

J.-F. Delaloye[1], A. Megalo[1], S. Pampallona[1], B. Frankendal[2], P. De Grandi[1]
[1]Département de Gynécologie-Obstétrique, CHUV, Lausanne, [2]Radiumhemmet, Karolinska Sjukhuset, Stockholm

**But**: La curiethérapie a-t-elle une influence sur la survie, la *survie sans récidive et les complications* en cas d'adénocarcinome de l'endomètre de bon pronostic?

**Patientes**: De 1979 à 1995, 238 patientes souffrant d'un adénocarcinome bien ou moyennement différencié de l'endomètre (FIGO IA-IB) ont été traitées au CHUV: 64/238 présentaient un stade IA et 174/238 présentaient un stade IB. Leur âge moyen était de 66 ans (31-95 ans). Toutes les patientes ont été opérées et et ont reçu 3 applications de Cs[137] (22.5 Gy en D1). Les patientes présentant une infiltration du myomètre dépassant le 1/3 de l'épaisseur (48/174 FIGO IB) ont bénéficié d'une irradiation externe (45 Gy).

**Méthode**: Analyse rétrospective.

**Résultats**: La survie à 5 ans est de 91% pour le stade FIGO IA et de 93% pour le stade FIGO IB. Les récidives locales ont été observées chez 4/64 (6.2%) patientes FIGO IA et chez 9/174 (5.7%) patientes FIGO IB. Des patientes traitées par curiethérapie adjuvante seule, 4/64 Stades IA et 12/126 Stades IB ont développé une sténose vaginale; 3/64 Stades IA et 0/126 Stades IB ont souffert d'une sténose digestive.

**Conclusion**: Si la curiethérapie diminue la fréquence des récidives locales (Sorbe, 1989), ce gain est malheureusement contrebalancé par un risque de complications. En cas d'adénocarcinome de l'endomètre de bon pronostic, nous pourrions conduire une étude randomisée, proposée par les Suédois.

## Mutations K-ras et p-53 dans les adénocarcinomes de l'endomètre

J. Benhattar[1], J.-F. Delaloye[2], K. Weber-Chappuis[3], P. De Grandi[2]
[1]Institut Universitaire de Pathologie, [2]Département de Gynécologie-Obstétrique, [3]Laboratoire de Cytologie et de Pathologie Cecil, Lausanne

**But:** Les mutations au niveau des gènes K-ras et p53 peuvent-elles servir de marqueur pronostique dans les adénocarcinomes de l'endomètre?

**Patientes:** Nous avons analysé 2 collectifs de patientes suivies dans le Département de Gynécologie-Obstétrique du CHUV et dont les biopsies ont été examinées à l'Institut de Pathologie de Lausanne. Il s'agit de 37 patientes traitées en 1984 et de 29 en 1988, soit 66 cas au total. Les types d'adénocarcinomes sont les suivants: 51 adénocarcinomes de type endométrioïde pur, 8 adéno-acanthomes, 5 adénocarcinomes à cellules claires et 2 carcinomes adénosquameux.

**Méthode:** L'.ADN tumoral a été extrait de blocs de paraffine et les gènes K-ras (exons 1 et 2) et p53 (exons 5 à 9) ont été amplifiés par PCR. Les altérations génétiques (mutations principalement) ont été identifiées par SSCP (Single Strand Conformation Polymorphism).

**Résultats:** 44 % (29/66) des tumeurs sont mutées: 21 cas (32%) au niveau des gènes K-ras et 9 cas (14%) au niveau des gènes p53. Une seule tumeur présente les 2 mutations. La présence d'une mutation n'influence ni la survie à 5 ans, ni avec l'apparition d'une récidive locale ou à distance. Par contre si l'on analyse uniquement le groupe des adénocarcinomes de type endométrioïde, on constate une relation significative: p=0.036 pour la survie à 5 ans et p=0.02 pour les récidives.

**Conclusions:** L'apparition d'une mutation K-ras est un événement relativement fréquent dans cette pathologie, ce qui n'est pas le cas pour p53. Dans un collectif global, ces mutations ne semblent pas avoir d'intérêt pronostique. Toutefois, il semble que la distinction par type histologique est importante et qu'elle implique probablement des tumorogénèses différentes.

## Expression einer neuen Rezeptor Protein-Tyrosinkinase in normalem und malignem Brustepithel

G. Berclaz[1], A.-C. Andres[2], A. Ziemiecki[2], B.A. Gusterson[3], M.R. Crompton[3].
[1]Universitäts-Frauenklinik, Bern. [2]Abteilung für klinisch-experimentelle Forschung, Departement Klinische Forschung, Universität Bern. [3]The Institute of Cancer Research: Royal Marsden Hospital, London.

### Zweck der Arbeit:

Das Brustkarzinom ist charakterisiert durch eine hohe Mortalität und eine steigende Inzidenz. Im Hinblick auf eine bessere Evaluation und Behandlung ist ein verbessertes Verständnis der Biologie des normalen und malignen Brustepithels notwendig. Protein Tyrosinkinasen (PTK), als Rezeptoren für Wachstumsfaktoren oder als intrazelluläre Signalübermittler, spielen eine Schlüsselrolle in der Kontrolle des Zellwachstums und ihre deregulierte Expression ist ein Merkmal vieler Neoplasien. Wir haben eine neue PTK des Rezeptortyps, *myk-1/Htk* isoliert und ihre Expression während der normalen und malignen Entwicklung der Brust untersucht.

### Methode:

Die Expression von *myk-1/Htk* während der normalen Brustentwicklung wurde auf der Ebene der RNA mittels Northern blots analysiert. Mittels in situ Hybridisierung und Rnase Protection assays wurde der für die beobachtete Expression verantwortliche Zelltyp identifiziert.

### Resultate:

Während der Normalentwicklung der Brustdrüse wird die *myk-1/Htk* Expression während der Pubertät induziert und später vorallem während der oestrogenen Hälfte des Ovarialzyklus exprimiert. Die in situ Hybridisierung hat gezeigt, dass *myk-1/Htk* Expression auf die luminalen Epithelzellen beschränkt ist; Stroma und Myoephithel sind gänzlich negativ. Variable, hohe Expression von *Myk-1/Htk* wird vorallem in wenig differenzierten Brustkarzinomen gefunden, wo die Karzinomzellen für die *myk-1/Htk* Expression verantwortlich sind.

### Schlussfolgerung:

Basierend auf dem Expressionsmuster muss *myk-1/Htk* eine Funktion in der Regulation proliferativer Vorgänge im Brustepithel ausüben. Darüberhinaus scheint diese Rezeptor-PTK in der Karzinogenese der Brust eine Rolle zu spielen un mag als prognostischer Faktor dienen.

## Behandlung des Zervixkarzinoms an der Frauenklinik des Kantonsspitals St. Gallen 1980 - 1990

P. Böhi, F. Häberlin, U. Lorenz
Frauenklinik Kantonsspital St. Gallen

### Ziel der Arbeit:

Erfassung verschiedener Parameter bei Primärtherapie sowie der Behandlungsergebnisse aller im Zeitraum von 1980 - 1990 an unserer Klinik behandelten Frauen mit einem Zervixkarzinom und Vergleich unserer Ergebnisse mit denen in der Literatur mitgeteilten Ergebnisse.

### Material und Methode:

Im Zeitraum von 1980 - 1990 wurden 231 Patientinnen mit einem Zervixkarzinom der Stadien Ia bis IVb an der Frauenklinik des Kantonsspitals St. Gallen primärbehandelt. Retrospektiv wurden verschiedene Parameter bei der Primärtherapie erfasst und ein Profil unseres Patientengutes erstellt, zusätzlich war es möglich, mittels schriftlicher und telefonischer Befragung den Verlauf von 193 Patientinnen bis 1993 zu erfassen.

### Resultate:

Insgesamt 231 Patientinnen wurden im Zehnjahreszeitraum von 1980 - 1990 wegen eines Zervixkarzinoms behandelt. Von 193 Patientinnen (84%) liegen ausreichende Nachbeobachtungsdaten vor. In der Mehrzahl der Fälle handelte es sich um Plattenepithelkarzinome der Zervix (N=204). Mit steigendem Tumorstadium ist auch das mittlere Alter der Patientinnen bei Primärdiagnose ansteigend (Stadium Ib 48.8 Jahre, Stadium IIb 57.6 Jahre, Stadium IIIb 63.6 Jahre). Hinsichtlich des Tumorgradings überwiegen mässig und wenig differenzierte Tumorformen bei weitem. Im weiteren wird den FIGO-Stadien der pelvine- bzw. der paraaortale Lymphknotenstatus zugeordnet. Des weiteren werden die verschiedenen Therapiemodalitäten dargestellt, ebenso wie die Nachbeobachtungsdaten mit besonderer Berücksichtigung des Auftretens von Rezidiven, Heilung oder Tod.

## PLACE DE LA COELIOSCOPIE DANS LA PRISE EN CHARGE DES TUMEURS BORDERLINE DE L'OVAIRE

E. DARAI, J. TEBOUL, G. VLASTOS, C. RENOLLEAU, F. WALKER-COMBROUZE, P. MADELENAT
**Service de Gynécologie Obstétrique**
**CHU BICHAT - CLAUDE BERNARD -170 Bld Ney 75018 PARIS**

Les tumeurs à malignité atténuée de l'ovaire (TMA) ou Borderline représentent de 3 à 5% des tumeurs ovariennes. Leur reconnaissance formelle préopératoire, malgré l'apport des échographies de haute résolution et des marqueurs tumoraux n'est pas toujours possible. En fait, le plus souvent, le caractère suspect d'une tumeur ovarienne n'est évoqué que lors de la coelioscopie, posant le problème du choix thérapeutique. De janvier 1986 à décembre 1994, 43 patientes ont été opérées d'une TMA ou d'une tumeur proliférative de l'ovaire. 9 ont été opérées de première intention par laparotomie et 34 par coelioscopie première. Parmi ces 34 patientes, 26 présentaient une TMA et 8 une tumeur proliférative de l'ovaire. L'âge moyen de nos patientes était de 44,2 ans (extrêmes 17 à 69 ans), 6 patientes étaient ménopausées, 15 patientes étaient nullipares (44,1%). Les circonstances de découverte étaient des douleurs dans 8 cas, des hémorragies dans 2 cas, des troubles du cycle menstruel dans 12 cas, une masse asymptomatique dans 11 cas, une découverte échographique dans 1 cas, 32 patientes ont eu une échographie préopératoire, 10 présentaient une lésion uniloculaire anéchogène, 3 une lésion uniloculaire solide, 8 une lésion multiloculaire à cloison fine, 9 une lésion multiloculaire à cloison épaisse et 6 une lésion multiloculaire solide. 18 patientes ont eu un dosage de marqueurs tumoraux préopératoires, le CA 125 était élevé dans 5 cas sur 18, le CA 19.9 dans 4 cas sur 18 et l'ACE s'est révélé toujours normal. Au cours de la coelioscopie, des végétations exokystiques ont été retrouvées dans 8 cas, des végétations endokystiques dans 6 cas. Ceci a conduit à réaliser 8 laparoconversions, 5 pour suspicion de cancer et 3 pour impossibilité de coeliochirurgie, dans ces 3 cas, il s'agissait de tumeurs volumineuses. La classifications TNM retrouve 29 stades Ia, 3 stades Ib, 1 stade IIb, 1 stade IIIc. Les gestes effectués au cours de cette coelioscopie ont consisté en une coelioscopie diagnostique dans 7 cas, une kystectomie dans 12 cas, une annexectomie unilatérale dans 10 cas, une annexectomie bilatérale dans 2 cas et une hystérectomie coeliopréparée avec annexectomie dans 3 cas. Les résultats anatomopathologiques retrouvent 36 tumeurs dont 2 bilatérales correspondant à 2 tumeurs séreuses Borderline. Il existe une prédominance à gauche des tumeurs, 22 sur 36, 16 étaient des tumeurs étaient séreuses Borderline, 12 tumeurs mucineuses Borderline, 5 tumeurs prolifératives séreuses et 3 tumeurs mucineuses prolifératives. Le recul moyen était de 21 mois (extrêmes 1 à 96). 4 récidives : 3 après kystectomies, une après annexectomie unilatérale sur l'ovaire controlatéral.

## Ovarialkarzinom Stadium III und IV - Erste Resultate der Feasibility-Studie mit Verwendung der Chemosensibilitäts-testung mit dem ATP-Cell-Viability-Assay (SAKK45/94)

O.R. Köchli, J.-F. Delaloye, M. Castiglione, R. Maibach, B. Thürlimann, G. Perewusnyk, R. Pangrazzi, V. Schenk, S. Droese, U. Haller, W. Stoll, M. Fehr, R. Caduff, P.A. Diener, U. Eppenberger, H. Müller, A. Goldhirsch. Für die Schweizerische Arbeitsgruppe für klinische Krebsforschung (SAKK).

**Ziel der Arbeit:** In dieser randomisierten Phase II-Studie sollte die Durchführbarkeit einer Phase III-Studie mit Einsatz des ATP-Cell-Viability-Assays zur prätherapeutischen Chemosensibilitätstestung beim Ovarialkarzinom III und IV anhand von 40 Patientinnen überprüft werden.

**Material:** Primäre, histologisch bewiesene Ovarialkarzinomfrischtumoren von Patientinnen mit FIGO-Stadium III und IV.

**Methode:** Der ATP-Cell-Viability-Assay wurde wie bereits früher beschrieben durchgeführt (Contr Gynecol Oncol 19, 108-121). Die Studie sah vor, folgende Parameter zu untersuchen: 1. Gewebeasservierung und Transport, 2. Analyse der Kulturergebnisse, 3. Randomisierung, 4. Patientencompliance, 5. Compliance der Kliniker, 6. Accrual, 7. In-vitro-Resultate. Studiendesign: Arm A: Chemotherapiewahl nach Clinician's best choice, Arm B: Chemotherapie entsprechend der Chemosensibilitätstestung. An der Universitätsklinik Basel wurden die zusätzlichen biochemischen Analysen durchgeführt, die Randomisierung erfolgte im SIAK-Zentrum in Bern.

**Resultate:** Bis zum Stichtag konnten 33 Patientinnen in die Studie aufgenommen werden. 1. Die Gewebeasservierung und der Transport konnte in 32/33 der Fälle termingemäss erfolgen. Keine Kontaminationen. 2. Median der Viabilität der Zellen am Tag 0: 95.2 % (77-99), Tag0/Tag6-Ratio: Median = 0.16 (0.005-7.4) (Zellwachstum). 3. Die Randomisierung erfolgte in allen Fällen termingerecht. 4. Compliance der randomisierten Patientinnen: 100%. 5. >90% der Patientinnen wurden entsprechend des Protokolls therapiert. 6. Der Accrual lag bei 33 Patientinnen. 7. Die In-vitro-Resultate waren in allen 33 Fällen auswertbar. Die zwei Regimes mit der höchsten Aktivität in vitro waren Carboplatin/Cyclophosphamid und Paclitaxel/Cisplatin. Die biochemischen Analysen erfolgten in allen 33 Fällen: Steroidrezeptoren, EGFR, Onkoproteine, p53, Proteasen, Ploidie und S-Phase.

**Schlussfolgerungen:** Aufgrund der vorgestellten präliminären Daten können wir folgern, dass der ATP-Cell-Viability-Assay beim primären Ovarialkarzinom für In-vitro-Chemosensibilitätstestung geeignet ist. Auch das Studiendesign scheint laut den ersten Analysen durchführbar.

Unterstützung: Zürcher Krebsliga, Julius Müller-, San Salvatore-Stiftung, Schweizerische Arbeitsgruppe für klinische Krebsforschung (SAKK), Krebsforschung Schweiz.

# Posterpräsentation
## *Présentations des posters*

# Geburtshilfe
## *Obstétrique*

**Vorsitz / *Présidence:*** W. Holzgreve

## Etude multicentrique d'évaluation des bains Jacuzzi en salle d'accouchement.

P.-J. Ditesheim[1], A. Clerc Bérod[2], B. Santos-Eggimann[2], P.M. Mock[1], S. Meyer[3], L. Barbezat[3], J.-F. Monod[4], N. Pasche[4], U. Stoll[5], B. Pellet[6] et O. Bachelard[6].

[1]HZ Nyon; [2]Inst.Univ.Méd.Soc.Prév. Lausanne; [3]HZ Morges; [4]HZ Aigle; [5]HZ Samaritain/Providence, Vevey; [6] HZ Orbe/St.-Loup, Pompaples.

**But de l'étude:**
Evaluer l'effet de l'utilisation des bains Jacuzzi pendant le travail.

**Matériel et méthodes:**
Population de 685 femmes au terme d'une grossesse normale, se présentant dans la maternité de 6 hôpitaux de zone du canton de Vaud. Sont exclus de l'étude les cas dits à haut risque obstétrical selon des critères préétablis. 4 maternités sont équipées de bains Jacuzzi, 2 ne le sont pas. Deux groupes sont formés en fonction de l'utilisation du bain ou non.

**Résultats:**
Pratique obstétricale: le recours aux opérations obstétricales est supérieur dans les unités équipées de Jacuzzi (rapport de taux d'utilisation de 1.6 pour vacuum extract./forceps, 2.6 pour provocation, 1.7 pour l'antalgie). Par contre il ya moins d'analgésie péridurale ( rapport 0.5). Le rapport de taux pour les césariennes est proche de 1.Accouchement: aux femmes admises dans des unités non équipées sont associées des durées d'accouchement (phases 1 e 2) significativement plus longues. Santé du nouveau-né: pas de différence notable entre les groupes. Score linéaire de douleur: aucune différence de douleur n'est constatée entre unités équipées et non équipées ( ensemble du collectif). Par contre une association négative avec l'utilisation de bains est relevée lorsqu'on compare entre elles les unités équipées seulement.

## Conclusions:

la non-homogénéité des pratiques obstétricales des 6 maternités considérées rend l'interprétation des résultats difficile. Les différences observées entre Jacuzzi+ et Jacuzzi- sont liées aux différences entre hôpitaux. Les rares différences significatives observées en comparant seulement les hôpitaux équipés permet de conclure à l'innocuité des bains Jacuzzi, mais à une influence très douteuse sur le cours de l'accouchement.

## Die akute Pseudoobstruktion des Kolons (Ogilvie-Syndrom) nach Sectio caesarea

B. Koch, P. Beer, W. Stoll
Frauenklinik Kantonsspital Aarau

**Einführung:**
1948 prägte Ogilvie den Begriff der Pseudoobstruktion des Kolons bei Zeichen einer mechanischen Obstruktion, jedoch ohne morphologisches Passagehindernis. 1958 wurde das Ogilvie-Syndrom erstmals nach einer Sectio caesarea beschrieben, und laut Literatur ist heutzutage die Sectio caesarea die häufigste Ursache für dieses Krankheitsbild.

**Material und Methoden:**
Wir beschreiben den Fall einer 27-jährigen IP/IG, bei welcher im Anschluss an eine sekundäre Sectio caesarea aus kindlicher Indikation in der 40 3/7 SSW eine Aspirationspneumonie mit schwerem septischem Schock auftrat. Am 2. postoperativen Tag wurde anhand eines massiv geblähten Abdomens und einer radiologisch nachgewiesenen Coecumdilatation von 15 cm die Diagnose eines Ogilvie-Syndrom gestellt.

**Resultate:**
Aufgrund der massiven Coecumdilatation mit Perforationsgefahr entschlossen wir uns zu einer koloskopischen Dekompression. Nach 2 Entlastungskolonoskopien innerhalb von 12 Stunden war das Kolon radiologisch weitgehend luftfrei und das Abdomen klinisch absolut unauffällig. Wegen der Aspirationspneumonie und aufgrund des Nachweises von E.Coli in den Blutkulturen (V.a.Durchwanderungsperitonitis) wurde eine 16-tägige Breitbandantibiotika Therapie durchgeführt. Der anschliessende Wochenbettverlauf war unauffällig.

**Schlussfolgerungen:**
Das Ogilvie-Syndrom ist ein Krankheitsbild, das dem Geburtshelfer bekannt sein muss. Denn nur wenn frühzeitig adäquate Therapiemassnahmen eingeleitet werden, kann die spontane Coecumperforation und nachfolgende Peritonitis mit einer hohen Mortalität verhindert werden. Bei einer Coecumdilatation ab 10 cm muss bei entsprechender Klinik von einem Ogilvie-Syndrom ausgegangen werden. Bei einem Durchmesser unter 12 cm ist primär eine konservative Therapie angezeigt. Oberhalb von 12 cm ist eine Entlastungskolonoskopie indiziert, da bei einem Durchmesser von mehr als 14 cm in einem hohen Prozentsatz die Spontanperforation droht (laut Literaturangaben bis zu 40%). Eine chirurgische Therapie ist angebracht, falls die Kolonoskopie erfolglos bleibt oder eine Perforation eintritt.

## Leitung der Plazentarperiode. Ein Vergleich: aktives versus passives Management

R. Müller, G. Beck
Frauenklinik, Kantonsspital Olten

**Ziel der Arbeit:** Wir verglichen prospektiv ein standardisiertes aktives versus passives Vorgehen in der Plazentarperiode bezüglich Hämoglobinabfall, Dauer der Plazentarperiode und Hospitalisationszeit.

**Patientinnen:** 136 Frauen mit Einlingsschwangerschaften am Termin, die zur Geburt ins Kantonsspital Olten eintraten.

**Methode:** Anlässlich von 136 konsekutiven Geburten wurden die Schwangeren in 2 Gruppen randomisiert: In der aktiven Gruppe wurde unmittelbar nach Kopfdurchtritt 5 IE Oxytocin i.v. verabreicht. Mittels cord traction und manueller Uteruskontrolle erfolgte die Entwicklung der Plazenta. In der passiven Gruppe wurden die Lösungszeichen abgewartet und anschliessend die Plazenta entwickelt. Ausschlusskriterien waren: Multiparität, Mehrlingsschwangerschaft, St.n. Atonieblutung, geplante ambulante Geburt, geplante Sectio caesarea, HELLP-Syndrom und Zeugen Jehovas. Die Ergebnisse wurden anhand des Mann-Withney-U-Testes bzw. des z-Testes bei Signifikanzniveau $p < 0,05$ verglichen.

**Resultate:** Wir fanden in der aktiven Gruppe einen statistisch signifikant verminderten Hämoglobinabfall (p=0,039) sowie eine verkürzte Plazentarperiode ($p < 0,001$). Die Hospitalisationsdauer war bei beiden Gruppen identisch.

**Schlussfolgerungen:** Ein standardisiertes routinemässiges aktives Vorgehen in der Plazentarperiode bewirkt einen signifikant verminderten Hämoglobinabfall und eine Verkürzung der Plazentarperiode. Bezüglich Hospitalisationsdauer fanden sich keine signifikanten Unterschiede. Im Vergleich zur passiven Gruppe traten beim aktiven Vorgehen 1/3 weniger postpartale Anämien auf. Ein konsequentes aktives Management der Plazentarperiode scheint sinnvoll zu sein.


## Aeusserst kleine Hautinzision für die Sectio Caesarea

J.E. Tapia
Abteilung für Gynäkologie, Bezirksspital Obersimmental

### Ziel der Arbeit
Etablierung eines neuen Standards für den Hautschnitt der sectio caesarea

### Patientinnen
24 Patientinnen mit Indikation für sectio caesarea. Die Hälfte der Patientinnen wurde durch einen Hautschnitt von 12 cm und die andere Hälfte durch eine Hautinzision von 14 cm entbunden.

### Methode
Es handelt sich um eine prospektive Studie. Es wurde vor dem Eingriff eine Ultraschalluntersuchung durchgeführt. Die Schwangerschaften mit einem Kind mit einer sonographischen Voraussage von einem Körpergewicht von 3800 g oder mehr wurden in der Studie nicht berücksichtigt. Die Technik des Pfannenstielschnittes blieb wie üblich.

### Resultate
Die Entwicklung des Kindes bei der sectio caesarea durch einen Hautschnitt von 12 cm gestaltete sich schwierig. Bei einem Hautschnitt von 14 cm war die Entwicklung leicht und die Operationszeit verkürzt. Der kosmetische Effekt war praktisch in allen Fällen ausgezeichnet.

### Schlussfolgerung
Eine kleine Hautinzision von 14 cm (klassischerweise etwa 32 cm) beim Pfannenstielschnitt reicht für die sectio caesarea vollkommen aus.

**Coculture des embryons de souris (OF1) à partir de 1-cellule sur des cellules épithéliales de rein de bovin (MDBK). Analyse de l'effet des cellules sur le développement, sur l'activité glycolitique, sur le rapport des cellules du bouton embryonnaire (ICM) sur les cellules du trophectoderme (TE) et sur la viabilité des embryons.** Greet Leppens[1], David K. Gardner[2] and Denny Sakkas[1]. [1]Clinique de Stérilité, Département de Gynécologie et d'Obstétrique, Hôpital Cantonal Universitaire de Genève, 1211 Genève 14, Suisse et [2]Institut de Reproduction et de Développement, Université de Monash, Centre Médical de Monash, Victoria 3168, Australie.

**But**:

Afin d'améliorer le développement embryonnaire "in vitro", nous avons mis en coculture (MDBK) des embryons de souris au stade de 1-cellule dans un milieu complexe appelé "cMTF". La composition de ce milieu est basée sur les substances énergétiques trouvées dans l'oviducte de souris tels que les acides aminés non essentiels, la glutamine et l'EDTA.

**Méthodes**:

Les analyses sont effectuées sur des embryons après 5 jours de culture au stade de blastocyste. La qualité de ceux-ci est déterminée par différents paramètres: la morphologie, le nombre de cellules totales, le rapport ICM/TE, l'activité glycolitique ainsi que leur viabilité.

**Résultats**:

Le pourcentage des blastocystes développés en coculture est significativement plus faible en comparaison au développement des embryons dans le milieu cMTF seul. Ces blastocystes montrent une activité glycolitique plus élevé et un nombre plus faible de cellule. Le rapport ICM/TE des blastocystes de la coculture est supérieur aux blastocystes développés dans le cMTF mais dans les deux cas ce rapport est supérieur à des blastocystes formés "in vivo". De surcroît, malgré un taux plus élevé des cellules ICM dans les embryons développés en coculture le nombre de foetus obtenus reste très faible et inférieur à ceux développés "in vivo".

**Conclusion**:

L'analyse de différents paramètres sur des embryons cultivés "in vitro" nous permet de mieux déterminer leurs qualités et par conséquent d'améliorer leur viabilité. Par cette étude nous observons que la coculture ne semble pas augmenter le nombre de zygotes atteignant le stade de blastocyste. Bien que les blastocystes obtenus en coculture possèdent certains paramètres similaires à ceux "in vivo" (le nombre de cellules et l'activité glycolitique) aucune augmentation de la viabilité n'a été observée.

# Posterpräsentation
*Présentations des posters*

## Gynäkologie
*Gynécologie*

**Vorsitz / *Présidence:*** L. Bronz

# Falsch-negative Konisation bei invasivem Zervix-Karzinom

Simeon R., Locher P., Biedermann K., Steiner R.A.
Kantonales Frauenspital Fontana, Chur

**Einleitung:**
Die Portio-Konisation gilt als zuverlässigste therapeutische Abklärungs-methode der Zervix uteri. Wir berichten über einen Fall mit zytologisch schwerer Portiodysplasie (PAP IV) und ausgedehntem kolposkopischem Portiobefund, bei dem trotz grosszügiger Konisation (nach Scott) ein invasives Plattenepithelkarzinom Stad. T1a2 nicht diagnostiziert wurde.

**Fallbeschreibung:**
Es handelt sich um eine 49-jährige beschwerdefreie Patientin mit PAP IV seit September 1995 und ausgeprägtem kolposkopischem Portiobefund im Sinne des Mosaikes und der Punktierung sowie atypische Gefässe an der hinteren Muttermundslippe mit Ausdehnung bis in den Fornixbereich. Die durchgeführte Messerkonisation nach Scott ergab einen 3.2 cm x 2.6 cm grossen Portiokonus und histologisch ein Plattenepithelkarzinom in situ bis an die Abtragungsränder reichend, ohne invasive Anteile. Das CK-Kurettage-Material war unauffällig.
Erst die darauf durchgeführte Hysterektomie mit Vaginalmanschette ergab die vollständige Diagnose eines wenig differenzierten, invasiven Platten-epithelkarzinoms von 3 mm x 3 mm x 2 mm Ausdehnung ohne Lymph- oder Blutgefässeinbrüche. Die Lokalisation war an der hinteren Mutter-mundslippe.

**Schlussfolgerung:**
- Trotz ausgedehnter Konisation wurde ein invasives Portiokarzinom nicht erkannt.
- Die Lokalisation eines invasiven Karzinomes kann auch sehr weit peri-pher sein.
- Die Konisation sollte bei ausgedehnten Befunden unter kolposkopischer Kontrolle durchgeführt werden.
- Kolposkopische Befunde, die durch die Konisation makroskopisch nicht vollständig erfasst werden können, müssen durch Knipsbiopsie abgeklärt werden.

# Grossesse ovarienne : traitement chirurgical ou médical?

P. Chabloz, P.-M. Genolet, M. Germond, P. De Grandi
Département de Gynécologie et Obstétrique - CHUV - 1011 Lausanne

**But de l'étude** : montrer la démarche diagnostique, la sémiologie et les alternatives thérapeutiques en cas de grossesse ovarienne.

**Patientes** : En 1995, deux patientes avec grossesse ovarienne : une 3-geste 1-pare de 29 ans avec aménorrhée gravidique de 7 semaines et métrorragies accompagnées de douleurs en fosse iliaque gauche et une primigeste de 38 ans à 7 semaines d'aménorrhée après FIVETTE (transfert de 1 embryon), présentant une croissance sub-optimale des ß-HCG.

**Méthode** : Dans les deux cas, le diagnostic positif repose sur le status coelioscopique. La première patiente a subi une ovariectomie gauche coelioscopique en raison de l'état congestif et tuméfié de l'ovaire. La seconde a bénéficié d'une injection percoelioscopique de méthotrexate (MTX 25 mg) dans le site de la grossesse ovarienne en raison d'un status plus favorable.

**Résultat** : La première patiente présente des suites opératoires simples, le taux de ß-HCG décroît rapidement et l'histologie confirme une grossesse ovarienne. Chez la seconde, on note d'importantes douleurs abdominales au 3ème et 4ème jour. Une décroissance en plateau des ß-HCG motive une injection intraglutéale de MTX (75mg) au sixième jour postopératoire avec résolution de la symptomatologie et négativation du taux de ß-HCG au 28ème jour postopératoire.

**Conclusion** : Le traitement standard de la grossesse ovarienne est chirurgical, à savoir ovariectomie ou résection ovarienne partielle. On peut toutefois modifier cette attitude en fonction du status coelioscopique et de l'avenir obstétrical de la patiente. Selon le status ovarien, il est possible d'effectuer un traitement médicamenteux par injection de MTX in loco. En cas d'échec, on répète l'injection par voie intraglutéale.
Même si les critères diagnostiques de grossesse ovarienne selon Spiegelberg ne sont pas respectés, l'approche médicamenteuse permet d'éviter l'ovariectomie.

## Bringt die 3D-Laparoskopie Vorteile für den Anfänger?

M.D. Mueller, C. Camartin, W. Hänggi, E. Dreher
Universitäts-Frauenklinik Bern

### Ziel der Studie:
In den letzten Jahren wurde die 3D-Laparoskopie zunehmend propagiert. Diese soll vor allem dem Anfänger den Einstieg in die operative Laparoskopie erleichtern. Ziel dieser Arbeit ist es, diese Annahme zu untersuchen.

### Methode:
20 Teilnehmer führten am Pelvi-Trainer 4 standardisierte Übungen durch. Die Probanden wurden in 2 Gruppen randomisiert. 10 Teilnehmer absolvierten die Übungen zuerst mit einem konventionellen und anschliessend mit einem 3D-System (Gruppe A). Die anderen 10 Probanden führten die Übungen in umgekehrter Reihenfolge aus (Gruppe B). Gemessen wurde die benötigte Zeit für die einzelnen und für die Gesamtzahl der Übungen, sowie die Anzahl misslungener Versuche. Am Ende der Übungen füllten alle Teilnehmer einen Fragebogen betreffend ihren persönlichen Eindruck aus.

### Resultate:
Insgesamt konnten 14 Std. 18 Min. 42 sek. Arbeit verglichen werden. Bezüglich Zeitaufwand für die Gesamtzahl der Übungen bestand zwischen beiden Gruppen kein signifikanter Unterschied (p = 0,72). In beiden Gruppen konnte festgestellt werden, dass die zweite Übungsserie jeweils schneller durchgeführt wurde, unabhängig davon, mit welchem System begonnen wurde. Schliesslich konnte aufgezeigt werden, dass die Gruppe, welche mit 2 D begann (Gruppe A), gesamthaft die erste Serie der Übungen schneller ausführte.

### Schlussfolgerung:
Auf Grund der vorliegenden Resultate kann, entgegen der allgemein akzeptierten Meinung, nicht davon ausgegangen werden, dass die 3D-Laparoskopie für den Anfänger einen messbaren Vorteil erbringt. Die Studie wird mit erfahrenen Laparoskopikern weitergeführt.

## Das neue ICS-standardisierte Protokoll zur Quantifizierung des Prolaps genitalis: Benutzerfreundlichkeit in der klinischen Anwendung

V.Viereck[1], F.Zen Ruffinen[1], U.Peschers[2], T.Hess[1], G.Schär[2], B.Schüssler[1]
[1]Frauenklinik Kantonsspital Luzern
[2]Dept. of Obstetrics and Gynecology, University of Michigan Medical Center, Ann Arbor, Michigan, USA

### Ziel der Arbeit:
Ist das neue Klassifizierungssystem der International Continence Society (ICS) für den weiblichen Genitalprolaps reproduzierbar? Wie wird die Untersuchung in Bezug auf Zeitdauer und gewählter Methodik akzeptiert?

### Patientinnen und Methode:
Die Untersuchungen wurden getrennt in Form von Doppelbestimmungen in halbsitzender Position in einem Senior versus Junior-Setting durchgeführt. Die statistische Auswertung erfolgte nach Bland und Altman sowie Kappa-Statistik.

### Resultate:
Die maximale Untersuchungsdauer lag bei 5 Minuten. Die Akzeptanz der Untersuchung war vergleichbar mit der einer bimanuellen vaginalen Tastuntersuchung. *Inter-rater reliability:* Das Kollektiv setzte sich aus 57 Patientinnen zusammen (mittleres Alter 67 Jahre ± 13, Parität 3 ± 2, Gewicht 66 kg ± 12). Das verwendete 9 Referenzpunkte-spezifische Quantifizierungs- und Stagingsystem zeigte eine gute Uebereinstimmung. Die Abweichungen betrugen nie mehr als ein Stadium, und in 86% der Fälle waren die Stadien identisch.

### Schlussfolgerungen:
Die Ergebnisse der Studie zeigen, dass das neue ICS-Klassifizierungssystem gut reproduzierbar und unabhängig von der Erfahrung des Untersuchers ist, bei gleichzeitig guter Patientinnenakzeptanz.

# LA DEMI-VIE TARDIVE APPARENTE DE L'HORMONE CHORIONIQUE GONADOTROPHINE (HCG) APRES TRAITEMENT CHIRURGICAL DE LA GROSSESSE EXTRA-UTERINE. UNE NOUVELLE APPROCHE POUR DIAGNOSTIQUER L'ACTIVITE TROPHOBLASTIQUE PERSISTENTE .

P. Stamm, P. Mock, P. Bischof, A. Campana

Département de Gynécologie et Obstétrique
Université de Genève

**OBJECTIF:** Déterminer quel est le paramètre décrivant la cinétique d'élimination de l'hCG et pouvant être utilisé pour suivre de façon optimale les grossesses extra-utérines après traitement chirurgical.

**METHODE:** Analyse rétrospective de patientes ayant subi un traitement chirurgical pour une grossesse tubaire entre janvier 1990 et octobre 1993.

**PATIENTES:** 144 cas de grossesses extra-utérines tubaires ont été traitées soit par salpingostomie (115) soit par salpingectomie (29) sous laparoscopie ou par laparotomie. 7 cas de persistance de matériel trophoblastique ont été diagnostiqués sur la base de valeurs post opératoires d'hCG en plateau ou augmentant.

**RESULTAT:** A partir de la courbe d'élimination d'hCG, les paramètres tels que la demi-vie précoce et tardive (T0.5) et le temps nécessaire à la négativation de l'hCG (<5mUI/ml,Tnég) ont été calculés. Aucune différence n'a été démontrée concernant ces paramètres entre le groupe des grossesses extra-utérines traitées par laparoscopie et laparotomie. La demi-vie tardive et le Tnég au contraire de la demi-vie précoce sont significativement plus longs (p<0.0001 et p<0.03 respectivement) lorsqu'une persistance de matériel trophoblastique a été diagnostiquée (N=7). La demi-vie précoce et le Tnég sont des variables dépendant de la valeur d'hCG préopératoire, alors que la demi-vie tardive est indépendante. Puisque la demi-vie tardive n'est pas dépendante de l'intervalle de prélèvement et puisque sa valeur est élevée lorsqu'il persiste du matériel trophoblastique après chirurgie, nous proposons d'utiliser la demi-vie tardive d'hCG comme paramètre pour la surveillance des grossesses extra-utérines après traitement.

# Freie Mitteilungen
*Communications libres*

## Perinatologie / Schwangerschaft
*Périnatologie / Grossesse*

**Vorsitz / *Présidence:*** Y. Vial, I. Hösli

## EVOLUTION DE DIFFERENTS MARQUEURS DE LA COAGULATION ET DE LA FIBRINOLYSE AU COURS DE LA GROSSESSE

N.Mermillod, P.de Moerloose*, G Reber*, F. Béguin, A.M. Vissac°, J.Amiral°, Dpt Gynécologie-Obstétrique et Division d'Angiologie et Hémostase*, Hôpital Cantonal Universitaire, Genève. Laboratoire Serbio°. Gennevilliers, France.

### BUT DE L'ETUDE

La grossesse induit une augmentation de l'activité procoagulante et une diminution de l'activité fibrinolytique. Il est maintenant possibe de mesurer les taux de la forme activée de certains facteurs. Nous avons suivi un groupe de femmes au cours de la grossesse afin d'établir les normes des facteurs VII et XII activés, qui sont les facteurs déclenchants des voies extrinsèque et intrinsèque de la coagulation. Leur évolution a été corrélée à celle d'autres paramètres de la coagulation.

### COLLECTIF ET METHODES

Des prélèvements (n=352) ont été effectués chez 82 femmes suivies à la consultation prénatale, à divers âges gestationnels, à l'acccouchement et dans le post partum. Ils ont été répartis en cinq groupes: avant 20 sem., entre 20 et 30 sem., au delà de 30 sem., à l'accouchement et dans le post partum. Les paramètres suivants ont été mesurés : FVII, FVII activé, FVIIag, FXIIactivé, fibrinogène, fibronectine, F $_{1+2}$, complexe-thrombine-antithrombine (TAT), antithrombine modifiée (ATM), t-PAag, PAI activité, thrombomoduline (TM)

### RESULTATS

Comme attendu, on observe, au cours de la grossesse, une augmentation progressive des taux de fibrinogène ainsi que ceux des paramètres qui reflètent la génération de thrombine (TAT, ATM, F$_{1+2}$). Les taux de fibronectine et de t-PAag restent stables et l'on note une faible augmentatstion de la TM. La médiane des taux de FXIIa augmente dans une faible mesure (3,5 à 4,5 ng/ml). Les taux de FVIIa présentent une grande dispersion, les valeurs médianes restant dans la norme (< 10 ng/ml), alors que les valeurs supérieures dépassent 50 ng/ml. On observe une corrélation entre les taux de FVII et ceux de FVIIa.

### CONCLUSION

Les taux de FXIIa sont très stables an cours de grossesse alors que ceux de FVIIa présentent une grande variabilité interindividuelle.Les valeurs de référence obtenues vont permettre de déterminer si ces paramètres peuvent représenter des éléments prédictifs ou pronostiques de la survenue de complications au cours de la grossesse.

## Aszendierende Infektion oder Plazentationsstörung als Ursache der Frühgeburtlichkeit vor 34. SSW

E. Leuenberger, U. Dietz, H.J. Altermatt*, D. Gaeng*, A. Moessinger, H. Schneider
Universitäts-Frauenklinik Bern, Pathologisches Institut der Universität Bern*

Aszendierende Infektionen und Plazentationsstörungen sind die zwei Hauptursachen von Frühgeburtlichkeit. Eine drohende Frühgeburt kann sich klinisch sowohl durch vorzeitige Wehen wie auch durch vorzeitigen Blasensprung und vaginale Blutung ankündigen. In der vorliegenden Untersuchung wird einerseits auf Grund von klinischen und Labordaten andererseits auf Grund der Plazentahistologie der Versuch einer retrospektiven Zuordnung zu einer dieser Hauptpathologien gemacht und die Uebereinstimmung von klinischer Diagnose und Plazentahistologie geprüft.

### Methode

Es werden FG< **34**. SSW für den Zeitraum vom 1.7.1993 bis 30.6.1995 ausgewertet, die wegen vorzeitigen Wehen, vorzeitigem Blasensprung oder vaginaler Blutung hospitalisiert wurden. Klinische Angaben und Laborbefunde wurden retrospektiv aus den Krankengeschichten entnommen und für die Zuordnung zu den genannten Pathologien verwertet.

### Vorläufige Resultate

Insgesamt werden 231 FG erfasst, von denen 92 ausgeschlossen wurden, da die Frühgeburtlichkeit in Zusammenhang mit Mehrlingen stand oder Folge einer SS-Beendigung durch primäre Sectio aus fetaler oder mütterlicher Indikation war. Von den verbleibenden 139 hatten 70 einen vorzeitigen Blasensprung. Blutungen wurden bei 26 beobachtet, wovon 8 gleichzeitig einen vorzeitigen Blasensprung aufwiesen. Die 26 Fälle mit vaginaler Blutung wurden als plazentar bedingt angesehen. Bei 4 Fällen mit vorzeitigem Blasensprung ohne Blutung und bei 15 Fällen mit vorzeitigen Wehen ohne Blasensprung und ohne Blutung wurde intraoperativ eine vorzeitige Plazentalösung beobachtet. Zusammengenommen ergibt sich somit bei 45 der Verdacht auf eine plazentar bedingte Wehentätigkeit, die zu der FG geführt hat.

Bei den restlichen 94 spielt in der Mehrzahl der Fälle eine aszendierende Infektion als Auslöser für die vorzeitigen Wehen eine vorrangige Rolle. Es erfolgt eine Zuordnung der Plazentahistologie nach den Diagnosen Chorioamnionitis oder vorzeitige Plazentalösung mit oder ohne hypoxiebedingten Zottenveränderungen sowie dezidualer Arteriopathie und die Uebereinstimmung mit der klinischen Zuordnung zu der Diagnose aszendierende Infektion bzw. Plazentationsstörung wird überprüft.

**NO-Stoffwechsel in der normalen und pathologischen Schwangerschaft**

D. Lauth, U. von Mandach, R. Huch, A. Huch
Klinik für Geburtshilfe, Departement Frauenheilkunde, Univ.spital Zürich

**Einleitung**

Veränderungen im NO-Stoffwechsel werden bei verschiedenen Erkrankungen, wie Präeklampsie, bei entzündlichen Reaktionen, sowie bei der Aenderung der Uteruskontraktilität diskutiert.

**Fragestellung**

Unterscheidet sich ein pathologischer von einem normalen Schwangerschaft(SS)-Verlauf bezüglich NO-Metabolismus? Gibt es Veränderungen der NO-Bildung im Verlauf der SS?

**Material und Methoden**

Fruchtwasser von Patientinnen mit pathologischem und normalem (Kontrollgruppe) SS-Verlauf wurde anlässlich von Amniozentesen in verschiedenen Gestationsaltersabschnitten gewonnen. NO wurde im Fruchtwasser anhand seiner Metabolite Nitrit und Nitrat bestimmt, wobei Nitrat zunächst zu Nitrit reduziert und die Nitritkonzentration mit Hilfe der Griess-Reaktion gemessen wurde.

**Ergebnisse**

Bisher liegen die Ergebnisse von 34 Fruchtwasserproben bei normalen und von 11 Proben bei pathologischen SS vor. Die Nitritkonzentration in der Gruppe mit pathologischem SS-Verlauf liegt in der 15.-19. SS-Woche bei 28.3 μmol/l (Median), mit zunehmendem Gestationsalter nimmt die Nitritkonzentration zu. In der Kontrollgruppe beträgt die Nitritkonzentration bei 15-19 SS-Wochen 20.3 μmol/l und fällt mit zunehmender SS ab.

**Zusammenfassung und Diskussion**

Die vorläufigen auf der genannten Fallzahl beruhenden Ergebnisse weisen darauf hin, dass sich der NO-Stoffwechsel in der pathologischen SS anders verhält als in der normalen. Die Nitritkonzentrationen liegen bei pathologischen SS mit zunehmendem Gestationsalter höher als bei normalen SS. Die möglichen Gründe sollen diskutiert werden.

**Vergleich von drei unterschiedlichen Methoden zur präpartalen Gewichtsschätzung des Kindsgewichtes.**

D. Marangi, P. Bindig, J. Frölicher, J. Benz
Frauenklinik Kantonsspital Winterthur

**Ziel :**

Vergleich der Genauigkeit von drei Methoden zur präpartalen Schätzung des Kindsgewichtes.

**Methodik:**

480 präpartale (<10 d) Gewichtsschätzungen nach folgenden Methoden:
1. Ultraschallbiometrie nach Hadlock (AU/FL)
2. Ultraschallbiometrie nach Hansmann (BPD/THQ)
3. Klinische Schätzung.
Für alle Methoden wurde der Durchschnitt des in Prozenten des Geburtgewicht ausgedrückten Schätzfehlers bestimmt und verglichen.

**Resultate:**

Durchschnitt des absolut gemessenen Schätzfehlers:
Hadlock: 292.3g ± 219.1 Hansmann: 280.0g±211.7 Klinisch: 283.3g± 219.8
Durchschnitt des Messfehlers in % des Geburtsgewichtes:
Hadlock: 8,8% ±6.5; Hansmann: 8.4% ± 6.3; Klinisch: 8.5% ± 6.6
Durchschnittlicher Vorzeichenschätzfehler in % des Geburtsgewichtes:
Hadlock: 3,7% ±10.3; Hansmann: 1.3% ±10.4 Klinisch: 1.3% ± 10.7

**Schlussfolgerung:**

Es konnte kein statistisch relevanter Unterschied der drei Schätz-methoden unter klinischen Bedingungen festgestellt werde. Die präpartale Gewichtsschätzung bleibt infolge der besonderen Lage des Kindes und der dadurch bedingten Veränderung der Körperumfänge schwierig. Die drei Schätzmethoden können mit einem durchschnittlichen Fehler von weniger als 10 % gleichwertig vertreten werden.

## EXZESSIVE HYPERLIPIDÄMIE UNKLARER GENESE IN DER SCHWANGERSCHAFT

M. Neter Blättler, B .Rinderknecht, H. Jörimann Friedrich, U. Keller*, W. Stoll
Frauenklinik, Kantonsspital Aarau; Endokrinologie, Kantonsspital Basel*

### Einführung:
Die physiologische Hyperlipidämie in der Schwangerschaft kann gelegentlich ein extremes Ausmass annehmen. Fast immer betroffen sind Frauen, die unter familiären Fettstoffwechselstörungen leiden. In seltenen Fällen bleibt die Ursache unklar. Da jede massive Hyperlipidämie die Gefahr einer akuten Pankreatitis mit sich bringt ist die Früherkennung und sofortige Therapie erforderlich.

### Material:
Wir beschreiben den Fall einer 30-jährigen IIP/IIG, die in der 30. SSW wegen SS-Hypertonie und Verdacht auf Mangelentwicklung zu uns überwiesen wurde. Wegen Erhöhung der Thrombin-Antithrombin III Komplexe hatte die Patientin bereits Thromboseprophylaxe. Bei uns wurden normale BD-Werte beobachtet, und das Kind zeigte ein Wachstum entlang der 10. Perzentile. Als Zufallsbefund wurde anlässlich der ersten Laboruntersuchung eine massive Hyperlipidämie mit Triglyceriden von 104 mmol/l und Cholesterin von 22,7 mmol/l festgestellt. Die persönliche und familiäre Anamnese der Patientin waren diesbezüglich bland. Es wurden eine strikte fettarme Diät und Omega-3-Fischölkapseln verordnet.

### Resultate:
Unter obengenannter Therapie fielen die Triglycerid-Werte auf die Hälfte ab und stabilisierten sich bei 54 mmol/l. Die Cholesterin-Werte sanken bis auf ca. 16mmol/l und erreichten nach einigen Tagen wieder das Anfangsniveau. Die Patientin blieb während der ganzen Hospitalisation bis auf eine nicht ausgeprägte Xanthomatosis völlig beschwerdefrei. Wegen der ständig drohenden Pankreatitis entschieden wir uns nach abgeschlossener 35. SSW für die Entbindung mittels Sectio caesarea. Es wurde ein gesundes Mädchen geboren. Die Lipid-Werte im Nabelschnur-Blut waren normal. Bis zum Austritt am 8. postoperativen Tag sanken die Triglycerid-Werte bis auf 8,14 mmol/l und das Cholesterin bis 11,1 mmol/l.

### Schlussfolgerungen:
Bei völlig blander Anamnese könnte als mögliche Ursache der exzessiven Hyperlipidämie in unserem Fall die Thromboseprophylaxe mit Liquemin gelten, da in der Literatur auch schon eine Senkung der Lipoproteinlipase-Aktivität nach Liquemin-Gabe beschrieben wurde. In diesem Fall stellt sich die Frage, ob nicht eine routinemässige Kontrolle der Serum-Lipide bei Schwangeren unter langzeitiger Thromboseprophylaxe vorgenommen werden sollte. Bezüglich Therapie kann festgehalten werden, dass es auch möglich ist ohne Einsatz der parenteralen Ernährung nur mit strikter Diät unter Einbezug Fischöl und bei sorgfältiger Beobachtung die von massiver Hyperlipidämie betroffenen Schwangeren zur erfolgreichen Entbindung zu bringen.

## Evaluation du poids foetal par échographie
## La jungle des formules!

A.-C. Nicod, Y.Vial, C.Maillard, P. Hohlfeld.
Département de Gynécologie-Obstétrique, CHUV, Lausanne.

**But de l'étude:** L'évaluation du poids foetal a depuis longtemps stimulé la fibre mathématique des échographistes. Nous avons donc recensé 57 formules différentes que nous avons pu comparer à la formule de Sabbagha employée dans notre service.
**Matériel et méthode:** 527 patientes ayant accouché dans les sept jours suivant leur dernière échographie forment le collectif étudié. Chaque formule a été évaluée en calculant la moyenne absolue de la différence entre le poids obtenu et le poids de naissance, en pourcent du poids de naissance. L'évaluation a également tenu compte des différences inter-examinateurs, de la quantité de liquide amniotique et de l'âge gestationnel.
**Résultats:** La formule de Sabbagha a la particularité de tenir compte des paramètres biométriques mais aussi de l'âge gestationnel. Elle peut donc estimer le poids foetal dès la 24ème semaine et ceci jusqu'au terme. Sa pertinence est de l'ordre de 8.77%. Sur les 57 formules étudiées, 46 ont été créées pour estimer le poids foetal à tout âge de la grossesse. Leur pourcent d'erreur varie entre 8.25 % et 25.98%. Cinq formules sont exclusivement destinées aux foetus de grand poids et leur pourcent d'erreur est de 6.5%. Pour les foetus d'un âge inférieur à 34 semaines, 6 formules leur sont strictement réservées. Toutefois le pourcent d'erreur en est élevé (18.1%). Du point de vue statistique, il existe une différence significative entre les examinateurs réguliers et ceux pratiquant ponctuellement des examens. De même lorsque les conditions d'examen sont perturbées par un oligoamnios. Toutefois cette différence statistique, de l'ordre de 1% n'a pas d'implication clinique.
**Conclusions:** Au vu des différences entre toutes ces formules il convient de choisir une formule appropriée à sa propre population. Il conviendrait également que les firmes adaptent les formules intégrées dans leurs appareils en fonction de ces besoins.

# Freie Mitteilungen
*Communications libres*

## Geburtshilfe
*Obstétrique*

**Vorsitz** / *Présidence:*   Th. Gyr, U. Lauper

## Beckenendlage: Analyse der ASF-Statistik von 1993 und 1994

D. Sieger, L. Raio, H. Brühwiler
Frauenklinik, Kantonsspital, 8596 Münsterlingen

### Einleitung
An vielen Kliniken werden über 90% der Kinder in Beckenendlage durch Kaiserschnitt entbunden. Die Resultate dieser vorsichtigen Beckenenlagenpolitik wurden untersucht.

### Methode
Analyse der prospektiv erhobenen ASF-Zahlen von 1993 und 1994. Beschränkung auf Einlinge zwischen 36-42 Wochen. Ausschluss von Oligohydramnie, Plazentainsuffizienz, schwerer Praeeklampsie, Missbildungen 5 Gruppen: Bracht, Manualhilfe, Extraktion, primäre Sectio, sekundäre Sectio.

### Resultate
Bei 67722 Geburten erfolgten 3210(4.74%) aus BEL. Davon entsprachen 2054 (63.86%) unseren Einschlusskriterien. Geburtsmodus: 261 Bracht, 93 Manual, 11 Extraktion, 1340 prim. Sectio, 349 sek. Sectio. Die Para I wurden in 10.02%, die Para II in 25.90% und die Mehrpara in 36.30% vaginal entbunden. Keine subpartale und neonatale Todesfälle. Die Azidosemorbidität lag bei den vaginal entbundenen Kindern mit 4.96% bei Bracht und 5.62% bei Manualhilfe sowie 4.92% bei sek. Sectio deutlich höher als bei prim. Sectio mit 2.30% (p=0.001). Von den vaginal entbundenen Kinder mussten mehr primär beatmet werden (4.66% gegenüber 2.39%) im Kollektiv mit primärer Sectio. Paresen wurden je 1x bei Manualhilfe und 1x nach Extraktion, nie nach Sectio gefunden. Neugeborenenkrämpfe wurden 1x nach Manualhilfe und 3x nach primärer Sectio gefunden.

### Diskussion
Auch bei strenger Auswahl ist bei vaginaler Geburt aus BEL von einem erhöhten kindlichen Risiko auszugehen und die Eltern entsprechend zu informieren. Mit nur noch 365 BEL-Geburten in rund 60 Kliniken über 2 Jahre fehlt zudem das Training und die Ausbildungsmöglichkeit. Ein weiteres Ansteigen der Sectiofrequenz bei BEL ist daher vorprogrammiert.

## Symptomatische Uterusdehiszenz bei St.n. Sectio, diagnostiziert am nicht-schwangeren Uterus.

A. Streicher, R. Zimmermann, U. Lauper, J. Obwegeser, R. Huch A. Huch
Klinik und Poliklinik für Geburtshilfe, Universitätsspital Zürich

**Einleitung:** Uterusdehiszenzen nach Sectio treten mit einer Häufigkeit von ca. 2% auf und gehen mit einem teilweisen Auseinanderweichen der Uteruswand einher. Der Defekt im unteren Uterinsegment ist fast immer inkomplett und ohne Konsequenzen. Die meisten stillen Rupturen werden zufällig bei einer weiteren Sectio festgestellt.

**Kasuistik:** Als ausgesprochen seltenes Fallbeispiel wird eine Patientin mit symptomatischer Uterusdehiszenz bei St.n. Sectio am nicht-schwangeren Uterus beschrieben. Seit der Sectio bestanden eine sek. Dysmenorrhoe sowie mitzyklische Zwischenblutungen und eine sek. Sterilität. Die Zuweisung in unsere Abteilung erfolgte 2 Jahre nach Sectio unter der Verdachtsdiagnose einer Cervikalgravidität bei bestehender Amenorrhoe von 6 SSW und vaginaler Schmierblutung sowie UB-Schmerzen. Das Serum ß-HCG war wiederholt negativ. Sonographisch und durch ein MRI bestätigt, konnte ein mit Flüssigkeit gefüllter Defekt der Uterusvorderwand im Bereich der Sectionarbe diagnostiziert werden. Die Dehiszenz wurde hysteroskopisch dargestellt und von vaginal, nach Resektion der Wundränder, übernäht. Eine Endometriose konnte histologisch ausgeschlossen werden. Wenige Wochen nach dem Eingriff war die Patientin beschwerdefrei, zeigte regelmässige Menstruationszyklen ohne Zwischenblutung. 3 Monate nach der OP war sie erneut schwanger.

**Schlussfolgerungen:** Uterusdehiszenzen stellen nach wie vor eine Komplikation nach Sectio caesaria dar. Unser Fall macht deutlich, dass Beschwerden im Sinne von sekundärer Dymenorrhoe und azyklischen Blutungen zusammen mit sekundärer Sterilität bei St.n. Sectio an eine Uterusdehiszenz denken lassen müssen. Die Diagnostik erfolgt am vorteilhaftesten vaginalsonographisch während der Menstruation. Bei Unklarheiten bringt ein MRI zusätzliche Information. Die chirurgische Versorgung der Dehiszenz soll durch Resektion der Wundränder und zweischichtige Naht erfolgen, da das alleinige Übernähen des Defektes das Zusammenwachsen der Wundränder wegen möglicher Epithelialisierung des Wanddefektes nicht zulässt. Die Diagnostik und Therapie der symptomatischen Uterusdehiszenz ist von Bedeutung, da sie unbehandelt für das Auftreten einer Plazenta percreta mit ihren gefürchteten Komplikationen prädisponieren kann.

## Incidence des lésions sphinctériennes obstétricales et de l'incontinence fécale chez la femme primipare

M.R. Sangalli, B. Roche°, F. Mathez-Loïc, A. Weil, M.-C. Marti°, F. Béguin. Département de Gynécologie & Obstétrique, Département de Chirurgie°, Hôpitaux Universitaires de Genève.

**Introduction:** Le but de cette étude est de déterminer l'incidence des déchirures sphinctériennes et de l'incontinence fécale après un premier accouchement.

**Patientes & Méthode:** Etude prospective d'une cohorte de femmes nullipares en bonne santé. Evaluation de la continence par questionnaire et entretien prénatal/post-partum (3 mois) et évaluation de l'intégrité sphinctérienne par examen clinique et échographie endo-anale (3 mois) chez les femmes ayant accouché par voie vaginale.

**Résultats intermédiaires:** Parmi les 37 femmes ayant actuellement terminé l'étude (20 accouchements spontanés, 17 instrumentaux [8 forceps, 6 ventouses, 3 ventouses + forceps]), aucune ne présentait d'antécédents ou de symptômes anorectaux. Durant l'accouchement 3 déchirures III du périnée et 1 déchirure IV ont été diagnostiquées. Trois mois post-partum, 3 femmes (8%) présentent une incontinence anale aux gaz 8 (score 3) et 5 autres (14%) ont présenté une incontinence transitoire (score 3-16). Deux femmes présentent une urgence sans incontinence anale. Parmi les 8 femmes ayant présenté ou présentant une incontinence, 5 ont une lésion sphinctérienne échographique (62%) dont une sévère et décelable cliniquement. Parmi les 29 femmes continentes, 12 présentent une lésion sphinctérienne échographique (41%). Parmi les 20 femmes ayant accouché spontanément, 4 (20%) ont présenté des symptômes d'incontinence anale (3 incontinences transitoires) et 8 (40%) présentent une lésion sphinctérienne échographique. Parmi les 11 femmes ayant accouché par forceps ou ventouse et forceps, 1 patiente présente une incontinence anale (9%) et 6 (55%) une lésion sphinctérienne échographique (dont une lésion grave, clinique). Parmi les 6 femmes ayant accouché par ventouse, 4 (66%) ont présenté une incontinence (2 incontinences transitoires) et 3 (50%) présentent une lésion sphinctérienne échographique.

**Conclusions:.** En dehors des symptômes d'incontinence fécale retrouvés chez une primipare sur 5, un nombre important de femmes présentent des lésions sphinctériennes échographiques asymptomatiques. En raison du nombre restreint de patientes ayant terminé l'étude, aucune conclusion définitive ne peut être tirée concernant le mode d'accouchement.

## GEBURT NACH KONISATION

P. Scott, Th. Hess, Prof. B. Schüssler

Frauenklinik Kantonsspital Luzern (FK/KSL)

**Fragestellung:** Beeinflusst eine Konisation Geburtsverlauf, -modus und Eröffnungsperiode? Wie ist ein mögliches Risiko für Geburt oder Kind definiert?

**Material:** 31 Geburten zwischen 1984 und 1995 an der FK/KSL wurden retrospektiv analysiert.

**Resultate:** Durchschnittsalter war 30 Jahre, Intervall Konisation-Geburt 3,8 Jahre, Gestationsdauer 38 3/7 SSW. Frühgeburtlichkeitsrate <30 SSW 10% (3), <36 SSW 23% (7); davon Amnioninfektsyndrom (AIS) 4 (13%). Geburtsmodus: 25x Spontangeburt, 3x vaginal und 3x abdominal operativ. Mittlere Dauer der Eröffnungsperiode 140 min. (gerechnet ab 4cm bis Geburt). Fetal outcome: Gewicht 2900 g, NApH 7,29, Azidosen rate <7,15 3% (1), <7,20 6% (3), Verlegung auf Kinderklinik 6x (20%), 1 Exitus bei FG 27.SSW und Gewicht 830g.

**Diskussion:** Keine CK-Stenosen/Narben als Problem nach Konisation. Erhöhte Frühgeburtlichkeitsrate bei Amnion-infektionssyndrom (4) und PROM (7). Tendenz zu raschem Geburtsverlauf und wenig Analgetikagebrauch subpartu.

**Schlüsse:** Geburt nach Konisation ist v.a. durch Frühgeburtlichkeit gefährdet. Prävention mittels intensiver Schwangerschaftskontrollen (CK-Länge, Infektausschluss). Cerclageindikation fraglich.

## WASSERGEBURTEN AN DER FRAUENKLINIK LUZERN: PROSPEKTIVE AUSWERTUNG VON GEBURTSVERLAUF, FETAL OUTCOME UND GEBURTS-ERLEBNIS

M. Singer, F. Zen Ruffinen, B. Schüssler
Frauenklinik des Kantonsspitals Luzern (Chefarzt: Prof. B. Schüssler)

*Einführung*: Ende 1993 wurde an unserer Klinik das Gebären im Wasser einge-führt. Angesichts der kontroversen Literatur wurde eine detaillierte prospektive Auswertung beschlossen.

*Methoden*: Für Wassergeburten kommen problemlose Einlingsgeburten aus Schädellage mit geschätztem Kindsgewicht < 4000 g in Frage. Das CTG wird telemetrisch abgeleitet, die Wassertemperatur beträgt 34 - 36°C. Die Geburt findet in Anwesenheit eines Oberarztes statt; für Schulterdystokien bzw. Unwohlsein im Wasser besteht ein eingeübtes Notfalldispositiv. Geburtsverlauf, fetal outcome sowie subjektives Erleben durch Schwangere und Partner werden prospektiv mittels Fragebogen erfasst.

*Ergebnisse*: Es wurden 64 Wassergeburten dokumentiert, entsprechend 3,3% der Spontangeburten 1994 und 3,1% jener von 1995. Schweizerinnen waren mit 80% (Gesamtkollektiv 47%) deutlich übervertreten, Primiparae mit 29% (44%) unter-vertreten. *Motivation*: 38% der Frauen hatten die Wassergeburt geplant, 40% entschlossen sich unter der Geburt, und 22% wurde von der Hebamme zur Wassergeburt geraten. *Geburtsverlauf*: ausnahmslos Termingeburten mit unauffäl-ligem CTG und klarem Fruchtwasser, 91% spontaner Wehenbeginn, Geburtsdauer im Mittel 5h 47' (1h 37'-10h 36'). Die Frauen verbrachten durchschnittlich 1h 50' (0h 11'-6h 00') im Wasser; 45% benötigten keine Analgetika. *Damm*: 36% intakt (Gesamtkollektiv: 19%), 44% DR I/II, 2% DR III, 18% Episiotomien. *Plazenta-entwicklung* in 36% im Wasser, mittlerer *Blutverlust* 280 ml (50-700). *Fetal outcome*: mittleres Gewicht 3475 g (2770-4320), 5'-Apgar 9,29 (7-10), arterieller NS-pH 7,29 (7,13-7,40). *Subjektive Bewertung*: 10% der Frauen hatten vor der WG Bedenken wegen des Kindes, 12% wegen sich selbst. 98% waren mit dem Geburtserlebnis zufrieden bis sehr zufrieden, 95% würden wieder im Wasser gebären. Als *Vorteile* der Badewanne wurden Entspannung, weniger Schmerzen, Wärme und Auftrieb genannt.

*Schlussfolgerungen*: Wassergeburten stellen für ein relativ kleines, motiviertes und risikoarmes Kollektiv unserer Schwangeren eine attraktive Alternative dar. Unter Einhaltung klinikinterner Richtlinien und Wahrung der ärztlichen Einfluss-möglichkeiten sind Wassergeburten medizinisch verantwortbar und anderen alternativen Geburtsmethoden (insbesondere Hausgeburten) eindeutig vorzu-ziehen. Die klinische Praxis muss laufend an die - nach wie vor spärlichen - Erfahrungen in der Literatur angepasst werden. Dass sich eine öffentliche Zentrumsklinik alternativen Geburtsmethoden öffnet, erscheint uns im heutigen gesundheitspolitischen Umfeld vorteilhaft.

## Fetale Azidoserate bei primärer Sectio caesarea in Regional-anästhesie: Spinal- versus Epiduralanästhesie

G.K. Schüpfer*, M.D. Mueller, H. Brühwiler
Frauenklinik, Kantonsspital, 8596 Münsterlingen
*Institut Anästhesie und Reanimation, Kantonsspital, 6004 Luzern

### Ziel der Studie:
In den letzten Jahren wird die Allgemeinanästhesie bei der elektiven Sectio caesarea zunehmend von den Regionalanästhesieverfahren, vor allem der Spinalanästhesie, abgelöst. Die Auswirkungen der Regionalanästhesieverfahren auf das Kind, speziell die fetale Azidoserate, wurden an prospektiv erhobenen Daten untersucht.

### Material und Methode:
Analyse der ASF-Statistik (Arbeitsgemeinschaft Schweizerischer Frauenkliniken) von 1985 bis 1994 mit 40'858 Kaiserschnitten. Erfassung aller primären Kaiserschnitte unter Regionalanästhesie bei Einlingen in Schädellage am Termin. Nach Ausschluss aller mütterlichen und fetalen Faktoren, die unabhängig vom Anästhesieverfahren einen negativen Einfluss auf das fetale Outcome haben können, blieben 3'157 Sectiones zur Analyse.

### Resultate:
Von den 3'157 primären Sectiones wurden 1'002 in Spinal- und 2'155 in Epiduralanästhesie durchgeführt. Bei den arteriellen pH-Werten von 7.10 - 7.19 bestand in beiden Gruppen kein signifikanter Unterschied (p = 0.47). Sowohl fortgeschrittene Azidosen (pH < 7.10), als auch schwere Azidosen (pH < 7.00) waren bei Spinalanästhesie signifikant (p = 0.002 bzw. p = 0.015) häufiger. Die Kinder mussten in beiden Anästhesiegruppen gleich häufig reanimiert und pädiatrisch behandelt werden.

### Schlussfolgerung:
Die primäre Schnittentbindung in Spinalanästhesie führt signifikant häufiger zu einer fortgeschrittenen und schweren fetalen Azidose als der Eingriff in Epiduralanästhesie. Diese Erkenntis ist bei der Auswahl des Anästhesieverfahrens zu berücksichtigen.

# Freie Mitteilungen
## *Communications libres*

# Endokrinologie
## *Endocrinologie*

**Vorsitz / *Présidence:*** P. Janecek, W. Hänggi

## Anwendungsbeobachtung zwischen Matrixpflaster und Reservoirpflaster in der Oestrogensubstitutionsbehandlung.

B. Studer, J. Benz
Frauenklinik Kantonsspital Winterthur

### Ziel der Arbeit:
Untersuchung zur subjektiven Beurteilung von zwei Oestradiol-Pflastertypen (Reservoirpflaster oder Matrixpflaster).

### Methodik:
Offene multizentrische Anwendungsbeobachtung mit 484 Patientinnen, die seit mindestens 3 Monaten mit dem Reservoirpflaster behandelt worden waren und sich versuchsweise für 3 Monate mit dem Matrixpflaster behandeln liessen. Beurteilung von subjektiver Wirksamkeit, Hautverträglichkeit, Tragkomfort, Haftung, Handhabung und unerwünschter Wirkungen.

### Resultate:
Beide Pflastertypen beinflussten systemische und urogenitale klimakterische Beschwerden gleich gut. Unter dem Matrixpflaster traten signifikant seltener auf: Rötungen (31% vs 67%), Jucken (24% vs. 59%), Schwellungen (4% vs. 20%), Schälen der Haut (5% vs 43%) und Pflasterablösung (7% vs. 73%). Am Ende der versuchsweisen Behandlung wollten 2% der behandelten Patientinnnen keine weitere Substitutionstherapie, 80% wählten das Matrixpflaster, 11% das Reservoirpflaster, 5% eine andere Substitutionstherapie und 2% konnten sich zwischen den beiden Pflasterarten nicht entscheiden. Bei beiden Pflastertypen traten keine unerwarteten Nebenwirkungen auf.

### Schlussfolgerungen:
Gegenüber dem Reservoirpflaster erwies sich das Matrixpflaster als gleich wirksam, in der subjektiven Beurteilung als besser haftend und hautverträglicher. 4 von 5 Frauen bevorzugten das Matrixpflaster.

## Effets du 17-beta estradiol sur la production de prostacycline induite par l'angiotensine II dans les cultures de cellules musculaires lisses vasculaires de l'aorte de rat

D Chardonnens*, A Campana*, MB Vallotton** et U Lang**

*Département de Gynécologie et d'Obstétrique, Clinique de Stérilité et d'Endocrinologie gynécologique, Université de Genève
** Département de Médecine, Division d'Endocrinologie et de Diabétologie, Université de Genève

Introduction
Les estrogènes ont des effets vasculo-protecteurs reconnus. Cependant, les mécanismes sous-jacents à ces effets sont encore mal élucidés. Parmi ces derniers, un effet vasodilatateur via la synthèse d'oxyde nitrique (NO) ou / et de prostacycline ($PGI_2$) a été proposé.

Chez le rat, dans les cellules musculaires lisses vasculaires (VSMC), la synthèse de $PGI_2$ en réponse à l'angiotensine II (AngII) de même que la présence de récepteurs pour l'estradiol ($E_2$) sont bien documentées. Nous avons étudié les effets de $E_2$ sur la production de $PGI_2$ basale et induite par AngII dans des VSMC.

Méthode
Des rates Wistar âgées de 40-50 jours ont été sacrifiées, leurs aortes thoraciques disséquées, soumises à un procédé de digestion enzymatique afin d'obtenir des cultures de cellules musculaires lisses. Après 3 à 6 passages, les cellules ont été stimulées par AngII $5 \times 10^{-8}$ M avec ou sans pré-exposition à $E_2$ $5 \times 10^{-6}$ M.

Résultats
La préincubation durant 5 min. avec $E_2$ diminue significativement la production de $PGI_2$ basale et stimulée par AngII. Une préincubation avec $E_2$ de 30 min. ne modifie pas la production basale de $PGI_2$. Par contre, la production de $PGI_2$ en réponse à une stimulation par AngII est nettement potentialisée après un prétraitement de 30 min. par $E_2$.

Conclusion
$E_2$ modifie la production de $PGI_2$ des VSMC. Un prétraitement court a un effet inhibiteur alors qu'un prétraitement plus long déclenche une potentialisation de la production de $PGI_2$. Les mécanismes cellulaires responsables de ces effets doivent encore être élucidés. D'autre part, il doit encore être établi si cet effet potentialisateur de E2 sur la production de PGI2 induite par AngII contrecarre les autres effets vasculaires de AngII

## Le dosage répété de la Prolactine dans les hyperprolactinémies modérées.

D. L. Faltin, D. Chardonnens, P. Bischof et A. Campana.
Département de Gynécologie et Obstétrique, Hôpitaux Universitaires de Genève.

**Introduction**: La découverte d'une hyperprolactinémie à des valeurs légèrement augmentées (de 30 à 90 ng/ml) n'est pas synonyme de pathologie. En effet, dans la plupart des cas, on se retrouve face à une hyperprolactinémie fonctionnelle, transitoire. Classiquement, un test de stimulation à la TRH est effectué. Des mesures répétées de la Prolactine ont également été proposées, permettant de retrouver un taux normal. Nous présentons un protocole de mesures répétées de la prolactine.

**Méthode**: Les patientes avec des taux de prolactine allant de 30 à 90 ng/ml lors d'une première investigation de 1993 à 1995 sont recrutées. La mesure se fait en phase lutéale. A huit heures, à jeûn, une perfusion de NaCl 0,9% ou de Glucose 5% est posée à l'avant-bras. Trois prises de sang sont alors effectuées à 20 minutes d'intervalle. Le sang est recueilli en tube hépariné. La Prolactine est mesurée par ELISA (VIDAS) Bio Mérieux.

**Résultats**: 13 patientes ont été incluses. Le taux initial moyen de Prolactine était de 48 ± 14 ng/ml, extrêmes de 33-83 ng/ml. Après trois mesures 11 patientes avaient des taux physiologiques, inférieurs à 30 ng/ml et 2 des taux plus élevés. Une de ces deux patientes présentait également un test au TRH pathologique et un prolactinome mis en évidence radiologiquement.

**Fig. 1: Prolactinémie initiale et à 20 minutes d'intervalle:**

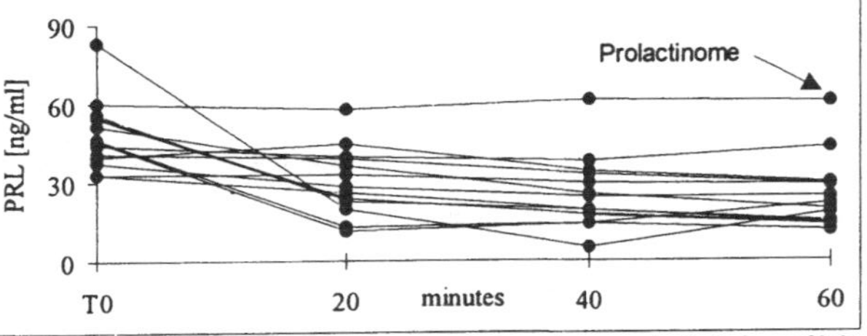


**Discussion**: La majorité des patientes présentant une hyperprolactinémie modérée de cette série ont retrouvé des taux normaux lors d'une mesure répétée. Le stress de la prise de sang et le délai écoulé depuis le réveil peuvent expliquer une première mesure élevée de prolactine.

**Conclusion** : Nous proposons trois mesures répétées de la prolactine à 20 minutes d'intervalle lors d'hyperprolactinémie modérée.

## Importance du dosage sérique de l'hCG totale et de la sous-unité béta libre associées à l'échographie endovaginale dans le diagnostic précoce de la grossesse intra-utérine

N. Fournet, P. Bischof, A. Campana
Département de Gynécologie et d'Obstétrique, HCU Genève

**But de l'étude:** Plusieurs travaux suggèrent que l'échographie endovaginale (UEV) combinée à un dosage simultané de l'hCG sérique permet une distinction précoce des grossesses intra-(GIU) et extra-utérines (GEU). Le but de cette étude était de déterminer dans notre laboratoire la valeur seuil de l'hCG permettant la confirmation la plus précoce possible d'une GIU. Nous avons également spéculé que le dosage de la sous-unité béta libre pourrait améliorer la précision du diagnostic.

**Patientes et méthode:** Nous avons recruté prospectivement 55 patientes avec un test de grossesse positif et une aménorrhée < 50 jours. Une UEV (sonde de 5 MHz, Toshiba), un dosage de l'hCG totale (ELISA, IMX, Abbott) et de la sous-unité béta libre (RIA, Cis Biointernational) ont été réalisés simultanément. L'évolution de la grossesse a été déterminée par la revue des dossiers.

**Résulats:** 16/55 patientes ont été exclues de l'analyse statistique (évolution inconnue=9, grossesse anormale=4, grossesse gémellaire=2, FIV=1). L'évaluation des 39 grossesses normales montre une relation linéaire entre le log des taux d'hCG et la taille du sac gestationnel (r=.86, p<.0001). Le plus petit sac gestationnel identifié a une taille de 3,9 mm pour un taux d'hCG de 1051 UI/L. Le plus petit sac gestationnel contenant un embryon avec activité cardiaque est de 8 mm pour un taux d'hCG de 6765 UI/L et a été détecté au 39e jour. Dans tous les cas de grossesse normale, un sac gestationnel intra-utérin a été visualisé échographiquement lorsque le taux d'hCG était >1000 UI/L. Bien qu'il existe également une relation linéaire entre le log de la sous-unité béta libre et la taille du sac gestationnel (r= .632, p <.0001), celle-ci n'offre pas une aussi bonne corrélation que l'hCG totale.

**Conclusions:** Cette étude confirme l'utilité clinique de la corrélation entre l'hCG et l'UEV dans le diagnostic de la grossesse jeune. Conformément à d'autres auteurs, nous avons déterminé que la visualisation échographique de la GIU se situe au environs de 1000 UI/L. La connaissance de cette valeur seuil est cruciale pour permettre un diagnostic différentiel précoce avec une GEU. Le dosage de la sous-unité béta libre n'améliore pas les valeurs intrinsèques de la méthode.

# MESURE DE LA LH BIOACTIVE AU COURS
## DU CYCLE MENSTRUEL

Straccia A.T., Rivest R., Bischof P., Chardonnens D.,
Bertoli A., Campana A.

Département de Gynécologie et d'Obstétrique,
Université de Genève

**BUT**: Suite à l'introduction des tests biologiques, on constate que la concentration mesurée en LH biologiquement active, n'est pas toujours identique à la concentration de LH immunoactive dans la circulation. Le but de cette étude est de mesurer les variations de la LH biologique
(= LH B) et de la LH immunoactive (= LH I) au cours du cycle menstruel.

**METHODE:** 19 cycles menstruels chez des patientes volontaires, sans c.o. ni médication, avec cycles réguliers ont été étudiés. Un prélèvement de 5 ml par jour entre 8h et 12h a été effectué du 1er jour des règles au 1er jour des règles suivantes. Les dosages effectués par enzyme immunoassay sur automate sont: LHI et LHB, FSH, E2, Prog et PRL. Le dosage de la LH B se base sur la production de testostérone par des cellules de Leydig de testicule de souris suite à la stimulation par la LH sérique.

**RESULTAT:** LH B suit la courbe de LHI mais avec des valeurs plus élevées, le rapport B/I restant constant au cours du cycle.
La LH a un effet sur la durée de la phase lutéale tardive qui est d'autant plus longue que LH B et I sont élevés. Ainsi le temps de décroissance de la progestérone est augmenté et la lutéolyse retardée, la chute de LH B étant un des mécanismes déclenchant de la lutéolyse.

**CONCLUSION:** Il n'y a pas de différence significative entre les profils de LH B et LH I au cours du cycle menstruel. Cependant l'étude du rapport LH B/I ouvre des perspectives diagnostiques puisque ce rapport semble être perturbé, lors de puberté retardée, ovaires polykystiques ou hypogonadisme primaire.

# Freie Mitteilungen
## *Communications libres*

# Gynäkologie
## *Gynécologie*

**Vorsitz / *Présidence:*** R. Gaudenz, S. Heinzl

## Vaginale Intraepitheliale Neoplasie (VAIN) nach Hysterektomie

H.Bösiger, M.Schnegg, A.C.Almendral, W.Holzgreve
Universitäts-Frauenklinik Basel

### Einführung

Die Inzidenz für VAIN nach Hysterektomie (HE) wegen einer cervicalen intraepithelialen Neoplasie (CIN) beträgt allgemein 1-6%. Geringer ist sie nach HE aus benigner Indikation. Pathogenetisch kommen inadäquate Excision der cervicalen Läsion, Multizentrizität und persistierende karzinogene Stimuli in Betracht.
Arbeitsziel war, Charakteristiken am eigenen Patientengut hinsichtlich Klinik, Diagnostik, Therapie und Follow-up zu evaluieren.

### Methodik

Retrospektiv erfassten wir alle Frauen mit HE und abnormem Pap-Abstrich in den Jahren 1990-1993 aus der Dysplasiesprechstunde. Ausschlusskriterien waren Immunsuppression, Malignom und HIV.

### Resultate

Insgesamt wurden 30 Frauen gemäss Indikation zur HE in 2 Gruppen unterteilt: **n=10** wegen CIN (CIN II 4, CIN III 6), **n=20** ohne CIN (Uterus myomatosus 8, Descensus uteri 6, funktionelle Blutungen/ Dysmenörrhö 4, Endometriumshyperplasie 1, PMP-Blutung 1). Alter im Durchschnitt bei HE wegen CIN 48,1J. vs 43,3J. ohne CIN. Op.-Modus bei CIN resp. ohne CIN: abdominal 30% vs 60%, vaginal 70% vs 40%. Alle CIN-Indikationen wurden präoperativ kolpo-, zyto-, histologisch diagnostiziert, postoperativ verifiziert. Durchschnittlich war das Intervall HE bis VAIN resp. das Alter bei VAIN in Gruppe CIN 8,0J. (Median 4,5J/0,5-18J.) resp. 56,0J., in Gruppe ohne CIN 10,9J. (Median 10J./4-20J.) resp. 56,2J. Die Follow-up Dauer betrug in ersterer Gruppe im Durschnitt 11,2J. (2-22J.) vs 15,2J. (4-27J.).
Betreffend Therapie zeigte sich in Gruppe CIN/ohne CIN: expektativ 70%/ 80%, Laser 20%/20%, Radiatio 10%/0%, Chirurgie 0%/0%.

### Schlussfolgerungen

Eine zytologische Screeninguntersuchung im Vaginalstumpf ist indiziert. Bei tendentiell früherem Auftreten von VAIN nach HE wegen CIN erachten wir ein unterschiedliches Screeningkonzept als sinnvoll. Diese Frauen werden kolpo- und zytologisch 6 Monate postoperativ untersucht, dann jährlich für 2 Jahre, im Anschluss alle 2 Jahre. Bei hysterektomierten Frauen aus anderer Indikation wird ein vaginaler Pap-Abstrich 1 Jahr postoperativ entnommen, dann alle 3 Jahre.

---

## Détermination de la concentration de fléroxacine (Quinodis®) dans les tissus gynécologiques

Ph. Sauthier[1], M. Kinzig[2], H. Birnböck[3], P. De Grandi[1]
[1]Département de Gynécologie-Obstétrique, CHUV, Lausanne.
[2]Gesellschaft für Therapeutische Forschung, Heroldsberg, Germany.
[3]F. Hoffman-La Roche Ltd., Dept. of Drug Metabolism and Kinetics.

**Introduction**: La fléroxacine est une nouvelle fluoroquinolone à spectre antibactérien extrêmement large et diffusant remarquablement bien dans de nombreux liquides et tissus biologiques. Une dose orale unique de 400 mg permet d'obtenir des taux plasmatiques élevés avec une demi-vie d'élimination longue.

**But**: Détermination de la concentration dans le myomètre après 400 mg de fléroxacine p.o. chez des femmes ayant subi une hystérectomie totale abdominale et évaluation de la tolérance.

**Méthode:** Nous avons étudié 16 patientes sans facteur d'exclusion (allergie, épilepsie, insuffisance rénale) et ayant donnés leur accord. La prise de fléroxacine ($t_0$) s'est effectuée 6.5-10.5 h. (groupe A, n=5), 12-15 h. (groupe B, n=5) et 20-28 h. (groupe C, n=6) avant l'hystérectomie ($t_1$). La détermination du taux sanguin s'est effectuée à $t_0$ et $t_1$ et le prélèvement tissulaire à $t_1$.

**Résultats:** La concentration tissulaire de fléroxacine est d'environ 5 mg/kg pour le groupe A, 4 mg/kg pour le groupe B et 2 mg/kg pour le groupe C. Les taux tissulaires sont environ 1.5 fois plus élevé que dans le plasma et rapidement atteint. La demi-vie tissulaire est d'environ 10 heures soit équivalente à celle observée dans le plasma. Aucun effet secondaire n'a été constaté.

**Conclusions:** Les taux tissulaires observés couvrent la valeur de $MIC_{90}$ de la plupart des pathogènes responsables d'infections gynécologiques tels E. Coli, Enterobacter cloacae, Proteus ssp, Klebs. pneumoniae et Staph. aureus. Les Mycoplasmes et les Chlamydiae sont couvert durant 12-14 heures. Seuls Enterococcus faecalis, Strept. pyogenes et Bacteroides fragilis ne sont pas couvert. L'administration per os de 400 mg de fléroxacine en dose unique est une antibiothérapie prophylactique simple, bon marché, efficace et bien tolérée en chirurgie gynécologique.

Anwendungsbeobachtungs-Studie über die neue Barrieremethode im Empfängnisschutz: *lea*contraceptivum. H.P. Zahradnik, D.Vogelgesang, Klinikum der Albert-Ludwigs Universität, Abteilung Frauenheilkunde und Geburtshilfe, D-79106 Freiburg im Breisgau

**Ziel der Arbeit:**

Ueberprüfung der Akzeptanz einer neuen Barrieremethode.

**Material:**

24 Paare haben 6 - 21 Wochen lang *lea*contraceptivum regelmässig angewendet. *lea* ist ein speziell geformtes, tassenförmiges, medizinisches Silikon-Verhütungsmittel, das wiederverwendbar ist und bis zu 48 Stunden ohne Wechsel getragen werden kann.

**Methode:**

Allen Frauen wurde die Gebrauchsanweisung erläutert. Sie haben anonym mindestens 6 Wochen nach Erstgebrauch einen detaillierten Fragenkatalog beantwortet.

**Resultate:**

24/24 Frauen haben geantwortet. Die Benutzung von *lea* war dank der verständlichen Gebrauchsanweisung in der Regel problemlos. Alle Probandinnen würden *lea* weiterempfehlen. 2/3 (16/24) werden es weiterverwenden, 3/24 waren noch unschlüssig, 5/24 fanden es für sich im Moment ungeeignet. Die meisten Paare spürten *lea* nicht.

**Schlussfolgerung:**

Die Akzeptanz von *lea* war hoch (79%), insbesonders bei Erfahrung mit anderen Barriere-Methoden. Einheitsgrösse, problemlose Anwendung und ungestörte Sexualität sind die Basis für die andersweitig nachgewiesene hohe kontrazeptive Sicherheit PI: ca. 3.

Laparoskopische Hysterektomie: erste Ergebnisse aus Fribourg
F. Maurer - D. Stucki
Service de gynécologie et d'obstétrique, Hôpital Cantonal de Fribourg

**Einleitung:**
Die Vorteile der minimal invasiven Chirurgie animieren immer mehr Chirurgen und Gynäkologen, auch grössere Abdominaleingriffe laparoskopisch vorzunehmen.

**Patientengut:**
Von März 1995 bis Januar 1996 wurden 14 Frauen mit einem Durchschnitts alter von 45,9 Jahren (34 - 59 Jahre) laparoskopisch hysterektomiert, prospektiv erfasst und kontrolliert. Die Indikationen zur Hysterektomie setzten sich wie folgt zusammen: 8 mal symptomatischer Uterus myomatosus, 5 mal Adnextumoren von benignem Aspekt mit uteriner Begleitpathologie und 1 Carcinoma in situ der Cervix uteri. Die präoperativ sonographisch ermittelten Uterusmasse betrugen im Durchschnitt 90 x 46 x 53 mm. 7 Patientinnen hatten nie vaginal geboren. 7 Patientinnen wiesen einen Zustand nach einer oder mehreren Voroperationen im Unterbauch auf.

**Methode:**
Nach Anlegen von 4 Ports erfolgt die vollständige, laparoskopische Skelettierung des Uterus mit Hilfe eines speziellen Uterusmanipulators (Hystérophore®). Die Bergung des Uterus und der Verschluss des Scheidendoms werden vaginal vorgenommen.

**Resultate:**
Alle 14 laparoskopisch begonnen Hysterektomien konnten endoskopisch beendet werden. 3 intraoperative Blutungen waren laparoskopisch stillbar. Der durchschnittliche Blutverlust betrug 370 ml (50 - 900 ml). Das Resektat wog im Mittel 132g (70 - 275 g). Die Operationszeit betrug median 160 min (65 - 230 min). Kein Todesfall war zu beklagen. Die Morbidität setzte sich zusammen aus 4 Harnwegsinfekten und einem infizierten Stumpfhämatom mit Spontanentleerung. Leichte Vollkost konnte im Mittel am 1,5 postoperativen Tag eingenommen werden. Die durchschnittliche Hospitalisationsdauer betrug 8,2 Tage (5 - 15 Tage).

**Schlussfolgerung:**
Auf Grund dieser präliminären Ergebnisse darf vermutet werden, dass die laparoskopische Hysterektomie ein sicher durchführbares Operationsverfahren ist und als minimal invasiver Eingriff eine interessante Alternative zur konventionellen abdominalen Hysterektomie darstellt.

## Résultats genevois des myomectomies par voie laparoscopique.

S. Movarekhi, G. de Candolle, A. Campana
Clinique de Stérilité
Département de Gynécologie-Obstétrique, HU, Genève

**But de l'étude**:
Evaluer les résultats du traitement conservateur laparoscopique des léiomyomes utérins.

**Patientes et méthodes**:
Nous avons étudié rétrospectivement 31 patientes opérées de janvier 1993 à décembre 1995. Les unes exprimaient un désir de grossesse, les autres refusaient une hystérectomie. Seize d'entre elles (39%) présentaient une stérilité primaire ou secondaire, 12 (29.3%) une pesanteur ou des douleurs pelviennes et 13 (31.7%) des ménométrorragies anémiantes.Une échographie endovaginale de routine fut pratiquée dans le bilan pré-opératoire. Certaines localisations des myomes (intraligamentaires, sous-vésicales) constituaient des contre-indications relatives. Des agonistes du GnRH furent prescrits chez 5 patientes (16%) en raison de la taille particulièrement grande des myomes.

**Résultats**:
L'âge moyen des opérées était de 39±7 ans (extrêmes de 26 et 50). Le nombre moyen de myomes enlevés par patiente a été de 2±1 (1-6), la taille moyenne des myomes de 3.1± 2 cm (1-8.5). Sur les 53 myomes réséqués, 25 étaient pédiculés, 11 sous-séreux non pédiculés et 17 intramuraux. Six étaient antérieurs, 15 postérieurs et 31 fundiques. Le temps opératoire moyen a été de 107±37min (45-180), sans complication per-op. La chute moyenne d'Hb pré-et post-op était de 1.6±0.2g%, le temps moyen d'hosp.de 3.1±1.8j. On dénombre 2 complications post-opératoires:1 éventration au niveau d'une contre-incision et 1 hématome de paroi.

**Conclusion:**
Plus de 85% des patientes ont présenté une amélioration symptomatique tout en bénéficiant des nombreux avantages de cette "minimal invasive surgery" qui reste toutefois difficile, spécialement en cas de myomes multiples ou de grande taille. L'hémostase et la suture de l'utérotomie peuvent sensiblement prolonger le temps opératoire. Enfin, il reste à évaluer le risque de rupture utérine lors d'accouchements ultérieurs.

## Balloon endometrial thermocoagulation: feasibility & first results

F. Taban*, J. Matute*, D. Chardonnens*, G. Broquet*, A.-C. Erbrich, S. Remadi***, F. Krauer*.
* Clinique de Gynécologie, Hôpital Universitaire de Genève.
**Unité de Cytopathologie, Hôpital Universitaire de Genève.

Goal: Evaluate the feasibility of balloon endometrial thermocoagulation first in hysterectomized patients, then in patients with menorrhagia and other patients with tamoxifen induced anomalies.

Method: From August to December 1995, we have tested the (Gynecare®) thermocoagulative endometrial balloon in 5 simultaneously hysterectomized patients. Thermocoagulation was realised under general anesthesia, immediately before hysterectomy. Histopathologic results have been noted. In a second phase initiated in January 1996, we have started to treat on one hand symptomatic patients with essentially functional uterine bleeding and on the other hand asymptomatic post menopaused breast cancer patients treated with tamoxifen and presenting echographic abnormalities of the endometrium (endometrium of > 5 mm).

Results: No complication among the 5 patients with thermocoagulation immediately before hysterectomy was noted. The balloon is easely introduced in the uterus. After the balloon is filled with 5% dextrose under a 160-175 mmHg pressure, it is heated to 87º for 8 minutes. No medical complication was noted during or after the procedure. No pecular observation was noted during the process of hysterectomy. Only one functionning abnormality of the device was noted during the procedure (fall of pressure) without medical complication for the patient. Pre and post thermocoagulation hysteroscopy was realized for documentation purpose. Only small changes could be observed. The uteri have been analyzed under usual histological standards and have shown alterations suggestive of thermonecrosis. Nonetheless there were a few spots of intact mucosis, especially the ostia.
From January 1996, endometrial balloon thermocoagulation has been proposed to patients who are:
1) symptomatic with mainly functional menorrhagia and
2) post menopaused breast cancer patients under tamoxifen with abnormal echography of the endometrium. A dozen such patients should enter the study untill June 96 and the results will be presented at the Congress.

Conclusions: Balloon endometrial thermocoagulation seems to be feasible in our population and the first results, particularily those about ambulatory patients under local anesthesia will be presented at Congress.

# Freie Mitteilungen
## *Communications libres*

# Psychosomatik
## *Psychosomatique*

**Vorsitz | *Présidence:*** J. Laburthe, A. Schwendke

## Gynäkologinnen äussern sich zu ihrer Arbeit und der Arzt-Patientin-Beziehung

K. Vondruska, S. Oertli*, V. Dombi, C. Buddeberg*, U. Haller
Klinik für Gynäkologie, Departement Frauenheilkunde, *Psychiatrische Poliklinik, Abt. für Psychosoziale Medizin, Universitätsspital Zürich

**Ziel der Arbeit:**
In der Presse werden Gynäkologen oft negativ geschildert. Die Aerzte selbst sollten sich zu ihrer Arbeit, dem Umgang mit Patientinnen äussern können.

**Material:**
Im März 94 wurden alle 760 bei der FMH registrierten Gynäkologinnen angeschrieben, sich an der Umfrage zu beteiligen.

**Methode:**
Verwendet wurde ein Fragebogen in Deutsch und Französisch. Es wurden männliche und weibliche Gynäkologen verglichen und 2 Untergruppen gebildet. Zum einen wurden Gynäkologen über 48 mit Kollegen unter 48 Jahren verglichen, zum anderen Männer mit gleichaltrigen und ebenso erfahrenen Kolleginnen.

**Resultate:**
401 Personen sandten den Fragebogen zurück. Mehrheitlich arbeiteten sie als niedergelassene Aerztinnen in Städten oder deren Umgebung, wobei im Mittel 88 Patientinnen pro Woche gesehen wurden. Das Durchschnittsalter betrug 48 Jahre bei Männern, 44 Jahre bei Frauen. 40% untersuchten ihre Patientinnen ohne die Anwesenheit einer Drittperson (Frauen am häufigsten). Fast 70% gaben Erklärungen während der Untersuchung (jüngere mehr als ältere Gynäkologen), ein Spiegel wurde jedoch selten verwendet (am häufigsten von Frauen). Der Erotik in der Arzt-Patientin-Beziehung wurde keine wesentliche Bedeutung beigemessen, ebenso wurde die Emotionalität mittelgradig bewertet. In diesen 2 Punkten konnten keine Unterschiede zwischen den Untergruppen gefunden werden.

**Schlussfolgerungen:**
Bei einer Rücklaufquote von 52.8% zeigten die Gynäkologinnen grosses Interesse an der Umfrage und nutzten die Gelegenheit, ihre Meinung zu sagen. Leider konnten einige wichtige Themen nur in knappen Zügen angesprochen werden. Hier deutet sich aus den Resultaten an: Gynäkologinnen scheinen die Arzt-Patientin-Beziehung in ihrem Fachgebiet nicht als diffiziler zu werten als in anderen Fachrichtungen.

## Betreuung einer Patientin mit chronisch-rezidivierender Soor-Infektion unter Berücksichtigung psychodynamischer Aspekte. Eine Kasuistik

A. Kärpf, A. Schwendke, W. Stadlmayr, B. Vogel, I. Gasser, Ch. Keller, J. Bitzer
Abteilung für Sozialmedizin/Psychosomatik, Universitäts-Frauenklinik Basel

**Ziel der Arbeit:**
Anhand einer Kasuistik wird untersucht, welche Veränderungen erreicht werden können, wenn in die Betreuung einer Patientin mit einem chronifizierten somatischen Problem psychodynamische Aspekte einbezogen werden.

**Material:**
Einzelfalldarstellung einer 37jährigen Patientin mit chronisch-rezidivierendem Soor-Infekt.

**Methode:**
Auswertung der gynäkologischen Konsultationen unter psychodynamischen und interaktionellen Gesichtspunkten. Material aus Supervisionssitzungen.

**Resultate:**
Das somatische Problem des chronisch-rezidivierenden Soor-Infektes bleibt vorläufig unverändert. Symptomverständnis und Kontrollmöglichkeiten der Patientin haben zugenommen. Angst und Hilflosigkeit werden gemindert durch den Austausch über das Symptomerleben, den die Patientin mitgestalten kann. Für die betreuende Aerztin oder den betreuenden Arzt führt diese Erweiterung des Behandlungsansatzes weg von dem Gefühl der therapeutischen Hilflosigkeit gegenüber dem sich ständig repetitierenden somatischen Symptom. Eine Zunahme der nicht-somatischen Interventionsmöglichkeiten wird erreicht.

**Schlussfolgerungen:**
Die beobachteten positiven Effekte für eine Patientin mit chronischem Körpersymptom und deren behandelnde Aerztinnen und Aerzte sollten an einem grösseren Kollektiv überprüft werden.

**Welche Probleme werden von Patientinnen in der psycho-somatischen Sprechstunde einer Frauenklinik an die behandelnden AerztInnen herangetragen. Eine Untersuchung bei 151 Patientinnen.**

S. Züst, A. Kärpf, A. Schwendke, W. Stadlmayr, B. Vogel, I. Gasser, Ch. Keller, J. Bitzer
Abteilung für Sozialmedizin/Psychosomatik, Universitäts-Frauenklinik Basel

### Ziel:

Die psychosomatische Sprechstunde an einer Frauenklinik soll der Abklärung und Behandlung von Patientinnen dienen, bei denen psychosoziale Faktoren bei der Entstehung und Fortdauer ihrer Beschwerden im gynäkologisch-geburtshilflichen Bereich eine zentrale Rolle spielen. Dies bedeutet eine breite Palette möglicher psychosozialer Problemstellungen. Bisher gibt es sehr wenige empirische Untersuchungen zur Qualität und Quantität der von Patientinnen vorgebrachten Probleme im Rahmen dieser Sprechstunden. Es soll eine deskriptiv-quantitative Erhebung zur Beschreibung der Problemfelder vorgenommen werden,

### Material:

Krankenakten der im Jahr 1995 in der psychosomatischen Sprechstunde der UFK Basel behandelten Patientinnen.

### Methode:

1.) Inhaltliche Beschreibung der Problemfelder.
2.) Zuordnung zu ICD 10 Diagnosekategorien (soweit möglich).
3.) Quantitive Auswertung.

### Ergebnisse:

Folgende Problemfelder bzw. ICD 10 Diagnosen wurden mit folgenden Häufigkeiten bei 151 Patientinnen (100% ) erhoben: Angst und Panikstörungen 11 (7), Sexualstörungen 30 (20), Ehe/Partnerschaftsstörungen 29 (19), somatoforme Störungen 11 (7), depressive Störungen 13 (9), Anpassungsstörungen 17 (11), prosttraumatic stress disorder 7 (5), soziale Belastungen 10 (7), Suchterkrankungen 1 (0.5), Esstörungen 3 (2), Adoleszentenkrise 1 (0.5), Verhaltensstörungen 11 (7), akute Krisensituationen 3 (2), psychosomatisch-psychosoziale Störungen in der Schwangerschaft 0, spezielle Beratungen 4 (3).

### Schlussfolgerung:

In der Zukunft soll ein spezifisches Klassifikationssystem für gynäkologisch-psychosomatische Sprechstunden entwickelt werden.


**Vergleich der Diagnosen gemäss DSM III, ICD 10 und tiefenpsychologischer Anamnese bei 50 Patientinnen der psychosomatischen Sprechstunde der UFK Basel**

B. Vogel, C. Aeschbach, J. Bitzer
Abteilung für Sozialmedizin/Psychosomatik, Universitäts-Frauenklinik Basel

### Ziel der Arbeit:

In der gynäkologisch-geburtshilflichen Psychosomatik gibt es kein einheitliches nosologisch-diagnostisches System. Deskriptive Systeme wie DSM III und ICD 10 haben den Vorteil grösserer Objektivität, psychodynamisch-orientierte Ansätze sind stark abhängig vom Untersucher, bieten jedoch ein pathogenetisches Verständnismodell. Es soll untersucht werden, inwieweit der gleichzeitige Einsatz verschiedener diagnostischer Instrumente zu einer kombinierten Gesamtdiagnose führt, die eine für die Praxis effizientere Klassifikation erlaubt.

### Material:

Krankenakten von 50 zufällig ausgewählten Patientinnen der psychosomatischen Sprechstunde der UFK Basel.

### Methode:

Auswertung der vorliegenden Daten nach DSM III R, ICD 10 und neurosendiagnostischen Kriterien nach H. Ehlert.

### Resultate:

DSM III R: 28,8% somatoforme Störungen, 25% sexuelle Störungen, 21,18% affektive Störungen, 13% Störungen durch psychotrope Substanzen, 5,8% Angststörungen, 3,53% Anpassungsstörungen, 2,3% Schizophrenie.
ICD 10: 32,5% Neurotische, belastungssomatoforme Störungen, 23% affektive Störungen, 18% Verhaltensauffälligkeiten mit körperlichen Störungen, 15% Persönlichkeits-Verhaltensstörungen, 7% Störungen durch psychotrope Substanzen, 2,3% Schizophrenie.
Neurosendiagnostik: 48% depressive Neurose, 23% hysterische Neurose, 23% narzisstische Neurose, 4% Zwangsneurose, 2% Angstneurose.

### Schlussfolgerungen:

Eine kombinierte Diagnoseerhebung verbessert die intersubjektive Verständigung über die Art der Erkrankung und vertieft das pathogenetische Verständnis.

# SUSPICION D'ABUS SEXUEL SUR MINEURE: QUELS EXAMENS COMPLEMENTAIRES ?

M.-J. Villena Chevènement[1], S.-C. Renteria[1,2],
H.-J. Welti[1], P. De Grandi[1], A. Calame[2]
Dép. de Gynécologie et Obst.[1], service de Pédiatrie[2], CHUV, Lausanne

**But de l'étude:** Démontrer que dans les cas de suspicion d'abus sexuel chez l'enfant la démarche diagnostique diffère de celle pratiquée chez l'adulte. Chez l'enfant, le choix et la technique des prélèvements bacteriologiques, sanguins et à but médico-légal doivent être adaptés selon les circonstances individuelles.

**Patientes:** 47 cas de suspicion d'abus sexuel sur mineures de la consultation de gynécologie pédiatrique et de l'adolescente du CHUV entre mars 1994 et janvier 1996, ont été analysés. Trente cas concernent des fillettes entre 1 et 11 ans avec une moyenne d'âge de 5.9 ans et 17 cas concernent des patientes entre 12 et 17 ans avec une moyenne d'âge de 14.2 ans.

**Méthode:** Dans 22 cas, des examens complémentaires ont été effectués: culture vaginale, recherche de chlamydiae et de gonocoque, recherche de sperme, examen anatomopathologique, sérologies MST (HIV, hépatites B, C, VDRL) et recherche de toxiques dans le sang.
Dans 25 cas il n'y a pas eu d'examen complémentaire.

**Résultats:** Sur 20 prélèvements bactériologiques effectués, 9 étaient positifs sans que le germe détécté n'ait constitué une preuve d'abus sexuel. Dans deux cas nous avons recherché la présence de sperme, les résultats étaient négatifs. Un examen anatomopathologique a montré la présence de condylomes acuminés, ce qui ne constitue pas non plus une preuve d'abus. Dans quatre cas, nous avons effectué des sérologies recherchant les MST et dans un cas une recherche de toxiques dans le sang. Ces résultats se sont avérés négatifs.

Le délai entre l'abus sexuel présumé et la prise en charge était en moyenne $\leq 1$ an dans le groupe où des prélévements ont été effectués; $\geq 1$ an dans l'autre groupe.

**Conclusions:** Les examens complémentaires n'ont apporté la preuve irréfutable d'un abus sexuel dans aucun cas.
Il est difficile d'effectuer tous les prélévements vulvo-vaginaux chez l'enfant du point de vue pratique. L'expérience montre que cela n'est pas indispensable dans tous les cas. Chez l'enfant, l'anamnèse, les circonstances de l'abus, le délai entre l'acte supposé et la prise en charge ainsi que l'examen clinique posent l'indication aux examens complémentaires. Cette approche nécessite une formation appropriée dans ce domaine.

# Posterpräsentation
*Présentations des posters*

## Onkologie
*Oncologie*

## Photodynamische Therapie (PDT) von Mammakarzinom-Rezidiven (Fallbeispiel)

P. Wyss, H. Walt, D. Dobler-Girdziunaite, M. Fehr, B. Jentsch, U. Haller
Klinik für Gynäkologie, Dept. für Frauenheilkunde, Universitätsspital ZH.

### Ziel der Arbeit:
PDT rezidivierender Hautmetastasen beim Mammakarzinom nach multiplen chirurgischen lokalen Interventionen.

### Patientin:
44 jährige Patientin mit multiplen Hautmetastasen eines duktalen Mammakarzinoms links, initial Stadium pT1b pN0 M0. 1990 Lumpektomie mit axillärer Lymphonodektomie links und postoperativer lokaler Radiotherapie. 1994 Mastektomie und axilläre Revision bei lokoregionärem Rezidiv. April 95 Exzision von Narben-Rezidiven. September 95 myokutaner Latissimus-Lappen nach Exzision erneuter Rezidive. Bis zur PDT im Januar 96 werden insgesamt 12 Hautmetastasen diagnostiziert, welche bis nahe an den Rand des myokutanen Lappens reichen. Die Patientin lehnt weitere chirurgische, radiotherapeutische und chemotherapeutische Massnahmen ab.

### Methode:
Systemische Applikation (i.v.) des Photosensibilisators m-THPC (meso-Tetra-Hydroxy-Phenyl-Chlorin, Scotia Pharmaceuticals, Guildford, UK) 48 Stunden vor Tumor-Belichtung. m-THPC-Konzentration: 0.15mg pro Kg Körpergewicht. Die Metastasen wurden über einen frontalen Lichtverteiler mit Mikrolinse (ETH, Lausanne) belichtet (Wellenlänge 652nm). Lichtquelle: Diodenlaser (Applied Optronics, USA). Lichtdosis: 5.0 J/cm$^2$. Positionierung des Lichtverteilers mittels eines 15cm langen Plexiglas-Rohrs. Bestrahlung der Metastasen mit einer Lichtenergie von 50 mW während 283 sek. bestrahlt. Es wurden insgesamt 12 metastatische Herde photodynamisch behandelt. Klinische Verlaufskontrolle am 1., 3. postop. Tag und anschliessend wöchentlich während 3 Monaten mit Photodokumentation.

### Resultate:
Während der Laserbelichtung konnten lokal keine Haut- resp. Tumorveränderungen festgestellt werden. Zur Schmerzbekämpfung genügte eine Prämedikation mit 5 mg Vilan s.c.. An den ersten zwei post-PDT Tagen reichte eine analgetische Medikation von 500 mg Mefenaminsäure morgens aus. Innerhalb einer Woche bildete sich eine scharf abgrenzbare, trockene Nekrose der belichteten Bezirke. Hauttumoren konnten palpatorisch nicht mehr separiert werden. Der Nekroseschorf löste sich langsam während Wochen. Das Endresultat ist zur Zeit dieser Abfassung noch nicht beschreibbar.

### Schlussfolgerung:
Die photodynamische Technik bietet eine weitere Möglichkeit austherapierte Mammakarzinom-Rezidive nicht-invasiv zu therapieren.

## Ueberlebende Mammakarzinomzellen nach einer Photodynamischen Therapie (PDT) erscheinen nicht modifiziert.

Hornung, R., Jentsch, B., Crompton, N.E.A.*, Schenk V., Köchli, O. R., Haller, U., Walt, H.
Forschungsabteilung Gynäkologie, Departement für Frauenheilkunde, Universitätsspital Zürich
*Institut für Medizinische Radiobiologie der Universität Zürich und des Paul Scherrer Instituts

### Einführung:
Die PDT kann zur Behandlung von malignen Neoplasien eingesetzt werden. Dabei wird durch die Kombination eines Photosensibilistors mit Laserlicht einer spezifischen Wellenlänge der selektive Untergang maligner Zellen induziert. Der Photosensibilisator ist ein tumorselektiver, nicht toxischer Farbstoff, welcher durch Laserlicht zu einer zytotoxischen Substanz aktiviert wird.
Bei Geweben mit unterschiedlichen optischen Eigenschaften und unterschiedlicher Aufnahme des Photosensibilisators muss im klinischen Einsatz mit subletal therapierten Zellen gerechnet werden. Ziel dieser Arbeit war es, Zellen, welche eine PDT überlebten nach deren Chemoresistenz, Strahlenresistenz und Gehalt an Gesamt DNA pro Zelle zu untersuchen.

### Material und Methoden:
Es wurden Zellen eines menschlichen Mammakarzinoms (Zell-Linie MCF-7) unter standardisierten Bedingungen kultiviert. 24 Stunden nach Zugabe von 1µg/ml des Photosensibilisators 5,10,15,20-meta-tetra(hydroxyphenyl)chlorin (m-THPC, Scotia Pharmaceuticals, Guildford, UK), wurden die Zellen 2.11J/cm$^2$ Laserlicht bei 652nm ausgesetzt. Die überlebenden Zellen wurden einer Chemosensibilitätstestung (ATP-Cellviability Assay) für klinisch angewandte Chemotherapeutika, einer Sensibilitätstestung für ionisierende Strahlen mit Koloniebildungstest und einer Gesamt-DNA-Analyse mittels Flowzytometrie unterzogen und jeweils mit Zellen ohne PDT verglichen.

### Ergebnisse:
Die Chemosensibilitätstestung zeigte bei Zellen ohne PDT bei einer Spitzenplasmakonzentration von 0.25 folgende "survival fractions" (SF): Für FAC 0.10, für CMF 0.12, für Tax 0.06 und für TAC 0.06. Zellen, welche eine PDT überlebten, waren die SF wie folgt: Für FAC 0.08 ±0.03, für CMF 0.11±0.03, für Tax 0.09±0.02 und TAC 0.05±0.03. Die Radiosensibilitätstestung zeigte für Zelle ohne PDT bei 1Gy eine SF von 0.68, bei 4Gy von 0.073 und bei 8Gy von 0.000067. Nach PDT waren die entsprechenden Werte 0.73, 0.063 und 0.000054. Flowzytometrie: Von den Zellen ohne PDT waren 69.7% in der G1-, 11.7% in der G2- und 18.6% in der S-Phase. Bei den Zellen, welche eine PDT überlebten, waren es 67.4±0.9% für die G1-, 11.6±5.3% für die G2- und 21.0±5.5 für die S-Phase.

### Schlussfolgerungen:
Zellen, welche eine PDT überlebten, änderten ihre Empfindlichkeit weder auf die üblichen Chemotherapeutika noch auf ionisierende Strahlen. Ueberlebende Zellen werden durch die PDT nicht modifiziert. Offensichtlich hat die PDT einen anderen Wirkungsmechanismus, als die Chemo- bzw. Radiotherapie. Kombinationen der PDT mit der Chemo- bzw. Radiotherapie erscheinen daher vielversprechend für die Zukunft der gynäkologischen Onkologie.

## Anwendung des ATP-Cell-Viability-Assays zur Messung des photodynamischen Effekts an gynäkologischen Frischtumoren

V. Schenk, H. Walt, R. Pangrazzi, B. Jentsch, U. Haller, O.R. Köchli
Forschungsabtlung Gynäkologie, Dept. für Frauenheilkunde, Universitätsspital Zürich

### Ziel der Arbeit:

Die photodynamische Therapie (PDT) mit m-THPC (meso-Tetrahydroxyphenyl-chlorin), einem Photosensibilisator der Chloringruppe der 2. Generation, wurde *in vitro* an gynäkologischen Frischtumoren getestet. Die Wirksamkeit der Therapie wurde mit Hilfe des ATP-Cell-Viability-Assays (ATP-CVA) überprüft.

### Material:

Die Frischtumoren waren: vier Mammakarzinome, je drei primäre und sekundäre Ovarialkarzinome, je ein Korpuskarzinom und Aszites von einem diffus metastasierendem Karzinom. Das m-THPC wurde von Scotia Pharm., UK zur Verfügung gestellt. Für die Bestrahlung wurde ein Argon-Laser Coherent Innova 310 verwendet.

### Methode:

Die Frischtumoren wurden mechanisch und enzymatisch zerkleinert, in Zellkultur gebracht. Die Zellsuspension wurde pro well in einer Mikrotiterplatte ausgesät, über Nacht mit m-THPC ($0.003\,\mu g/m$-$2\,\mu g/ml$) inkubiert, anschliessend wurden die Zellen 5 Min. mit 652 nm und 25 mW (=$2.5$ $J/cm^2$) bestrahlt. Nach 6 Tagen Inkubation bei 37°C und 5% $CO_2$ wurden die Zellen lysiert, und nach Zugabe von Luciferin-Luciferase die ATP-Menge gemessen. Die ATP-Menge korrelierte linear zur Gesamtzellzahl (Contrib. Gynecol.Obstet., Vol.19, 1994, pp. 108-121).

### Resultate:

Der zytotoxische Effekt von m-THPC(=Dunkeltoxizität) wurde mit IC50 - Berechnungen bewertet: für Mammakarzinome: IC50 = $0.3$ µg/ml(±0.17), für primäre Ovarialkarzinome: IC50 = $0.14$ µg/ml (±0.099), für sekundäre Ovarialkarzinome: IC50 = $2.16$ µg/ml (±01.53). Die Kombination von m-THPC mit Laserbestrahlung zeigte eine hohe zytotoxische Wirksamkeit mit durchschnittlichen Werten von IC50 = $0.03$ µg/ml (±0.017) für Mammakarzinome, IC50 = $0.05$ µg/ml (±0.035) für primäre, und IC50 = $0.06$ µg/ml (±0.04) für sekundäre Ovarialkarzinome.

### Schlussfolgerungen:

Die Frischtumorzellen benötigten im Vergleich zur Zelllinie MCF-7 *in vitro* wesentlich geringere Dosen m-THPC, um einen photodynamischen Effekt zu erzielen. Die Heterogenität der Frischtumoren untereinander zeigte sich vor allem bei den primären und sekundären Ovarialkarzinomen, wobei die letzteren eine höhere Resistenz gegenüber m-THPC aufwiesen. Diese Daten werden zur Dosisbestimmung von m-THPC für zukünftige klinische Anwendungen hilfreich sein.

Unterstützung: Zürcher und Thurgauische Krebsliga, Julius Müller-, San Salvatore-, Ciba-Geigy- und Schellenberg-Stiftung zur Unterstützung der Krebsforschung

## LA LATERALITE: A-T-ELLE UNE VALEUR PRONOSTIQUE DANS LES CANCERS PRIMAIRES DU SEIN?

P. Mock*, F. Taban*, B. Dieterich**, S. Remadi**, P. Schäfer* and F. Krauer*.

*Clinique de gynécologie, Hôpitaux Universitaires, Genève
**Département de pathologie, Hôpitaux Univesitaires, Genève

**OBJECTIF:** Evaluer la relation entre la latéralité du cancer du sein et les différents facteurs pronostiques habituels (T, N, RE et grade histol.) ainsi que la valeur pronostique potentielle de la latéralité.

**METHODE:** Analyse de la base de données des patientes traitées pour un carcinome canalaire invasif du sein dans notre Clinique de gynécologie de 1984 à 1990. Après exclusion des cas de cancers métastatiques d'emblée, de cancers bilatéraux et de chimiothérapie première, il reste 405 patientes formant le collectif analysé. La durée moyenne du suivi est de 4.5 ans.

**RESULTAT:** Le nombre de cancer du sein gauche est discrètement plus grand (211 vs 194). Il n'y a pas de corrélation entre le côté atteint et les différentes caractéristiques clinico-pathologiques à l'exception de la taille tumorale. La proportion de tumeurs T1 est significativement plus grande pour le sein gauche (56% vs 46%, p<0.04).
La survie globale de l'ensemble du collectif est non significativement moins bonne pour le sein droit. Cependant, pour les tumeurs N0, la survie globale (SG) et la survie sans récidive (SSR) est significativement moins bonne pour le sein droit (SG: p=0.034; SRR: p=0.003). Il en va de même pour le sous-groupes des patientes RE+ ( SG, SRR: p<0.05) et le sous-groupe des patientes grade I/II (SG, SRR: p<0.05). En outre, dans une population à bas risque (N0, RE+, G1 ou 2) on retrouve un moins bon pronostic du cancer du sein droit (SG: p=0.03; SSR: p=0.006).

**CONCLUSION:** Dans notre collectif, la latéralité semble être un facteur pronostique pour les cancers de bas risque.

# Untersuchung der Wirkung von N$^4$-octadecyl-1-ß-D-Arabinofuranosylcytosin (NOAC) auf Ovarialkarzinomen mit dem ATP-Zytotoxizitätstest

R. Pangrazzi[1], R. Schwendener[2], V. Schenk[1], U. Haller[1], O. R. Köchli[1]
[1]Klinik für Gynäkologie, Dep. Frauenheilkunde, Universitätsspital Zürich
[2]Dep. Pathologie, Abt. für Krebsforschung, Universitätsspital Zürich

## Ziel der Arbeit

N$^4$-octadecyl-1-ß-D-Arabinofuranosylcytosin (NOAC) ist ein neues lipophiles Derivat von 1-ß-D- Arbinofuranosylcytosin (Ara-C), welches starke *in vivo* Antitumoraktivitäten bei der L1210 Mausleukämie und in verschiedenen Tumoren im Maus-Xenograft Modell aufweist. Ziel dieser Arbeit war, die Wirkung von in Liposomen eingebautem NOAC bei frisch biopsierten Ovarialkarzinomen mittels des ATP-Zytotoxizitätstestes (Contr. Gynecol. Obstet 19,116-119) zu untersuchen.

## Material

Zellkulturen von 5 primären und 6 rezidivierernden Ovarialkarzinomen.

## Methode

Der Tumor wurde steril asserviert, dann mechanisch-enzymatisch zerkleinert und 6 Tage bei 37°C, 95% Luftfeuchtigkeit und 5% CO$_2$ inkubiert. Die Zellen wurden in mit Agarose beschichteten 96-Loch Platten verteilt, in denen sich das NOAC in 8 verschiedenen Kozentrationen (6-500 $\mu$M) befand. Nach 6-tägiger Inkubation wurden die Zellen lysiert, das freigesetzte intrazelluläre ATP gemessen und mit der effektiven Tumorzellzahl korreliert. Die Ergebnisse wurden im Verhältnis zur unbehandelten Kontrolle berechnet und als "Survival fraction" (SF) bezeichnet.

## Resultate

Sowohl im Fall der primären als auch bei den rezidivierenden Ovarialkarzinomen ergaben sich klare Dosis-Wirkungskurven, wobei primäre Tumorzellen bereits bei niedrigeren NOAC-Konzentrationen ansprachen. Die Dosisbereiche, bei welchen 50% der Zellen überlebten (Survival fraction = 0.5) betrugen bei primären Tumoren 20-150 $\mu$M und bei rezidivierenden Tumoren 50-150 $\mu$M NOAC.

## Schlussfolgerungen

Im getesteten Bereich ergaben sich klare Dosis-Wirkungskurven. Um die genaue *in vitro* Zytotoxizität dieser Substanz und ihre Pharmakokinetik besser beschreiben zu können, sind zur Zeit weitere Untersuchungen im Gange (Phase I-Studie).

## Finanzielle Unterstützung

Zürcher Krebsliga, Julius Müller-Stiftung, Ciba-Geigy-Stiftung, Anna Fedderson-Stiftung, San Salvatore-Stiftung, Hirslanden-Stiftung, Schweizerische Arbeitsgruppe für klinische Krebsforschung

# Posterpräsentation
*Présentations des posters*

## Gynäkologie
*Gynécologie*

**Vorsitz / *Présidence:*** H. Bossart

**KYSTES MULTIPLES DE LA VULVE : à propos d'un cas et revue des kystes vulvaires.**

A. Valiton-Crusi*, S. Vollenweider-Roten**, E. Masgrau-Peya**, M. Harms**, I. Masouye**, F. Krauer*.

Clinique de Gynécologie*, clinique de Dermatologie**, Hôpital Cantonal Universitaire, Genève.

Les kystes vulvaires sont fréquemment rencontrés en gynécologie, et sont souvent des kystes d'inclusion épidermique ou des kystes du canal de la glande de Bartholin. Le développement des kystes de la sphère génitale est d'origine mésonéphrotique ou plus fréquemment paramésonéphrotique (müllérienne).

Leur revêtement est similaire à l'épithélium transitionnel retrouvé au niveau du tractus urinaire (origine mésonéphrotique) ou à l'épithélium cilié ou mucineux qui se trouve dans le tractus génital féminin (origine paramésonéphrotique). Le plus fréquemment ils apparaissent après la puberté lorsque les taux circulants d'oestrogènes et de progestatifs stimulent la production de mucine.

Nous rapportons le cas de multiples kystes de la vulve et discutons les particularités cliniques et histologiques des kystes vulvaires.

La patiente a 20 ans, elle est nulligeste et présente de multiples nodules translucides, certains pédiculés d'une taille allant de 1 mm à 1 cm, localisés sur la face interne de la grande lèvre à droite. Ces kystes sont présents depuis 6 mois, il n'y a pas de relation avec le cycle menstruel et ils sont asymptomatiques.

L'examen histologique montre la présence de multiples structures kystiques recouvertent par un épithélium cylindrique et remplient de mucine.

Les kystes mucineux de la vulve sont considérés comme des kystes du développement, dérivés de vestiges des canaux müllériens.

Ils sont le plus souvent uniques, recouverts d'un épithélium cylindrique identique à l'épithélium endocervical ou alors formés d'un épithélium cilié mucipare. Il est également possible que certains kystes mucineux de la vulve dérivent de glandes vestibulaires, ce qui semblent être le cas chez notre patiente vu les nombreux kystes présents.

**Dépistage du cancer du col à Genève: influence de l'âge et du niveau de scolarité.**

Arthur Linder, Aldo Campana, Alfredo Morabia*

Département de Gynécologie, *Division d'Epidémiologie Clinique, Genève

**But de l'étude:** évaluer l'influence de l'âge et du niveau d'éducation des patientes sur la fréquence du dépistage du cancer du col (*PAP-test*)

**Patientes:** 1649 patientes, âgées de 35 à 74 ans, réparties par niveau de scolarité, questionnées sur leur âge lors du premier *PAP-test* et la fréquence de leur frottis de dépistage.

**Méthode:** Les patientes ont été divisées en cinq niveaux d'éducation: école primaire (EP), apprentissage, cycle d'orientation et/ou école secondaire jusqu'à la maturité ou titre équivalent(ES), études universitaires (UN).

On distingue deux catégories d'âge: 35-54 ans (pré-ménopausées PrMP) et 55-74 ans (post-ménopausées PoMP).

**Résultats:-** Globalement, 19% des EP n'ont jamais eu de *PAP* contre 6.3% chez les ES ou 4.8% chez les UN.

- Il n'y a pratiquement pas de différence liée à l'âge entre les deux groupes d'UN qui n'ont jamais eu de frottis (4.71% et 4.91%), alors qu' au niveau de scolarité inférieur EP, celle-ci existe, les patientes PrMP ayant plus souvent eu un *PAP* dans le passé que les patientes PrMP (85% vs 78%).

- Les premiers *PAP* chez les EP sont vers 18 ans, avec une moyenne à 40ans comparé à 14 ans et 31.6 ans chez les UN. Dans le groupe des PoMP, le premier *PAP* a été fait en moyenne 10 ans plus tard (EP: 44 ans et UN: 38.5 ans par rapport à 34.8 ans et 27.6 ans respectivement, chez le groupe PrMP).

- Près de 76.8% des PrMP ont au moins un *PAP/an* contre 59.2% chez les PoMP et chez ces dernières, 13.4% n'en ont pas eu ces 5 dernières années contre seulement 4.8% chez le groupe plus jeune.

- Même si près de 70% des PrMP ont un frottis/an, sans réelle différence dûe au niveau de scolarité, on trouve 4 fois plus de patientes sans contrôle depuis 5 ans chez les EP, par rapport aux UN (12.8% vs 3.41%). Cette différence est moins marquée chez les aînées (18% chez EP vs 12% chez UN).

- La prévalence du dépistage varie de 78 à 95%, considérant les différentes catégories.

**Conclusion:** - Plus le niveau d'éducation s'élève, plus le premier PAP-test sera fait précocément.

- Cependant, le groupe PoMP n'a son premier frottis qu'en moyenne 10 ans plus tard, comparé au groupe de patientes plus jeunes, quelque soit le niveau de scolarité.

- Par la suite, les patientes les plus scolarisées ont un frottis de dépistage avec plus de régularité.

- En général, à niveau d'éducation égal, les patientes plus agées ont moins régulièrement des contrôles de dépistage, sauf au niveau d'éducation le plus élevé, où le suivi reste régulier.

- La prévalence du frottis de dépistage se révèle être particulièrement élevée dans le cadre de cette étude.

## DEPISTAGE DU CANCER DU SEIN ET NIVEAU DE SCOLARITE

Schaefer P., Straccia A.T., Campana A., Morabia A.

1 Département de Gynécologie et d'Obstétrique,
Université de Genève
2 Division d'Epidémiologie clinique, HUG, Genève

**BUT:** Etablir s'il existe des différences socio-économique d'accès à la mammographie, dans le contexte d'une éventuelle campagne de dépistage du cancer du sein.

**METHODE:** Le bus Santé 2000 conduit depuis 1992 une surveillance du risque cardio-vasculaire de la population genevoise. Dans ce contexte, un questionnaire doit être rempli par chaque participant contenant dix questions personnelles et familiales concernant le cancer du sein et son dépistage.

**RESULTAT:** Parmi les femmes âgées de 50 à 69 ans, on constate qu'il existe un net gradiant de fréquence du dépistage selon le niveau de scolarité. La population de femmes ayant eu au moins une fois une mammographie passe de 53% chez celles qui ont arrêté leur scolarité au niveau primaire, à 75% chez celles qui ont fait leur maturité ou l'université. De plus, parmi les femmes qui ont déjà eu une mammographie, la fréquence moyenne est inférieure à 1 tous les 5 ans dans la catégorie de scolarité primaire, mais elle est de 1,4 tous les 5 ans chez celles qui ont au moins la maturité.

**CONCLUSION:** Dans le cadre de l'évaluation de l'impact d'une campagne de dépistage, il est fondamental de réduire les inégalités d'accès au dépistage de façon à avoir une évolution de la couverture mammographique de 1 par 5 ans, à 1 par 2 ans comme recommandé, pour une tranche de population aussi large que possible.

---

**FISTULE SIGMOÏDO-UTERINE**

Drs A. Weil *, Y. Groebli **, J. Lopez ***

Départements de Gynécologie et Obstétrique *, Chirurgie **, Radiologie ***
Hôpitaux Cadolles - Pourralès, NEUCHATEL

<u>Introduction</u> : un cas rarissime de fistule sigmoïdo-utérine est rapporté.

<u>Patiente</u>: une patiente de 85 ans n'ayant jamais été opérée, consulte pour des pertes vaginales mal définies sans prodrome particulier. Une constipation sans hématochésie s'est installée depuis quelques semaines, accompagnée d'une perte pondérale. L'examen gynécologique montrera l'émission de matériel d'aspect stercoral à travers l'endocol. Aucune fistule recto-vaginale n'est visualisée, le toucher vaginal ne permettre pas de bien délimiter un utérus moyennement mobile et un peu douloureux, il n'y a pas d'autre grossière masse pelvienne palpable.

Les examens complémentaires : échographie, lavement baryté, CT scan et colonoscopie confirmeront la suspicion de fistule sigmoïdo(distale)-utérine. Une diverticulose sigmoïdienne et une tumeur sigmoïde de petite taille sont aussi décrites. En particulier, le passage du contraste depuis le rectum réalisera une hystérographie parfaite avec opacification de la cavité utérine. Une laparotomie exploratrice avec hystérectomie abdominale totale, annexectomie bilatérale, résection antérieure basse et rétablissement immédiat de la continuité permettra une résection en bloc.

<u>Résultats</u> : l'examen histologique révélera un adénocarcinome du côlon sigmoïde avec fistule néoplasique colo-utérine.
Les suites opératoires seront compliquées par un ictère médicamenteux et une fuite anastomotique de résolution spontanée, départ de l'hôpital 30 jours après l'intervention.

<u>Conclusions</u>: le diagnostic différentiel des très rares cas de fistules colo-utérines est discuté au vu de la littérature.

## CARCINOSARCOME DU CORPS UTERIN A LAUSANNE: A PROPOS DE 21 CAS

A. Megalo[1], J.-F. Delaloye[1], S Pampallona, P De Grandi[1]
[1] Département de Gynécologie-Obstétrique, CHUV, Lausanne

**But**
Analyse des traitements, de la survie sans maladie et de la survie globale des carcinosarcomes du corps utérin.

**Patientes**
De 1979 à 1995, 21/676 (3.1%) patientes traitées au CHUV pour un cancer du corps utérin présentaient un carcinosarcome. Leur âge moyen était de 70 ans. Les stades se répartissaient en 17/21 stades I, 1/21 stade II, 2/21 stades III et 1/21 stade IV. Les traitements proposés ont été la chirurgie seule (2/21), la chirurgie + curiethérapie (1/21), la curiethérapie seule (1/21), la curiethérapie + radiothérapie (1/21), la chirurgie + irradiation externe (2/21), la chirurgie + curiethérapie + irradiation externe (14/21).

**Méthode**
Analyse rétrospective.

**Résultats**
La survie à 5 ans est de 43% par rapport aux 72% de survie pour l'ensemble des carcinomes du corps utérin. 2/21 patientes ont récidivé localement. 2/21 patientes ont présenté une carcinose péritonéale. 3/21 patientes ont développé des métastases rétro-péritonéales, 1/21 des métastases hépatiques et pulmonaires et 1/21 des autres localisations métastatiques.

**Conclusion**
La survie des carcinosarcomes utérins est significativement moins bonne que celle des autres carcinomes du corps utérin. L'irradiation pelvienne et la curiethérapie diminuent les risques de récidives locales et en cas de métastases, on peut recourir à une chimiothérapie (Adriamycine et I-phosphamide) adjuvante.

# Freie Mitteilungen
## *Communications libres*

## Perinatologie / Schwangerschaft
## *Périnatologie / Grossesse*

**Vorsitz / *Présidence:*** P.-J. Ditesheim, F. Stoz

## Appendizitis in der Schwangerschaft

M.B. Robbiani, A. Huch
Departement Frauenheilkunde, Klinik und Poliklinik für Geburtshilfe,
Universitätsspital Zürich

### Einleitung

Das akute Abdomen in der Schwangerschaft ist in bis zu 90% aller Fälle an eine akute Appendizitis vergesellschaftet. Unter den chirurgischen Komplikationen in der Schwangerschaft stellt diese das häufigste und schwerste Krankheitsbild dar, weil es stets mit existentieller Bedrohung für Mutter und Kind verläuft. Neue Fallberichte sollen diese Problematik für die klinische Praxis verdeutlichen:

### Fallberichte

28-jährige Patientin, I-P, I-G in der 26+3 SSW wurde wegen eines akuten Abdomens ausserhalb des USZ operiert. Es fand sich eine verdickte Appendix mit diffuser eitriger Peritonitis. Notfallmässige Zuweisung mit Ileussymptomatik und erneut akutem Abdomen. Eine Laparotomie mit Adhäsiolyse, Dünndarmteilresektion und End-zu-Endanastomose wegen Bridenileus und Dünndarmnekrose wurde durchgeführt. Das dynamische Wachstum in diesem Gestationsalter, liess trotz aller konservativen Massnahmen einen Platzbauch entstehen, der zu einer Relaparotomie zwang. Die nicht beherrschbare Schmerzsituation und psychische Dekompensation zwang uns zu einer Schnittentbindung bei 31+4 SSW.
In einem weiteren Fall  einer 32-jährigen Patientin, II-P, III-G in der 23+1 SSW, die akuten unklaren Oberbauchschmerzen eingeliefert wurde, liess sich durch eine diagnostische Laparoskopie der Verdacht einer akuten Appendizitis erhärten. Über einen Wechselschnittzugang erfolgte die Appendektomie. 2 Wochen postoperativ entwickelte sich wiederum das Bild eines akuten Abdomens, als dessen Ursache einen retrozökalen Abszess gefunden wurde. Eine Drainage und antibiotische Behandlung führte zur Abheilung. Die Schwangerschaft konnte erhalten werden.

### Schlussfolgerungen

Das akute Abdomen ist ein plötzlich einsetzendes, zunehmend bedrohliches Krankheitsbild, das einer raschen Diagnose bedarf, die in der Schwangerschaft und im Wochenbett wegen der grösseren Häufigkeit anderer entzündlicher Affektionen mit ähnlichen Symptomen und wegen der durch die Gravidität bedingten veränderten Lage von Zökum und Appendix erschwert ist. In diagnostisch schwierigen Fällen kann die Laparoskopie eingesetzt werden. Die Behandlung der gesicherten Appendizitis in der Schwangerschaft erfordert stets die unverzügliche operative Sanierung. Als Komplikationen werden nicht nur Aborte und Frühgeburten, sondern auch gehäuft intraperitoneale Abszesse beobachtet. Aus diesen Gründen müssen nicht nur die chirurgischen Prinzipien berücksichtigt werden sondern auch die Fortführung der Schwangerschaft mitdiskutiert werden. In beiden Fällen zeigte sich auch, dass die konsequente Tokolyse und antibiotische Behandlung unumgänglich ist.

## VIH ET GROSSESSE
## Principaux résultats de l'étude nationale multicentrique sur 4 ans

A. Schreyer[1], Ch. Rudin[2], K. Biedermann[3], O. Irion[4], U. Lauper[5], G. Spoletini[1], C. Kind[6]
1 Département de gynécologie-obstétrique, CHUV, Lausanne
2 Universitätskinderspital, Basel
3 Kantonales Frauenspital Fontana, Chur
4 Maternité de l'hôpital universitaire de Genève
5 Universitätsspital Zürich, Departement für Frauenheilkunde
6 Frauenklinik des Kantonsspital St. Gallen

Depuis 1990, 228 grossesses chez 216 patientes séropositives ont été suivies prospectivement dans le cadre de l'étude nationale "VIH et grossesse". 154 grossesses (68%) ont été poursuivies jusqu'à l'accouchement, avec un diagnostic d'infection par le VIH posé chez 18 (20%) des enfants définitivement classés (89/154). 137 (63%) patientes présentent une infection par le VIH en relation avec une toxicomanie intraveineuse. La séropositivité de 38 patientes (18%) a été découverte pendant la grossesse index; parmi celles-ci, 36 (95%) présentaient des facteurs de risque. La majorité des patientes (214; 94%) était à un stade précoce de l'infection (stade CDC II et III, taux de CD4 moyen de 600 /µl) en début de grossesse.
Une infection asymptomatique avec un taux de CD4 <200 /µl n'a pas d'influence sur la grossesse. Les patientes toxicomanes présentent une incidence d'accouchements prématurés et de retards de croissance intra-utérins (RCIU) plus élevée (22% vs 5%; p <0.05),indépendament de l'infection par le VIH. L'incidence de la transmission verticale materno-foetale est de 23.3%; 16% en cas de césarienne élective, 25% en cas de voie basse spontanée et 33% en cas de forceps ou ventouse. Ce sont des tendances non significatives en raison de la taille de notre population.Un taux bas ou nul d'anticorps anti-p24 est le meilleur paramètre pronostique d'une contamination foetale.
Le bénéfice d'une prophylaxie anti-rétrovirale se confirme dans notre étude (45 grossesses, 23 enfants définitivement classés, dont 2 infectés par le VIH, soit 8.7%).

## LES BLOCS ATRIO-VENTRICULAIRES FOETAUX : A PROPOS DE 7 CAS

M.Pfizenmaier Rousseil [1] , I.Oberhänsli [2] , P.Extermann [1] , F. Béguin [1] , [1] Département de Gynécologie-Obstétrique; [2] Service de Cardiologie Pédiatrique; HCUG, Genève

**Introduction** : les blocs atrio-ventriculaires foetaux sont des arythmies rares, survenant dans environ 1/20'000 naissances vivantes. On peut les classer en trois degrés :
Degré I : prolongement de PQ; degré II : contractions auriculaires avec conduction variable (2/1, 3/1, etc.); degré III : dissociation complète de l'activité auriculaire et ventriculaire, avec bradycardie importante. Les causes principales en sont les malformations cardiaques, les maladies auto-immunes maternelles avec auto-anticorps circulants du type anti-Ro/SSA et anti-La/SSB (traversent le placenta), ainsi que certaines affections virales (Parvovirus, Coxsackies, etc.).
**Collectif** : entre 1985 et 1994, 7 cas de blocs AV ont pu être diagnostiqués et suivis dans notre département. Dans 4 cas, la cause était malformative, 2 cas ont été révélateurs d'une maladie auto-immune maternelle, et 1 cas était dû à une tumeur intracardiaque. Ces proportions correspondent à celles retrouvées dans la littérature.
**Evolution** : deux foetus malformés sont décédés in utero de décompensation cardiaque, deux ont fait l'objet d'une ITG. Les foetus dont le bloc AV était d'origine immunologique ont suffisamment bien toléré leur bradycardie pour pouvoir naître normalement près du terme. La tumeur intracardiaque a régressé spontanément après la naissance, et le bloc AV qui lui était lié a disparu.
**Conclusion** : vu la rareté de l'affection, les grandes séries de cas sont peu fréquentes, et les attitudes thérapeutiques mal définies. C'est pourquoi le Fetal Woeking Group de l'Association Européenne des Cardiologues Pédiatres a élaboré un protocole pour étudier par exemple l'efficacité de traitements immunosuppresseurs ou cardiotoniques dans les différents cas avec bloc AV.

## HELLP-SYNDROM IN DER 20. SCHWANGERSCHAFTSWOCHE: KASUISTIK UND KURZE LITERATURÜBERSICHT

I. Strnad, M. Schnegg, F. Stoz, W. Holzgreve
Universitäts-Frauenklinik Basel

### Einleitung

Das HELLP- Syndrom ist eine schwere Komplikation der Schwangerschaft und kommt in 0.2-2.6% vor. Die mütterliche und fetale Mortalität sind mit 3.1% resp. 24.2% hoch. Eine Manifestation vor der 24. SSW ist selten, nur einzelne Fälle sind dokumentiert. Hauptsymptome sind **epigastrische/rechtsseitige Oberbauch-schmerzen** sowie eine **unspezifische Verschlechterung des AZ**, wobei gerade letztere zu Fehleinschätzungen und zu einer Verzögerung der Diagnose führt.

### Fallvorstellung

Selbstzuweisung der 29 jährigen IG in der **19+3 SSW** wegen starken Oberbauchschmerzen und dunkelbraun-rotem Urin. Seit 2 Wochen Verschlechterung des AZ und Oberbauchschmerzen, vor 6 Tagen Kontrolle bei Internisten, symptomatische Therapie bei V.a. viralen Infekt. Schwangerschaftsverlauf bis auf BD 145/95 mmHg unauffällig. Bei Eintritt **Druckdolenz im rechten Oberbauch**, lebhafte Reflexe, Vaginalbefund unreif. **BD 190/132mmHg, Proteinurie+**, Hb 11.5g%, **Thrombocytopenie 36000, 10-fach erhöhte Leberenzyme, LDH> 2000 U/l**, Harnsäure no, Gerinnungsparameter no. US unauffällig. Versuch einer konservativen Stabilisierung durch Magnesium-,und Nepresol-infusion. Nach ca. 31/2h Patientin unruhig, zuckende Bewegungen, gesteigerte Reflexe, progredient ansteigende Leberparameter; aus mütterlicher Indikation bei fulminantem Verlauf Sectio per Minilaparotomie. P.o. Verlauf komplikationsfrei, nach 6h normaler BD, nach 1 Woche Leberparameter im Normbereich.

### Schlussfolgerung

Bei einer **Verschlechterung des Allgemeinbefindens** bereits anfang 2.Trimenon muss differentialdiagnostisch an ein HELLP-Syndrom gedacht werden. Zu diesem frühen Zeitpunkt ist zumeist ein Erhalten der Schwangerschaft nicht möglich.

## Schwangerschaft und Geburt nach Sterilitätsbehandlung: Analyse der ASF-Statistik 1993 und 1994

F.Krähenmann,A.Schumacher,H.Brühwiler
Frauenklinik, Kantonsspital, 8596 Münsterlingen

**Einleitung:**
Schwangerschaften nach Sterilitätsbehandlung,besonders nach IvF,sind in der Literatur mit einem Frühgeburtsrisiko bis zu 20% und einer Sectiorate bis zu 50% belastet.Unsere Fragen an das entsprechende ASF-Kollektiv lauten:
1 Bestätigung dieser Risiken?
2 Sind diese Risiken nur durch die Mehrlinge bedingt?
3 Unterschiede zwischen konservativen und invasiven Behandlungen?

**Methode:**
Analyse der ASF-Statistik,Jahre 1993 und 1994.Zahlen gesondert nach Einlingen und Mehrlingen.In der ASF werden 2 Gruppen unterschieden:
Gruppe A: IvF,GIFT,ZIFT,AID,AIH
Gruppe B: Andere Sterilitätsbehandlungen

**Resultate:**
Aus 67038 Geburten konnten 183 der Gruppe A und 389 der Gruppe B zugeordnet werden:

| | Einlinge | | Zwillinge | | Drillinge | | Vierlinge | |
|---|---|---|---|---|---|---|---|---|
| Gruppe A | 160 | (87.4%) | 18 | (9.8%) | 5 | (2.7%) | 0 | |
| Gruppe B | 358 | (92%) | 27 | (6.9%) | 3 | (0.8%) | 1 | (0.3%) |
| Alle | 66365 | (99%) | 663 | (1.0%) | 9 | (0.0%) | 1 | (0.0%) |

| Frühgeburten | Einlinge&Mehrlinge | | nur Einlinge | |
|---|---|---|---|---|
| Gruppe A | 16.4% | (30/183) | 10.6% | (17/160) |
| Gruppe B | 11.6% | (45/389) | 7.5% | (27/358) |
| Alle | 6.25% | | | |

| Sectiones | Einlinge&Mehrlinge | | nur Einlinge | |
|---|---|---|---|---|
| Gruppe A | 33.3% | (61/183) | 10.6% | (17/160) |
| Gruppe B | 20.1% | (78/389) | 16.2% | (58/358) |
| Alle | 13.4% | | | |

**Diskussion:**
Auch in unserem Kollektiv zeigen Schwangerschaften nach Sterilitätstherapie erhöhte Frühgeburtlichkeits- und Sectioraten. Beide gehen sehr zu Lasten der Mehrlinge.Aber auch bei den Einlingsgeburten und den verschiedenen Therapieformen zeigen sich signifikante Unterschiede (p 0.001).

---

## Valeur pronostique du score embryonnaire cumulé sur l'incidence de grossesses multiples dans des cycles FIV

Raszka K., Senn A., Germond M., Singh L., Marci R., Chanson A., De Grandi P.
Unité de Stérilité, Département de Gynécologie-Obstétrique, CHUV, 1011 Lausanne.

**But de l'étude:** Plusieurs méthodes permettant d'éviter les risques de grossesses multiples ont été proposées (Steer et al., Hum. Rep., 1992, 7, 117-119): une limitation du nombre d'embryons transférés à deux, le transfert d'un seul blastocyste après coculture des embryons en présence de cellule nourricières et l'utilisation d'un système de score embryonnaire cumulé (SEC). L'avantage du score embryonnaire cumulé est de prendre en compte dans une seule valeur le nombre d'embryons, le nombre de blastomères et l'aspect morphologique des cellules. Le but de cette étude était de déterminer une valeur seuil du CES, utilisable en routine de laboratoire et en conditions cliniques, permettant d'avertir de manière adéquate les patientes, avant le transfert d'embryons, du risque de grossesse multiple et de leur proposer de transférer uniquement deux embryons lorsque ce risque est élevé.

**Matériel et méthodes:** Les cycles de transferts d'embryons frais ou congelés-décongelés effectuées entre 1993 et 1995 ont été analysés rétrospectivement. Les cycles où une éclosion assistée a été effectuée ont été exclus. Les embryons ont été notés de I à IV juste avant le transfert d'embryons (ET) selon les tailles des blastomères et la proportion de fragments sans noyaux. Le nombre maximum d'embryons transférés a été limité à trois. Les grossesses cliniques (GC) ont été définies par la présence d'une activité cardiaque foetale 28-35 jours après le transfert.

**Résultats:** La distribution des grossesses uniques et multiples en fonction du SEC est présentée dans le tableau suivant.

| SEC | ET | GC | GC/ET (%) | Unique (%) | Jumeaux (%) | Triplés (%) |
|---|---|---|---|---|---|---|
| 0-9 | 91 | 6 | 6.6 | 6 | 0 | 0 |
| 10-19 | 177 | 37 | 20.9 | 28 | 8 | 1 |
| 20-29 | 191 | 54 | 28.3 | 46 | 8 | 0 |
| 30-39 | 186 | 56 | 30.1 | 27 | 19 | 10 |
| ≥40 | 143 | 53 | 37.1 | 34 | 14 | 5 |
| Total (%) | 788 | 206 | 26.1 | 141 (68%) | 49 (24%) | 16 (8%) |

Au dessus d'un SEC de 30, 33/109 (30%) des grossesses étaient gémellaires et 15/109 (14%) étaient triples. Une tendance similaire a été trouvée dans le cas d'embryons congelés-décongelés: 3/14 (21%) de grossesses gémellaires et 2/14 (14%) de triples.
**Conclusion:** Les grossesses gémellaires et triples dépendent toutes les deux du SEC au moment du transfert. En dessus d'un SEC de 30, nous proposons de limiter à deux le nombre d'embryons transférés. Ce choix, qui est discuté avec la patiente, a une incidence directe sur notre politique de congélation et devrait être pris en compte dans la version finale du texte de la Loi Suisse.

# Freie Mitteilungen
## *Communications libres*

# Gynäkologie
## *Gynécologie*

**Vorsitz | *Présidence:*** U. Herrmann, R. Steiner

**Darstellung des Cavum uteri mittels Hydrosonographie.**
Bronz L., Suter T.
Reparto di ginecologia e ostetricia, Ospedale Regionale
San Giovanni, Bellinzona

**Ziel der Arbeit:**
Vergleich der hydrosonographischen Befunde mit der
Hysteroskopie und Histologie in der uterinen Pathologie.

**Material:**
139 Patientinnen; 83 in der Praemenopause mit
Blutungsanomalien, 56 in der Postmenopause mit atypischen
Blutungen oder suspekten US-Befunden.

**Methode:**
Mittels eines intrauterinen Katheters wird 0.9% NaCl
intrakavitär injiziert und ultrasonographisch der Befund
festgehalten.

**Resultate:**
Die Hydrosonographie misslang in 10/139 Fällen (=7.2%).
In 94 Fällen zeigte sie einen "polypösen" intrakavitären
Befund, in 6 Fällen eine einseitige Verdickung des
Endometriums und in 29 Fällen ein glattes, unauffälliges
Endometrium. Die dazu gehörigen, hysteroskopisch
kontrollierten hystologischen Befunde wurden verglichen.
Die Hydrosonographie zeigt eine Sensitivität von 91.4%,
eine Spezifizität von 86.2% und einen pos. prediktiven
Wert von 96%.

**Schlussfolgerungen:**
Die Hydrosonographie ist eine einfache, komplikationslose
Methode, die mit der diagnostischen Hysteroskopie
vergleichbare Resultate liefert.



# La place de la densitométrie osseuse en consultation ménopause chez le gynécologue

S. Bonanomi Schumacher, S.-C. Renteria, H.-J. Welti
Département de gynécologie et obstétrique, CHUV, 1011 Lausanne

**But de l'étude**
La remise en question par la nouvelle LaMal du remboursement du dépistage
de l'ostéoporose post-ménopausique nous a amené à rechercher le nombre
de densitométries osseuses effectuées dans notre consultation spécialisée
de ménopause et d'analyser les bénéfices de cet examen en terme de
prévention.

**Patientes et méthode**
L'analyse rétrospective de 600 dossiers de patientes ménopausées
(consultations de notre centre en 1995) nous a permis de dénombrer 61
patientes ayant eu une densitométrie osseuse. Ces 61 cas sont répartis en
fonction de la présence ou de l'absence de facteurs de risques d'ostéoporose
ainsi que d'une hormonothérapie de substitution présente ou non.
Nous avons analysé la relation entre le résultat de la densitométrie et les
modifications de traitement qui en découlent (abstention thérapeutique,
substitution hormonale ou traitement complémentaire).

**Résultats**
23 densitométries étaient pathologiques: parmi ces patientes, 15 ont débuté
un traitement de substitution, 3 l'ont complété sur la base du résultat et 5 ont
refusé tout traitement.
29 densitométries étaient normales: parmi ces patientes, 7 ont commencé
une substitution hormonale, 9 l'ont continué et 13 n'ont pas souhaité de
traitement préventif.

**Conclusions**
Chez 90% de nos consultantes, le dépistage n'a pas été pratiqué en raison
d'une substitution proposée systématiquement dès la post-ménopause.
Les indications restantes sont rares (10%) et concernent les cas à haut risques
d'ostéoporose, substituées ou non, les contrôles d'efficacité de traitement
d'ostéopénie sévère ainsi que les patientes réticentes à la substitution.
Cette investigation a permis, d'une part de motiver des patientes à instaurer un
traitement ou le poursuivre avec un traitement complémentaire, le cas échéant
et d'autre part à contrôler l'évolution d'ostéoporoses connues. La
densitométrie devrait être remboursée dans ces cas.

## Plastie de réduction mammaire: revue d'une série personnelle

A.-C. Erbrich, P. Schäfer, F. Krauer
Clinique de Gynécologie, Hôpital Universitaire de Genève

**But de l'étude:**
Evaluer les résultats à long terme des patientes opérées d'une plastie mammaire de réduction (PMR) dans un service de gynécologie générale et leur satisfaction.

**Patientes et méthodes:**
Revue rétrospective de 130 patientes opérées dans notre service entre 1985 et 1994 d'une PMR et évaluation de degré de satisfaction des patientes à l'aide d'un questionnaire.

**Résultats:**
L'indication opératoire était dans 90 % des cas une hypertrophie associée ou non à une ptose et/ou une asymétrie. Le poids moyen de tissus prélevé par sein est de 581 ± 33 gr. La relation entre le poids de tissus prélevé et l'index pondéral est hautement significative.
La plupart des patientes demandant une telle intervention présentent des plaintes physiques et psychiques, le plus souvent des dorsalgies (61 %), par contre rarement des mastodynies (14 %). Après envoi d'un questionnaire (63% de réponses), 86 % des patientes se disent satisfaites par l'intervention. Ce chiffre est comparable à celui trouvé dans la littérature

**Conclusion:**
Suite à une décision du Tribunal Fédéral, la limite fixée par les assurances maladies pour considérer une hypertrophie mammaire comme pathologique et susceptible de bénéficier d'une prise en charge est de 500 gr de tissus prélevé par sein. Pour des patientes de moins de 70 kg, cette limite devrait être revue et diminuée.
Compte tenu de ce bon degré de satisfaction des patientes, et du fait qu'en onco-sénologie on a de plus en plus recours à ces techniques, il nous semble conseillé que des plasties de réduction se réalisent régulièrement dans un service de gynécologie générale où l'on traite un grand nombre de cancer du sein.

## Isteroscopia operativa: Benessere psico-fisico postoperatorio

F. Bianchi-Demicheli, C. Leimgruber, Th. Gyr
Dipartimento di Ginecologia e Ostetricia, Ospedale Civico, Lugano

**Scopo:**
Valutare la soddisfazione soggettiva delle pazienti dopo una isteroscopia operativa.

**Metodi:**
In uno studio retrospettivo iniziato nel gennaio 1995, abbiamo valutato dei questionnari di 30 pazienti, 4-8 mesi dopo una abrasio del' endometrio con il rollerball o il resettoscopio.

**Risultati:**
L' età delle pazienti varia fra 32-48 anni ( media: 46.6 anni). La risposta al questionnario si situa tra i 4 e gli 8 mesi. La durata del ricovero varia tra 1 e 6 giorni (media: 2.7 giorni), l' inabilità lavorativa tra 0 e 30 giorni (media 11.3 giorni). L' 82% delle pazienti riferiva di essere soddisfatta globalmente dell' intervento (cessazione delle perdite ematiche vaginali e/o altri sintomi che avevano indicato l' intervento). 11% affermava di esserlo solo parzialmente, il 7% non dava risposta. Nessuna paziente era scontenta dell' intervento eseguito. 74% delle pazienti affermava di avere dei dolori addominali di uguale intensità, il 4% accusava un' intensificazione e il 22% riferiva di sentire dei dolori diminuiti. Per quanto concerne la vita sessuale, in 3 casi é stato segnalato un cambiamento negativo (desiderio diminuito, maggiore difficoltà a raggiungere l' orgasmo). Nel 80 % dei casi non vi é stato alcun cambiamento dopo l' intervento, e in 3 casi é stato segnalata una diminuzione di una preesistente dispareunia.

**Conclusioni:**
I nostri risultati mostrano che la isteroscopia operativa, eseguito ambulatoriamente o semi- ambulatoriamente ha una morbidità minima e una soddisfazione ottimale.

## CA-125 im Serum als Entscheidungshilfe für das Vorgehen bei Patientinnen mit möglicher Endometriose

(H.U. Bratschi, Klinik Sonnenhof, Bern)

**Ziel der Arbeit:**
Prospektive präoperative Wertung des CA-125 im Serum bei Patientinnen mit möglicher Endometriose.

**Patientinnen und Methode:**
Prospektive Studie während 24 Monaten (Okt. 1993 bis Sept. 1995): 180 Patientinnen mit Unterbauchschmerzen, Infertilität und/oder Adnextumoren. Präoperative Bestimmung des CA-125 im Serum vor diagnostischer oder, operativer Laparoskopie. Zum Ausschluss einer Endometriose - unabhängig vom AFS-Stadium - wurde ein CA-125-Wert kleiner 16 U/ml gewählt.

**Resultate:**
Wir fanden bei 88 der 180 Patientinnen Endometriose und bei 92 der 180 Patientinnen keine Endometriose (Prävalenz: 49%).

| Serum CA-125 | Endometriose | keine Endometriose |
|---|---|---|
| n ≥16 U/ml | 70 | 27 |
| n < 16 U/ml | 18 | 65 |
| (n = 180) | 88 | 92 |

Sensitivität: 80%   Spezifität: 71%
Positiver Vorhersagewert: 72%   Neg. Vorhersagewert: 78%
Positive Likelihood Ratio: 2,71   Neg. Likelihood Ratio: 0,29

**Schlussfolgerungen:**
Falls bei Patientinnen mit Unterbauchschmerzen, Infertilität und/oder Adnexbefunden das CA-125 im Serum weniger als 16 U/ml beträgt, findet sich nur noch in 22% eine Endometriose. In diesem Fall empfiehlt es sich, vor einer geplanten Laserlaparoskopie andere ätiologische Faktoren abzuklären. Die Bestimmung des CA-125 eignet sich allerdings nicht als Screening-Test für Endometriose.

## Place de l'échographie et du score morphologique dans l'évaluation pré-opératoire des kystes ovariens.

G.Caccia, Y.Vial, C.Maillard, J-F.Delaloye, P.De Grandi.

**But de l'étude:** Evaluation rétrospective d'un score morphologique comme critère décisionnel dans l'analyse des masses ovariennes.

**Matériel et méthodes:** De janvier 94 à décembre 1995, 81 patientes opérées pour suspicion de masse ovarienne ont bénéficié d'un examen échographique détaillé. L'analyse rétrospective selon le score de Sassone, pratiquée par les deux premiers auteurs, s'est faite sans connaissance des résultats anatomopathologiques. L'âge moyen du collectif est de 36.7 ans et comprend 15 femmes ménopausées. L'analyse ovarienne selon Sassone comprend 4 paramètres d'évaluation définissant un score entre 4 et 15. Tout score supérieur ou égal à 9 est considéré comme suspect.

**Résultats:** 90% des patientes examinées présentaient effectivement une lésion ovarienne. Les autres (n=10) présentaient soit un kyste paratubaire ou un abcès pelvien. Les lésions bénignes (n=63) ont un score inférieur à 9 dans 45 cas. Les faux positifs se retrouvent parmi les lésions de type hémorragique et les tératomes qui sont les lésions bénignes dont le score est le plus élevé (10.4). Dans 5 cas il s'agissait de lésions "borderline", trois ont un score suspect alors que deux, de taille conséquente (>10cm), ont un score inférieur à 9. Toutes les lésions malignes ont un score supérieur à 10.

**Conclusions:** L'utilisation d'un score morphologique et l'appréciation de l'échographiste gynécologue permettent une approche chirurgicale rationelle des masses ovariennes. Le chirurgien doit toutefois rester prudent et tenir compte des marqueurs biochimiques et de l'observation peropératoire de la lésion.

# Freie Mitteilungen
## *Communications libres*

# Onkologie
## *Oncologie*

**Vorsitz / *Présidence:*** M. Hohl, J. F. Delaloye

## Vergleich von Laserkonisation und Messerkonisation bei dysplastischen Zervixveränderungen an der Frauenklinik Kantonsspital St. Gallen

T. Wörner, G. Szalmay, U. Lorenz
Frauenklinik Kantonsspital St. Gallen

### Ziel der Studie:

In der vorliegenden Untersuchung wurde überprüft, ob bei der Behandlung der Zervixdysplasie die $CO_2$-Lasertherapie gegenüber der Messerkonisation den schonenderen Eingriff darstellt.

### Material und Methode:

Vergleich von 206 Laserkonisationen mit 195 Messerkonisationen in dem Zeitraum von 1985 bis 1995: Untersucht wurde der jeweilige Behandlungserfolg anhand des histologischen Befundes, die jeweilige Altersverteilung sowie die Früh- und Spätkomplikationen der Lasertherapie.

### Resultate:

Das Durchschnittsalter unserer behandelten Frauen ist 34 Jahre, die jüngste ist 20 Jahre alt, die älteste Frau ist 75. Der Erkrankungsgipfel für dysplastische Veränderungen der Zervix liegt bei unserem Patientengut zwischen 26 und 35 Jahren, wobei in diesen Altersgruppen auch die höhergradigen Dysplasien vorkommen.
Bei der Laserkonisation wurden 181 (88%) im Gesunden, 11 (5%) fraglich im Gesunden und 14 (7%) nicht im Gesunden entfernt. Bei der Messerkonisation waren 143 (73%) im Gesunden, 15 (8%) fraglich im Gesunden und 37 (19%) nicht im Gesunden entfernt worden. Bei der Laserkonisation traten 33 (16%) Früh- und 10 (5%) Spätkomplikationen auf.

### Schlussfolgerung:

Das bei der Laserkonisation gewonnene histologische Material ist aussagekräftig. Die Komplikationsrate der Laserkonisation ist gering, darüberhinaus bietet diese Methode den Vorteil der kürzeren Hospitalisationsdauer und den, dass sie in Lokalanästhesie durchgeführt werden kann.

## Comportement biologique d' une néoplasie intra-cervicale de grade II

R. Pingitore, K. Zogg, B. Benz-Baumann, J. Benz
Clinique de Gynécologie et Obstétrique, Hôpital Cantonal de Winterthur

### But:

Les néoplasies intra-cérvicales sont clairement définies soit d'un point de vue cytologique que histologique. La délimitation entre CIN I et CIN II d'une part, et entre CIN II et CIN III d'autre part, est flou. Une CIN II peut régresser, rester stationnaire ou progresser. Ainsi la constatation d'une CIN II demeure pour le clinicien problématique. Un contrôle régulier chaque 3 mois peut suffir? A quel moment faut-il intervenir? Dans une étude rétrospective nous observons le comportement biologique du CIN II sans interférence d'une mesure thérapeutique quelconque.

### Patientes:

comme base de donnés nous utilisons les différentes évolutions de 107 patientes suivies dans notre clinique, ayant au premier PAP-Test un CIN II. Les frottis sont examinés à l'Institut de Pathologie Cytologique, récoltés dans les année 1984 à 1986.

### Résultats:

100 patientes ne sont, dans un premier temps, pas traitées. 27 montrent une normalisation du résultat ( taux de régression 27%). Dans 85.2% des cas le premier contrôle à 3 mois est toujours négatif. Les 4 cas restants montrent une normalisation entre 12 et 30 mois. La durée d'observation totale va de 3 mois à 8 ans. 22 des 27 patientes peuvent rester en observation 4 ans ou plus.
57 patientes montrent une persistance de l'anomalie (taux de persistance 57%): 25 patientes pour 3 jusqu'à 6 mois et 32 patientes pour 7 mois jusqu'à 8 ans.
16 patientes développent une CIN III (taux de progression 16%). La progression survient en moyen en 19.1 mois.

### Conclusions:

Compte tenu du haut taux de régression et de persistance, nos observations montrent qu'en présence d'une CIN II. un traitement immédiat ne se justifie pas. Condition d'une l' attitude expectative serait la disponibilité des patientes au contrôle cytologique et colposcopique régulier chaque 3-4 mois, ainsi que la garantie d'une bonne technique de prélèvement et d'un examen cytologique fiable. Les patientes avec status après CIN II doivent être régulièrement contrôlées, même en présence de plusieurs frottis négatifs, car elles appartiennent en permanence au collectif à haut risque.

PROGNOSEWERT DER DIAGNOSTISCHEN HYSTEROSKOPIE BEZüGLICH
KARZINOMERFASSUNG VERGLICHEN MIT DER FRAKTIONIERTEN KüRETTAGE

T. Suter, L. Bronz
Reparto di ginecologia e ostetricia, Ospedale Regionale San
Giovanni Bellinzona

Ziel der Arbeit: Untersuchung des Prognosewertes bezüglich
Malignität der diagnostischen Hysteroskopie verglichen mit
der mittels frakt. Kürettage ermittelten histologische Diagnose.

Material: 322 Patientinnen (1991-1995) die in der gleichen
Sitzung eine diagnostische Hysteroskopie und frakt.Kürettage
gehabt haben. 159 in der Prä- und 163 in der Postmenopause.

Ergebnisse:
Prämenopause:159 Patientinnen. Davon 156 hysteroskopisch
nicht suspekt,3 wegen schlechter Sicht nicht beurteilbar.
Histologie: Kein Karzinom.
Postmenopause:163 Patientinnen. Davon 146 hysteroskopisch
nicht suspekt und 2 wegen schlechter Sicht nicht beurteilbar.
Histologie: Kein Karzinom (1x Atypien des Plattenepithels der
Zervix vereinbar mit Zervizitis)
15 Fälle waren hysteroskopisch suspekt. Histologie: 9 Corpus-
karzinome St.Ia oder b, 2 Corpuskarzinome St.II und in 4
Fällen lag kein Karzinom vor.

Schlussfolgerungen: Die Sensitivität der diagnostischen
Hysteroskopie in der Postmenopause bezüglich Erfassung von
Corpuskarzinomen beträgt 100%, die Spezifität 73%. Demzufolge
könnte man bei hysteroskopisch nicht suspektem Befund auf
eine Corpuskürettage verzichten.

## LOOP ELECTROSURGICAL EXCISION PROCEDURE (LEEP) BEI CERVIKALER INTRAEPITHELIALER NEOPLASIE: BEDEUTUNG DER RESEKTIONSRÄNDER

M.Schnegg, H.Bösiger, A.C.Almendral, W.Holzgreve
Universitätsfrauenklinik Basel

Ziel der Arbeit:
Die Bedeutung einer nicht im Gesunden entfernten cervikalen
intraepithelialen Neoplasie (CIN) nach LEEP auf die Häufigkeit
einer nachzuweisenden Restdysplasie zu untersuchen.
Methode:
Retrospektive Durchsicht der Krankengeschichten von 54
Patientinnen (1992-95), welche mittels LEEP bei schwerer
Dysplasie behandelt wurden. Initiales kolposkopisches und
zytologisches follow-up 3Monate postoperativ.
Resultate:
Die Resektionsränder (RSR) waren in 53 Fällen histologisch
beurteilbar.6 Patientinnen mussten wegen mangelndem follow-
up bzw.fehlender Dysplasie im LEEP-Präparat ausgeschlossen
werden. Von den 47 untersuchten Patientinnen hatten 22 (47%)
befallene RSR (9zervikal,11vaginal,2beide).Volumen der
Excisate mit und ohne RSR-Befall war nicht signifikant
verschieden (2,1 vs 2,7cm3). Die durchschnittliche
Beobachtungszeit postoperativ betrug 12Mte (3-38 Mte). Im
follow-up zeigten 5 von den 47 Patientinnen (11% ) eine
Dysplasie (4xleichte,1xschwere), alle aus der Gruppe mit
befallenen RSR (5 von 22, 23%). 2 von den 22 Patientinnen mit
befallenen RSR wurden unmittelbar nach der LEEP
hysterektomiert. Der Histologiebericht war unauffällig.
Schlussfolgerungen:
Ein Histologiebericht „nicht im Gesunden reseziert" nach LEEP-
Behandlung kann nicht einer Restdysplasie gleichgesetzt
werden. Bei dem guten LEEP-Behandlungserfolg (89%) können
die Patientinnen mit Restdysplasie durch ein engmaschiges
kolposkopisches und zytologisches follow-up, vor allem in der
Gruppe mit befallenen RSR, identifiziert werden.

## LÉSIONS INTRA EPITHELIALES GENITALES DES FEMMES VIH+. ASPECTS ANATOMO PATHOLOGIQUES ET DÉTECTION DES COFACTEURS VIRAUX

G. Vlastos (1), F. Walker (2), E. Darai (1), M.Ch.Dauge(2), J.L. Mergui (3), B. Mole (1), H. Borne (1), M. Lanz (1), A.C. Cremieux (3), P. Madelenat (1), F. Potet (2).

(1) Gynécologie, (2)Service d'Anatomie pathologique, (3) Centre MST CHU Bichat, 75778 Paris Cedex

Dans la population féminine VIH +, la prévalence des lésions génitales associées à la présence d'HPV est supérieure à celle observée dans la population générale. Il est également admis qu'il existe un choix préférentiel d'HPV oncogènes chez ces femmes VIH + par rapport aux femmes VIH -.

**Buts du travail:**
a) Sur les biopsies génitales des 166 malades VIH + recrutées: rechercher les agents pathogènes viraux par hybridation in situ et immunohistochimie ie: Human papillomavirus (HPV), virus d'Epstein-Barr (EBV), Herpes virus (HSV) et cytomégalovirus (CMV).
b) Apprécier les modifications histologiques en fonction des virus détectés
c) Apprécier la localisation anatomique uni ou multifocale des lésions observées en fonction de l'évolution de la maladie et du type viral HPV déterminé

**Matériel et méthodes:**
Chez 166 femmes VIH +, des biopsies systématiques ont été effectuées en zone lésionnelle et/ou saine au niveau cervical, vaginal et vulvaire, et fixées en formol tamponné. L'interprétation histologique a été effectuée en double aveugle sur une coloration par l'HES selon la classification de Richards. L'HIS pour les HPV est effectuée avec des sondes d'ADN génomique biotinylées, l'une globale, de dépistage, les autres spécifiques des types 6, 11, 16, 18, 31 et 33. L'EBV et l'HSV ont été détectés grace à des sondes marquées à la biotine ou FITC. Le CMV a été mis en évidence par un anticorps marqué à la peroxydase.

**Résultats:**
Sur les 166 malades VIH +, 75 % (n=124) avaient une ou plusieurs lésions intra épithéliales correspondant soit à des condylomes accuminés soit le plus souvent à des néoplasies intra épithéliales. Soixante cinq pour cent des patientes étaient HPV + par l'HIS conventionnelle sur une ou plusieurs localisations. Les HPV 16, 18, 31 et 33 ont été préférentiellement observés dans les lésions génitales de haut grade, alors que les types 6 et 11 n'ont été identifiés que dans les condylomes. La prévalence des HPV oncogènes a été estimée à 40% chez ces femmes VIH+. Une positivité avec les sondes et anticorps dépistant l'EBV, l'HSV et le CMV a été exceptionnellement observée. Toutes les lésions intra épithéliales ont été reliées soit par la cytomorphologie soit par l'HIS aux HPV. L'étude du suivi des malades sur une période de deux ans minimum a permis de constater, au cours de la progression vers le stade SIDA, une aggravation des lésions initiales, l'apparition de nouvelles localisations lésionnelles ou de récidives après traitement.

**Conclusions:**
Cette étude, sur une cohorte importante de 166 patientes, souligne la prévalence élevée (75% n= 124) des lésions génitales à HPV chez les femmes séropositives pour le virus de l'immunodéficience humaine. Cette étude prouve que les lésions intra épithéliales génitales de haut grade reliées à la présence d'HPV oncogène sont prédominantes, fréquemment plurifocales et récidivantes dans la population VIH +.

## COMPLIANCE NACH SCHRIFTLICHEM AUFGEBOT IN DIE DYSPLASIE-SPRECHSTUNDE

S. Zimmermann, M. Schnegg, A.C. Almendral, W. Holzgreve
Universitäts-Frauenklinik Basel

**Einführung:**
Patientinnen der Dysplasie-Sprechstunde werden brieflich in deutscher Sprache zu einem follow-up Termin aufgeboten. Was charakterisiert diejenigen Patientinnen, die das Aufgebot nicht befolgen?

**Methode:**
Anhand der Krankengeschichten (Jan.-Sept.95) wurden Charakterisitka der dem Aufgebot nicht Folge leistenden Pat. (A) mit einer Kontrollgruppe (B), die den Termin wahrgenommen hat, verglichen. Die Kontrollgruppe wurde für den gleichen Zeitraum auf Grund einer Zufallszahltabelle gebildet.

**Resultate:**
67 (5,5%) von 1287 aufgebotenen Pat. erschienen nicht. Auf das zweite Aufgebot reagierten wiederum 25 von 67 Pat. (2%) nicht. Die Gruppen A und B sind bezüglich Zivilstand (verheiratet 63% vs 67%), Parität (nullipar 27% vs 36%), Beruf und Ausbildung (Hausfrauen 25% vs 22%, Beruf ohne Lehre 36% vs 36%), Dysplasiegrad , Nikotinabusus (53% vs 53%), HIV-Test-Positivität (15% va 8%) und internmedizinischer Grunderkrankungen, vergleichbar. Signifikant unterscheiden sich die beiden Gruppen im Alter (Gruppe A mit Medianwert von 34J. und B mit 43J.), sowie in der Nationalität (Gruppe A mit 55% und B mit 80% Schweizerinnen).

**Schlussfolgerung:**
Ein schriftliches Aufgebot zum follow-up scheint mit geringen Ausnahmen (2%) zum erwünschten Erfolg zu führen. Insbesondere jüngere fremdsprachige Patientinnen sind dennoch verstärkt und für sie verständlich über Dysplasie und die Notwendigkeit des follow-up aufzuklären.

# Videodemonstration
## *Présentation vidéo*

**Vorsitz / *Présidence:*** U. Lorenz, J. Benz

## A video presentation on the procedure of balloon endometrial thermocoagulation.

J. Matute*, F. Taban*, D. Chardonnens*, G. Broquet*, A.-C. Erbrich*, S. Remadi**, F. Krauer*.
* Clinique de Gynécologie, Hôpital Universitaire de Genève.
**Unité de Cytopathologie, Hôpital Universitaire de Genève.

Goal: A video demonstration of the (Gynecare®) endometrial thermocoagulation balloon.

Method: From August to December 1995, we have tested the (Gynecare®) thermocoagulative endometrial balloon in 5 simultaneously hysterectomized patients. Thermocoagulation was realised under general anesthesia, immediately before hysterectomy.
In a second phase initiated in January 1996, we have started to treat on one hand symptomatic patients with essentially functional uterine bleeding and on the other hand asymptomatic post menopaused breast cancer patients treated with tamoxifen and presenting echographic abnormalities of the endometrium (endometrium of > 5 mm).

Results: Results are reported on a separate communication. The video shows the procedure of use of the device which can be done under general or local anesthesia with sedation.
The balloon is easely introduced in the uterus. The balloon is filled with 5% dextrose. It is connected with a controller module allowing the built of pressure to 160-175 mmHg. The solution is then heated to 87º for 8 minutes.

Conclusions: As shown by this video, balloon endometrial thermocoagulation is simple to use. This feature makes it of potential interest in regard to other ablative techniques of the endometrium.

## LE TRAITEMENT ELECTROCHIRURGICAL DES LESIONS INTRAEPITHELIALES DE HAUT GRADE

E.MEGEVAND, F.TABAN, J.MATUTE, F.MATHEZ-LOIC, F.KRAUER
Dpt. de Gynécologie-Obstétrique, Hôpital Cantonal Universitaire Genève

On reconnaît actuellement dans le processus oncogénique du carcinome épidermoide du col utérin des étapes pré-invasives dont les classifications ont évolué au cours des vingt dernières années. La dernière en date (Bethesda 1988), regroupe ces lésions en deux catégories: les lésions intra-épithéliales de haut grade (high grade SIL) et de bas grade (low grade SIL). Considérant la propension naturelle de la majorité des lésions de bas grade à régresser voire à disparaître (60-80%), il semble justifié de concentrer le traitement chirurgical sur les lésions à haut risque d'évolution vers le stade invasif.
Les modalités chirurgicales contemporaines permettent un traitement radical des lésions, tout en restant conservateur tant sur la fonction que sur la morphologie du col utérin. Le traitement électrochirurgical comprend une excision de la zone pathologique au moyen d'anses diathermiques. On distingue les résections « superficielles » devant exciser la zone de transformation dans sa totalité, sur une profondeur minimum de 0,8 mm. Cette intervention correspond au LLETZ des anglo-saxons (Large Loop Excision of the Transformation Zone), et convient dans les cas où la lésion est localisée sur l'exocol, que sa limite supérieure est clairememt identifiable, et que la zone de transformation est visible dans sa totalité. Dans les cas où ces critères ne sont pas respectés, ou en cas de discordance entre la cytologie et la colposcopie, ou encore lors de suspicion de microinvasion, une résection plus profonde est nécessaire sous forme d'une conisation (prof. minimum 1,5 cm). Le matériel utilisé pour ces deux types d'intervention est identique. Seule la taille de l'anse choisie diffère. Le matériel excisé peut être analysé histologiquement de manière satisfaisante, malgré un certain degré d'artefacts thermiques. Les complications hémorragiques et infectieuses sont plus faibles qu'avec d'autres types de chirurgie. Nous présentons en vidéo les modalités de traitement à l'anse diathermique des lésions intraépithéliales du col utérin.

# Le "cœliobistouri" : un nouvel instrument pour le morcellement des masses intra-abdominales

P. De Grandi, E. Chardonnens, Ph. Sauthier
Département de Gynécologie-Obstétrique, CHUV, Lausanne

**Introduction**: Le morcellement et l'évacuation des masses intra-abdominales restent un problème majeur en cœlioscopie. Plusieurs morcelleurs ont été développés (Cook®, Steiner®) mais les difficultés sont nombreuses surtout en ce qui concerne les masses volumineuses et solides.

**But**: Développement et mise au point d'un instrument simple, efficace, sûr et bon marché pour morceler toutes sortes de masses intra-abdominales en cœliochirurgie et les évacuer par le Douglas à l'aide de l'extracteur vaginal.

**Méthode**: Nous avons transformé un bistouri classique avec lame froide interchangeable en instrument cœliochirurgical facilement utilisable par un trocart de ø 10 mm. La lame de ce bistouri est munie d'un système de rétraction automatique en position de repos assurant ainsi sa sécurité.

**Résultats**: La fragmentation est aisée, quelque soit la nature de la masse ou de sa dimension. Il suffit de la maintenir entre deux pinces à préhension afin de faire naître une tension, propice à la section sans effort par la lame froide. Cet instrument a été testé lors de myomectomies et d'hystérectomies subtotales par laparoscopie.

**Conclusions**: Ce bistouri doit être utilisé, comme tout instrument cœliochirurgical, par des mains entraînées à ce type d'intervention. Dans ces conditions cet instrument permet une section facile et rapide de toutes masses intra-abdominales, réduisant leur taille et permettant ainsi une évacuation simple par le Douglas.

# Chemosensibilitätstestung von gynäkologischen Tumoren *in vitro*
## Video der Methodik

G. Perewusnyk, R. Pangrazzi, V. Schenk, M. Fehr, U. Haller, O.R. Köchli
Klinik für Gynäkologie, Departement Frauenheilkunde, Universitätsspital Zürich

**Ziel der Arbeit:**
Etablierung einer standartisierten Methode zur Testung der Chemosensibilität gynäkologischer Malignome in der Zellkultur und Identifikation von individuellen Chemosensibilitätsprofilen.

**Material:**
Gynäkologische Frischumoren: Die Testung wurde vor allem für Mamma- und Ovarialkarzinome entwickelt. Im Zeitraum vom April 93 bis April 96 wurden über 600 Tumoren in Kultur gebracht und mit der beschriebenen Methode getestet.

**Methode:**
Asservierung des Tumors vom Operationssaal, mechanisch-enzymatische Disaggregation des Tumormaterials unter sterilen Bedingungen. 6-tägige Inkubation der Zellen mit einer Verdünnungsreihe (6 Konzentrationen und Kontrollwerte) diverser Zytostatika und ihrer Kombinationen entsprechend den bekannten Spitzenplasmakonzentrationen (SPK) bei 37°C, 95% Luftfeuchtigkeit und 5% $CO_2$. Nach 6 Tagen Lyse der Zellen, Freisetzung und luminometrische Bestimmung des intrazellulären ATP. Berechnung der "survival fraction" (SF) durch Vergleich mit der unbehandelten Kontrolle. Der Zeitaufwand pro Tumor beträgt etwa 10 Stunden und beläuft sich auf 400.- Fr. reine Materialkosten.

**Resultate:**
Die Verfügbarkeitsrate (Angehrate) ist im Vergleich mit anderen Tests hoch. Sie lag aufgrund einer ersten Analyse bei 96 %.

**Schlussfolgerungen:**
Aufgrund unserer Erfahrung mit über 600 Tumoren zeigt sich, dass die beschriebene Assaymethodik auch in der Routine, verbunden allerdings mit erheblichem personellen und materiellen Aufwand, durchführbar ist.

Dank für die finanzielle Unterstützung fogender Stiftungen und Institutionen:
1. Research Grant Sylvester Comprehensive Cancer Center, Miami, USA
2. Schellenbergstiftung zur Unterstützung der Krebsforschung
3. Thurgauische Krebsliga
4. Zürcher Krebsliga
5. Julius Müller-Stiftung
6. Ciba-Geigy-Stiftung
7. Anna Fedderson-Stiftung
8. San Salvatore-Stiftung
9. Hirslanden-Stiftung
10. Schweizerische Arbeitsgruppe für klinische Krebsforschung (SAKK)
11. Krebsforschung Schweiz

## Gigantisch grosser Uterus myomatosus von 32 Kilogramm Gewicht

O.R. Köchli, G. Schär, U.Bättig*, M, Zalunardo*, U. Haller
Departement für Frauenheilkunde, Abteilung für Gynäkologie, * Institut für Anästhesiologie, Universitätsspital Zürich

**Ziel des vorgestellten Videos:**
Fallvorstellung und Präsentation des klinischen und intraoperativen Bildes sowie Diskussion der Pathophysiologie.

**Material und Methode:**
Die vorgestellte schizophrene Patientin war 58-jährig und litt seit mehr als 10 Jahren unter einem wachsenden Uterus myomatosus. Die Patientin präsentierte sich bei uns mit einem grotesk ausladenden Abdomen mit Dyspnoe und Zeichen der chronisch venösen Insuffizienz. Wahrscheinlich aufgrund von rezidivierenden Lungenembolien bestand ein schweres Cor pulmonale mit relativer Trikusspidalinsuffizienz. Präoperative Abklärungen liess die Patientin nicht zu, sodass die Laparotomie die Diagose klären musste.

**Resultate:**
Wir fanden intraoperativ einen 32 kg schweren Uterus myomatosus. Während der Operation kam es nach Entfernung der Gebärmutter, die mit erheblichem Blutverlust verbunden war, zu einer akuten Rechtsherzinsuffizienz und schliesslich zur "weak action". Die anschliessend durchgeführte mechanische und medikamentöse Reanimation von 30 Mintuen war erfolgreich und die Patientin konnte danach auf die Intensivstation verlegt werden. Nach zweitägiger Stabilisierung konnte sie von dort entlassen werden. Nach 3 Wochen Hospitalisation verliess die Patientin die Klinik. Zurzeit nach >6 Monaten Follow-up lebt die Patientin beschwerdefrei.

**Schlussfolgerungen:**
Mit 32 Kilogramm konnten wir die schwerste Gebärmutter entfernen, die bis anhin in der medizinischen Literatur beschrieben wurde. Dass es intraoperativ, trotz intensiver Überwachung, zum akuten Herzversagen kam, ist bei dem erheblichen intraoperativen Blutverlust, verbunden mit der nötigen Volumensubstitution bei massiver Rechtsherzinsuffizienz, nicht verwunderlich.

## STRESSINKONTINENZOPERATIONEN

J. Eberhard, V. Geissbühler
Frauenklinik, Thurgauisches Kantonsspital, Frauenfeld
Chefarzt PD Dr. med. J. Eberhard

### Ziel des Filmes
Dieser Film ist die Kurzfassung eines 30-Min.-Lehrfilmes.
Mit Zeichentrick und Live-Operationen wird dem operativen Gynäkologen ein modernes Konzept der operativen Stressinkontinenztherapie gezeigt.

### Lehrgang und Operationen
Die Pathophysiologie der Stressinkontinenz wird an Trickaufnahmen erklärt. Es wird gezeigt, welche operativen Korrekturen die Stressinkontinenz heilen können und wodurch postoperative Komplikationen, wie Zysto-, Rekto-, Enterozelen und Blasenentleerungsstörungen entstehen können.
Es folgt die Herleitung der Operationsindikationen und die Auswahl der Operationstypen.
Dann folgen kürzere Ausschnitte aus dem Lehrfilm zu abdominalen und vaginalen Kolposuspensionsoperationen.

### Schlussfolgerungen
Dieser Film gibt dem operativ erfahrenen Gynäkologen die Möglichkeit, seine operativen Behandlungskonzepte neuen Erkenntnissen anzupassen.

# Endométrolyse thermique au Cavaterm™ : résultats préliminaires d'une étude multicentrique

P.-M. Genolet, B. Friberg *, E. Chardonnens, M.-C. Gaillard,
P. De Grandi
Département de Gynécologie et Obstétrique - CHUV - 1011 Lausanne
* Hôpital Universitaire de Lund (Suède)

**But de l'étude** : Évaluer cliniquement une nouvelle technique de destruction de l'endomètre par thermolyse comme alternative à l'hystérectomie dans le traitement de l'hyperménorrhée et des ménométrorrhagies résistantes au traitement médical.

**Patientes** : 86 patientes préménopausées présentant des saignements utérins fonctionnels sévères et une cavité utérine comprise entre 4 et 8 cm. Consentement écrit. Parmi les critères d'exclusion principaux, examen cyto-histologique anormal, malformation utérine, dysménorrhée sévère, désir de grossesse et myome sous-muqueux.

**Méthode** : Bilan préopératoire avec FSH, ß-HCG, cytologie cervicale et échographie vaginale. Sous anesthésie générale, spinale ou locale, l'intervention débute par un curetage. La destruction de l'endomètre se pratique à l'aide d'une sonde intra-utérine munie à son extrémité d'un ballon de silicone de volume réglable et gonflé de glycine 1.5% à une pression de 180 mm Hg. Le liquide est porté à une température de 70 - 75 °C durant 15 minutes. Follow-up à 1, 3, 6 et 12 mois.

**Résultats** : L'âge moyen des patientes est de 43 ans. La longueur moyenne de la cavité utérine est de 5.7 cm. 13 patientes ont un diagnostic échographique de myomes autres que sous-muqueux et de diamètre inférieur à 5 cm. Aucune complication peropératoire. Douleurs postopératoires de courte durée cédant aux analgésiques. Sortie de l'hôpital dans les heures suivant l'intervention. 7 patientes ont un follow-up de 24 mois, 48 de 12 mois et 14 de 6 mois. Le succès global est de 90.5%.

**Discussion** : L'endométrolyse thermique au Cavaterm™ représente une méthode simple ne nécessitant pas d'apprentissage. Elle s'appuie sur une technologie sûre et est dépourvue de complications peropératoires, du fait de la séparation entre énergie délivrée et tissus ainsi que de l'absence de liquide de distension utérine. Dans le traitement des saignements utérins fonctionnels sévères, elle assure un succès global supérieur à 90%. Comme pour les autres types d'endométrectomie, les complications à long terme ne sont pas connues.

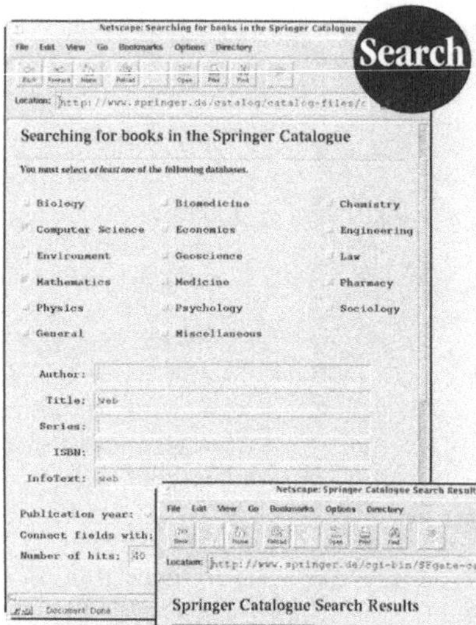

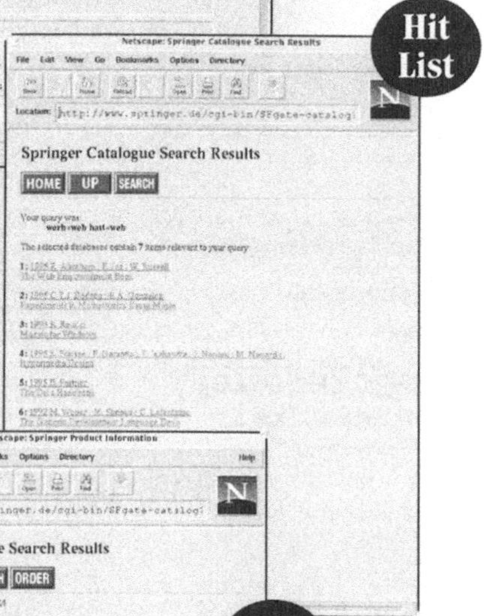

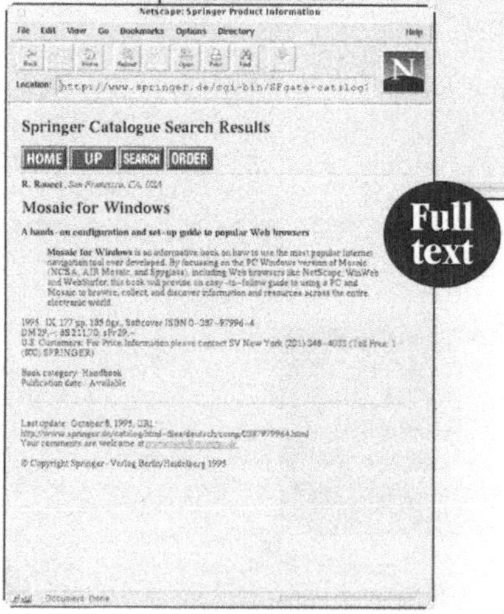

---

This journal is included in the Springer Journals Preview Service, i.e. the tables of contents and BiblioAbstracts are available via Internet several weeks before the new issue reaches the subscribers. Tables of contents are free of charge; BiblioAbstracts are available for a small annual fee. Details can be obtained by sending an e-mail message containing the line *help* to svjps@vax.ntp.springer.de.

---

**Subscription information**

ISSN print edition 0932-0067
ISSN electronic edition 1432-0711
Volume 260–261 (4 issues each) will appear in 1997.
*North America.* Recommended annual subscription rate: Approx. US $ 950.00 (single issue price: US $ 140.00) including carriage charges. Subscriptions are entered with prepayment only. Orders should be addressed to:
Springer-Verlag New York Inc.
Journal Fulfillment Services Department
P.O. Box 24 85
Secaucus, NJ 07096-2485, USA
Tel.: 1-800-SPRINGER, Fax: (2 01) 3 48-45 05

*All other countries.* Recommended annual subscription rate: DM 1298.00 plus carriage charges; [Germany: DM 36.00 incl. VAT; all other countries: DM 45.00]. SAL or airmail charges are available upon request. SAL delivery is mandatory to Japan, India, and Australia/New Zealand. Airmail delivery to all other countries is available upon request. Volume price: DM 649.00, single issue price: DM 194.70 plus carriage charges. Subscriptions can either be placed via a bookdealer or sent directly to:
Springer-Verlag, Karin Tiks, Postfach 31 13 40, D-10643 Berlin, Germany,
Tel. (0) 30/8 27 87-3 58, FAX (0) 30/8 27 87-4 48, e-mail: subscriptions@springer.de
*Cancellations* must be received by September 3 to take effect at the end of the same year.

*Changes of address.* Allow six weeks for a changes to become effective. All Communications should include both old and new addresse (with Postal Codes) and should be accompanied by a mailing label from a recent issue.

According to § 4 section 3 of the German Postal Services Data Protection Regulations, if a subscriber's address changes the German Post Office can inform the publisher of the new address even if the publisher has not submitted a formal application for mail to be forwarded.

Subscribers not in agreement with this procedure may send a written complaint to Springer Verlag's Berlin office within 14 days of publication of this issue.

*Back volumes.* Prices are available on request.

*Microform.* Microform editions are available from University Microfilm International
300 N. Zeeb Road
Ann Arbor, MI 48106, USA

**Electronic edition**
In 1997 subscribers to the print version will have free access to the electronic version. For more immediate information, please visit us on http://link.springer.de or contact us per e-mail access@link.springer.de or by fax +49-62 21-4 87-2 88.

**Production**
Springer-Verlag
Klaus Münzenmayer
Journal Production Department I
Postfach 10 52 80
D-69042 Heidelberg, Germany
*Address for courier, express and registered mail:*
Tiergartenstrasse 17
D-69121 Heidelberg, Germany
Tel. (0) 62 21/4 87-3 11, Telex 4-61 723
FAX (0) 62 21/48 76 24
E-mail: muenzenmayer@springer.de

**Responsible for advertisements**
Springer-Verlag
E. Lückermann
Heidelberger Platz 3, D-14197 Berlin, Germany
Tel. (0) 30/8 27 87-7 38, Telex 1-85 411
FAX (0) 30/8 27 87-3 00




ISBN 978-3-662-37101-5      ISBN 978-3-662-37101-5 (eBook)
DOI 10.1007/978-3-662-37101-5